全国高等医药院校医学检验技术专业特色教材
供医学检验技术专业用

医学检验
基本技术与设备

主　编　龚道元　张式鸿　张国军

副主编　刘彦虹　周芙玲　林东红　胡志坚　张晓清
杨再林　闫海润　李晓非　徐菲莉

人民卫生出版社
·北　京·

图书在版编目（CIP）数据

医学检验基本技术与设备/龚道元，张式鸿，张国军主编. —北京：人民卫生出版社，2022.2

ISBN 978-7-117-32419-9

Ⅰ.①医… Ⅱ.①龚…②张…③张… Ⅲ.①医学检验 Ⅳ.①R446

中国版本图书馆 CIP 数据核字(2021)第 232554 号

人卫智网	www.ipmph.com	医学教育、学术、考试、健康，购书智慧智能综合服务平台
人卫官网	www.pmph.com	人卫官方资讯发布平台

医学检验基本技术与设备

Yixue Jianyan Jiben Jishu yu Shebei

主　　编： 龚道元　张式鸿　张国军
出版发行： 人民卫生出版社(中继线 010-59780011)
地　　址： 北京市朝阳区潘家园南里 19 号
邮　　编： 100021
E - mail： pmph @ pmph. com
购书热线： 010-59787592　010-59787584　010-65264830
印　　刷： 三河市宏达印刷有限公司（胜利）
经　　销： 新华书店
开　　本： 889×1194　1/16　　**印张：** 21
字　　数： 621 千字
版　　次： 2022 年 2 月第 1 版
印　　次： 2022 年 3 月第 1 次印刷
标准书号： ISBN 978-7-117-32419-9
定　　价： 88.00 元
打击盗版举报电话：010-59787491　E-mail：WQ @ pmph. com
质量问题联系电话：010-59787234　E-mail：zhiliang @ pmph. com

编 委 会

主 编

龚道元 张式鸿 张国军

副主编

刘彦虹 周芙玲 林东红 胡志坚 张晓清 杨再林 闫海润 李晓非 徐菲莉

编 者（按姓氏笔画排序）

王 林 湖南医药学院
王 清 青岛大学附属医院
王小林 北京大学医学部
王俊利 右江民族医学院附属医院
亓 涛 南方医科大学南方医院
石青峰 桂林市人民医院
叶剑荣 湖南师范大学医学院附属一医院
申 超 九江学院
代 敏 成都医学院
朱丽青 温州医科大学附属第一医院
任伟宏 河南中医药大学第一附属医院
庄贤文 佛山科学技术学院附属口腔医院
庄锡伟 佛山复星禅诚医院
刘 艳 吉首大学医学院
刘彦虹 哈尔滨医科大学附属第二医院
刘洪波 桂林医学院第二附属医院
闫海润 牡丹江医学院附属红旗医院
关风娟 山西省运城同德医院
江丽霞 赣南医学院第一附属医院
孙玉鸿 佳木斯大学
孙晓春 江苏大学医学院
苏 荣 广州中医药大学附属佛山市中医院
李 锐 湖南医药学院第一附属医院
李云慧 中国人民解放军北部战区总医院
李晓非 大理大学第六附属医院
杨再林 重庆大学附属肿瘤医院
杨军平 江西中医药大学附属医院
何海健 佛山科学技术学院医学院
冷 平 成都中医药大学
闵 迅 遵义医科大学附属医院
张式鸿 中山大学附属第一医院
张吉才 湖北医药学院附属太和医院
张丽霞 南京医科大学第一附属医院
张国军 首都医科大学附属北京天坛医院
张炳峰 南京医科大学第一附属医院
张晓清 重庆医科大学
张家忠 襄阳职业技术学院
陈文成 右江民族医学院附属医院
林东红 福建医科大学
欧阳丹明 湘南学院
岳保红 郑州大学第一附属医院
金 磊 上海健康医学院
周玉利 杭州市第一人民医院
周芙玲 武汉大学中南医院
周君纯 佛山市南海第五人民医院
胡志坚 九江学院
徐建华 广州中医药大学顺德医院
徐菲莉 新疆医科大学附属中医医院
徐群芳 益阳医学高等专科学校
高海燕 哈尔滨医科大学附属第六医院
陶华林 西南医科大学附属医院
黄泽智 邵阳学院
曹 科 中国医科大学深圳儿童医院
曹 越 韶关学院医学院
龚道元 佛山科学技术学院医学院
梁指荣 中山大学附属佛山医院
蒋洪敏 中南大学湘雅二医院
谢东德 南方医科大学附属佛山医院
蔡 甜 华南理工大学附属第六医院
谭玉洁 贵州医科大学附属医院

编写秘书 李 锐 刘 艳 曹 越

主编简介

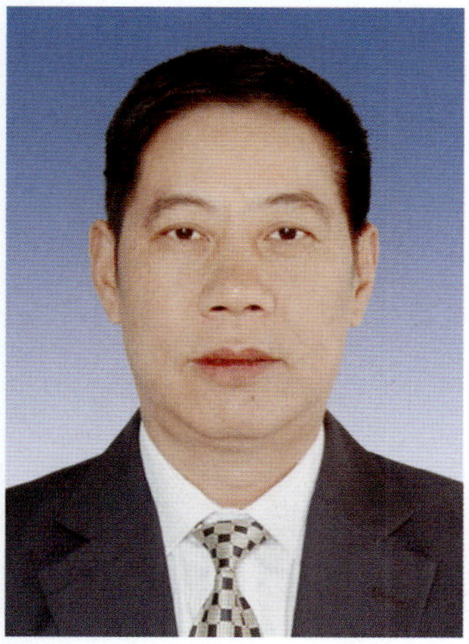

龚道元，男，1963 年 7 月出生，湖南省澧县梦溪人，硕士，教授。1985 年毕业于湖南师范大学医学院医学检验专业；1985 年 7 月—1990 年 8 月在中南大学湘雅二医院检验科工作；1990 年 9 月—1993 年 6 月在广东医科大学读硕士研究生；1993 年 7 月至今在佛山科学技术学院医学院工作，现担任医学检验系主任。主持、参与国家及省级科教研项目 10 余项，发表 SCI 等科教研论文 30 余篇；主编、副主编医学检验本、专科全国规划教材及专著 20 多部；2013—2018 年连续两届被聘为全国高等职业教育医学检验专业教材建设评审委员会委员；2018 年被华中科技大学出版社聘为全国高等医药院校医学检验本科“十三五”规划教材建设委员会副主任委员；2017—2019 年连续 3 年被聘为泽众杯全国医学检验大学生形态学技能大赛专家组成员。

在国内率先开设《医学检验导论》课程并主编该课程全国性教材，填补国内空白。创新建立“校-院（企）协同，志向兴趣结合，实施医学检验专业特色拓展方向分类人才”培养模式，设立“形态学检验”“体外诊断产业”及“科研与创新”三个特色拓展方向并开设相应特色课程模块，主编相应特色教材，在全国推广使用。

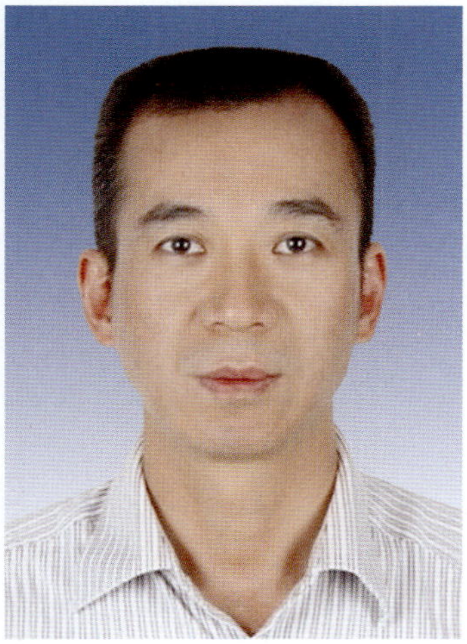

张式鸿，男，1968 年 12 月出生，广东省饶平县人。1993 年毕业于广东医科大学，1993 年至今在中山大学附属第一医院医学检验科工作，任科副主任，副主任技师；现兼任中国心胸血管麻醉学会检验与临床分会委员；中国检验免疫学会卫生检验与检疫专业技术委员会委员；中国医疗器械行业协会现场快速检测（POCT）分会常务委员；中国医疗器械行业协会检验分会细胞形态与自动化学组委员等。2014—2018 年被聘为全国卫生职业院校检验技能竞赛裁判长。发表中文和 SCI 文章 10 余篇；主持和参与科研基金 10 余项；主编、参编高等院校规划教材 10 余部。

主编简介

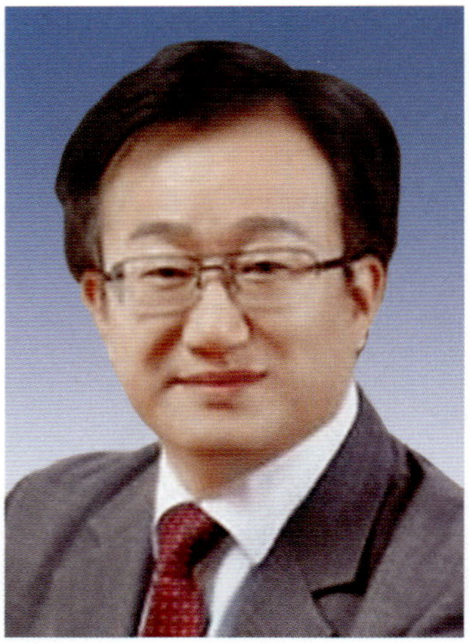

张国军，男，1969 年 10 月出生，吉林省磐石市人，临床检验诊断学博士，教授，临床检验诊断学博士研究生导师，1995 年毕业于北华大学医学院医学检验专业。1995—1998 年在北京京煤集团总医院检验科工作，1998—2007 年在首都医科大学燕京医学院医学检验系工作，2007 年至今在首都医科大学附属北京天坛医院实验诊断中心工作，任实验诊断中心主任，首都医科大学临床检验诊断学系副主任，北京市免疫试剂临床工程技术研究中心副主任，北京市卫生系统高层次人才。承担国家、省市级课题 17 项，发表文章 100 多篇，SCI 收录 30 多篇；主编或副主编书籍 12 部，获得国家专利 3 项，软件著作权 1 项；主要社会任职为中华医学会微生物与免疫分会第十届委员会委员、第二届北京市住院医师规范化培训专业委员会检验医学专业委员会主任委员、北京医学会检验医学分会副主任委员、北京中西医结合学会检验医学分会副主任委员、中国生物医学工程学会医学检验工程分会副主任委员、中国医疗器械行业协会现场快速检测分会副会长、中国医学装备协会检验医学分会副会长、第一届北京医学检验学会副会长兼秘书长、中国心胸血管麻醉学会检验与临床分会副主任委员，CNAS 医学实验室主任评审员等。

前　言

医学检验技术专业在许多医学基础课和专业课实验课中要用到一些最常用、最基本的检验技术与仪器设备，如生物安全技术与设备、显微镜应用技术及显微镜、离心分离技术与离心机、电泳分离技术与电泳仪、光谱分析技术与仪器等，因此，在大学第二或第三学期初开设一门《医学检验基本技术与设备》课程非常必要且十分重要，实际上许多学校已经开设或计划开设该课程，但相关教材非常少。人民卫生出版社组织全国高等院校医学检验专业富有教学和临床工作经验的专家编写了《医学检验基本技术与设备》教材，目的是为满足医学检验技术专业开设该课程教学的需要，提高教学质量，培养适应21世纪医疗卫生发展需要的医学检验技术人才，本教材供医学检验技术专业本科或高职高专学生使用，同时也可以作为医学检验技术专业行业从业人员专业技术资格考试和临床检验工作者的参考用书。

本教材编写以医学检验技术专业本科培养目标为依据，以ISO15189和《医疗机构临床实验室管理办法》等文件为指南，结合医学检验技术专业特点和临床实验室的实际需求，力求反映21世纪医学检验技术发展的现状和趋势，充分体现"三基"（基本理论、基本知识和基本技能），突出"五性"（思想性、科学性、先进性、启发性和实用性），加强医学检验技术专业学生基本技能的培养，和临床岗位无缝接轨，力求达到教师好教，学生好学。

本教材全面、系统介绍了医学检验技术专业最基础、最常用、最重要的基本检验技术及相关仪器设备，全书分为绪论、生物安全技术与设备、一般技术与设备、涂片制备及染色技术与设备、显微镜应用技术与设备、离心分离分析技术与设备、电泳分离分析技术与设备、光谱分析技术与设备、流式细胞分析技术与设备、色谱分离分析技术概论、现代色谱分离分析技术与设备、生物质谱分析技术与设备、电化学分析技术与设备、细胞培养及染色体检查技术与设备、医学检验基本设备维护与维修基础共15章。每章按照检验技术或仪器分析的基本原理、仪器设备分类与基本结构、操作流程与注意事项、应用与评价等内容编写。内容丰富，实用性强，图、表与文字有机结合，重点突出，层次清楚，密切结合医学检验技术专业教学的实际需求。

本教材在编写过程中得到人民卫生出版社、各参编单位的大力支持，在此表示衷心的感谢。感谢所有编者，是您们的辛勤汗水成就了这本书，同时衷心感谢被引用的参考书的所有作者。

尽管各位编者在编写过程中倾心尽力，但由于时间短促，更因编者水平和经验有限，难免有纰误疏漏，恳请使用本书的教师、学生以及临床检验工作者提出宝贵意见，以便再版时进一步修订和完善。

龚道元　张式鸿　张国军

2022年1月10日

目 录

第一章

绪　论

第一节　医学检验基本技术与仪器设备主要内容

医学检验是利用各种检验技术和实验室仪器设备检测人体标本中待测成分的变化，为临床诊断、治疗、预后判断以及健康评价提供重要依据的一门医学学科。因此，掌握好医学检验基本技术和检验仪器设备的性能、原理、基本构造、正确操作及维护保养，是从事医学检验人员必备的专业基本知识和技能。本教材将系统完整地介绍医学检验中常用、共性的基本技术与仪器设备，具体如下：

一、实验室安全技术与设备

为避免病原微生物或其他危险生物因子对实验室人员造成危害、对实验室外环境造成污染和对公众造成伤害，保护被实验对象免受污染以及保证实验研究的科学性，实验室会采取一系列的防护措施，涉及病原微生物风险程度分级与危害程度分类、实验室生物安全防护水平、生物安全柜、超净工作台等生物安全基本设备、感染性或潜在感染性物质操作与处置、实验室突发事故应急处置方法等方面的知识。

二、医学检验基础技术与设备

1. 实验室通用技术与设备　实验室用水制备、玻璃器材洗涤与干燥、样品及试剂的称重、加样、试剂的配制、冷藏冷冻及干燥等是实验室活动最基础的工作，这些技术及其相应设备在实验室检测活动中经常会使用。

2. 显微镜应用技术与显微镜　显微镜是医学检验技术人员的"眼睛"，通过显微镜检查人体的各种标本中细胞、病原生物等有形成分用于诊断和治疗。临床常用的显微镜主要有普通光学显微镜、相差显微镜、荧光显微镜、暗视野显微镜、倒置显微镜等，另外，在科研工作中常用的有激光扫描共聚焦显微镜和电子显微镜等。

3. 标本前处理技术与设备　正确处理送检标本是为临床诊疗活动提供准确实验数据的前提，标本前处理技术主要包括涂片制备与染色技术、离心分离技术等，不同类型的离心机是标本前处理的主要设备。

三、医学检验分析技术与仪器设备

1. 电泳分离分析技术与仪器设备　由于不同物质的带电性质、颗粒大小和形状不同，在电场中它们移动的方向和速度也有所差异，借此可使它们分离。各种电泳技术在应用时将会用到不同类型的电泳设备，林林总总的电泳技术广泛应用在生命科学各个领域，不仅可分离各种有机物（如氨基酸、多肽蛋白质、酶、脂类、核苷、核苷酸、核酸等）和无机盐，而且可用于某些物质纯度的分析和相对分子质量的测定。目前，在生物化学、分子生物学、免疫化学等的检验中，醋酸纤维薄膜电泳技术、琼脂或琼脂糖凝胶电泳技术、等电聚焦电泳和等速电泳技术以及聚丙烯酰胺凝胶电泳技术主要用来对各种带电物质的分离鉴定。

2. 光谱分析技术与仪器设备　光谱分析是基于物质发射的电磁辐射及电磁辐射与物质的相互作用而建立起来的分析方法，它是一类十分重要的技术，应用极为广泛。根据与电磁辐射作用的物质是以气态原子还是以分子形式存在，光谱法可分为原子光谱法和分子光谱法；根据光谱谱系的特征不同，光谱分析技术又可分为吸收光谱、发射光谱和散射光谱三大类。在医学实验室，经常应用紫外-可见分光光度法、原子吸收分光光度法、荧光光谱法等光谱分析技术对物质进行定性或定量检测。常见的基本设备有：紫外-可见分光光度计、原子分光光度计和荧光分光光度计等。

3. 流式细胞分析技术与仪器设备　流式细胞术（flow cytometry，FCM）是一种对处在快速直线流动状态中的细胞或生物颗粒进行多参数、快速定量分析和分选的技术。所用到的流式细胞仪是在流式细胞术基础上发展起来的一种仪器，包括了流体力学、激光技术、细胞荧光染色技术、免疫学技术和计算机分析技术等的综合利用，是当代最先进的细胞定量分析技术之一，广泛应用于免疫学、生物化学、生物学、肿瘤学以及血液学等方面的科学研究和临床常规检验分析。

4. 色谱分析技术与仪器设备 色谱分析是指按物质在固定相与流动相间分配系数的差别而进行分离、分析的方法。按流动相的分子聚集状态可分为液相色谱、气相色谱及超临界流体色谱法等。用来分离物质和检测、记录物质的色谱图，并进行定性、定量分析的仪器，称为色谱分析仪，通常有气相色谱仪和液相色谱仪两大类。由于色谱分析可以连续对样品进行浓缩、分离、提纯及测定，除医学实验室外，还广泛应用于石油、化工、食品、冶金、地质、农业、环境保护等其他行业。

5. 生物质谱分析技术与仪器设备 生物质谱技术是通过对被测样品离子质荷比的测定来进行分析的一种检测方法。质谱分析技术最初主要用来测定元素或同位素的原子量，随着科技的发展及高性能质谱仪的出现，该技术被越来越多地应用到生命科学研究的众多领域中，以基质辅助激光解吸电离飞行时间质谱和电喷雾质谱为代表的现代生物质谱技术，为蛋白质等生物大分子的研究提供了更强有力的技术手段。生物质谱分析技术服务于临床诊疗的检测项目达 400 余项，已应用到遗传代谢性疾病筛查/确诊、药物代谢、小分子激素、特定基因检测以及临床微生物鉴定等领域，亦被用于建立临床化学检测项目的参考测量程序和研制参考物质。

6. 电化学分析技术与设备 是根据溶液中物质的电化学性质及其变化规律，建立在以电位、电导、电流和电量等电学量与被测物质某些量之间的计量关系基础之上，对组分进行定性和定量的分析方法。根据测定的电化学参数不同，电化学分析法分为电位分析法、电解分析法、电导分析法、极谱法和伏安法等。目前临床上应用较多的有电解质分析仪、血气分析仪等，电解质分析仪用于血液中钾离子、钠离子、氯离子的浓度测定，血气分析仪用于动脉血液中 pH、氧分压和二氧化碳分压的分析。

7. 细胞培养及染色体分析技术与仪器设备 细胞培养技术是指在体外模拟体内的环境使细胞生长繁殖，使之维持其结构和功能的方法。由于可以直接观察活细胞的形态结构和生命活动，细胞培养目前广泛用于细胞学、遗传学、免疫学、病毒学和肿瘤学等多种学科研究。

染色体是遗传物质的载体，它具有贮存和传递 DNA、控制基因活动和调节基因重组的作用。研究染色体的形态、结构，尤其是带型，是基因定位与基因图谱研究的基础工作。临床常用的染色体分析技术有染色体核型分析技术、染色体显带技术、染色体原位杂交技术等。

（张家忠　刘彦虹）

第二节　医学检验仪器设备基本结构

医学检验仪器种类繁多，工作原理千差万别，结构各式各样且纷繁复杂。但总的来说，尽管不同分析仪器各有所异，但它们基本结构（部件或系统）大同小异，主要如下：

1. 取样装置（sampling equipment）（或加样装置） 把待分析的样品引入仪器的装置。对于实验室分析仪器，其取样装置就是进样器。按自动化程度高低有手动进样或自动进样之分。有的结构简单，如半自动气相色谱仪的加样装置就是微量注射器；有的十分复杂，如全自动生化分析仪的进样装置通常具有防撞针保护、液面探测、防堵塞报警及自动处理和自动除气泡功能等，是一个精密的取样系统。对于气体样品，取样时则还要考虑系统是负压还是正压。

对于取样装置的材质，首先要保证不与样品中的任何成分发生化学反应；其次要能经受高温、高压、腐蚀等恶劣条件的考验；对于有量值要求的，还要考虑其取样的精度。

2. 预处理系统（system of pretreatment） 预处理系统主要是针对过程分析仪器而言，是为使样品的状态能满足检验仪器检测要求而进行一系列处理的装置。其任务是要求进入分析仪器检测器的是一份有代表性、干净、符合检验技术规范要求、没有干扰组分的样品。一般包括冷却器、恒温器、过滤器、净化器以及保持仪器选择性的某种化学、物理或生物学方法的处理装置（如气化、呈色、裂解等），例如原子吸收仪中的原子化器就是比较典型的预处理装置。

3. 分离装置（separating equipment） 是能将样品中各个成分进行分离或区分的装置，既包括样品本身各组分的分离，也包括能量的分离。这里所说的“分离”是广义的，在各种能同时分析多组分的分析仪器里都有“分离装置”，以色谱仪中的色谱柱最为常见，其目的是为提高检测系统的分辨能力。对于分离装置的要求，也主要就是分辨力的高低。具有分离装置的常见分析仪器有自动电泳分析仪（含毛细管电泳仪）、色谱仪、分析型离心机等。

4. **检测器或检测系统（detector or detection system）** 分析仪器的检测器或检测系统是将被测的某一物理量或化学量（一般为非电量）按照一定规律转换为电量输出的装置，也是分析仪器的核心部件，用于区分、记录或指示环境中某一变量变化（如温度、压力、电磁辐射、电离辐射、粒子或分子等），如分光光度计常用的检测器类型有光电池、真空光电管、光电倍增管。在实际应用中，通常以检测器为主体，再加上一系列能保障检测器正常工作的各种辅助装置组成检测系统。一台仪器的技术性能，特别是单组分分析仪器的技术性能，在很大程度上取决于检测器，对于它的设计、使用和维护必须给以充分注意。

5. **信号处理系统（signal processing system）** 指信号从检测器发出到显示出来过程中一系列装置的集合。常见的有：①线性放大器：对信号放大并加以线性化，使输出信号的变化值与待检测组分浓度的变化成比例关系。②积分放大器：显示一定时间内信号的累积数值。③模数转换器：为提高显示精度并和计算机联用而采用数字显示。这类装置还有很多，根据情况可能需要不同的信号处理装置，但要求是确保信号不失真地传送给显示装置。

6. **显示装置** 即能将检测结果显示的装置。可分为模拟式、数字式和图像显示三种：

（1）模拟式显示仪表：是以指针或记录笔的偏转角或位移来显示被测参数的连续变化的仪表。模拟显示的缺点是显示精度低读数误差较大。优点是能直观显示出被测参数随时间或其他物理量（如波长）的变化情况。

（2）数字式显示仪表：是直接以数字形式显示被测参数，其测量速度快、抗干扰性能好、精度高、读数直观，且有自动报警、自动打印和自动检测等功能，更适用于生产集中监视和控制，近年来发展较快。

（3）图像显示：直接把工艺参数用文字符号、数字和图像配合的形式在荧光屏上直接显示出来，并配以打字记录装置。按操作者的需要，任意以其中一种或多种方式同时显示，是一种具有模拟式与数字式显示仪表两种功能的显示器。

7. **补偿装置（compensatory equipment）** 补偿装置是用于消除或降低客观条件、样品状态等因素对测量结果产生影响的装置。影响因素中温度和压力的波动对测量的影响比较普遍，补偿装置大多数是在测量或信号处理系统中引入一个与影响因素波动成正比例的负反馈，实现仪器的精度和可靠性不受影响。

8. **辅助装置（assistant equipment）** 辅助装置是指仪器如果不能用上述方法对来自样品或环境中的影响进行补偿时，为了确保仪器测量的精度、保证操作条件所附加的某些辅助装置。如恒温器、稳压电源、电磁隔绝装置、稳压阀等。

医学检验仪器设备种类繁多，具体到某一台仪器设备时，其基本结构有所差异，以上只是医学检验仪器设备一般的基本结构。

（刘彦虹　李锐）

第三节　医学检验基本仪器设备主要性能指标

仪器设备作为临床实验室检验工作基本和必备的工具，不仅应当符合国家药品监督管理局（National Medical Products Administration，NMPA）公布的医疗器械管理相关要求，在其安装以及常规使用中还应显示出能够达到规定的性能标准，并符合相关检验所要求的规格。

不同的检验设备，由于用途、方法、原理等的不同，其性能评价主要指标也不尽相同，本节内容将简单介绍医学检验基本设备中测量仪器或测量系统特性评定的主要性能指标，但值得注意的是，具体测量仪器的评定项目，可能并不包括在内，也可能不限于本节所介绍的这些指标。如使用电子天平时不需要称量速度，因而它的评价指标就不包括响应时间；又如移液器，密合性是评价它的技术指标之一，因比较特殊，并不在本节所介绍之列。

1. **测量误差** 简称误差（error），指当对某物理量进行检测时，所测得的数值与真值之间的差异。误差的大小反映了测最值对真值的偏离程度。

（1）示值误差：测量仪器示值与对应输入量的真值之差。有绝对误差、相对误差和引用误差三种主要形式。

1）绝对误差：误差的绝对值称为“绝对误差”，绝对误差不可避免。

$$\Delta = X - X_s$$

式中：Δ 为用绝对误差表示的仪器示值误差，X 为被评定仪器的示值，X_s 为测量标准复现的量值（由于真值一般不可知，用约定真值代替）。

2）相对误差：测量的绝对误差与被测量的真值之比即为“相对误差”，常以百分数表示。一般来说，相对误差更能反映测量的可信程度。

$$\delta = \Delta / X_s \times 100\%$$

式中：δ 为用相对误差表示的仪器示值误差。

当误差的绝对值比较小时，求相对误差的值也可用下面的计算公式：

$$\delta = \Delta / X \times 100\%$$

3）引用误差：引用误差是仪表中常用的一种误差表示方法，它是相对于仪表满量程的一种误差，测量的绝对误差与仪表的满量程值之比，称为仪表的引用误差，它常以百分数表示。

$$\gamma = \Delta / X_N \times 100\%$$

式中：γ 为用引用误差表示的仪器示值误差，X_N 为引用值，一般为被评定仪器标称范围的上限或量程。

例如：一个温度计量程为 0～100℃，水温实际为 50℃，温度计测量为 49℃，则：

绝对误差＝|49～50|＝1℃
相对误差＝1/50×100%＝2%
引用误差＝1/100×100%＝1%

（2）最大允许测量误差：简称最大允许误差，指对给定的测量仪器，规范、规程等所允许的误差极限值，有时也称测量仪器的允许误差限。可以用绝对误差、相对误差、引用误差或它们的组合形式表示，具有上限和下限，通常为对称限，所以表示时应有“±”号。

如：某仪器厂生产的 721 型可见分光光度计的技术参数中规定，该型号分光光度计的波长最大允许误差为±3.0nm，透射比最大允许误差为±1.5%T。

2. 测量系统的灵敏度 简称灵敏度（sensitivity），指被测量物的浓度（或质量）变化一个单位所引起的测量信号响应量的变化，即仪器的输出量与输入量之比，常用符号 S 表示。它反映测量仪器被测量（输入）变化引起仪器示值（输出）变化的程度，是仪器区别具有微小差异浓度分析物能力的度量。如被测量变化虽然很小，但引起的示值（输出量）改变却很大，表明该测量仪器的灵敏度高。但值得注意的是，灵敏度不是越高越好，仪器灵敏度越高，对于干扰信号也越敏感，仪器的稳定性将越差。

对于线性测量仪器来说，其灵敏度是一个常数，表示为：

$$S = \Delta y / \Delta x = k$$

式中：S 为灵敏度，Δy 为输出量的变化量，Δx 为输入量的变化量，k 为常数。

对于非线性的测量仪器，则灵敏度随输入量的变化而变化，表示为：

$$S = dy/dx = f'(x)$$

式中：S 为灵敏度，dy 为输出量的变化量，dx 为输入量的变化量。

在某些光谱仪器分析中，有该仪器习惯使用的灵敏度概念，如在原子吸收光谱法中，常用“特征浓度”即所谓 1% 净吸收灵敏度来表示；在原子发射光谱法中常采用相对灵敏度来表示不同元素的分析灵敏度，它是指能检出某元素在试样中的最小浓度。

3. 测量精密度与重复性

（1）测量精密度：简称精密度（precision），指在规定条件下，多次重复测量同一量时各测量值彼此相符合的程度。精密度所反映的是测得数据的随机误差，与被测定的量值大小和浓度有关，如使用同一台仪器测量，当检测项目、被测物浓度水平等不同时，其精密度也会有不同。精密度通常用不精密程度以数字形式来表示，如在规定测量条件下的标准偏差、方差或变异系数。

（2）测量重复性：简称重复性（repeatability），指在一实验室，由同一操作人员使用相同设备，按相同的测试方法在相同的测试条件下，对同一被测定量在短时间内相继独立进行多次测定的测量精密度。

4. 测量准确度 简称准确度（accuracy），是指被测量的测得值与真值间的一致程度，通常用误差来表示。它反映测量结果中系统误差与随机误差的综合，是定性概念而非定量的表达，只有诸如：高、低；大、小；合格与不合格等类表述；对于测量仪器的准确度，则还有级别或等别的表述。例如：准确度误差越小，表示测定结果与真实值越接近，准确度越高；反之误差越大，准确度越低。又如，当测定结果大于真实值时，误差为正，表示测定结果偏高；反之误差为负，表示测定结果偏低。

5. 分辨力（resolution） 常用分辨率、分离度等表示。指仪器区别相近信号的能力，即测量系统能有效地辨别输入量最小变化量的能力。当被测量的变化小于分辨力时，传感器对输入量的变化无任何反应，因而对一般测量仪表的要求是：灵敏度应该大而分辨力应该小。

6. 仪器稳定性（stability of the equipment） 是规定的工作条件下，输入保持不变，在规定的时间内仪器示值保持不变的能力。稳定性一般对时间而言，是保证测量仪器量值准确的基础，可分短期稳定性和长期稳定性。

当元器件的老化、零部件的磨损，以及使用和维护中工作不仔细、不规范时均可导致仪器设备出现不稳定，需通过自动标定、补偿校正等手段来提高其稳定性和重复性。因此，稳定性是科学合理地确定校准/检定周期的重要依据之一，而对测量仪器进行周期校准/检定，则是为了考核其稳定性。

分析仪器的稳定性可用噪声和漂移来表征：

（1）噪声：又称输出波动（output fluctuation），指仪器输出信号的波动或变化不是由被测组分的浓度或任何影响量变化引起的。引起噪声的原因很多，有来自仪器外部的，也有仪器本身所固有的。外界因素如电网电压波动、周围磁场的影响、环境条件（如温度、湿度、压强）的改变等；仪器内部原因如仪器内部的温度变化、元器件不稳定或提高了仪器的灵敏度等。

（2）漂移（drift）：指计量仪器计量特性的慢变化，即由于测量仪器计量特性的变化引起的示值在一段时间内的连续或增量变化。漂移包括零点漂移、量程漂移、基线漂移，表示系统误差的影响。

7. 测量范围和示值区间

（1）测量范围（measurement range）：指仪器能测量的信号上限值与下限值或能测定被测组分量值的最大值与最小量值所跨越的区间。是仪器性能特性的一部分，在此范围内进行测量时，误差不超过极限值。

（2）示值区间（indication interval）：由测量仪器或测量系统给出的量值称为示值。示值区间指极限示值界限内的一组量值，即在仪器所显示或指示的最小值到最大值的范围。在某些领域中，示值区间也称“示值范围”（range of indication），指仪器所显示或指示的最低值到最高值的范围，可视为仪器量程，量程大则仪器检测性能好。

测量范围和示值范围的区别：测量范围是最大值和最小值之间，有测量单位；示值范围是最大值和最小值之间，与测量单位无关。示值范围往往包含在测量范围之内。

8. 线性范围（linear range） 指仪器的输出与输入保持线性的输入量的范围。也可以是该范围的最大值与最小值之比来表示。表示对被测组分含量或浓度的适应性，仪器的线性范围越宽越好。

9. 检出限（detection limit） 又称检出下限、检测下限、测定下限等。指仪器能确切反映的输入量的最小值，即分析仪器能够检测的被分析物的最低浓度或量。随着仪器灵敏度的增加，仪器噪声会降低，相应仪器检出限也降低。通常检出限被定义为两倍或三倍噪声与灵敏度之比，常用符号 D 表示

$$D=2(\text{或}\ 3)N/S$$

式中：N 为噪声；S 为检测器灵敏度。

10. 响应时间（response time） 指激励受到规定突变的瞬间，与响应达到并保持期最终稳定值在规定极限内的瞬间，这两者之间的时间间隔时间。响应时间用于表征仪器测量速度的快慢，是测量仪器响应特性的重要参数之一。响应时间越短，则反映指示灵敏快捷，越有利于进行快速测量或调节控制。

11. 可靠性（reliability） 是指产品、系统在规定的条件下和时间内，完成规定功能的能力。“规定时间”指产品必须达到的任务时间，“规定条件”指产品的使用条件、维护条件和环境条件，“规定功能”则代表产品必须具备的功能及技术指标。仪器设备的可靠性越高，可无故障工作的时间就越长，因此可靠性是仪器设备可用性、耐用性的一项综合指标。可靠性指标参数有：

（1）平均故障间隔时间（MTBF）：通常用于可修复（能修复和有修复价值）的产品，以电子设

备的 MTBF 使用最为广泛。由于平均故障间隔时间是广义的时间，可能为小时、年、里程、次数等单位，涉及转换成考核时间的问题。如，假设某品牌分析仪器要求平均故障间隔时间为 2 年，其考核时间计算如下：

在通常情况下，实验室每年使用分析仪器的天数以 300 天、每天开机时间以 8h 计，已知平均故障间隔时间为 2 年，对应的小时为 $2\times300\times8=4\,800h$，即该仪器可按照 MTBF $\geqslant$ 4 800h 进行考核。

（2）平均失效前时间（MTTF）：通常用于不可修复（不能修复、没有修复价值）的产品（仪器、医疗等行业通常作为耗材的一部分）。这类产品一旦发生故障失效，就不能再继续使用，MTTF 也就是它们的平均寿命。

（3）任务可靠度（R）/成功率（P）：通常用于较长寿命过程中仅执行短期任务且对任务成功要求高的情况。对于可多次重复使用的产品通常采用任务可靠度（R），而对于一次性使用的产品通常采用成功率（P）。随着技术的发展即便是一次性使用的产品也可以通过模拟技术实现多次重复执行任务，这两个指标通常没有严格区别。

（周君纯　龚道元）

第四节　医学检验技术与仪器设备在检验医学中的作用

医学检验是对来自人体的各种标本通过化学、物理学和生物学方法进行定性或定量分析，并为临床提供疾病诊断、治疗、预防和预后等信息的一门学科，主要研究如何通过医学检验技术与相关仪器设备为临床诊疗工作及时提供可靠依据。在医学检验中，医学检验技术与设备的主要作用如下。

一、医学检验的物质基础和先决条件

1590 年荷兰人发明显微镜，把人类视觉从宏观世界引入微观世界后，人们将显微镜应用到医学中，探寻到了微生物、细胞及其细微组成，并将这一系列的发现运用于疾病诊断中，为医学检验的建立和发展奠定了物质基础，使医学检验学逐步成为临床医学中重要的独立学科之一。

临床医学研究的飞速发展和循证医学的兴起，对检验医学提出了更新、更高的要求，急需实验室解决。在近几十年里，生物化学、分子生物学、免疫学、遗传学以及基础学科等相关学科的迅猛发展和相互渗透，检验技术日新月异，为疾病的诊断分析提供更为快捷、更为精确的方法；而随着新工艺、新材料、微电子技术以及计算机的广泛应用，又为临床检验仪器设备的研发提供了良好基础。自然科学的发展，多学科理论和技术融合催生出许多新方法、新技术，是对传统检验技术的传承和发展，但又与传统检验技术有所不同，传统的光学、热学、电化学、色谱、波谱等分析技术已从经典的精密机械电子结构、人工操作运用模式，转变成为光、电、机、算（计算机）一体化、自动化结构，并正在智能化的道路上前进。

检验新技术和仪器设备相互依存和相互促进，极大地丰富了医学检验的内涵，从样本采集到检测，从数据记录到结果分析，各种先进的仪器设备已经覆盖检验医学的全过程。“工欲善其事，必先利其器”，在现代化的临床实验室中，选择使用先进、安全有效的检验仪器设备和技术已是开展临床检验、科研、教学工作不可或缺的物质基础和先决条件。

二、临床实验室水平和质量的保证

检验医学作为临床医学的重要技术平台，其水平的高低、质量的好坏直接关系到临床医疗质量、患者的健康甚至生命。早期的检验技术手段较为落后，设备相对单一，大多凭检验人员的经验进行手工操作，不仅对操作者要求高，而且存在着可重复性差、精密度低、准确性差、检测速度慢、检验项目有限以及易受外界干扰等问题，无法完成精度要求高的基本检验技术，满足不了临床对检验的需求。随着各类专业的检测仪器相继问世和广泛应用，在为临床检验提供更精密、精准的分析手段的同时，也为临床诊断带来了更广泛的检测项目。特别是先进的智能检验仪器、检验流水线甚至实验室全流程自动化的运用，使检测速度更快、需样量更少、灵敏度更高，误差及出错率更低，大幅度提高了工作效率，缩短了检验结果回报周期（turn around time，TAT），也把检验人员从繁杂的手工操作过程中解放出来，让更多的时间和精力回归到提高检验质量的工作上去。

现代检验医学的质量不但取决于检验人员的专业素养、工作经验和思维判断能力，在很大的程度上还依赖于检验技术的发展和相关仪器设备性

能的完善。目前智能检验设备通常带有质量控制程序，能更好地监控实验室室内质量控制情况，为减少检测结果的批内和批间变异，稳定检验结果、减少分析误差提供了保证，以便向临床诊断和研究提供更准确、可靠的实验数据。此外，各种自动化分析仪还被赋予了更多功能，如：通过扫描盛装原始标本容器的条形码来确保患者资料准确无误；支持双向通讯大大减少了人工确认带来的漏错情况；HIL 系统用以评估样本溶血、黄疸、乳糜所带来的干扰；还有诸如液面探测功能、故障报警等等；这些功能可以有效地减少差错发生，检验结果准确度更高、重复性更好，从技术层面上保证了检验检测的精准和快捷。先进、专业、有效的诊断设备的应用使检验诊断水平和检验质量在不断提高，让临床对临床实验室依赖性日益加深。

三、临床实验室规范化和标准化的保障

实验室的规范化管理是以相关法律法规、专业技术规范和行业标准为依据，对实验室的全面活动进行管理。而标准化则是为了在既定范围内获得最佳秩序，促进共同效益，对现实问题或潜在问题确立共同使用和重复使用的条款（如标准和其他标准化文件）以及编制、发布和应用文件的活动。我国原卫生部于 2006 年 6 月 1 日起实施的《医疗机构临床实验室管理办法》从法律法规层面规定了临床实验室的行为准则，是实行实验室规范化、标准化管理的源头。国际标准化组织（ISO）的推荐性标准 ISO 15189《医学实验室质量和能力认可准则》以及我国众多卫生行业的国家、行业标准，为实验室实现规范化、标准化提供了行动指南和依据。

仪器设备有标准的操作流程，其工作过程易于受控，结果的判读也不受人为因素的干扰，便于标准化。跟随着科技前进的步伐，先进的技术与设备不断涌入临床检验领域，仪器设备自动化和智能化程度也不断提高，实验操作流程和检测方法被逐步规范化和标准化。采用相同的技术标准可保证不同的实验室之间检验结果的可比性，不仅有助于统一诊断标准，也便于异地诊疗时的“结果互认”，在降低患者费用的同时提高了转诊就医的诊疗效率。因此，作为实验室中重要的资源和管理要素，仪器设备被纳入质量管理体系当中，并参与体系的运行。实验室仪器设备能否受控，将直接关系到检验结果的可信性，是实验室质量保障与标准化管理的控制要点，其管理水平的高低将直接影响实验室管理体系建设。从管理学角度来说，实验室应当建立符合准则要求的设备管理体系，通过建立相应的程序文件，明确仪器设备管理活动的所有环节，确保设备的运行状态均在设备管理员的掌控之中，便于临床实验室实现标准化、规范化的全面质量管理。

四、检验医学学科建设和发展的基石

设备、人才、管理是医学实验室学科建设的三大基本要素，是检验学科健康发展的基石。随着计算机网络信息化管理和采用国际化标准的质量体系在医学实验室中的普及，使得实验室管理模式和人才结构发生了根本改变，实验室标准化、管理法制化、网络信息化以及全面质量管理的实施已成为检验学科建设的根本任务。与此同时，检验仪器设备的发展、新技术的广泛应用和信息技术与实验室的结合，对医学检验从业人员提出了更高的能力要求。

检验学科发展的内涵和质量如何，在很大程度上还要取决于仪器设备等硬件建设。20 世纪 50 年代，Coulter 发明了电阻抗法微粒子技术用于血细胞计数、Skeggs 设计出单通道连续流动式自动生化分析仪，标志着现代化、自动化医学检验的开端。之后，几乎所有学科最前沿的代表性理论或技术在临床检验上都得以应用，如分子生物学技术、标记免疫技术、生物质谱技术以及流式细胞术等，使临床检验由疾病发生后的检验验证变成前瞻性的检验成为可能。进入 21 世纪后，计算机技术和检验技术高度融合的智能仪器设备，具备了自动化操作、检测、数据分析和处理以及人机对话和可程控操作的能力，检验设备向着高精度和高分辨力、高速度和高通量、实验体系微量化的方面发展。医学检验逐渐从最基本的三大常规发展到临床生物化学检验、临床微生物学检验、临床免疫学检验、临床血液细胞学检验和临床分子生物学检验等多门学科，而且其研究层面和领域还在不断地细化和拓展。当前，更多新检验方法和检测参数依然层出不穷，给检验医学带来了更广阔的发展空间，为学科发展提供了新的机遇。

仪器设备和检验技术，一直在医学实验室发展中扮演着十分重要角色，改变着检验学科发展的进程。随着 21 世纪生命科学的迅猛发展，检验

医学在与其他学科的不断融合，更多更新的技术和仪器设备应用于临床，势必为检验医学学科建设和发展提供更加强大的推力。

（高海燕 龚道元）

思考题

1. 医学检验基础技术与设备有哪些主要内容？
2. 试述医学检验基本技术与设备主要内容
3. 常见的医学检验分析技术有哪些？
4. 医学检验仪器设备主要由哪些基本结构组成？
5. 检测器或检测系统的主要作用是什么？
6. 预处理系统的主要作用是什么？
7. 补偿装置的作用有哪些？
8. 医学检验设备主要性能指标
9. 医学检验基本设备中测量仪器或测量系统特性评定有哪些主要性能指标？
10. 仪器稳定性可以用哪些指标来表征？
11. 医学检验技术与设备在检验医学中的主要作用表现在哪些方面？

第二章

生物安全技术与设备

实验室生物安全(laboratory biosafety)是指在实验室从事病原微生物实验活动中,为了避免危险生物因子对实验室人员造成危害、对环境造成污染和对公众造成伤害所采取的综合防范措施,包括物理防护、标准操作规程和规范化实验室管理。其中物理防护包括一级防护屏障和二级防护屏障。从取样开始到对有潜在危险性材料的处理结束,实验室生物安全贯穿于实验的整个过程。

第一节　生物安全风险程度分级与危害程度分类

一、基本概念

1. **病原体(pathogen)**　能使人、动物和植物致病的各种生物因子的统称,包括细菌、病毒、立克次体、支原体、真菌、寄生虫等。

2. **生物因子(biological agent)**　指可能引起生物体感染、过敏或中毒的所有微小生物体,包括经基因修饰、细胞培养和寄生于人体的一切微生物和其他相关的生物活性物质。

3. **气溶胶(aerosol)**　指由固体或液体小质点(一般直径为 0.001~100μm)分散并悬浮于气体介质中形成的相对稳定的分散体系,其分散相为固体或液体小质点,分散介质为气体。该分散体系中可能含有生物因子。

4. **实验室相关感染**　指实验室工作人员因直接或间接操作病原微生物而获得的感染。实验室相关感染不仅存在于临床实验室,在涉及病原微生物操作的动物实验室、科研实验室和开发实验室都有可能发生。

5. **高效空气过滤器(high efficiency particulate air filter,HEPA)**　通常以 0.3μm 微粒为测试物,在规定的条件下滤除效率高于 99.97% 的空气过滤器。对于更大的颗粒可以截留 99.99%,对直径为 23~25nm 的病毒颗粒也可完全拦截。

6. **生物危害(bio-hazard)**　由生物因子对环境及生物体的健康所造成的危害。

7. **风险(risk)**　指危险发生的概率及其后果严重性的综合。实验室生物安全风险就是指实验室所涉及的生物因子导致伤害、损伤和疾病发生的可能性,以及产生这些伤害、损伤和疾病严重性的综合。

8. **风险评估(risk evaluation)**　对风险因素发生的概率、危害以及后果进行客观的估计。实验室生物安全风险评估包括:对所涉及的生物因素的风险大小的评估、对可能的生物因子风险可接受与否的评估。

9. **风险控制(risk control)**　为最大限度地降低风险而采取的一系列综合措施。临床实验室应建立长期、持续的实验室生物安全风险分析制度,制订科学的评估程序,并在此基础上通过采取一系列综合控制措施,对生物风险加以有效控制。

10. **生物安全(biosafety)**　人们对由动物、植物、微生物等生物体给人类健康和自然环境可能造成不安全的防范。

二、生物因子与病原微生物风险程度分级

1. **生物因子风险程度分级**　WHO《实验室生物安全手册》(第 3 版,2004)中根据生物因子对个体和群体的危害程度不同,将其分为 4 个风险等级,见表 2-1。

2. **我国病原微生物危害程度分类**　根据病原微生物的传染性、感染后对个体或者群体的危害程度,我国《病原微生物实验室生物安全管理条例》将其分为四类,见表 2-2。

表 2-1 生物因子风险程度分级

级别	风险程度	危害程度
Ⅰ级	无或极低的个体和群体风险	病原体不大可能引起人或动物致病
Ⅱ级	中等个体风险,有限群体风险	病原体能引起人或动物致病,但对实验室工作人员、社区、牲畜或环境不易导致严重危害,实验室感染很少导致严重疾病,具备有效的预防和治疗措施,并且传播风险有限
Ⅲ级	个体风险高,群体低风险	病原体通常能引起人或动物的严重疾病,但通常不能因偶然接触而在个体间传播,并且对感染有有效的预防和治疗措施
Ⅳ级	高度的个体和群体风险	病原体通常能引起人或动物的严重疾病,一般不能治愈,容易在人与人、人与动物、动物与动物之间直接或间接传播,没有有效的预防和治疗措施

表 2-2 病原微生物危害程度分类

类别	危害程度	常见病原微生物
一类	能够引起人类或者动物非常严重疾病的微生物,以及我国尚未发现或者已经宣布消灭的微生物	类天花病毒、新疆出血热病毒、埃博拉病毒、黄热病病毒、天花病毒、尼巴病毒、猴痘病毒等
二类	能够引起人类或者动物严重疾病,比较容易直接或者间接在人与人、动物与人、动物与动物间传播的微生物	HIV(Ⅰ和Ⅱ型)、高致病性禽流感病毒、口蹄疫病毒、乙型脑炎病毒、新城疫病毒、脊髓灰质炎病毒、狂犬病病毒(街毒)、SARS 冠状病毒、MERS 冠状病毒等
三类	能够引起人类或者动物疾病,但一般情况下对人、动物或者环境不构成严重危害,传播风险有限,实验室感染后很少引起严重疾病,并且具备有效治疗和预防措施的微生物	甲、乙、丙、丁、戊型肝炎病毒,麻疹病毒,副流感病毒,轮状病毒,风疹病毒等
四类	通常情况下不会引起人类或者动物疾病的微生物	豚鼠疹病毒、金黄地鼠白血病病毒、小鼠白血病病毒等

注:第一类、第二类病原微生物统称为高致病性病原微生物。

(徐菲莉 庄贤文)

第二节 实验室生物安全防护与安全防护水平分级

实验室生物安全防护(biosafety containment of laboratory)是指在避免生物危险因子对实验室工作人员的伤害和对环境污染的过程中,所具有的保护意识以及采取的一系列防护措施。实验室应当评估活动中所涉及生物因子的危险度,并根据评估结果采取相对应的有效措施,进行实验室生物安全的分级防护。

一、实验室生物安全防护类型

实验室生物安全防护旨在通过围场操作原理,用物理防护设备把病原微生物局限在一定的空间内,避免这些生物因子与人体接触而发生暴露和污染。实验室物理防护包括一级防护(一级安全屏障)和二级防护(二级安全屏障)。

1. 一级防护 主要采用规范的实验技术和适当的安全防护设备,用以保护实验室工作人员和内环境安全免受感染性物质污染。

(1) 生物安全设备:如生物安全柜、高压灭菌器、微型接种环加热器、一次性接种环等用来消除或减少生物危害的设备。

(2) 服装和个人防护装备:包括如工作服、隔离衣、防护服、护目镜、手套、脚套、帽子、口罩、面罩和个人呼吸器等防止人员受到化学或生物污染的用具、服装。

2. 二级防护 通过严格的实验室设施设计和规范的操作规程,用以保护实验室外环境不受感染性物质污染。

(1) 实验室设施设计:实验室分区布局、围护结构、通风空调系统、供水供气系统、电气和控制系统等设施设计应当符合《医学实验室安全要求》(GB 19781)、《实验室生物安全通用要求》(GB 19489)、《病原微生物实验室生物安全通用准则》(WS 233)、《临床实验室生物安全指南》(WS/T 442)这些国家标准或行业标准的要求。

（2）生物安全操作规程：针对生物安全管理的各个环节，制订、落实相关规章制度和标准操作规程，包括实验室生物安保制度和安保措施，完善生物安全管理体系。

由此可见，生物安全防护包括实验室设计和设施、安全设备（个人安全防护用具）和严格规范的实验室操作规程三要素。

二、实验室生物安全防护分级

按照操作不同危险度等级微生物所需的实验室设计特点、建筑构造、防护设施、仪器、操作以及操作程序来决定实验室的生物安全水平。我国卫生行业标准《病原微生物实验室生物安全通用准则》（WS 233）将实验室生物安全防护水平（biosafety level，BSL）分为四级，分别用 BSL-1、BSL-2、BSL-3、BSL-4 表示，其中一级防护水平最低，四级防护水平最高。

1. 一级生物安全实验室　适用于通常情况下不会引起人类或者动物疾病的微生物的操作，如枯草芽孢杆菌、格式阿米巴原虫这类细菌、真菌、病毒和寄生虫等的操作。不需要特殊的一级和二级屏障，只要求台面防渗水、耐酸、耐碱，有洗手池，依靠标准的微生物学操作技术即可获得基本的防护。

2. 二级生物安全实验室　适用于操作能够引起人类或者动物疾病，但一般情况下对人、动物或者环境不构成严重危害，传播风险有限，实验室感染后很少引起严重疾病，并且具备有效治疗和预防措施的微生物，如乙型肝炎病毒、沙门菌和弓形虫等。

（1）一级防护：在一级生物安全实验室所具备的安全设备基础上，需要一级或二级生物安全柜、安全离心杯罩等安全设备以及其他相应的个人防护装备。

（2）二级防护：除遵循微生物学操作技术以外，有一些特殊安全操作规程，如：人员进入控制措施，在实验室门上张贴“生物危害”标志；废弃物和锐利器的管理程序；用于有产生气溶胶或溅出物潜在可能的程序，这些程序包括离心、研磨、混匀、用力摇晃或混匀、超声破碎等；防止啮齿动物和节肢动物等的措施。其实验室主要的设计和设施介绍如下：①满足 BSL-1 实验室的设计和设施基础的要求。②实验室主入口的门和放置生物安全柜实验间的门应可自动关闭；在实验室主入口应有进入控制措施。③实验室工作区域外应有存放备用物品的条件。④在实验室工作区应配备洗眼装置。⑤应在实验室或其所在的建筑内配备高压蒸汽灭菌器或其他适当的消毒灭菌设备，所配备的消毒灭菌设备应以风险评估为依据。⑥应在操作病原微生物样本的实验间内配备生物安全柜，按照产品的设计要求安装和使用。如果生物安全柜的排风在室内循环，室内应具备通风换气的条件；如果使用需要管道排风的生物安全柜，应通过独立于建筑物其他公共通风系统的管道排出。⑦需有可靠的电力供应。必要时，重要设备（如培养箱、生物安全柜、冰箱等）应配置备用电源。

3. 三级生物安全实验室　适用于可以操作、处理危险度三级的微生物和大容量或高浓度的具有高度气溶胶扩散危险的二级微生物，这些因子可能因吸入暴露引起严重的或潜在致死性疾病。如炭疽芽孢杆菌、黄热病毒、汉坦病毒、HIV、SARS 冠状病毒等。

（1）一级防护：特殊的人体防护和呼吸道防护措施，二级或三级生物安全柜等。

（2）二级防护：在 BSL-2 的基础上，实验室和进入走廊隔开，污染区和半污染区之间应设缓冲间，双门进入，可自动关闭，排出的空气不循环，室内负压，双开门高压灭菌器（过墙体），以及严格的操作规范。

4. 四级生物安全实验室　适用于对人体、动植物或环境具有高度的危险性，通过气溶胶途径传播或传播途径不明，目前尚无有效疫苗或治疗方法的致病性微生物或未知传播风险的有关病原体及其毒素。

（1）一级防护：正压防护服，三级生物安全柜等。

（2）二级防护：在 BSL-3 的基础上，应为单独建筑，有独立的供气、排气、真空、消毒等系统，外排空气需两次 HEPA 过滤。2015 年 1 月 31 日，我国首个四级生物安全实验室（中国科学院武汉国家生物安全实验室）在武汉建成，标志着中国正式拥有了研究和利用烈性病原体的硬件条件。

不同级别的生物安全实验室相对应的设施设备要求，见表 2-3。

在确定所从事特定工作的生物安全水平时，不能单纯根据病原微生物所属的某一危险度等级来机械地确定所需的实验室生物安全水平，还要考虑所使用的生物因子、可利用的实验设施、实验

表 2-3 与微生物危险度等级相对应的生物安全水平、操作和设备

风险等级	病原微生物分类	生物安全水平	实验室类型	实验室操作	安全设施
Ⅰ级	四类	BSL-1	基础教学、研究	GMT	不需要,开放实验室
Ⅱ级	三类	BSL-2	初级卫生服务、诊所	GMT、防护服、微生物危害标志	开放实验室,同时需要 BSC 用于可能生成的气溶胶
Ⅲ级	二类	BSL-3	特殊诊断、研究	在 BLS-2 上增加特殊防护服、进入制度、定向气流	BSC 和/或其他所有实验室工作所需的基本设备
Ⅳ级	一类	BSL-4	危险病原体研究	在 BLS-3 上增加气锁入口、出口淋浴、污染物的特殊处理	Ⅱ、Ⅲ级 BSC、穿正压服、双开门高压杀菌器(过墙体)、经过过滤的空气

BSC:生物安全柜;GMT:微生物学操作技术规范。

室内从事安全工作所需仪器的操作和程序。例如,根据《病原微生物实验室生物安全管理条例》《人间传染的病原微生物名录》等相关法规和文件要求,艾滋病毒(Ⅰ型和Ⅱ型)虽属第二类病原微生物,但是未经培养的样本可在符合生物安全二级(BSL-2)实验室中进行。不同生物安全水平的实验室的要求,见表 2-4。

表 2-4 四种不同生物安全水平的防护措施

		生物安全水平			
		一级	二级	三级	四级
实验室隔离[a]		–	–	+	+
房间能密闭消毒		–	–	+	+
通风	向内的气流	–	+	+	+
	通过建筑系统的通风设备	–	+	+	+
	HEPA 过滤排风	–	–	±[b]	+
双门入口		–	–	+	+
气锁		–	–	–	+
带淋浴设施的气锁		–	–	–	+
通过间		–	–	±[c]	–
带淋浴设施的通过间		–	–	±[c]	–
污水处理		–	–	+	+
高压灭菌器	现场	–	+	+	+
	实验室内	–	–		+
	双门	–	–	+	+
生物安全柜		–	+	+	+
人员安全监控条件[d]		–	–	+	+

–:不需要;+:需要;a:在环境与功能上与普通流动环境隔离;b:取决于排风位置;c:取决于实验室中所使用的微生物因子;d:如:观察窗、闭路电视、双向通信设备。

按照《病原微生物实验室生物安全管理条例》之规定,BSL-1、BSL-2 不得从事高致病性病原微生物的实验活动,BSL-3、BSL-4 可以从事高致病性病原微生物的实验活动,但必须具备相应的条件,通过实验室国家认可。临床实验室(检验科)只适用于二级(涵盖一级)生物安全防护水平的病原体检验,不适用三级以上生物安全防护水平的病原体检验,通常情况下微生物检验实验室、艾滋病初筛实验室以及分子生物实验室可按 BSL-2 进行防护,其余视情况可按 BSL-1 进行防护。

(张式鸿 庄贤文)

第三节 生物安全基本设备

临床实验室生物安全设备是临床实验室工作人员不与致病性微生物及其毒素直接接触的第一道屏障。通常使用的生物安全设备主要有生物安全柜、超净工作台、高压蒸汽灭菌器、洗眼器及紧急喷淋设备等。

一、生物安全柜

生物安全柜(biological safety cabinets, BSC)生物安全柜是具备气流控制及高效空气过滤装置的操作柜,是在操作感染性实验材料时,用来保护操作者本人、实验室内外环境以及实验材料,避免上述三者暴露于操作过程中可能产生的有潜在生物危害因子发生气溶胶散逸和飞溅而设计的一种箱形空气净化负压安全装置。

1. 工作原理 通过管道将柜内空气向外抽吸,使安全柜内保持负压状态,避免柜内被污染的空气泄漏到实验室内,保护了室内工作人员;外界

空气经高效空气过滤器过滤后进入安全柜内，避免了样品在处理时被污染；同时，柜内空气经高效空气过滤器滤过后再排放到大气中，保护了外界环境。

生物安全柜中最主要的防护结构是空气过滤系统，其核心是高效空气过滤器（HEPA），它对0.3μm的颗粒过滤效率可达99.99%～100%，对直径为23～25nm的病毒颗粒可以完全拦截。

2. 分级和分类 根据气流及隔离屏障设计结构，将生物安全柜分为Ⅰ、Ⅱ、Ⅲ级。其中Ⅱ级生物安全柜根据结构、气流速度、气流形式和排气系统的不同，又分为A1、A2、B1和B2四个型号。

（1）Ⅰ级生物安全柜：用于对人员及环境进行保护，对受试样本无保护且能满足操作生物危害等级为Ⅰ、Ⅱ、Ⅲ级致病因子要求的生物安全柜。室内空气从生物安全柜前开口以不小于0.38m/s的低速率吸入柜内形成负压气流用以保护操作者安全，流过工作台面后经HEPA过滤后排出，保护环境不受污染。基本结构见图2-1。

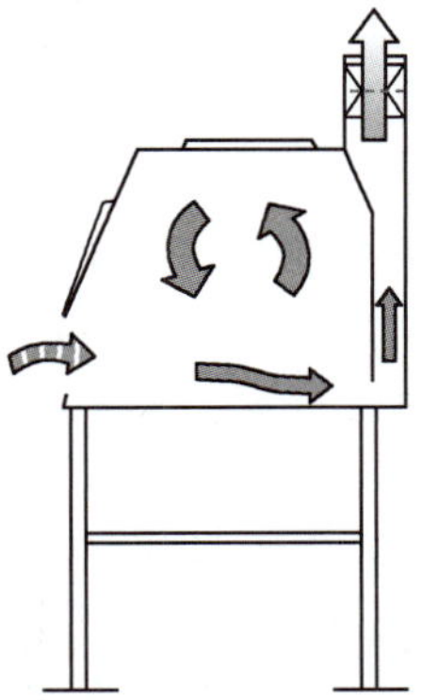

图2-1 Ⅰ级生物安全柜原理图

（2）Ⅱ级生物安全柜：用于保护操作人员、环境、样品安全。操作危险度Ⅱ级和Ⅲ级的感染性物质，在使用正压防护服的条件下，Ⅱ级生物安全柜也可用于操作危险度Ⅳ级的感染性物质。其工作原理是经工作窗口向内吸入的负压气流用以保护操作人员的安全；工作空间为经供风HEPA过滤的垂直下降气流，用以保护样品的安全；安全柜的排气室气流经排风HEPA过滤后排出，以保护环境不受污染。其基本结构见图2-2。

（3）Ⅲ级生物安全柜：是为四级实验室的生物安全等级而设计的，也是目前最高安全防护等

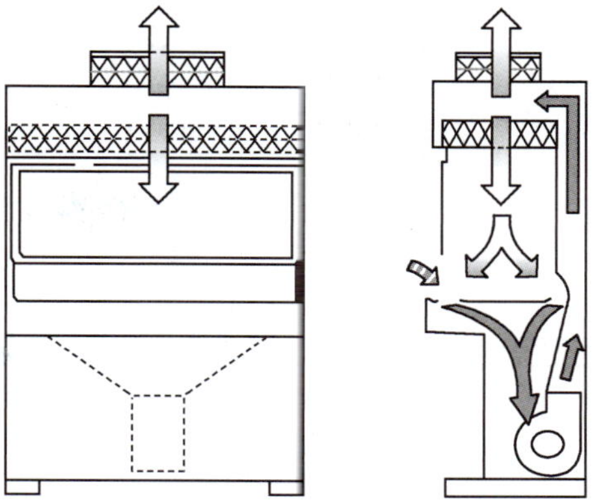

图2-2 Ⅱ级A1型生物安全柜原理图

级，具有完全密闭和不漏气结构的通风安全柜，能满足操作生物危害等级为Ⅰ、Ⅱ、Ⅲ和Ⅳ级致病因子要求。安全柜的工作空间内为经超高效过滤器（ULPA）过滤的无涡流的单向流动空气，气流概况见图2-3。安全柜正面上部为观察窗，下部为手套箱式操作口，在安全柜内的操作是通过与安全柜密闭连接的橡皮手套完成的。而排出的气流经过双层HEPA过滤。安全柜对实验室负压不低于120Pa。

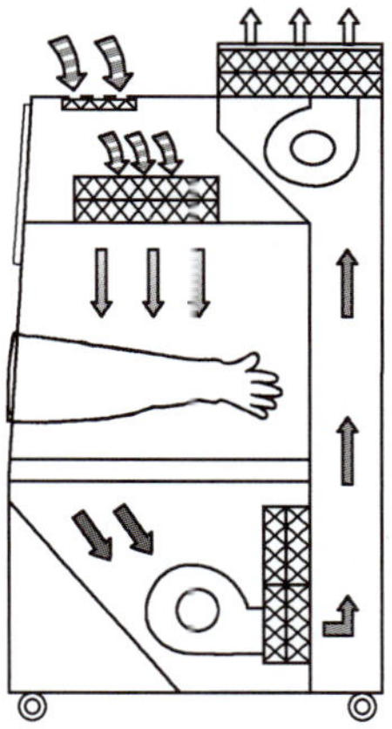

图2-3 Ⅲ级生物安全柜气流图

3. 基本结构与功能 不同生物安全柜结构有所不同，一般由箱体和支架两部分组成，下面以Ⅱ级生物安全柜为例进行介绍。生物安全柜箱体内部含有前玻璃门、风机、门电机、进风预过滤罩、净化空气过滤器、外排空气过滤器、照明光源和紫外光源等设备。见图2-4。

（1）前玻璃门：操作时安全柜正面玻璃门向上推开一半（前窗开口高度为160～250mm），上部为观察窗，下部为操作口。操作者的手臂可通过操作口伸到柜子里，并且通过观察窗观察工作台面。

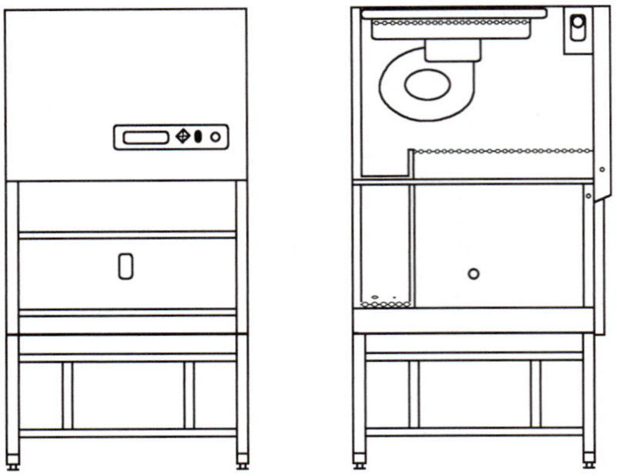

图 2-4 生物安全柜结构简图

（2）空气过滤系统：是保证设备性能最主要的系统，由进风口预过滤罩、进气风机、风道、排风预过滤器及净化空气过滤器组成。其主要功能是保证洁净空气源源不断进入工作室，使工作室内的垂直气流保持一定的流速（下降气流平均流速应在 0.25~0.5m/s 之间），保证工作室内的洁净度达到 100 级，同时，将外排的气体滤过净化，防止实验室外环境污染。

（3）外排风箱系统：提供排气的动力，将生物安全柜的工作室内因操作所致的不洁净气体抽出，并由外排过滤器净化，保护操作的样品或标本；由于工作室为负压，使前玻璃门处向内的补给空气平均流速达到一定程度（如Ⅱ级生物安全柜 A1 型流入气流的平均流速应≥0.4m/s，A2、B1 和 B2 则应≥0.5m/s），防止安全柜内气体向实验室扩散，保护操作者安全。

（4）前玻璃门驱动系统：由电机、前玻璃门、牵引机构、传动轴和限位开关等组成，使前玻璃操作轻便顺畅，并且周边密封良好。

（5）紫外光源：紫外灯管位于前玻璃门内侧，一般固定在工作室的顶端，用于安全柜内的消毒。其辐射强度要求不低于 $400mW/m^2$。

（6）照明光源：位于前面板内侧，保证工作室内达到一定的亮度。

（7）控制面板：有电源、紫外灯、照明灯开关、风机开关、控制前玻璃门上下移动的开关，以及有关功能设定和系统显示的液晶显示屏等。

4. 应用　生物安全柜广泛应用于微生物学、生物医学、基因重组、动物实验、生物制品及其他操作环境有特殊要求的场所，可为临床实验室、制药、科研等提供无菌、无尘、安全的操作环境。不同生物安全级别实验室对生物安全柜的级别要求不同，具体见表 2-5。

表 2-5 生物安全柜的选用原则

实验室级别	生物安全柜选用原则
一级	一般无须使用生物安全柜，或使用Ⅰ级生物安全柜
二级	当可能产生微生物气溶胶或出现溅出的操作时，可使用Ⅰ级生物安全柜 当处理感染性材料时应使用部分或全部排风的Ⅱ级生物安全柜 若涉及处理化学致癌剂，放射性物质和挥发性溶媒，则只能使用ⅡB 级全排风（B2 型）生物安全柜
三级	应使用Ⅱ级或Ⅲ级生物安全柜 所有涉及感染性材料的操作，应使用全排风型ⅡB 级（B2 型）或Ⅲ级生物安全柜
四级	应使用Ⅲ级全排风生物安全柜 着正压防护服时，可使用ⅡB 级生物安全柜

二、超净工作台

超净工作台与生物安全柜的区别在气流模式截然不同，超净工作台的气流是由外部经 HEPA 过滤后进入操作区，并通过操作区后由超净工作台的前面、侧开口区流向操作者一侧进入实验室。超净工作台只能保护实验材料，不能保护操作人员及环境。只适用于无毒、无味、无刺激性挥发气体以及无感染性的实验材料操作。见图 2-5。

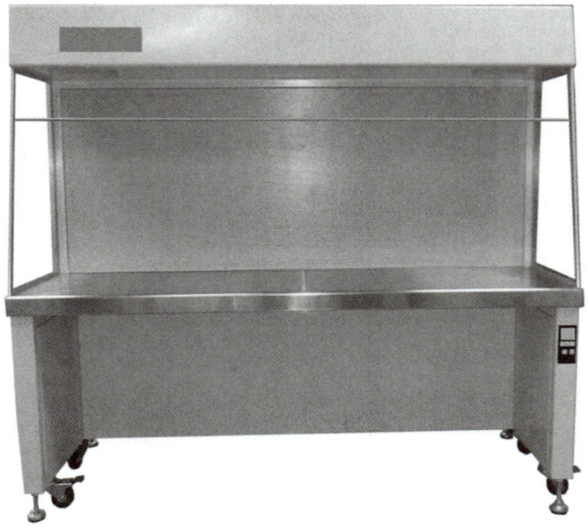

图 2-5 超净工作台

三、高蒸汽压灭菌器

1. 工作原理　采用湿热灭菌的原理。在密闭的蒸锅中蒸汽不能外溢，压力不断上升，使水的沸点不断提高，从而锅内温度也随之增加。当压力在0.1MPa时，锅内温度达121℃。蒸汽含有极高的潜热，在此温度下，蛋白质结构迅速发生变化失活，可以很快杀死各种细菌及其高度耐热的芽孢。

2. 分类　按照样式大小分为手提式高压灭菌器、立式压力蒸汽灭菌器、大型卧式高压蒸汽灭菌器等。手提式高压灭菌器常见的有18L、24L、30L几种。立式高压蒸汽灭菌器容积一般在30~200L之间，每个同样容积的又分为手轮型、翻盖型、智能型，智能型又分为标准配置、蒸汽内排、真空干燥型等。

3. 基本结构　高压蒸汽灭菌器是一个双层的金属圆筒，两层之间盛水，外层坚固厚实，其上方有金属厚盖，盖旁附有螺旋，借以紧闭盖门，使蒸汽不能外溢，因而蒸汽压力升高，随着其温度亦相应地增高。高压蒸汽灭菌器上装有排气阀、安全阀，以调节锅内蒸汽压力。有温度计及压力表，以表示内部的温度和压力。灭菌器内装有带孔的金属搁板，用以放置要灭菌的物体。见图2-6。

4. 应用　高压蒸汽灭菌是对实验材料进行灭菌的最有效和最可靠的方法。对于大多数实验材料灭菌，可采用一定的温度和时间组合确保高压灭菌器的灭菌效果：134℃，3min；126℃，10min；121℃，15min；115℃，25min。

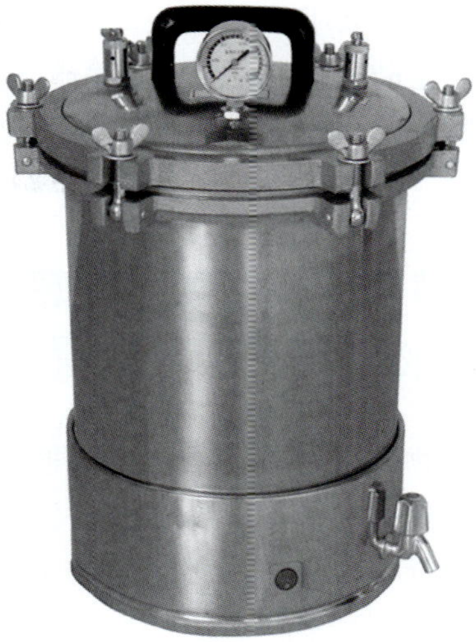

图2-6　高压蒸汽灭菌器

四、洗眼和紧急喷淋装置

洗眼和紧急喷淋装置是在生物危害环境下使用的必备应急救援设备。当现场作业者的眼睛或者皮肤接触病原微生物的时候，可用于眼睛和皮肤的紧急冲洗或喷淋，以避免有害物质对人体造成进一步伤害，但不能代替医学治疗。情况严重者，必须尽快就医诊治。见图2-7。

五、个人防护装备

个人防护装备是指用于防止工作人员受到物理、化学和生物等有害因子伤害的器材和用品。个人安全防护用具是避免操作人员暴露于气溶胶、喷溅物以及意外接触等危险的一个屏障，应根

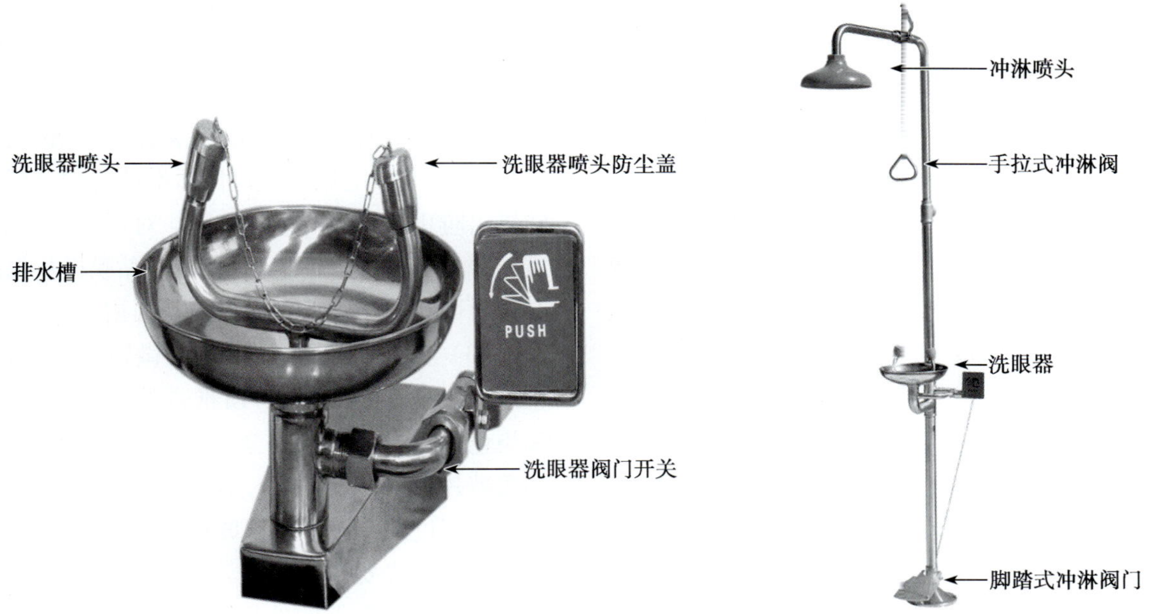

图2-7　洗眼器和紧急喷淋装置

据生物安全防护要求选择个人安全防护用具。常用的个人安全防护用具主要有实验服、防护服、护目镜、口罩、面罩、手套和脚套等。

（李晓非　龚道元）

第四节　感染性或潜在感染性物质的操作与处置

感染性物质是指那些已知或有理由认为含有病原体的物质。临床实验室的工作特点使其不可避免地成为医疗机构中病原体最集中的区域之一，因而加强实验室生物安全管理至关重要。通过采取一系列有效方法和措施，规范感染性或潜在感染性物质的操作及工作流程，保护实验室工作人员的健康和生命安全，防止病原体从实验室泄漏对外环境造成污染和对公众造成伤害，既是实验室生物安全工作的核心，也是实验室管理的主要内容。

一、感染性或潜在感染性样本的操作及预防措施

临床实验室有很多与感染性或潜在感染性样本有关的操作，需制订专门程序以利于识别、评估和控制生物安全风险。实验室人员应养成良好的工作习惯并提高防范意识，在任何时间都要将来自患者或实验对象的血液、体液及分泌物等样本视为具有潜在感染性的物质；应掌握生物安全技术和生物安全设备以及个人防护用品的使用方法，避免实验室感染事件的发生。

1. 样本采集　采集人员不仅应当掌握样本采集技术和相关理论，还应当知晓其中的生物安全风险。以血液标本的采集为例：

（1）风险识别：血液标本采集过程中存在发生针刺接种、血液喷溅或泼洒导致皮肤或黏膜污染的风险，以及在拔出采血针、向容器内注入血液时存在因形成气溶胶导致吸入性感染的风险。

（2）个人防护：应根据可能涉及的病原微生物种类作好个人防护，如穿戴工作服、工作帽、医用防护口罩、乳胶手套、防护眼镜或面罩等。

（3）实施采集：在静脉抽血时，应当使用一次性的安全真空采血管取代传统的注射器和针头，将血液直接采集到具塞的样品试管和/或培养管内；采集完毕，废弃针头弃置于利器盒内，采集区域进行相应消杀工作。

2. 标本转运　实验室应对护送人员进行相关的生物安全知识培训，并在护送过程中采取相应的防护措施。感染性及潜在感染性物质的运输要严格遵守国家和国际规定，以下仅对运输包装防护作简单介绍。

（1）院内运送：所有样本在医疗机构内运送应当有防止意外泄漏或溢出的措施。盛装样本的容器应坚固、无泄漏且标志明确。样本容器应直立于固定的架子且置于二级容器内运送，二级容器的密封要好，可以是金属或塑料制品，并能耐受高压灭菌或进行化学消毒，以利于定期清除污染。

（2）院外运输：在感染性及潜在感染性物质运输途中选择使用三层包装系统。包装系统由三层组成：内层容器、第二层包装以及外层包装。内层容器和第二层包装必须防水和防漏，内层容器贴上指示内容物的适当标签，第二层包装用来包裹并保护内层容器。第三层包装用于保护第二层包装在运输过程中免受物理性损坏。

3. 标本接收和前处理

（1）标本接收和包装开启：对送入实验室的物品要详细登记，如性状、数量等。需要接收大量标本的实验室应当设置专门的房间或空间，并配备必要的安全设备。接收标本和开启包装的人员应当了解标本的潜在危害，并接受过正规的防护方法培训，尤其是如何处理破碎或泄漏的容器。标本的内层容器需在生物安全柜内开启，并准备好消毒剂。

（2）打开样本管：必须戴手套在生物安全柜内打开标本管，应用纱布包住标本试管帽，轻轻旋转拔出防止喷溅和产生气溶胶。对可能发生的喷溅，应佩戴护目镜或面罩对眼睛和黏膜进行保护，必要时可在防护衣外面加穿塑料围裙。

（3）载玻片和盖玻片：用显微镜检查的标本（如血液、尿液和粪便等）所携带的病原体在固定和染色过程中尚不能完全灭活，所使用的载玻片和盖玻片可能有传染性，应当小心拿取、妥善保存。使用过的载玻片和盖玻片需经浸泡消毒或高压灭菌等方式妥善处理。

（4）相关仪器的选择：应使用封闭型的离心机、超声处理器或涡旋震荡器。为防止感染性气

溶胶和可扩散粒子的产生，应制订避免生物危害的操作规程，在使用仪器后按操作指南消毒处理。

4. **样品检测**

（1）液体样本操作：处理血清或其他液体样本时要小心移取，尽量避免或减少喷溅和气溶胶的产生，在处理干燥的痰液样本时应尤其注意：①严禁用口吸液体，需使用移液装置，移液管中应带有棉塞以减少污染。②为避免感染性物质从移液管中滴出而扩散，在工作台面应当放置一块浸有消毒液的布或吸有消毒液的纸，使用后将其按感染性废弃物处理。③移液管使用完毕需在消毒剂中浸泡适当时间后再进行处理。盛放废弃移液管的容器应当放在生物安全柜内。

（2）锐利器使用：为避免因玻璃器皿破损刺伤所引起的感染，实验室应减少玻璃器皿、注射器和针头的使用，可用塑料制品代替。在必须使用到注射器和针头时，应采用锐器安全装置，避免将针头护套戴回使用过的注射针头；任何破碎或有裂痕的玻璃制品均应丢弃。

（3）废弃材料收集：在每个工作台上放置不易破碎的容器（如塑料制品），随时收集准备高压灭菌或处理的废弃标本和培养物等。

5. **常规消毒**　工作结束后要及时使用适当的消毒剂对工作台面和地面进行消毒。通常用含有效氯 0.5g/L 的消毒液擦拭后再用清水擦干净；抹布和拖把应在使用后浸于含有效氯 2g/L 的消毒液内 1h。

二、实验室感染性废弃物处理

临床实验室的废弃物管理属于医疗废弃物管理范畴，它的处理应符合《医疗废物管理条例》《医疗卫生机构医疗废物管理办法》等法规的规定，首要原则是所有感染性材料必须在实验室内清除污染、高压灭菌或焚烧。在对废弃物的全部操作过程中，工作人员应根据其感染性废弃物的种类和性质采取适当的防护措施，如手套、防护服以及面罩等。

1. **锐利器废弃物**　使用过的锐器物品（如玻璃制品、注射器和针头等）必须弃置在防穿透的带盖容器或锐器盒内，而且不能将容器装得过满。当达到容量的 3/4 时，可以先行高压灭菌或焚烧处理。盛放锐器的一次性容器绝对不能随意丢弃。

2. **尿、粪便和其他体液的处理**　具潜在感染性的尿、粪便等体液标本在弃去前应放置在防渗漏的容器中（如有颜色标记的可高压灭菌塑料袋），行高压灭菌或用含有效氯 2g/L 的消毒液浸泡消毒 30min 以上。经消毒灭菌后的物品可以用运输容器运送至医疗废物集中处理机构进行无害化处理。

3. **真空管（如血等）标本的处理**　将所有真空管盛装的样本视为感染性废物，可依据样本类型和来源确定真空管样本的潜在安全风险作相应处理。

（1）低风险标本：在加盖后直接用双层黄色垃圾袋打包，运送至医疗废物集中处理机构作无害化处理即可。

（2）高风险标本：应置于防渗漏的容器中（如有颜色标记的可高压灭菌塑料袋），经高压灭菌或用含有效氯 2g/L 的消毒液浸泡消毒至少 30min，再置于运输容器中运送至医疗废物集中处理机构进行无害化处理。

4. **废水、废液处理**　临床实验室产生的污水、废液（包括放射性废液）在未处理前应在防渗漏的容器内保存，经适当的无害化处理（如化学消毒）后再排放或由医院统一作无害化处理。

5. **其他感染性实验废物处理**　感染性的实验废物，例如病原体培养基、样品、手套和棉签等丢弃前应放置在防渗漏的容器中（如有颜色标记的可高压灭菌塑料袋），经高压灭菌或用含有效氯 2g/L 的消毒液浸泡消毒至少 30min。消毒灭菌后的物品再送至医疗废物集中处理机构作相应处置。

（谭玉洁　关风娟）

第五节　实验室突发事故应急处置

为减少意外事件造成的损失，避免意外事故的发生，实验室应建立和完善突发感染性意外的应急处置程序和预案，并配备急救包和工具以备用，定期组织人员进行应急处置预案演练，使所有工作人员熟知这类意外发生后的处置程序。实验室突发感染性物质意外事件应急处理的原则为先救治、后处理，先制止、后教育，先处理、后报告。

1. 实验室刺伤、切割伤或擦伤应急处理 伤者应立即停止实验，转移至安全区域的同时脱下防护用具。尽可能挤出损伤处血液，再用肥皂液和流动水进行冲洗。受伤部位伤口清洗后，应当用消毒液（如75%酒精或聚维酮碘）进行消毒，并包扎伤口。应及时就医，进行必要的预防治疗和医学处置，并向实验室生物安全员报告，记录受伤原因和可能相关的病原微生物，并应保留完整适当的医疗记录。

2. 感染性液体泄漏或外溢

（1）工作台面或地面污染：

1）用一次性吸附材料（如纸巾、纱布垫或卫生纸巾）在去污染之前将大部分液体吸干，再用含有效氯2g/L的消毒液或0.5%过氧醋酸覆盖污染面，浸泡消毒至少30min以上。

2）清除污染材料，并再次用消毒剂由外向内擦拭污染区域。

3）所有被污染的材料应弃置于生物危险废物容器中。

4）若溢出物中含碎玻璃或其他物体，不得徒手作业。可用硬纸板、镊子或带推板的一次性塑料铲等工具处理该类物体。

（2）衣物污染：尽快脱掉最外层防护服，并注意防范感染性物质进一步扩散；将已污染的防护服放入黄色垃圾袋内，待高压灭菌处理；脱掉手套，到出口处洗手，更换新的防护服和手套；必要时应对发生污染及脱防护服的地方进行消毒处理。如果内衣被污染，应立即脱掉已污染的衣物，消毒处理。

（3）皮肤污染：脱掉手套、去除受到污染部位的衣服或鞋。用75%的酒精或0.2%过氧醋酸洗涤皮肤进行消毒。

（4）溅入眼睛：迅速用洗眼器冲洗后再用生理盐水冲洗（注意动作轻柔，勿损伤眼睛），并用抗生素眼药水滴眼。

发生上述情况，要向实验室生物安全员报告并记录意外发生的原因和处置过程。后三种情形应考虑职业暴露的可能，就医时应告知救护人员有关泄漏物质的情况，做适当的预防治疗和医学观察，便于医护人员的自身保护。

3. 危害性气溶胶的大量释放

（1）生物安全柜内大量溢出的处理

1）保持生物安全柜处于运转状态。

2）其他步骤同上文“感染性液体泄漏或外溢”中“工作台面或地面污染”的处理。

3）用消毒剂擦拭或喷洒生物安全柜内壁、工作台面以及前视窗的内侧，消毒完毕后，用洁净水擦拭去除消毒剂。必要时，使用甲醛熏蒸消毒。

（2）生物安全柜外大量溢出的处理

1）所有人员必须立即撤离相关区域。撤离人员脱去个体防护装备，用适当的消毒剂和水清洗暴露皮肤。任何暴露人员都应做适当的医学观察或治疗。

2）立即通知实验室生物安全员和负责人。

3）关闭事发实验室，张贴“禁止进入”“溢洒处理”等警告标志。

4）在事发后1h内任何人不得进入事发实验室，以使气溶胶排出和重粒子沉降；无通风系统则应推迟进入（如24h）。

5）由专业人员指导清除污染，如甲醛蒸汽熏蒸。操作时注意防护，如穿戴适当的防护服和呼吸保护装备。

4. 盛有潜在感染性物质的离心管发生破裂

（1）发生于未装可封闭离心桶的离心机

1）关闭离心机电源，至少密闭30min使气溶胶沉降。及时通知生物安全管理员。

2）戴厚橡胶（或多层）手套，必要时可在外面再戴一次性手套。

3）清理玻璃碎片时应使用镊子，或用镊子夹着棉花来进行。所有破碎的离心管、玻璃碎片、离心桶、十字轴和转子都应放在非腐蚀性的、对相关微生物具有杀灭作用的消毒剂内浸泡。未破损的带盖离心管应放在另一个装有相同消毒剂的容器中，浸泡后回收。

4）用75%酒精擦拭离心机内腔，半小时后用清水擦净。

5）清理时所使用的全部材料均按感染性废弃物处理，放于黄色垃圾袋内。

（2）发生于可封闭的离心桶（安全杯）内：所有密封离心桶都应在生物安全柜内装卸。如果怀疑在安全杯内发生破损，应该松开安全杯盖子并将离心桶高压灭菌。安全杯也可以采用化学消毒的方法处理。

（谭玉洁 关风娟）

思考题

1. 请叙述气溶胶、高效空气过滤器和生物安全定义。
2. 生物因子风险程度分几级，我国病原微生物危害程度分几类，各级或各类划分标准是什么？
3. 何谓实验室生物安全防护、一级防护和二级防护？
4. 实验室生物安全防护分几级，二级生物安全实验室一级和二级防护有什么要求？
5. 何谓生物安全柜？生物安全柜分几级，各级应用范围？
6. 实验室突发感染性意外事故有哪些情形，如何应急处置？

第三章

一般技术与设备

第一节 实验室用水制备技术与设备

实验室用水是实验室工作最重要的基础物质之一,实验设备、实验器材及其他实验用品的清洗,试剂、质控物、标准品的配制都离不开实验室用水。实验室用水的质量直接影响检验结果的准确性,因此,实验室用水的制备、使用和监测,显得尤为重要。

一、实验室用水制备方法与设备

(一) 实验室用水常用制备方法

水的纯化技术多种多样,不同方法各有利弊,最好的方式是将不同的方法进行不同的组合,以达到实验室的要求。实验室用水的制备常采用以下几种方法。

1. **蒸馏法** 是一种热力学的分离工艺,它利用水与杂质沸点不同,将自来水或天然水在蒸馏器中加热汽化,然后冷凝水蒸气即得蒸馏水,其结构见图 3-1。蒸馏是蒸发和冷凝两种单元的联合操作过程,分为单蒸馏和重蒸馏。蒸馏法能去除水中大部分杂质,但挥发性的杂质如二氧化碳、氨以及一些有机物等无法去除,可以满足普通分析实验室的用水要求。蒸馏法的优点是操作简单、

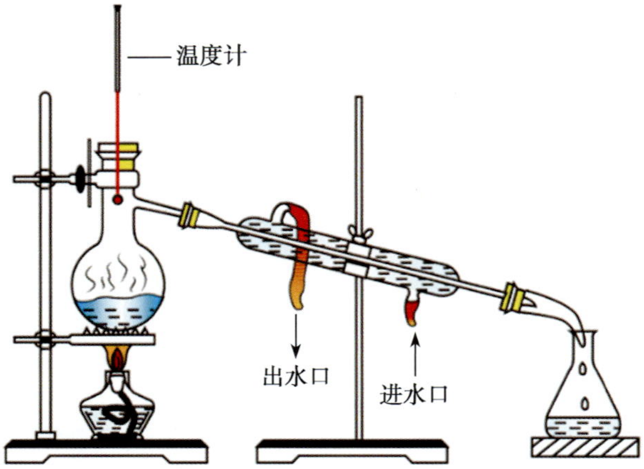

图 3-1 蒸馏装置基本结构

成本低、效果好,适用于用水量小的实验室。缺点是电功率大、耗能高、管道需要经常清洗。

2. **活性炭吸附法** 主要利用活性炭的物理吸附、化学吸附能力以及氧化、催化氧化和还原等性能,采用活性炭柱去除原水中杂质的方法。活性炭是由含碳物质经高温炭化和活化制成的多孔性产物,含有发达的微孔结构和巨大的表面积,具有强大的吸附能力。活性炭吸附多在纯水制备的前期处理中使用,主要用于去除原水中的有机物及氯,以减少可溶性有机物及氯对其他处理组件(如反渗膜)的伤害。

3. **离子交换法** 是借助于固体离子交换剂中的离子与水中的离子进行交换,以达到提取或去除水中某些离子的目的。是一种可逆的等当量交换反应,也是实验室中生产纯水最常用的方法。根据树脂可交换活性基团不同分为阳离子交换树脂和阴离子交换树脂。阳离子交换树脂中的活性基团—H^+ 与溶液中的 Na^+、Ca^{2+} 等阳离子发生交换,阴离子交换树脂中的活性基团—OH^- 与溶液中的 Cl^-、$SO_4{}^{2-}$ 等阴离子发生交换。优点是可以分离多个元素,且操作简便、出水量大、成本低、所得纯水电导率低。缺点是不能完全去除有机物和非电解质;要定期用酸和碱作再生处理,不能连续进行离子交换反应。

4. **电渗析法** 是利用电场吸引离子的作用,使溶液中带电溶质粒子(如离子)通过膜而迁移,从而达到水与杂质分离的目的。电渗析器主要由离子交换膜、隔板、电极等组成。离子交换膜是电渗析器的关键部分,阳离子交换膜(阳膜)只允许阳离子通过,阴离子交换膜(阴膜)只允许阴离子通过。一部分离子透过离子交换膜迁移到另一部分水中,从而使一部分水纯化,另一部分水浓缩,再与离子交换法联用,可制得纯度较高的实验室用水。

5. **反渗透法** 又称逆渗透,其原理是在膜的原水一侧通过高压泵施加比溶液渗透压高的外界压力,水从高渗透压一侧流向低渗透压一侧,由于反渗透膜的半通透性,有机物、微生物及大分子、

可溶性盐分被截留在膜表面，最后随浓水排出。反渗透膜结构示意图见图 3-2。优点是操作简单、运行稳定，能阻挡几乎所有溶解性盐和相对分子量大于 100 的有机物，可有效去除细菌等微生物以及铁、锰、硅等无机物。缺点是原水利用率不高，膜易堵塞，需定期清理，对原水水质浊度要求高。

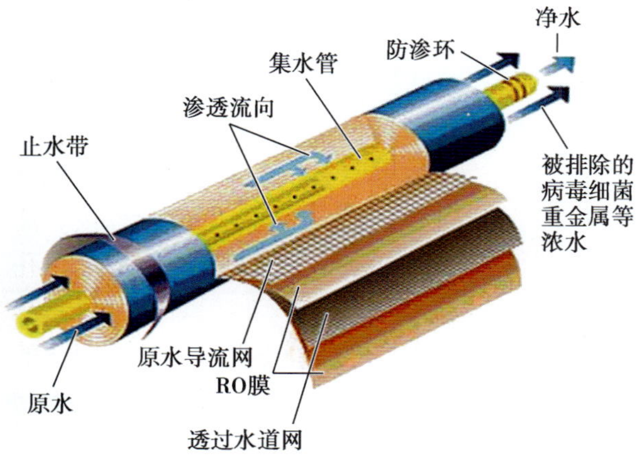

图 3-2 反渗透膜结构示意图

6. **电去离子法** 又称填充床电渗析，是在电渗析器的隔膜之间装填阴/阳离子交换树脂，将电渗析与离子交换有机结合的一种水处理技术。与普通电渗析相比，一方面离子交换树脂提高了膜间导电率，显著增强了溶液到膜面的离子迁移，另一方面膜间的高电势梯度，使水解离为 H^+ 和 OH^-，H^+ 和 OH^- 参与负载电流和树脂连续再生作用，从而使离子交换、离子迁移、电再生三个过程相伴发生，相互促进，实现了连续去除离子的过程。该法优点是不需要对树脂进行再生，可以省去离子交换所必需的酸碱贮罐，也减少了环境污染，同时出水纯度高、回收率高。

（二）实验室用水制备系统与工艺流程

随着科技的发展，为满足实验室需求，人们将多种纯化技术组合在一起，研制出了各种类型的纯水机或中央纯水系统，其主要组成有高压泵、预处理滤芯、活性炭滤芯、反渗透膜、离子交换柱、微孔过滤器、自动监控系统等。由于不同实验室的水质、实验室规模、所需水量及用水目的等不同，可根据自身特点采用合适的组合工艺来满足本实验室需求。实验室纯水的工作流程大致分为以下几个步骤。

1. **预处理** 原水通过石英砂和纤维柱过滤铁锈和一些悬浮物等杂质，再经过活性炭滤芯去除水中的胶体、大分子有机物、微生物、余氯、异味等，能有效减轻后续工作单元的处理负荷。

2. **软水处理** 当含有硬度离子的水通过交换器树脂层时，通过离子置换，树脂吸附了钙、镁离子，这样从交换器内流出的水就是去除了大部分硬度离子的软化水。

3. **反渗透** 反渗透是纯水工作流程中比较重要的处理环节，预处理的水在高压泵作用下，进入反渗透膜，水中 99% 以上的离子、细菌、病毒、有机物等被截留，通过浓水排放。

4. **混床树脂去离子** 反渗透出来的淡水进入多级串联的混床树脂滤芯，由于深层离子交换反应的进行，彻底去除水中的离子，得到电阻率 > 10MΩ · cm（25℃）的超纯水。

5. **膜过滤** 为避免混床树脂滤芯在运行过程中产生的树脂颗粒碎片进入水中，可以在混床树脂滤芯后增设微孔过滤器以滤除纯水中的有形成分。一般采用 0.2μm 滤膜过滤去除水中包括细菌的颗粒物。

6. **纯水的储存** Ⅰ级水一般使用前制备，不贮存，防止容器可溶成分溶解、空气中的二氧化碳和其他杂质污染；Ⅱ级水应使用密封的、专用聚乙烯等惰性容器贮存；Ⅲ级水可以使用玻璃容器贮存。经典的实验室超纯水系统工艺流程见图 3-3。

二、实验室用水标准

（一）实验室用水分级及用途

1. **实验室用水分级** 水质标准是针对水中存在的具体杂质或污染物而提出的相应最低数量或浓度的要求。目前比较通用的实验室用水标准

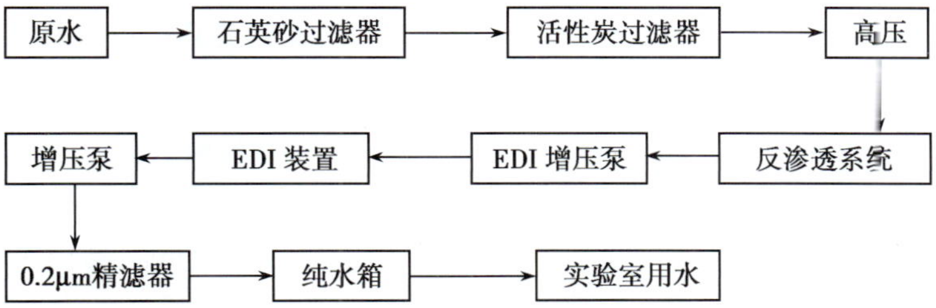

图 3-3 纯水制备工艺流程

有多种，最有代表性的是国际标准化组织（International Organization for Standardization，ISO）制订的国际标准《实验室分析用水-规范和试验方法》（ISO 3696），见表 3-1。根据国情，我国在采用《实验室分析用水-规范和试验方法》时做了一些修改，制订的《分析实验室用水规格和试验方法》（GB/T 6682）是目前大多实验室各级用水的重要参考标准，具体参数见表 3-2。

表 3-1 国际标准化组织纯水标准的要求（ISO 3696）

指标名称	Ⅰ级	Ⅱ级	Ⅲ级
pH（25℃）	—	—	5.0~7.5
最大电导率/（μS/cm）（25℃）	0.1	1.0	5.0
最大氧化物、氧（O_2）含量（mg/L）	—	0.08	0.4
~最大蒸发残渣/（mg/kg）（110℃）	—	1.0	2.0
最大吸光度/（254nm，1cm 光程）	0.001	0.01	—
SiO_2 最大量/（mg/L）	0.01	0.02	—

注：—，难以测定和/或不做规定。

表 3-2 分析实验室用水的规格（GB/T 6682）

指标名称	Ⅰ级	Ⅱ级	Ⅲ级
pH 范围（25℃）	—	—	5.0~7.5
电导率（25℃），ms/m	≤0.01	≤0.10	≤0.50
可氧化物质含量（以 O 计，mg/L）	—	≤0.08	≤0.40
吸光度（254nm、1cm 光程）	≤0.001	≤0.010	—
蒸发残渣含量（105℃±2℃，mg/L）	—	≤1.0	≤2.0
可溶性硅（以 SiO_2 计，mg/L）	≤0.01	≤0.02	—

注：—，难以测定和/或不做规定。

2. 实验室纯水的用途 不同等级的纯水在临床实验室的用途不同，国家临床实验室标准化委员会（NCCLS）和国家病理学家协会（CAP）规定实验室纯水用途见表 3-3。

表 3-3 NCCLS、CAP 规定实验室纯水用途

	纯水级别	应用领域
NCCLS	Ⅰ级水	原子吸收、火焰光度、电解质、荧光、酶、参比液、缓冲液、高灵敏度层析等
	Ⅱ级水	一般实验室、玻璃器皿洗涤等
	Ⅲ级水	玻璃器皿洗涤、要求不高的定性实验等
CAP	Ⅰ级水	原子吸收、火焰光度、血气及 pH、电解质、无机元素、参比液、缓冲液等
	Ⅱ级水	一般实验室检验、血液学、血清、微生物检验
	Ⅲ级水	普通定性测定、尿液检验、组织切片、寄生虫、器皿洗涤

（二）实验室用水其他分类

实验室用水往往未按科学的标准分为Ⅰ级、Ⅱ级、Ⅲ级，而是分为蒸馏水、去离子水、实验室高纯水和实验室超纯水。

1. 蒸馏水 实验室最常用的一种纯水，虽设备便宜，但极其耗能和费水且速度慢，应用已逐渐减少。新鲜的蒸馏水是无菌的，但储存后易繁殖细菌。此外，储存的容器也很讲究，若为非惰性物质，离子和容器的塑形物质会析出，造成二次污染。

2. 去离子水 应用离子交换树脂去除水中的阴离子和阳离子，但水中仍然存在可溶性的有机物，可能污染离子交换柱从而降低其功效，去离子水存放后也容易引起细菌繁殖。

3. 实验室高纯水 通常实验室高纯水不仅要求在离子指标上有较高纯度，而且要求有机物和微生物含量较低。高纯水适用于多种需求，从试剂制备和溶液稀释到为细胞培养配备营养液以及微生物研究等。

4. 实验室超纯水 其标准是水的电阻率为18.2MΩ·cm。但超纯水在总有机碳（TOC）、细菌、内毒素等指标方面并不相同，要根据实验的要求来确定，如细胞培养则对细菌和内毒素有要求，而HPLC用水则要求TOC低。

通常情况下，实验室常用水与实验室用水标准的对应关系为：超纯水为Ⅰ级水、高纯水为Ⅱ级水、一般纯水（蒸馏水、去离子水）为Ⅲ级水。

三、实验室用水监测指标与监测方法

实验室用水的好坏对于检验质量至关重要，因此，对实验室用水的监测是临床实验室的重要工作之一。实验室用水主要监测指标有pH、电导率、可氧化物质、吸光度、蒸发残渣、可溶性硅及其他如总有机碳、菌落等。

1. pH 是水化学中常用和最重要的检测指标之一，量取100ml水样，使用pH计测定得出。

2. 电导率（ms/m） 以数字表示的溶液传导电流的能力，特指边长1cm的立方体所含溶液的电导。

$$电导率(\kappa)=1/电阻率(\rho)$$

电导率受温度影响，测量温度为25℃，若水温度不在25℃时，则按换算公式进行换算（见电导仪说明书）。①Ⅰ、Ⅱ级水的测量：将电导仪放在水处理装置流动出水口处，调节水流速进行测量。②Ⅲ级水的测量：取400ml水样于锥形瓶中，插入电导仪后即可进行测量。

3. 可氧化物质 水中容易氧化的物质，利用高锰酸钾溶液的变色来判断。量取1 000ml二级水，注入烧杯中，加入20%硫酸溶液5.0ml，混匀。在上述已酸化的试液中，加入1.00ml高锰酸钾标准溶液$\left[c\left(\frac{1}{5}KMnO_4\right)=0.01mol/L\right]$，混匀，盖上表面皿，加热至沸并保持5min，溶液的粉红色不得完全消失，其含量以mg/L为单位。

4. 吸光度（A） 在紫外-可见分光光度计上，将水样分别注入1cm和2cm光径吸收池中，于254nm波长处，以1cm吸收池中水样为参比，测定2cm吸收池中水样的吸光度。若仪器的灵敏度不够，可适当增加测量吸收池的厚度。

5. 蒸发残渣（mg/L） 称取蒸发后的残渣，与相应指标进行比较。

6. 可溶性硅（mg/L） 以SiO_2计，比色管目测比较法，颜色不得深于标准溶液。

随着自动化分析技术的发展，水质指标的监测已逐步采用自动监测系统。

（梁指荣　刘艳）

第二节　玻璃器材洗涤与干燥技术

临床检验工作常用到各种试管、玻片、吸管等玻璃器材，玻璃器材不洁净和不干燥可能影响检验结果，因此，玻璃器材的洗涤与干燥工作十分重要。

一、玻璃器材洗涤

（一）洗涤液和使用范围

1. 常用洁净剂 肥皂水、洗衣粉、合成洗液、去污粉等是最常用的洗剂，使用时直接用毛刷洗，即可去除如试管、玻片、烧杯、三角瓶、试剂瓶等一般玻璃器材的污物。

2. 重铬酸钾洗液 重铬酸钾洗液具有强酸性和强氧化性，是实验室常用的清洗液。

（1）洗液成分：由重铬酸钾（500g或200g）、蒸馏水（500ml或400ml）及浓硫酸（5 000ml或1 600ml）组成。

（2）应用：该洗液能去除溶于酸和可被氧化的物质。临床上凡不能用毛刷刷洗的器皿，如刻度吸管、容量瓶、滴定管等均可采用该洗液洗涤。

（3）注意事项

1）洗液配制：称取重铬酸钾，按比例要求加水溶解，冷却后，在搅拌下缓慢加入浓硫酸（切忌不可将重铬酸钾液倾入浓硫酸内），冷却后移入试剂瓶中，盖塞保存。硫酸具有强腐蚀作用，操作时应注意防护，必要时佩戴防护眼镜、戴防酸橡胶手套、穿长筒橡胶套靴及专用衣服等，防止液体溅出伤害自己，注意安全。

2）器材浸泡：浸泡前尽量将水沥干，以免稀释洗液；玻璃器材浸泡时间太长，会使玻璃变质；浸泡及浸泡后取器材时需戴橡胶防酸手套，注意安全。

3）洗液使用：不要用本洗液洗涤具有还原性的污物，将会使洗液失效；污物中不能存在残留的氯化物，因会产生有毒氯气；新配制的重铬酸钾洗液呈红褐色，可以反复使用，变成深绿色则失去清洁效能，不能继续使用，需重新配制。

4）溅洒处理：若不慎将洗液洒在皮肤、衣物或桌面上，应立即用水冲洗。

5）废液处理：清洗液失效后仍具有极强的腐蚀性，切忌不可倾入水槽管道，应交给有资质的公司集中进行无害化处理。

3. 其他洗液 除了重铬酸钾洗液，实际工作中可能还会用到其他各种洗液，见表3-4。

表3-4 其他常用洗液配制方法及用途

名称	配制方法/洗涤方法	用途
尿素洗液	45%尿素溶液	除去血液或血清蛋白质
盐酸酒精洗液	盐酸和酒精等体积混合	除去金属离子
乙二胺四醋酸钠洗液	5%～10%乙二胺四醋酸钠溶液加热煮沸	除去钙、镁以及一些不溶于水的重金属盐类沉积物
纯酸洗液	盐酸(1+1)、硫酸(1+1)、硝酸(1+1)或浓硝酸与浓硫酸等体积混合	除去碱性物质、无机物、金属离子
碱性高锰酸钾洗液	取高锰酸钾4g溶于50ml水中，加入10g氢氧化钾，稀释至100ml，储存于胶塞玻璃瓶中备用	除去油污及有机物
有机溶剂	甲苯、二甲苯、丙酮、乙醚、氯仿等	除去油污及可溶于该溶剂的有机物
碱性洗液	10%以上的氢氧化钠、氢氧化钾、碳酸钠等	煮沸除油污
碱性酒精洗液	溶解120g氢氧化钠于150ml水中，再加入95%酒精至1L，储存于胶塞玻璃瓶中备用	除去油脂、焦油、树脂
硝酸酒精洗液	先向器材内加入2ml酒精，再加入10ml浓硝酸，盖住管口摇动	除去顽固有机残污
草酸洗液	取5～10g草酸溶于100ml水中，再加入少量浓盐酸	除去碱性高锰酸钾洗涤后分解产生的二氧化锰
碘-碘化钾洗液	1g碘和2g碘化钾溶于水，用水稀释至100ml	除去硝酸银

注：盐酸(1+1)指一体积的盐酸加一体积的水，硫酸(1+1)和硝酸(1+1)同理。

（二）洗涤方法

1. 人工洗涤法

（1）新购置的玻璃器材洗涤：1%～2%稀盐酸浸泡2～6h，除去新玻璃器材游离碱→自来水冲洗干净→蒸馏水或纯水冲洗2～3次→自然沥干或置烤箱干燥后备用。

（2）使用过的玻片及试管等器材洗涤：使用后立即用消毒液浸泡→合成洗液毛刷刷洗→自来水冲洗→合成洗液毛刷清洗→自来水冲洗→蒸馏水冲洗2～3次→自然沥干或置烤箱干燥后备用。

需要注意的是：①为减少实验室内感染和交叉污染，提倡使用一次性的实验耗材，使用完毕后按照感染性垃圾分类要求进行分类存放、收集与处理。②洗涤接触标本后的非一次性使用玻璃器材，应按要求先进行煮沸或消毒液浸泡消毒处理，再进行洗涤。

（3）取用过标本的刻度吸管洗涤：使用后立即用消毒液浸泡→自来水冲洗，沥干→重铬酸钾清洁液浸泡4～6h或过夜→自来水冲洗→蒸馏水冲洗2～3次→自然沥干或置合适温度烤箱干燥后备用。

（4）不能用毛刷清洗的器材之洗涤：使用过的容量瓶、滴定管等不能用毛刷清洗的器材在使用后立即用自来水冲洗→沥干→重铬酸钾清洁液浸泡4～6h或过夜→自来水冲洗→蒸馏水冲洗2～3次→自然沥干。

2. 超声洗涤 超声波清洗器是一种新型清洗仪器，在实验室应用越来越广泛。

（1）原理：清洗器发出高频振荡信号，转换成高频机械振荡，传播到清洗液介质中，使液体流动而产生数以万计的微小气泡，这些小气泡在超声波传播过程中破裂产生能量极大的冲击波，不断冲击物体表面及缝隙，使器皿上顽固的污垢剥离，并可将细菌、病毒杀死，从而达到全面清洗的效果。

（2）流程：玻璃器材使用后立即用自来水冲

洗→注入少量合成洗涤剂到清洗器中→超声清洗10~30min→自来水冲洗干净→蒸馏水冲洗2~3次。

（3）评价：该法洗涤具有以下特点：①无孔不入。由于超声波作用是发生在整个液体内，所以能与液体接触的物体表面都能被清洗，尤其适宜形状复杂、缝隙多的器材。②无损洗涤。传统的人工或化学清洗常会产生机械磨损或化学腐蚀，而用超声波清洗不会引起器材损伤。

（4）注意事项：①玻璃器材内应充盈洗涤液体，避免局部“干超”而导致器材破裂。②玻璃器材不能有裂纹，清洗时间不宜过长，以防超声破碎。

（三）洗涤效果鉴定

玻璃器材洗净标准：①肉眼观察器材，不应附着不溶物或油污。②加少量水振荡，器材内壁被水均匀润湿而无条纹，将器材倒置，水立即顺着器壁流下，器壁上只留下一层既薄又均匀的水膜，不挂水珠。

二、玻璃器材干燥

玻璃器材洗涤干净后，一般干燥后才能使用，常用的干燥方法主要有：

1. 自然干燥　洗净后直接倒挂在专用的玻璃架上或带有透气孔的玻璃柜中，使其自然干燥。该法常用而简单，适用于不急用和不能用高温烘烤的玻璃器材。如量杯、量筒、容量瓶、滴定管等。

2. 烘烤干燥

（1）120~150℃的烤箱烘干：除因高温导致玻璃变形、容积改变的容量器材外，一般器材都可置于120~150℃的烤箱或红外灯干燥箱中烘干。适用于玻片、试管、烧杯、烧瓶、三角瓶、试剂瓶等。称量瓶或需干燥至恒重的器皿，烤干后还须移至干燥器内保存备用。

（2）100℃以下的烤箱烘干：刻度玻璃吸管按定量分析的要求一般不宜烘烤干燥，但因工作量大，数量不够周转时，也可将吸管置烘箱中低温烘干。厚壁玻璃器皿（研钵、量筒等）或玻壁厚度不等、结构复杂、接头多的玻璃仪器不可烘烤，以防破裂。

3. 其他干燥方法　此外，还有吹干、有机溶剂快干等干燥方法。

（曹科　周君纯）

第三节　称重技术与设备

实验室最常用的称重设备有托盘天平、电子天平和电光天平，其中电子天平和电光天平属分析天平。通常称为“分析天平”的天平是用于化学分析和物质精确称量的高准确度天平，这类天平的最小分度值都小于最大称量的10^{-5}，全载不超过200g，按构造原理可分为下列类型，见图3-4所示。

一、托盘天平

托盘天平又称台秤，是最简单的机械式天平之一，称量精确度低，一般为0.1g或0.2g，荷载有100g、200g、500g、1 000g不等。

1. 称量原理　根据罗伯威尔机构和杠杆平衡原理制成。在横梁的两端各有一托盘，左边托盘放置待称量物体，右边托盘放置砝码或移动标尺游码，使杠杆中央指针对准中线，此时两端平衡，砝码质量或砝码质量与标尺读数值之和即为所称量物品的质量。

2. 基本结构　托盘天平一般由托盘、横梁、平衡螺母、分度盘、指针、刀口、底座、标尺、游码、砝码等组成。托盘天平基本结构见图3-5。

3. 操作流程　天平调零→左托盘放称量物→右托盘放砝码→必要时移动游码→指针对准中线，记录称量结果→称量完毕，砝码放回砝码盒，

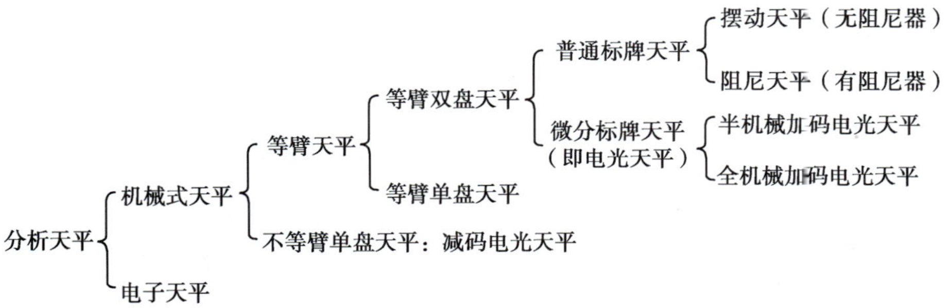

图3-4　分析天平的分类

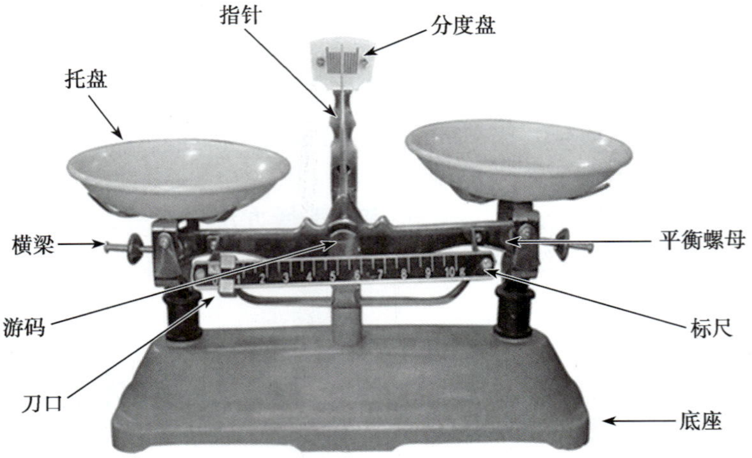

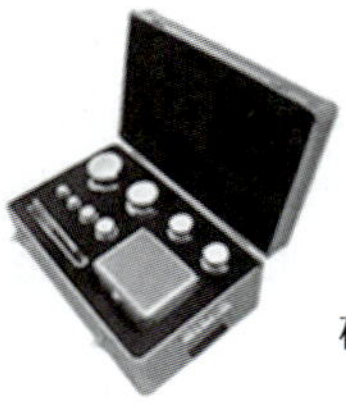

图 3-5 托盘天平基本结构

游码移回零点。

4. 注意事项

(1) 校准和检定:天平应通过校准或检定才能使用,两次校准或检定之间应进行期间核查。

(2) 称量前准备:天平应放置在水平台面上,并避免空气扰动。调节天平的平衡螺母使横梁平衡,即调“0”。在称量过程中不可再调节平衡螺母。

(3) 加码规则:每架天平都配有固定的砝码,不能错用其他天平的砝码。注意“左物右码”。加减砝码和移动游码时不能直接用手,要用镊子,动作应轻柔,砝码用完放回砝码盒内。为节约时间,加砝码应该先大后小。

(4) 被称物的允许质量:称量的物体质量不能超过天平的最大称量也不能小于其感量,否则将损坏托盘天平或无法测量。

(5) 特殊物质的称量:过冷过热的物体应先在干燥器内放置至室温后再称量。易潮解的药品,必须放在玻璃器皿(如小烧杯、表面皿)里称量。

(6) 清洁保存:使用完毕,天平和砝码应注意洁净并妥善保存至干燥的地方。

5. 应用与评价 托盘天平广泛应用于实验室中精度要求不高的称量。是一种携带方便、操作简便、价格低廉的小型称量器具,手动操作,机械部分(如刀口)易磨损,读数受主观因素的影响较大,分度盘刻度较粗糙,称量精度不高。

二、电光天平

电光天平是在阻尼天平的基础上改进而成。一般最大载荷 200g,分度值 0.1mg,即精确到 0.000 1g,又称为万分之一天平。它在构造上保留了阻尼天平的优点,增加了光学投影装置和机械加码装置。机械加码装置分为半机械加码装置和全机械加码装置两种,对于半机械加码电光天平,≥1g 的砝码需手工取放;而全机械加码电光天平则可以取放该天平最大称量内的所有砝码。但 10mg 以下的质量两者都通过光学投影屏上读取。在电光天平的结构中,梁体起平衡调节和载重物体的作用,是最重要的部分;天平梁上装有的 3 个三菱形玛瑙刀口质量则直接影响称量的精准度。全机械加码电光天平见图 3-6。

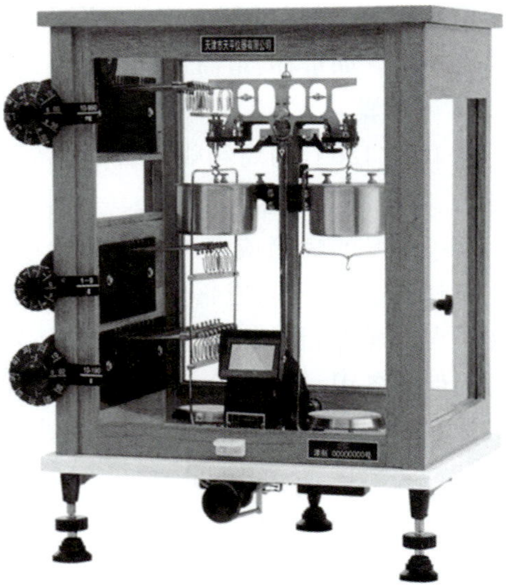

图 3-6 全机械加码电光天平

电光天平最大优点是结构直观、价格实惠,能够满足一般定量分析的准确度要求。但是天平零件复杂,玛瑙刀口易损坏,操作要求高且费时,还存在等臂双盘天平所固有的不等臂性误差、空载和实载灵敏度不同等问题，已逐渐被电子天平所代替。

三、电子天平

电子天平（electronic balance）是传感技术、电子技术和微处理器技术发展的综合产物，它主要采用电磁力平衡原理，没有机械天平的玛瑙刀口和刀承，用数字显现代替了指针刻度式显示，全量程不需要砝码。依照我国现行标准，根据天平标称感量与天平全称量的比值，电子天平分为 10 级，绝对精度值可达 0.001mg 甚至 0.000 1mg（即所谓的百万分之一天平或千万分之一天平）。

1. 称量原理　以电磁力平衡称量原理为例：在电子天平中，托盘通过支架与线圈相连，线圈置于磁场中。当托盘加上被称物时，物质的重力作用于托盘使其产生位移，处于预定中心位置的位移检测器随即检出信号，电信号通过放大器反馈使传感器线圈中的电流增大。根据电磁力平衡原理，此电流在恒定磁场中产生的电磁力与被称物质的质量大小相等，方向相反，使线圈回到原中心位置；采集该电流信号，滤波之后经过 A/D 转换和微处理器数据处理，就可以在显示器上显示被称物体的质量。电子天平称量原理图见图 3-7。

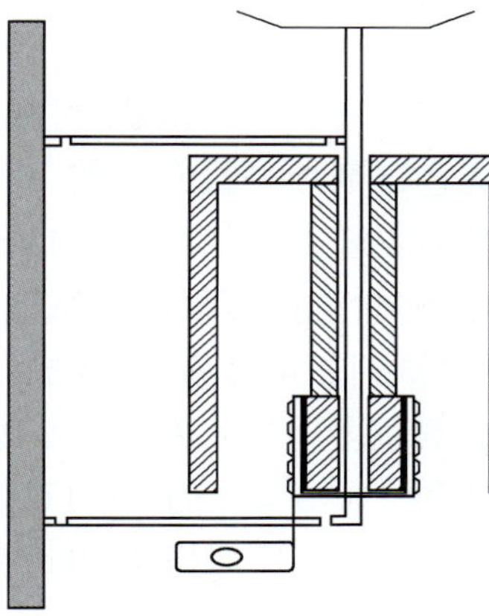

图 3-7　电子天平称量原理图

2. 基本结构图　电子天平按结构可分为上皿式和下皿式两种。托盘在支架上面为上皿式，托盘吊挂在支架下面为下皿式。目前，广泛使用的是上皿式电子天平，虽然型号多样，但基本结构大同小异，由托盘、托盘圈、传感器、显示屏、水平调整脚、水平仪、防风罩和机壳等部分组成，上皿式电子天平基本组成见图 3-8。传感器是电子天平核心组件，市面上主要使用电磁力式传感器和应变片式传感器两大类，又以电磁力式传感器的多见。

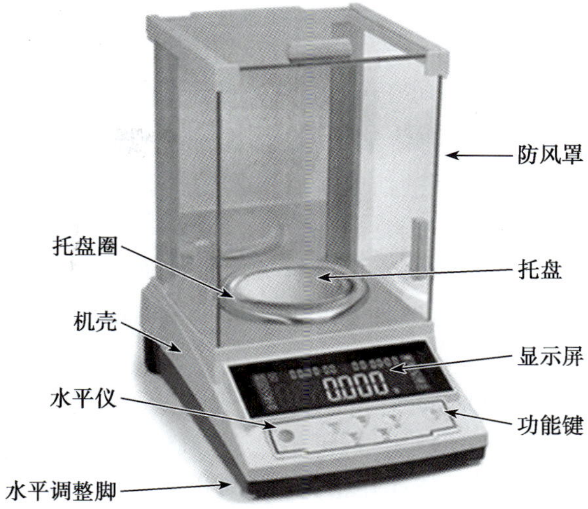

图 3-8　上皿式电子天平基本组成

3. 操作流程　检查并调整天平至水平→通电预热→按 ON/OFF 键，等待仪器自检→称量/去皮称量→记录称量结果→称量完毕，按 ON/OFF 键，关断显示器→清洁。

4. 注意事项

（1）天平安放：天平应安放于天平称量室内平整、稳固的工作台上，并水平调整。天平称量室内温度和湿度应恒定，避免灰尘、振动、静电和气流的影响以及阳光照射，室内还应保持干净整洁。

（2）校准和检定：天平应通过校准或检定才能使用，两次校准或检定之间应进行期间核查。必要时，使用内部砝码或外部砝码进行灵敏度调节，以使天平的灵敏度正确。

（3）专人管理：电子天平应该有专人保管和维护保养，应该配备有使用记录和定期的维护保养记录。

（4）天平预热：为减少热噪声对传感器的影响，获得准确称量，电子天平必须在称量前通电预热。断电后重新通电的电子天平，需在可测量的状态下通电 30min 以上（具体见操作说明书）；经常称量的电子天平不必切断电源，只需关闭显示屏让天平一直处于通电待机状态，既节约电力又可立刻使用天平。

（5）称量：称量时应保持安静，读数时应关闭箱门以免空气流动引起天平摆动，读数要及时记录。特殊物质的称量：药品不得直接放在托盘中，必须放置于容器或称量纸中称量；过冷过热的物体应先在干燥器内放置至室温后再称量；遇吸湿性、挥发性或腐蚀性物品的称取时，必须放在密闭容器中称量；禁止称量带磁性的物质。

(6) 负载与位置:被称量物不能超过天平负载,取放物品时动作宜轻。在称量时,被称物应尽量置于托盘中央位置、关闭天平框罩门。

(7) 定期清洁天平:称量完毕应当清洁托盘。制订定期清洁电子天平程序,用清洁绸布沾无水酒精轻擦托盘表面,并清理和保持称量室的清洁。可在称量室内放置无腐蚀性的干燥剂,但注意在称量时应将干燥剂从称量室内取出,定期更换。

5. 性能指标 电子天平主要的计量性能指标是:天平的稳定性、灵敏性、正确性和示值的不变性,这四种特性互相关联且难以分割。

(1) 天平的稳定性:天平在受到扰动后能够自动回到它的初始平衡位置的能力,是天平可以使用的首要判定条件。

(2) 天平的灵敏性:天平能够觉察出放在托盘上的物体质量改变量的能力。天平能觉察出来的质量改变量越小,则说明天平越灵敏,是判定天平优劣的重要性能之一。天平的灵敏性主要通过分度灵敏度或感量来表示。

(3) 天平的正确性:天平示值的正确性,它表示天平示值接近(约定)真值的能力;从误差角度来看,天平的正确性反映天平示值的系统误差大小的程度。

(4) 天平示值的不变性:天平在相同条件下,多次测定同一物体,所得测定结果的一致程度。电子天平,依然有天平示值的不变性,比如对电子天平重复性,再现性的控制;对电子天平零位及回零误差的控制;对电子天平空载或加载时,天平在规定时间的天平示值漂移的控制。

6. 应用与评价 电子天平广泛应用于实验室中精度要求较高的称量、砝码质量量值传递等,常用于实验室配制标准溶液时标准物质的精确称量和对称量类工作计量器具进行校准。

电子天平具有运用寿命长、功用安稳、操作简便和灵敏度高的特点。有主动校对功能,快捷的内校或外校功能;智能化程度高,具有超载指示、故障报警等功用,可通过对外连接端口与打印机、计算机联用,进一步拓展其功用,如统计称量的最大值、最小值、平均值及标准偏差等。美中不足的是电子天平中电子元件有温度效应,一旦断电关机后,使用前必需开机预热一段时间(具体时间参照说明书)才能稳定;且价格较机械天平昂贵。但电子天平具有无法比拟的优势,已逐步替代机械天平,广泛地应用到各个领域。

(刘彦虹 刘艳)

第四节 量取及加样技术与器材

临床实验室经常要用到各种容器、量器和移液器等器材,用以配制试剂、标定溶液浓度和检测标本中某成分的含量等。只有正确、规范、熟练使用符合要求的器材,才能获得快速准确的检验结果。

一、常用容器的种类与规格

(一) 烧杯

烧杯是一种杯状玻璃容器,常用于试剂配制,也可用作蒸发、煮沸、浓缩的容器,其材质耐高温,规格从 10ml 到 3 000ml 不等。

(二) 烧瓶

烧瓶是一种瓶式的玻璃容器,是容量分析使用的盛液器材,用于加热时可避免大量液体蒸发。烧瓶需要用耐热玻璃制造。常用的主要有圆底烧瓶、平底烧瓶和锥形烧瓶(三角烧瓶)等,其规格从 50ml 到 2 000ml 不等。

(三) 试剂瓶

试剂瓶专供盛装各种试剂,在实验室应用广泛。试剂瓶有不同的颜色和形状,可根据不同需要来选择。无色试剂瓶是最常用的一种,棕色试剂瓶专供盛装需要避光保存的试剂和药品。磨口玻璃塞试剂瓶密封性好,可以减少试剂挥发和药品受潮,但这种试剂瓶不宜盛装高浓度的强碱溶液。非磨口试剂瓶多用软木塞或橡皮塞,一般用于盛装强碱性和浓盐酸类试剂。广口试剂瓶多用于盛装固体药品。试剂瓶规格从 30ml 到 2 000ml 不等。

(四) 试管

试管是实验室最基本的玻璃器材,由于用途不同而种类繁多,分为一般试管和标本采集负压采血管。

1. 一般玻璃试管

(1) 平口试管:规格主要有 10mm×75mm、10mm×100mm、12mm×75mm、12mm×100mm、13mm×100mm、13mm×130mm、15mm×100mm、15mm×150mm 等数种。

(2) 具塞试管:规格主要有 5ml、10ml、15ml、

20ml 等数种。

（3）刻度试管：规格主要有：5ml、10ml、15ml、20ml、25ml、30ml、50ml 等数种。

（4）刻度具塞试管：规格主要有 5ml、10ml、15ml、20ml 等数种。

（5）尖底离心管：规格主要有 5ml、10ml、15ml、20ml 等数种。

（6）尖底刻度离心管：规格主要有 5ml、10ml、15ml、20ml、50ml 等数种。

（7）圆底刻度离心管：规格主要有 50ml、100ml、250ml 等数种。

2. 负压采血管　负压采血管为血液标本采集专用，依据检测项目的不同，添加的成分不一，常以管盖的颜色区分。管盖的颜色按国际通用分别为紫、红、黄、蓝、黑、绿等，如图 3-9 所示，标记分明，易于区别不同用途，见表 3-5。

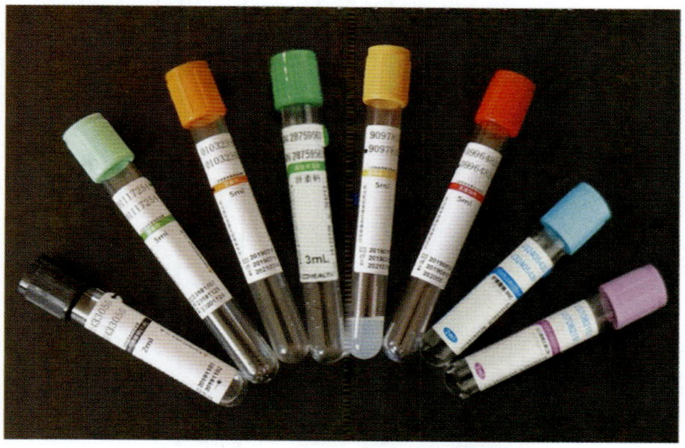

图 3-9　负压采血管图

表 3-5　常用负压采血管的种类和用途

采血管	添加剂	添加剂作用机制	标本	用途
红色	无（内壁涂有硅酮）		血清	生化/血清学试验
橘红色	促凝剂	促进血液凝固	血清	快速生化试验
绿色	抗凝剂：肝素钠、肝素锂	防止血液凝固	血浆	快速生化试验
金黄色	惰性分离胶，促凝剂	促进血液凝固	血清	快速生化试验
浅绿色	惰性分离胶，肝素锂	防止血液凝固	血浆	快速生化试验
紫色	EDTA-K_3 或 K_2	防止血液凝固	全血	血常规试验
黄色	无菌，茴香烯磺酸钠	抑制补体、吞噬细胞和某些抗生素作用	血清	微生物培养
灰色	氟化钠和碘醋酸锂	抑制葡萄糖分解	血浆	血糖试验
浅蓝色	枸橼酸钠溶液（与血液比 1:9）	防止血液凝固	血浆	凝血试验
黑色	枸橼酸钠溶液（与血液比 1:4）	防止血液凝固	全血	红细胞沉降率测定

二、常用玻璃量器的种类、规格及使用技术

所有玻璃量器都有一定的技术标准，有些量器分一等和二等品，一等品的精度高于二等品，可根据实验精度的要求选用。凡分等级的量器在它的显著部位都标有“一等”或“二等”字样，或标有“Ⅰ”或“Ⅱ”字样；未标明等级的量器即表示只有二等品一个等级。各种量器的规格均以容量区分，以毫升为计量单位，在容器上用符号“ml”标出。量器均以 20℃ 作为定量的标准温度，在量器上标有“20℃”字样。

玻璃量器按使用要求分“量入式”和“量出式”两种。量入式用于测量注入量器（内壁干燥）内液体的体积（液体向量器内转移），主要有容量瓶、烧杯等，在“20℃”的左边标注“入”或“In”字样的为量入式；量出式用于测定从量器中倾出的液体体积（液体向量器外转移），主要有量杯、移液管、吸量管、滴定管等，在“20℃”的左边标注“出”或“Ex”字样的为量出式。

（一）量杯、量筒

量杯和量筒是实验室最常用的玻璃量器。量杯呈倒立圆锥形，上缘有倾出嘴，下有底座（图 3-10），量杯是量出式的；量筒为圆柱形，同样有倾出嘴和底座（图 3-11），分为量出式和量入式两种。

1. 规格　量杯和量筒常见规格从 5ml 到 2 000ml 不等，可根据实际情况选用。

2. 操作流程

（1）量取溶液体积（可选用量出式量筒或量杯）：取容量合适且干燥洁净的量筒或量杯→将溶

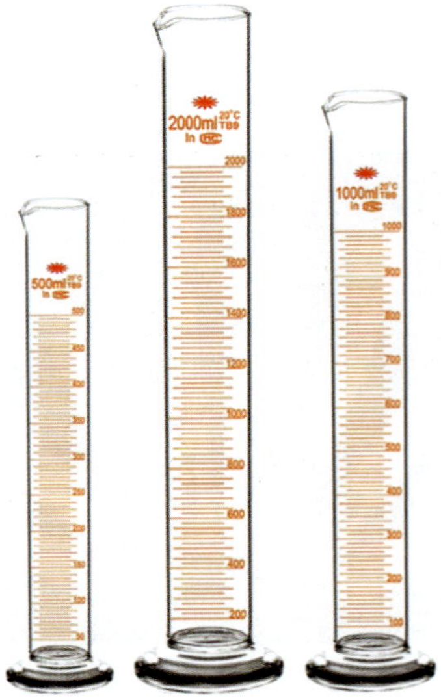

图 3-10 量筒

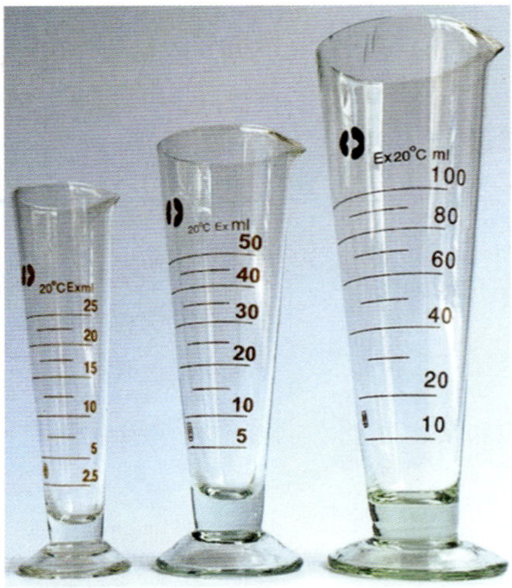

图 3-11 量杯

液注入至略高于所需容量的刻度线以上→再慢慢吸去多余部分溶液，至溶液凹液面的最低点与所需度量体积的刻度线相切→将量取溶液倒入容器中。

（2）测量溶液体积（可选用量入式量筒）：取容量合适且干燥洁净的量筒→注入待测液体→等候 1~2min，使附着在内壁上的液体流下来→读取与凹液面最低点相切的刻度值，即为待测溶液的体积。

3. 注意事项

（1）选择合适量器：在量取液体时，要根据液体体积的大小来选择适当的量器。所选量器的规格以略大于量取的体积为好。一般来说，量筒是直径越细越好，这样准确度更高。

（2）准确读取结果：读数时应将量杯或量筒垂直放在水平台面上，避免晃动。读数时，视线应与凹液面的最低点保持在同一水平面。

（3）缓慢倾出溶液：溶液从杯中倾出时，要慢慢从倾出嘴倾出，最后将杯口与对接器皿内壁接触数秒，以移出最后的溶液。

（4）洗涤量器方法：量器不能刷洗，以免刮花刻度，磨损量具内壁，影响量具的准确度。洗涤后自然风干，不可高温烘烤。

（5）量器使用要求：①量器不能用作反应容器，也不适合作存储容器；②量器不能用于稀释浓酸、浓碱，尤其是腐蚀性的液体；③量器的刻度是指温度在 20℃ 时所盛液体的体积数，量取过热或过冷的液体都不够准确。

4. 应用与评价　量筒、量杯在实验室主要用于常规试剂的配制和稀释等。临床上一般用量筒测量液体标本（尿液、胸腔积液、腹腔积液等）的体积。量杯和量筒主要用于要求不太精确的液体体积测量和量取，量筒精度稍高于量杯，应用多于量杯。

（二）容量瓶

容量瓶简称量瓶，具有磨口瓶塞，造型上部细小呈圆柱形，称为瓶颈；下部膨大呈壶腹状，称为瓶身，如图 3-12 所示。瓶颈部有一标示线，一般是在 20℃ 时的容积标线。容量瓶一般是量入式的容器，当瓶内液体体积在指定温度下达到标定线时，其体积即为所标明的容积数。但也有刻两条标线的，上面一条表示量出的容积，下面一条表示量入的容积，即量出、量入两用。

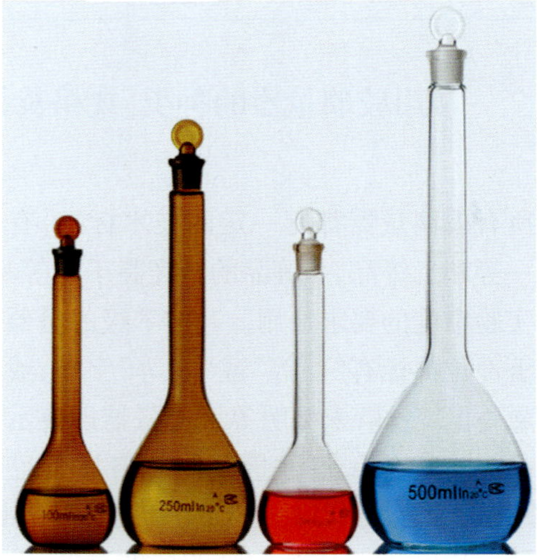

图 3-12 容量瓶

1. 规格　容量瓶有一等品、二等品之分，规格多样，从 10ml 到 2 000ml 不等。容量瓶有无色和棕色两种，棕色容量瓶在配制需避光的溶液时使用。

2. 操作流程

（1）配制标准溶液：称取固体试剂放入小烧杯→加入少量溶剂使其溶解→转入容量瓶→洗涤烧杯2~3次，洗液转入容量瓶→补充溶剂至刻度线下0.5~1cm，充分摇匀→再次补充溶剂至凹液面的最低点与刻度标线相切，充分摇匀即可。

（2）配制液体试剂或稀释试剂：移液管准确量取液体试剂加入容量瓶中→以同样方法补充溶剂至凹液面的最低点与刻度标线相切，充分摇匀即可。

3. 注意事项

（1）基准物溶解：先加少量溶剂，玻棒搅拌，使其溶解，若需加热溶解或溶解过程产热，应使其冷却至室温，再将溶液沿玻棒倒入容量瓶中，不得有液体溅出。

（2）摇匀方式：摇匀时，手握瓶颈，拇指压紧瓶塞以防液体渗漏（大容积容量瓶可将左手掌心顶住瓶塞，右手托住瓶底）。将容量瓶倒转振荡数次，直立以后再次倒转振荡数次。如此反复颠倒混匀10次以上。

（3）定容：定容分两次进行，先将溶剂加至刻度线下0.5~1cm，混匀以后静置30s~1min，待瓶颈上部附着于内壁的液体流下来后，再小心逐滴加入溶剂，补充溶剂至液面最低点与刻度标线相切，以防混匀过程中溶液体积变化而影响准确性。

（4）使用要求：①容量瓶规格合适，且必须干燥洁净；②容量瓶不能直接加热，也不能置烤箱中烘烤，否则，玻璃受热可能使容积发生改变；③强碱溶液不能用容量瓶贮存，避免强碱腐蚀玻璃，致使容积改变而造成误差。

4. 应用与评价　容量瓶是一种定容较精准的容量器材，常和移液管配合使用，主要用于标准溶液配制和稀释，以及样品溶液制备，定量非常准确。

（三）刻度吸管

刻度吸管是一种小量吸量管，常见有完全流出式和不完全流出式两种。①完全流出式：该吸管容量包括了吸管尖端不能自然流出的液体。使用这种吸管时，要把最后不能自然流出的液体一并吹出。通常在这种吸管的管壁上标注有一个“吹”字。②不完全流出式：吸管的容量不包括管尖不能自然流出的液体，使用这种吸管时不能吹尽管尖余液，应将管尖靠在容器内壁停留（大约15s），直至液体不继续流出为止。此外，还有一种快流速刻度吸管，其区别在于这种吸管的尖端口径大，流速快，通常在管壁上标注着一个“快”或“快吹”字样。刻度吸管外形见图3-13。

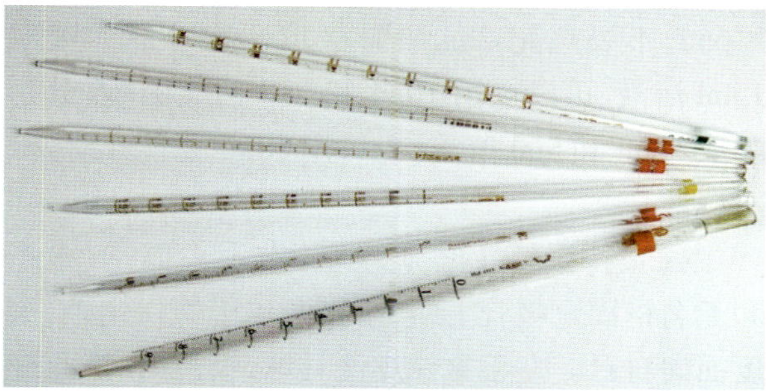

图3-13　刻度吸管

1. 规格　刻度吸管规格多样，从0.1~10ml不等，有一等品和二等品之分，可根据实验精度的要求选用。

2. 简要操作流程　选取合适规格的吸管→右手持吸管，将吸管尖端垂直插入液面下1cm左右→左手握橡皮洗耳球，嘴尖紧接吸管上口→先后分两次吸取少许待取液体润洗吸管内壁，弃去液体→再次吸取液体至稍过标示线，提离液面→用滤纸擦净管尖外壁余液→轻轻松动示指，使液面缓慢降低，直至凹液面的最低点与所需刻度线相切→将吸管移至备好的容器口，再次松开示指，使溶液自然流入容器。刻度吸管的使用见图3-14所示。

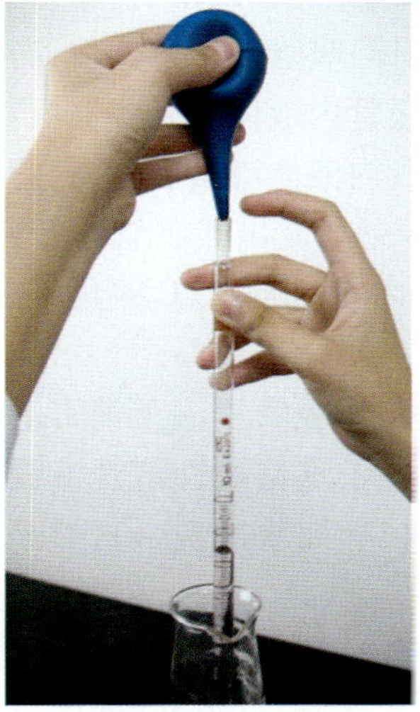

A. 刻度吸管操作手法

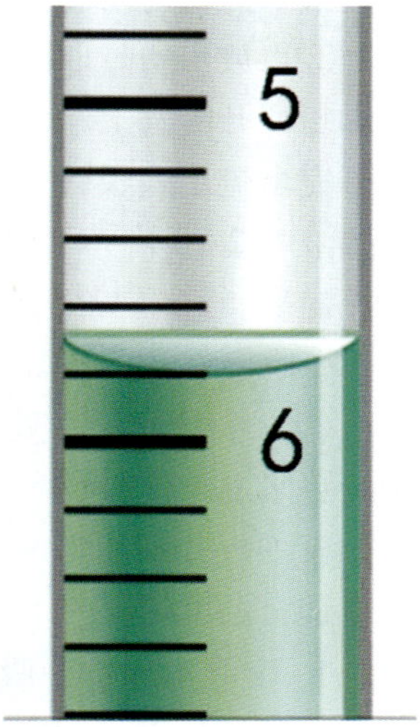

B. 读取刻度

图3-14　刻度吸管的使用

3. 注意事项

（1）吸管选用：根据所需量取液体的量选用

不同容量干燥洁净的吸管，否则会人为扩大误差范围，影响实验结果。如吸取 0.15ml 溶液可以选用 0.2ml 吸管，如选用 1ml 吸管会使误差增大。另外，一般情况下应该一次性吸取完所需要的溶液，如吸取 2.6ml 溶液，要选用 5ml 吸管一次吸取 2.6ml，不要选用 2ml 吸管吸取 2 次。但如吸取 15ml 溶液，可以选用 10ml 和 5ml 两支吸管，分别吸取 10ml 和 5ml 溶液（也可用 10ml 吸管分别取 2 次溶液）。

（2）持吸管手势应规范：右手大拇指、中指和无名指固定吸管上端，示指游离于管口之上，刻度面向自己。左手拿橡皮洗耳球，吸液时，洗耳球嘴尖与吸管上端口紧密相连，通过挤压洗耳球排出球内空气。

（3）管尖插入溶液深度应合适：最佳深度为 1cm 左右，插入太深，吸管外壁黏附的液体过多，误差大，同时，对溶液的污染越大；插入太浅，容易吸入空气。

（4）吸取液体稍过量：吸取液体时，左手手指慢慢松开洗耳球，让液体慢慢吸入吸管，只需要稍超过刻度即可。超过太多，浪费取液时间，同时误差也会增加，尤其是黏度较大的液体。

（5）液体排放分两步进行：

①先放去多余液体：洗耳球与吸管分离，右手示指立即封住吸管上口，管尖离开液面，吸管垂直于正前方，视线与液面平行，管尖与试剂瓶上部内壁接触，轻轻松动示指，排出多余液体，直至凹液面的最低点恰与所需量取的刻度标线相切。

②再放出所量取的液体：吸管移至容器口，右手示指离开吸管上端，让吸管内液体流入容器内。对于完全流出式吸管，吸管内液体流出后，应将管尖余液吹 2~3 次；对于不完全流出式吸管，待液体流出后，管尖斜靠容器内壁呈约 45℃ 夹角，停留 15s 后再移开。

（6）吸管使用后处理：将吸管浸泡于消毒液中→自来水冲洗，沥干→置于重铬酸钾清洗液浸泡过夜→再分别用自来水、蒸馏水冲洗→自然干燥或适宜温度烤干。

4. 应用与评价 吸管是实验室应用最广泛的一种小型量器，适用于小体积（<10ml）液体量取，以及溶液配制或稀释，临床多用于吸取标本或试剂。其操作简便，准确度较高，能准确移取一定体积的试剂或标本，并能按要求分次释放，灵活方便。

（四）奥式吸管

奥式吸管是一种准确度较高的吸管，中间膨大部分呈球型或橄榄状，没有分刻度线，总量标示线位于球部上方，图 3-15。在同容量的各类吸管中，它的容积的表面积最小。因此，管壁溶液的黏附量相对较少，准确度较高，适用于量取黏度较大的液体。该吸管应按完全流出式吸管的使用方法操作。常见规格有 0.5ml、1ml、2ml、3ml、4ml、5ml、10ml 等数种。

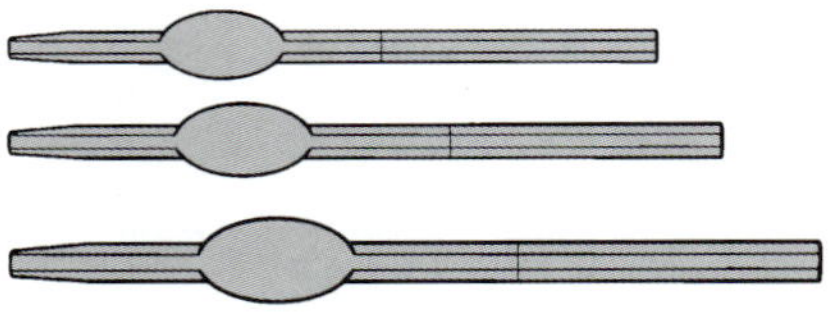

图 3-15 奥式吸管

（五）移液吸管

移液吸管简称移液管，其造型与奥氏吸管相似，但中间膨大部分呈长圆柱状，无分刻度标线，只有一条总量标线。该吸管准确度非常高，多用于吸取用量较大的标准溶液，见图 3-16。使用移液管时，管尖不能自然流出的液体的排出办法是：用右手示指盖紧上端管口，左手握住中间膨大部。膨大部因受热使管内气体膨胀，迫使管尖的液体排出。其规格有 15ml、20ml、25ml、50ml、100ml 等数种。

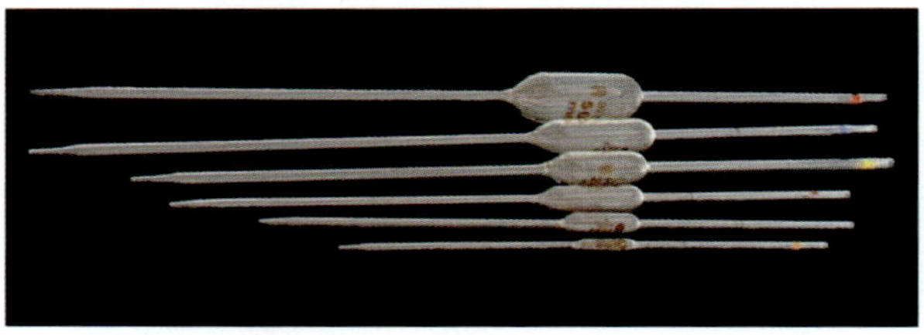

图 3-16 移液吸管

（六）滴定管

滴定管分酸式滴定管和碱式滴定管两种，见图 3-17 所示。

1. 酸式滴定管 具有磨口活塞，以控制液体释放速度。使用时活塞上要涂一层极薄的凡士林活塞油，在活塞上扎一根橡皮筋，防止活塞松脱。主要用于酸性溶液、氧化性溶液和稀盐类溶液的滴定。

2. 碱式滴定管 无活塞，在滴定管的下端用一小段内置玻璃珠的乳胶管与滴嘴连接，通过捏放玻璃珠控制溶液的下滴速度。主要用于碱性溶

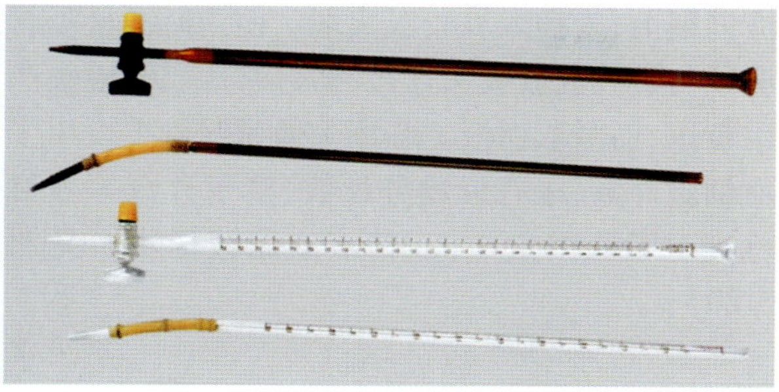

图 3-17　酸式滴定管和碱式滴定管

液的滴定，凡能与乳胶管起反应的溶液均不能使用该滴定管。

三、移液器使用技术与移液器

移液器又称微量加样器或加样枪，是在一定量程范围内，将液体从原容器内移取到另一容器内的一种量取工具。

1. 原理　移液器工作是活塞通过弹簧的伸缩运动来实现对液体的吸放。在活塞的推动下，排出部分空气，活塞回弹时吸入液体，活塞再次推动即可排出所吸液体。在使用移液器时，需配合弹簧的伸缩特性来操作，并适度控制移液的速度和力度。

2. 器材　包括移液器和吸液嘴。

（1）移液器结构：移液器主要部件包括控制按钮、弹射按钮、套筒、弹射器、吸液嘴接口、显示窗等几个部分，见图 3-18 和图 3-19。

（2）移液器种类

1）根据工作原理分类：可分为空气置换移液器与正向置换移液器。后者可用于具有高蒸汽

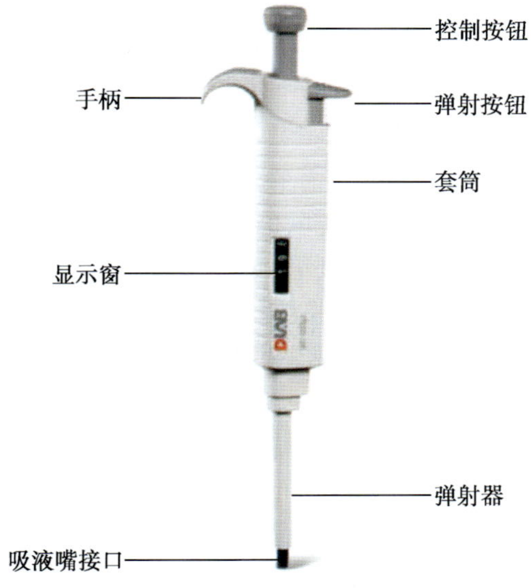

图 3-18　移液器结构示意图

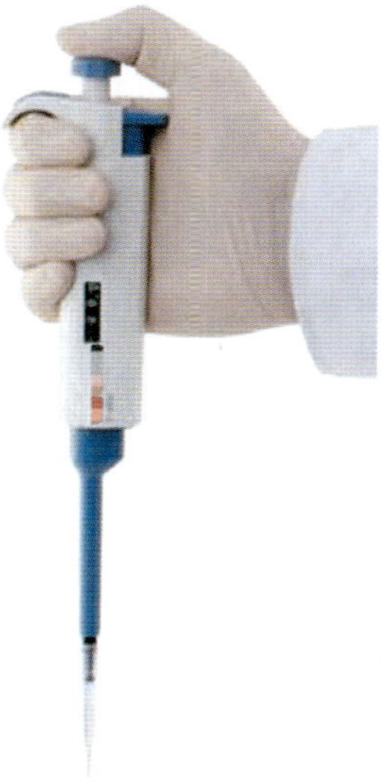

图 3-19　移液器的握持方法

压、高黏稠度以及密度大于 2.0g/cm^3 的液体。临床上为防止气溶胶产生，最好使用正向置换移液器。

2）根据能够同时安装吸头的数量分类：分为单道移液器和多道移液器。

3）根据移液体积是否可调节分类：分为固定移液器和可调节式移液器。

4）根据体积刻度调节方式分类：分为手动式移液器和电动式移液器。

5）根据特殊用途分类：可将其分为全消毒移液器、大容量移液器、瓶口移液器、连续注射移液器等。

（3）移液器校准：移液器必须定期校准，以保证量值的准确性。校准的常用方法有高铁氰化钾法、水称重法、水银称重法等。水银称重法准确性优于前两种方法，但操作麻烦，且水银易挥发，对人体有害。我国国家计量部门对移液器校准推荐水称重法。参照移液器的使用说明，不同刻度必须分别进行校准，且必须在室温条件（25±2）℃下进行。按照国标惯例，移液器的校准采用“三点测试（最大量程的 100%、50% 和 10%），每点六次”的规则。测试完成后进行计算，根据平均值与实际值间的绝对差值进行校正。

3. 操作流程　根据需要选择合适量程的移液器→旋转控制按钮至所需吸液容量→将合适的吸液嘴套紧在吸液嘴接口上→吸液：手握移液器，大拇指按下控制按钮至第一停点，将吸液嘴垂直浸入液面，然后缓慢平稳地松开按钮，慢慢吸入液体，停留 1s→将吸液嘴提离液面，用吸水纸蘸去吸

液嘴外黏附的液滴→放液：将吸液嘴口贴紧容器内壁并保持 10°～40°倾斜，平稳地把按钮压到第一停点，停 1～2s 后，继续按压到第二停点，排出残余液体，松开按钮，提起移液器→按下弹射器按钮，除去吸液嘴。移液器的握持方法如图 3-19 所示。

4. 注意事项

（1）移液器量程要求：只能在其特定量程范围内移取液体，如超出最小或最大量程，可能会损坏移液器，并导致计量不准。

（2）吸液嘴安装：将移液器鼻尖部垂直插入吸液嘴，左右微微转动，上紧即可，切勿用力猛戳。

（3）吸放液体：吸取液体时，吸液嘴浸入液体深度要合适，且吸液过程中尽量保持不变。释放液体时按键不可太快，以免溶液冲入移液器内而腐蚀活塞。

（4）移液器收纳：不用时应垂直悬挂于移液器架上，平放于抽屉时容易导致鼻尖部或活塞折弯。

（5）移液器使用要求：①在移取液体前，先将需要转移的液体反复吸放 2～3 次，让吸头内壁形成一同质液膜，以提高移液的准确度。②取液过程中，吸液嘴不能触及其他物品，以免被污染。改吸不同试剂或样品前要更换吸液嘴。③吸取高黏度液体时，建议使用反向移液法。先将控制按钮按至第二停点，轻轻松开按钮，吸入液体后移至下一容器，再将按钮下压至第一停点，放出所吸液体即可。④吸液嘴浸入液面深度与吸取液体的量相关，吸液量少浸入 2～3mm 即可，量多则适当增加，以防吸入空气。

5. 应用与评价 移液器可重复多次定量移取液体、标本和试剂，目前临床实验室应用广泛。主要优点是仅需单手操作，使用十分方便快捷，其移液的准确度为 ±（0.5%～1.5%），精密度 ≤0.5%。如果使用时间较长，弹簧弹性降低，将会严重影响吸样准确性，使用时要严格按操作规程操作，并定期校准。

四、微量血红蛋白吸管使用技术与微量血红蛋白吸管

微量血红蛋白吸管简称微量吸管，为特制的双刻度均匀细长玻璃管，有多种刻度规格，常用的是 20μl 容量。在其上端有一较粗标线，指示方向朝上，为插入乳胶吸头端。使用时微量吸管必须与带孔乳胶吸头连接，通过挤压乳胶吸头产生负压，而吸取血液。临床上微量吸管主要用于血细胞计数、尿有形成分计数、精子计数等项目检查时吸取微量血液、精液或尿液标本。见图 3-20。

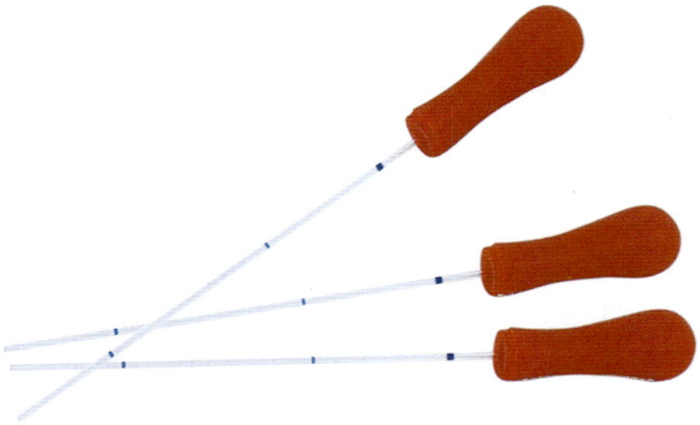

图 3-20 微量血红蛋白吸管

（欧阳丹明 刘艳）

第五节 试剂配制技术

临床实验室在分析检测过程中会用到各种试剂，除了商品化试剂盒以外，也会用到一些自配试剂。由于目的不同，对试剂种类、质量的要求将有所不同，需要实验室人员很好地了解试剂的性质和用途，正确掌握试剂配制方法，以确保检验结果准确可靠。

一、试剂种类

（一）化学试剂分类

化学试剂是在各种化学实验中使用的各种纯度的化合物或单质。根据纯度和用途，国产化学试剂一般分为四级，详见表 3-6。

此外，实验室还需要使用许多特殊规格和用途的试剂，如基准试剂、色谱纯试剂、光谱纯试剂、指示剂和生物染色剂等，见表 3-7。

（二）酸碱指示剂

酸碱滴定分析中，常用酸碱指示剂来指示滴定终点。

1. 变色原理 酸碱指示剂（acid-base indicator）是一类结构较复杂的有机弱酸或有机弱碱，它们的共轭酸碱对具有不同结构，因而呈现不同颜色。当溶液的 pH 改变时，指示剂失去或得到质子，其结构转变，引起溶液颜色变化。

表 3-6 国产化学试剂的质量规格

试剂品质	英文缩写	试剂级别	标签颜色	试剂纯度	用途
优质纯	GR	一级	绿色	纯度高,达 99.8%	精确分析、研究,可作为基础物质或标准物质
分析纯	AR	二级	红色	纯度略低,达 99.7%	科研、定量分析
化学纯	CP	三级	蓝色	质量低于分析纯,纯度达 99.5%	化学实验、定性分析
实验纯	LR	四级	黄色	纯度相对较低,杂质含量较高	用于一般的化学实验

GR:guaranteed reagent;AR:analytical reagent;CP:chemical pure;LR:laboratory reagent。

表 3-7 部分特殊规格试剂的用途

	用途
基准试剂	其纯度相当于或者高于优质纯试剂,可直接用于配制标准溶液
色谱纯试剂	是指色谱专用溶剂或者试剂,在低波长处透光率比较好
光谱纯试剂	是指经发射光谱法分析过的纯度较高的试剂。光谱纯表示光谱纯度,并不是高纯物质
指示剂	用于配制指示溶液
生物染色剂	主要用于配制微生物标本染色液

(1) 甲基橙(methyl orange,MO):是一种双色指示剂,其结构为有机弱碱,在溶液中的解离平衡及相应颜色变化见图 3-21。在 pH<3.1 的酸性溶液中,甲基橙主要以醌式双极离子存在,溶液呈红色;降低溶液的酸度,平衡向左移动,溶液酸度降至 pH>4.4 后,甲基橙主要以偶氮结构存在,溶液呈黄色。

(2) 酚酞(phenolphthalein,PP):是一种单色指示剂,其结构为有机弱酸,在溶液中的解离平衡及相应颜色变化见图 3-22。在 pH<8.2 的溶液中,酚酞主要以内酯结构形式存在,溶液为无色;在 pH>8.2 的溶液中,酚酞内酯结构的分子发生互变异构而成为醌式结构的分子,醌式结构为红色发色基团,故溶液呈红色;随着溶液碱性增强,平衡向右移动,溶液颜色逐渐加深,由浅红色渐变为红色(溶液的 pH>10 时变为红色);同时,醌式结构的分子电离成醌式结构的离子,这种离子也呈红色。该醌式结构的分子和离子在更浓的碱性溶液中(溶液中 OH^- 的浓度约大于 6mol/L),醌式结构消失,生成无色的羧基盐式酚酞分子。

2. 常用酸碱指示剂 目前,临床上常用的酸碱指示剂及其变色范围与颜色见表 3-8。

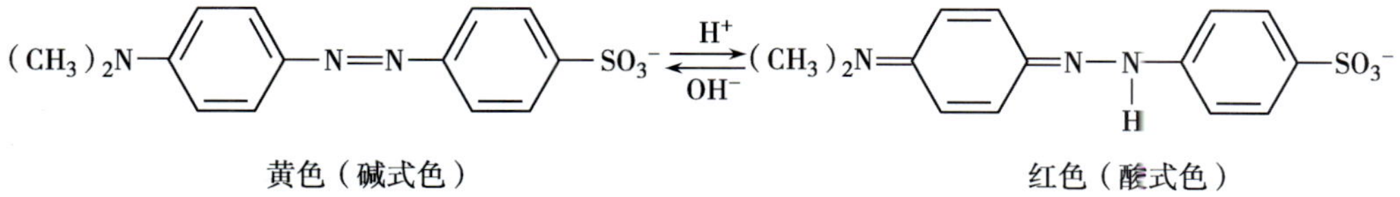

图 3-21 甲基橙的解离平衡

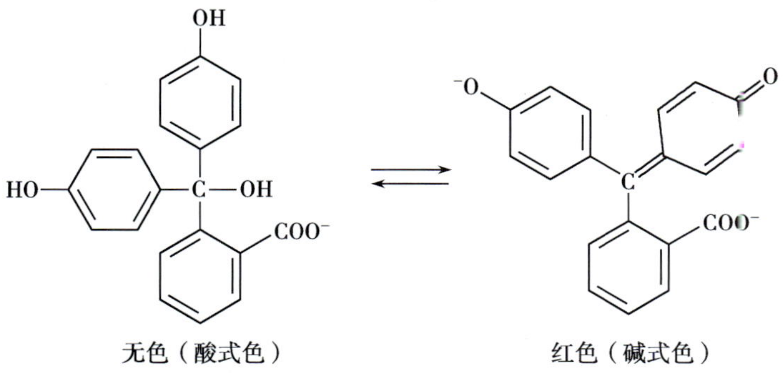

图 3-22 酚酞的解离平衡

表 3-8 常用的酸碱指示剂变色范围与颜色

名称	变色范围	颜色变化	配制方法	用量/(滴/10ml)
甲基黄	2.9~4.0	红~黄	0.1%的90%酒精溶液	1
甲基橙	3.1~4.4	红~橙黄	0.1%的水溶液	1滴/20ml
溴酚蓝	3.0~4.6	黄~紫蓝	0.1%的酒精溶液或0.1g加3ml 0.05mol/L NaOH,加水至250ml	1~3
茜素磺酸钠	3.7~5.2	黄~紫	1%的水溶液	1~3
甲基红	4.4~6.2	红~黄	0.1%的60%酒精溶液	1~2
刚果红	3.0~4.5	蓝紫~红	0.5%的10%酒精溶液	1~2
溴甲酚绿	3.8~5.4	黄~蓝	0.1%的20%酒精溶液或0.1g加2.9ml 0.05mol/L NaOH,加水至250ml	1~3
氯酚磺酞	6.8~8.0	黄~红	0.1%的20%酒精溶液或0.1g加4.8ml 0.05mol/L NaOH,加水至250ml	1~3
溴甲酚紫	5.2~6.8	黄~紫红	0.1%的20%酒精溶液或0.1g加3.7ml 0.05mol/L NaOH,加水至250ml	1~3
溴麝香草酚蓝	6.2~7.6	黄~蓝	0.1%的20%酒精溶液或0.1g加3.2ml 0.05mol/L NaOH,加水至250ml	1~3
石蕊	5.0~8.0	红~蓝	0.5%的水溶液	5
酚磺酞	6.8~8.0	黄~红	0.1%的20%酒精溶液或0.1g加5.7ml 0.05mol/L NaOH,加水至250ml	1~3
中性红	6.8~8.0	红~亮黄	0.1%的60%酒精溶液	1~2
甲酚磺酞	7.2~8.8	亮黄~紫红	0.1%的20%酒精溶液	1~3
麝香草酚蓝	1.2~2.8	红~黄	0.1%的20%酒精溶液	1~3
麝香草酚蓝	8.0~9.6	黄~蓝	0.1%的20%酒精溶液	1~4
酚酞	8.2~10.0	无色~紫红	1%的60%酒精溶液	1
麝香草酚酞	9.4~10.6	无色~蓝	0.1%的酒精溶液	1~2
茜素黄	10~12.0	黄~紫	0.1%的水溶液	1~3
硝铵	11~13.0	无色~红棕	0.1%的60%酒精溶液	1~5
三硝基苯甲酸	12~13.4	无色~橙红	0.1%的水溶液	1~2

（三）商品化试剂盒

目前临床实验室使用的体外诊断试剂绝大多数是试剂生产厂家所生产的商品化试剂盒，它集合了完成一个实验需要的全部试剂，如标准物质、反应试剂、缓冲液、稀释液、洗涤液等。商品化试剂盒生产的规模化和标准化，不仅给临床实验室的工作带来了极大便利，也让不同实验室间检测结果更趋于一致性。试剂盒的质量会严重影响检测结果的准确性，因此，所选择的试剂盒不但应符合我国国家标准或行业标准的相关要求，还应当满足实验室检测系统的要求。

（四）自配试剂

配制试剂是临床实验室一项重要的基础工作。配制试剂的品种包括两大类：①商品化试剂盒中需要配制应用液的部分。②部分检验项目没有可用的商品化试剂盒，需要临床实验室自建检测方法来配制各类反应液。

（五）化学危险品试剂

根据我国国家标准《危险货物分类与品名编号》(GB 6944)和《化学品分类和危险性公示通则》(GB 13690)将化学危险品分为爆炸品、压缩气体和液化气体、易燃液体、易燃固体、自燃物品和遇湿易燃物品、氧化剂和有机过氧化物、毒害品、放射性物品及腐蚀品等九大类，常见的有五类，见表3-9。

化学危险品应贮藏于专室或专柜中。所建库房要远离其他建筑物。药品库的墙面和地面要用防潮材料处理，库房内要安装换气设备，室内用的电源开关要设置在与药品隔离的位置，室内不应有裸露的电线。建立严格的账目和管理制度，入库时登记台账，出库领用时，必须出具完整的审批和领用手续。

表3-9　化学危险品试剂的分类、特点及管理

类别	常见试剂		特点	管理要点
剧毒类	氰化钾、氰化钠、三氧化二砷及其他氰化物和砷化物等		消化道侵入少量即能引起中毒致死	阴凉通风，与酸类试剂隔离，锁在专门毒品柜中，建立双人登记签字领用及使用消耗废液处理制度
易燃液体	低闪点液体	闪点-18℃以下有乙醛、丙酮等	易燃类液体易挥发成气体，遇明火燃烧	阴凉通风，单独存放，理想存放温度为-4~4℃
	中闪点液体	闪点在-18~23℃，如苯、甲醇、甲苯、酒精、异丙醇、二甲苯等		存放最高室温<30℃
	高闪点液体	闪点在23℃以上有环辛烷、氯苯等		注意远离火源、热源和电源
易爆类	钾、钠、锂、钙、氯化铝锂、电石等		遇水反应猛烈	钾和钠应保存在煤油里
	苦味酸、叠氮化钠、三硝基苯等		自身极易爆炸	轻拿轻放
	白磷		空气接触发生强烈反应	保存和切割时要在水中进行
	硫化磷、赤磷、萘、镁粉等		引火点低、受热、冲击、摩擦或与氧化剂接触急剧燃烧	存放温度<30℃，与易燃物、氧化剂须隔离
强氧化类	氯酸铵、硝酸铵、高锰酸钾、高碘酸钾等		强氧化性	最高温度<30℃，与酸类及木屑、炭粉等易被氧化物隔离，散热
强腐蚀类	浓硫酸、浓硝酸、浓盐酸；氢氧化钠、氢氧化钾、苯酚；甲酸、醋酸酐等		强腐蚀性	阴凉通风，与其他药品隔离放置，选用抗腐蚀性的材料放置

（六）干燥剂

干燥剂有很强的吸湿性，可用作仪器或试剂的防潮。过去常用浓硫酸、无水氯化钙作干燥剂，由于存在腐蚀性，现广泛使用变色硅胶。变色硅胶目前常分为3种：蓝色硅胶干燥剂、无钴橙色硅胶干燥剂、无钴蓝色硅胶干燥剂。常见的蓝色变色硅胶呈浅蓝色，用氯化钴处理后极易吸收水分，颜色随着吸潮量的增加会渐渐变为红色，即 $CoCl_2$ 所含结晶水数量变化时变色硅胶可显示不同的颜色：

$$CoCl_2 \cdot 6H_2O \leftrightarrow CoCl_2 \cdot 2H_2O \leftrightarrow CoCl_2 \cdot H_2O \leftrightarrow CoCl_2$$

粉红色　紫红色　紫蓝色　蓝色

硅胶变红色后放于105~110℃烘烤2~3h，即可失去结晶水而变为浅蓝色。

二、实验试剂配制

在实验工作中，试剂配制是一项十分细致的工作。试剂配制不当，会导致配成的试剂有很大的误差，或出现混浊、沉淀、变色而失效，可能导致实验失败，甚至发生危险事故。因此，每一个检验工作者都有必要掌握试剂配制方法、规程和要领，了解试剂中各成分的作用、反应原理和配成后的质量性能评价。

（一）常用试剂溶液浓度的表示法及其计算

1. 质量分数（质量-质量百分浓度）　即原来的质量百分比浓度，以溶质的质量占全部溶液的质量百分比来表示的浓度，即指100g溶液中所含

溶质的克数，符号 C% 表示。

计算公式：$C\%$ =（溶质的质量/溶液的质量）×100%，其中溶液质量=溶质质量+溶剂质量

例：5%的葡萄糖溶液，即表示 100g 该溶液中含葡萄糖 5g，水 95g；98%的浓硫酸是指 100g 溶液中含有 98g 硫酸。

2. 体积百分比浓度（体积-体积百分浓度） 用溶质（液体）的体积占全部溶液体积的百分比来表示的浓度，即指 100ml 溶液中所含溶质的毫升数，符号%（ml/ml）。如 70%的酒精溶液是指 100ml 溶液中含有 70ml 酒精。

计算公式：$VOL=V$（溶质）/V（溶液）

3. 质量-体积百分比浓度 通常指 100ml 溶液中所含溶质的克数，符号 g%。

例如：配制 0.9%氯化钠溶液，即称取 0.9g 氯化钠，加少量的蒸馏水溶解后，倾入 100ml 的容量瓶中，再用少量蒸馏水洗涤烧杯 3 次，一并倒入容量瓶中，最后加蒸馏水至刻度。

4. 质量-体积浓度 用单位体积（1 立方米或 1L）溶液中所含的溶质质量来表示的浓度叫质量-体积浓度，用 mg/L 表示。

5. 比例浓度 用溶质的重量（或体积）占溶液总重量（或体积）的百分比来表示的浓度。比值常加“（）”，写在溶液后面。

例：碘化钾（1∶5）是指 1g 碘化钾加水溶成 5ml 的溶液；盐水（1∶1）是指 1 体积盐水与 1 体积水所配制成的溶液。

6. 物质的量浓度 用 C_B 表示，即原来的摩尔浓度，指单位体积所含溶质 B 的物质的量，常用单位为 mol/L 或 mmol/L、μmol/L。

（1）物质的量浓度计算公式

物质的量浓度 $c(\text{mol/L})=m_B/M_B V$

其中 m_B 为溶质的质量，单位为 g）；M_B 为溶质的摩尔质量（数值上等于该溶质的相对分子质量），V 为溶液体积，单位为 L。

例：如何配制 500ml 的 2mol/L 的氢氧化钠溶液？

解：已知物质的量浓度为 $c_{NaOH}=2\text{mol/L}$，$M_{NaOH}=40\text{g/mol}$，$V=0.5\text{L}$

$$\begin{aligned}m_{NaOH}&=c_{NaOH}\times M_{NaOH}\times V\\&=2\text{mol/L}\times40\text{g/mol}\times0.5\text{L}\\&=40\text{g}\end{aligned}$$

配制：称取 40.0g 的氢氧化钠，加少量的蒸馏水溶解后，倾入 500ml 容量瓶中，再用少量蒸馏水洗涤烧杯 3 次，一并倒入容量瓶中，最后加蒸馏水至刻度。

（2）物质的量浓度与质量百分比浓度溶液换算公式

$$c_B=\frac{1\,000\times\rho\times C\%\,(g/g)}{M}$$

其中，ρ 表示溶液的密度（g/ml），M 代表溶质的摩尔质量（g/mol）

例：已知 37%（g/g）浓盐酸，密度为 1.19g/ml，求该盐酸的物质的量浓度是多少？

解：已知 $C\%$（g/g）= 37%，$\rho=1.19\text{g/ml}$，$M_{HCl}=36.5\text{g/mol}$

$$\text{则 } c_{HCl}=\frac{1\,000\times1.19\times37\%\,(g/g)}{36.5}=12.0(\text{mol/L})$$

答：盐酸的物质的量浓度是 12.0mol/L。

7. 由浓溶液配制成稀溶液换算 溶液稀释前后其物质的量保持不变，

即 $c_{浓}\cdot V_{浓}=c_{稀}\cdot V_{稀}$；应用此公式要注意稀释前后其浓度单位与体积单位要一致。

例：欲配制 0.4mol/L 的氢氧化钠 500ml，需取 1mol/L 的氢氧化钠多少毫升？如何配制？

解：已知 $c_{浓}=1\text{mol/L}$，$c_{稀}=0.4\text{mol/L}$，$V_{稀}=500\text{ml}$

$$\text{则 } V_{浓}=\frac{0.4\times500}{1}=200(\text{ml})$$

即取 1mol/L 氢氧化钠 200ml，加蒸馏水至 500ml 即可。

8. 不同浓度溶液混合后溶液浓度换算 不同浓度的稀溶液（一般两种溶液的物质的量浓度 <1mol/L）进行混合时，其混合前后的溶质总的物质的量和溶液总体积应保持不变，即关系为：$c\times(V_1+V_2)=c_1V_1+c_2V_2$

式中，c 表示所需浓度，c_1 表示较浓溶液浓度，c_2 表示较稀溶液浓度，V_1 表示较浓溶液体积，V_2 表示较稀溶液体积。

例：有 0.18mol/L 盐酸 80ml，欲调整使其成为 0.20mol/L 的盐酸，需加 0.5mol/L 盐酸多少毫升？

解：已知 $c=0.20\text{mol/L}$，$c_1=0.5\text{mol/L}$，$c_2=0.18\text{mol/L}$，$V_2=80\text{ml}$

则 $V_1=\dfrac{0.2\times80-0.18\times80}{0.5-0.2}=5.33(\text{ml})$

即需加入 0.5mol/L 盐酸 5.33ml 到 80ml 0.18mol/L 盐酸溶液中，即配制成 0.2mol/L 盐酸。

9. 溶液离子强度计算

（1）离子强度（ionic strength，I）：离子强度是溶液中离子物质的量浓度的量度，是溶液中所有离子物质的量浓度的函数，定义如下：

$$I=\frac{1}{2}\sum_{i=1}^{n}C_iZ_i^2$$

上式中：I 为离子强度；$\sum$ 为总和（n 表示一种强电解质溶液中有数种离子）；C_i 是离子 i 的质量摩尔浓度（单位 mol/L），Z_i 是离子 i 所带的电荷数，如镁离子 Mg^{2+} 就是镁离子所带的电荷数为 2+。离子强度等于分别求出各种离子的浓度乘以离子所带电荷的平方，再把它们加起来，乘以二分之一即可。

（2）离子强度计算实例：

例 1：求 1mol/L 氯化钙溶液的离子强度？

解：$CaCl_2 \rightleftharpoons Ca^{2+}+2Cl^-$

$$I=\frac{1}{2}\sum_{i=1}^{n}C_iZ_i^2$$

$$=\frac{1}{2}(C_{Ca^{2+}}\times Z_{Ca^{2+}}^2+2C_{Cl^-}\times Z_{Cl^-}^2)$$

$$=\frac{1}{2}(1\times2^2+2\times1^2)=3$$

例 2：求 0.154mol/L NaCl 溶液之离子强度？

解：$I=\frac{1}{2}\sum_{i=1}^{n}C_iZ_i^2=\frac{1}{2}(0.154\times1^2+0.154\times1^2)=0.154$

（二）一般试剂配制

1. 以固体为溶质的试剂配制　计算应称取固体的质量→选用合适的天平，准确称重符合规格的固体物质→加适量溶剂溶解→转入适当容量器中，以溶剂补足至刻度→转入合适的试剂瓶中，贴上标签→鉴定配制试剂质量→密塞保存备用。

2. 以液体为溶质的试剂配制　计算需取液体溶质的体积→准确量取液体溶质于合适有刻度的量器中等→加入溶剂至刻度，混匀→转入合适的试剂瓶中，贴上标签→鉴定配制试剂质量→密塞保存备用。

（三）标准溶液配制

用以直接配制标准溶液或标定标准溶液浓度的物质，称为基准物质（primary standard），基准物质纯度要求非常高，主要成分含量在 99.9%，性质稳定。

具有准确已知浓度和成分的溶液称为标准溶液（standard solution），标准物质配制方法如下：

1. 直接配制法　计算应称取基准物质量→选用万分之一的天平称重符合纯度要求的基准物质→将基准物质全部倒入合适的容量瓶中→加适量溶剂溶解→加溶剂至刻度→转入合适储存瓶中，贴标签→鉴定→密塞保存备用。

2. 间接配制法　对于不易恒重的固体试剂和含量不准的液体试剂，须配成浓度准确的标准溶液时，可采用间接配制法。即先配成近似浓度的溶液，再用标准溶液标定出准确的浓度。其中标定的方法主要有中和法（如酸碱滴定）、沉淀法、络合物生成法、氧化还原法等。

（四）常用缓冲溶液的配制

1. 缓冲溶液缓冲原理　在弱酸（或弱碱）中加入其盐类以后，不仅使弱酸（弱碱）的电离度减少，同时还使这种溶液中的氢离子浓度在加入少量其他酸碱时，仅有微小改变。这种能够抵抗加入的少量酸碱的影响而保持氢离子浓度相对稳定的性质，称为“缓冲作用”，具有缓冲作用的溶液称为“缓冲溶液（buffer solution）”。在缓冲溶液中加入少量的酸或碱，或因溶液中发生化学反应产生了少量的酸或碱，或将溶液稍加稀释，溶液的酸度不发生显著性变化，即对溶液酸度起稳定作用。

常用的缓冲溶液是弱酸及其共轭碱或弱碱及其共轭酸、高浓度的强酸或强碱、两性物质等组成的溶液。如醋酸与醋酸钠、一水合氨与氯化铵、磷酸氢二钠与磷酸二氢钠等所组成的溶液都是缓冲溶液。

以 HAc 与 NaAc 所组成的缓冲溶液为例：由于向 HAc 溶液中加入 NaAc，因而在溶液中存在大量的 HAc 分子和 Ac^-，当加入酸时，溶液中的 Ac^- 与加入的 H^+ 结合成 HAc 分子，所以，溶液中的 H^+ 离子几乎没有增加；当加入碱时，溶液中的 H^+ 与加入的 OH^- 结合生成 H_2O 分子，这时 HAc 分子继续电离，从而又补充了 H^+ 离子，所以，溶液中的 H^+ 离子几乎没有减少。以离子反应表示为：

HAc 与 NaAc 组成的缓冲液，加酸：$H^++Ac^-\rightleftharpoons HAc$；加碱：$OH^-+HAc\rightleftharpoons H_2O+Ac^-$。

Na_2HPO_4 与 NaH_2PO_4 组成的缓冲液，加酸：$H^+ + HPO_4^{2-} \rightleftharpoons H_2PO_4^-$；加碱：$OH^- + H_2PO_4^- \rightleftharpoons H_2O + HPO_4^{2-}$。

2. 缓冲溶液 pH 计算 以醋酸及醋酸盐缓冲溶液为例说明，在醋酸及醋酸钠缓冲溶液中存在着下列平衡：$CH_3COOH \rightleftharpoons CH_3COO^- + H^+$

$$\frac{[H^+][CH_3COO^-]}{[CH_3COOH]} = Ka(\text{醋酸的电离常数})$$

（公式 3-1）

溶液的 H^+ 浓度：

$$[H^+] = Ka \times \frac{[CH_3COOH]}{[CH_3COO^-]} \quad \text{（公式 3-2）}$$

两边取其负对数：

$$-\lg[H^+] = -\lg Ka - \lg\frac{[CH_3COOH]}{[CH_3COO^-]}$$

（公式 3-3）

$$\text{即 } pH = pKa - \lg\frac{[CH_3COOH]}{[CH_3COO^-]} \quad \text{（公式 3-4）}$$

醋酸的电离度很小，在缓冲溶液中由于共同离子 CH_3COO^- 所产生的效应，醋酸电离得更少，几乎全部以未电离的分子状态存在，所以平衡后未电离的醋酸分子浓度可以视为等于溶液中原有的醋酸分子浓度，即：$[CH_3COOH] = [\text{酸}]$。

根据同样的理由，也可以忽略由醋酸分子电离所产生的少量醋酸根离子，而假定溶液中的 CH_3COO^- 系完全由醋酸钠电离而来，即：$[CH_3COO^-] = [\text{盐}]$；这样，公式 3-4 就可改写为：

$$pH = pKa - \lg\frac{[\text{酸}]}{[\text{盐}]} \quad \text{（公式 3-5）}$$

$$\text{或}\quad pH = pKa + \lg\frac{[\text{盐}]}{[\text{酸}]} \quad \text{（公式 3-6）}$$

公式 3-5、公式 3-6 就是由弱酸及其盐所组成的缓冲溶液的 pH 计算公式。

例 1：计算 1L 含 0.1 摩尔醋酸和 0.1 摩尔醋酸钠的缓冲溶液的 pH？

解：醋酸在 25℃ 时的电离常数 $Ka = 1.85 \times 10^{-5}$；醋酸的 $pKa = -\lg 1.85 \times 10^{-5} = 4.73$

因此，此缓冲溶液的 $pH = 4.73 + \lg\frac{0.1}{0.1} = 4.73$

例 2：在 1L 上例的缓冲溶液中加入 0.01 摩尔 HCl 后，计算 pH 的改变？

解：由于 $HCl + CH_3COONa \rightarrow CH_3COOH + NaCl$，所以酸的浓度增加，即 $[\text{酸}] = 0.1 + 0.01 = 0.11$；盐的浓度减少，即 $[\text{盐}] = 0.1 \sim 0.01 = 0.09$。

因此，缓冲溶液的 $pH = 4.73 + \lg\frac{0.09}{0.11} = 4.64$，即缓冲溶液的 pH 由原来的 4.73 改变为 4.64，减少 0.09pH 单位。

例 3：在例 1 的缓冲溶液中加入 0.01 摩尔 NaOH，计算其 pH 的改变？

解：由于：$NaOH + CH_3COOH \rightarrow H_2O + CH_3COONa$，所以酸的浓度减少，即 $[\text{酸}] = 0.1 \sim 0.01 = 0.09$；盐的浓度增加，即 $[\text{盐}] = 0.1 + 0.01 = 0.11$

因此，缓冲溶液的 $pH = 4.73 + \lg\frac{0.11}{0.09} = 4.82$，即缓冲溶液的 pH 由原来的 4.73 改变为 4.82，增加了 0.09pH 单位。

例 4：如将例 1 的缓冲溶液加水稀释 100 倍，计算其 pH 的改变？

解：由于稀释了 100 倍，所以 $[\text{酸}] = 0.001$，$[\text{盐}] = 0.001$

因此，缓冲溶液 $pH = 4.73 + \lg\frac{0.001}{0.001} = 4.73$

通过以上实例的计算，不仅证明了缓冲溶液的 pH 不会因为加入少量的酸、碱或用水稀释的影响而发生较大改变，同时，也证明了缓冲溶液的 pH 系由酸与盐的浓度的比值来决定的。如果酸与盐的浓度相等，则缓冲溶液的 pH 就等于 pKa。

3. 缓冲溶液中离子强度的计算

例 1：pH6.8 的 $\frac{M}{15}$ 磷酸盐缓冲溶液配制时是将 49.6ml $\frac{M}{15} Na_2HPO_4$ 与 50.4ml $\frac{M}{15} NaH_2PO_4$ 混合而成，求其离子强度的近似值？

解：$Na_2HPO_4 \rightleftharpoons 2Na^+ + HPO_4^{2-}$

$NaH_2PO_4 \rightleftharpoons Na^+ + H_2PO_4^-$

$Na_2HPO_4 + NaH_2PO_4 \rightleftharpoons 3Na^+ + HPO_4^{2-} + H_2PO_4^-$

$$I = \frac{1}{2}\left(3C_{Na^+} \times Z_{Na^+}^2 + C_{HPO_4^{2-}} \times Z_{HPO_4^{2-}}^2 + C_{H_2PO_4^-} \times Z_{H_2PO_4^-}^2\right)$$

$$\approx \frac{1}{2}\left(\frac{1}{30} \times 3 \times 1^2 + \frac{1}{30} \times 2^2 + \frac{1}{30} \times 1^2\right)$$

$$\approx 0.13$$

在此例中，只按一次解离计算，Na_2HPO_4 及

NaH_2PO_4 混合后的物质的量浓度均按等量稀释计算，故求出数值为近似值。

例 2：称取巴比妥钠 10.3g 及巴比妥 1.84g，用蒸馏水溶解使总量成为 1 000ml。求此巴比妥缓冲溶液的离子强度？

解：巴比妥：$C_8H_{12}O_3N_2 \rightleftharpoons H^+ + (C_8H_{11}O_3N_2)^-$，巴比妥摩尔质量 = 184g/mol

巴比妥钠：$C_8H_{11}O_3N_2Na \rightleftharpoons Na^+ + (C_8H_{11}O_3N_2)^-$，巴比妥钠摩尔质量 = 206g/mol

1.84g 巴比妥的物质的量 $= \frac{1.84g}{184g/mol} = 0.01mol$；

10.3g 巴比妥钠的物质的量 $= \frac{10.3g}{206g/mol} = 0.05mol$

$$I = \frac{1}{2}\left(C_{Na^+} \times Z_{Na}^2 + C_{(C_8H_{11}O_3N_2)^-} \times Z^2_{(C_8H_{11}O_3N_2)^-} + C_{H^-} \times Z_{H^+}^2 + C_{(C_8H_{11}O_3N_2)^-} \times Z^2_{(C_8H_{11}O_3N_2)^-}\right)$$

$$= \frac{1}{2}(0.05 \times 1^2 + 0.01 \times 1^2 + 0.05 \times 1^2 + 0.01 \times 1^2)$$

$$= \frac{1}{2}(0.05 + 0.01 + 0.05 + 0.01)$$

$$= 0.06$$

4. 常见缓冲溶液配制　常见缓冲溶液的配制方法见表 3-10～表 3-15。

表 3-10　磷酸盐缓冲液

pH(18℃)	0.1mol/L Na_2HPO_4/ml	0.1mol/L KH_2PO_4/ml
5.29	0.25	9.75
5.59	0.5	9.5
5.91	1.0	9.0
6.24	2.0	8.0
6.47	3.0	7.0
6.64	4.0	6.0
6.81	5.0	5.0
6.98	6.0	4.0
7.17	7.0	3.0
7.38	8.0	2.0
7.73	9.0	1.0
8.04	9.5	0.5

表 3-11　磷酸盐缓冲液

pH	0.2mol/L Na_2HPO_4/ml	0.2mol/L KH_2PO_4/ml
5.8	8.0	92.0
6.0	12.3	87.7
6.2	18.5	81.5
6.4	26.5	73.5
6.6	37.5	62.5
6.8	49.0	51.0
7.0	61.0	39.0
7.2	72.0	28.0
7.4	81.0	19.0
7.6	87.0	13.0
7.8	91.5	8.5
8.0	94.7	5.3

表 3-12　枸橼酸-枸橼酸钠缓冲液

H	0.1mol/L 枸橼酸/ml	0.1mol/L 枸橼酸钠/ml
3.0	18.6	1.4
3.2	17.2	2.8
3.4	16.0	4.0
3.6	14.9	5.1
3.8	14.0	6.0
4.0	13.1	6.9
4.2	12.3	7.7
4.4	11.4	8.6
4.6	10.3	9.7
4.8	9.2	10.8
5.0	8.2	11.8
5.2	7.3	12.7
5.4	6.4	13.6
5.6	5.5	14.5
5.8	4.7	15.3
6.0	3.8	16.2
6.2	2.8	17.2
6.4	2.0	18.0
6.6	1.4	18.6

表 3-13 Tris-HCl 缓冲液

pH		0.2mol/L Tris	0.1mol/L HCl/ml
23℃	37℃		
9.10	8.95	均加入 25ml	5.0
8.92	8.78		7.5
8.74	8.60		10.0
8.62	8.48		12.5
8.50	8.37		15.0
8.40	8.27		17.5
8.32	8.18		20.0
8.23	8.10		22.5
8.14	8.00		25.0
8.05	7.90		27.5
7.96	7.82		30.0
7.87	7.73		32.5
7.77	7.63		35.0
7.66	7.52		37.5
7.54	7.40		40.0
7.36	7.22		42.5
7.20	7.05		45.0

表 3-14 醋酸-HCl 缓冲液表

pH	0.2mol/L 醋酸/ml	0.2mol/L 醋酸钠/ml
3.72	9.0	1.0
4.05	8.0	2.0
4.27	7.0	3.0
4.45	6.0	4.0
4.63	5.0	5.0
4.80	4.0	6.0
4.99	3.0	7.0
5.23	2.0	8.0
5.37	1.5	8.5
5.57	1.0	9.0

表 3-15 巴比妥钠-盐酸缓冲液

pH	0.1mol/L 巴比妥钠/ml	0.1mol/L 盐酸/ml
6.8	5.22	4.78
7.0	5.36	4.64
7.2	5.54	4.46
7.4	5.81	4.19
7.6	6.15	3.85
7.8	6.62	3.38
8.0	7.16	2.84
8.2	7.69	2.31
8.4	8.23	1.77
8.6	8.71	1.29
8.8	9.08	0.92
9.0	9.36	0.64
9.2	9.52	0.48
9.4	9.74	0.26
9.6	9.85	0.15

5. 注意事项

（1）所有试剂最好用二级或一级试剂，并必须恒重后才能用于溶液配制。

（2）所有器材必须清洁，容量器材最好经过校正。

（3）凡配制标准缓冲溶液，配制后最好经过酸度计校正。

（徐群芳 刘艳）

第六节 冷藏冷冻技术与设备

在医学检验的实际工作中，经常需要将临床标本、试剂等进行冷藏或冷冻保存处理。这时候肯定会用到各种不同的冷藏或冷冻的仪器设备。

一、冷藏与冷冻技术的相同点与区别点

1. 相同点

大多数情况下进行临床标本检测时要求在室温下进行。室温又称为常温或一般温度，通常情况下将标准室温定义在 25℃。而冷藏与冷冻都是将物品置于远低于室温的环境中，通常认为冷藏或冷冻的温度是在 4℃ 及以下。

2. 不同点

（1）温度不同：冷藏温度通常为-1～8℃，多数学者认为冷藏温度4℃比较合适；冷冻温度则更低，通常要求≤-18℃。

（2）对象不同：对临床标本进行冷藏，主要是使标本或细胞中相关分子的生命代谢过程尽量延缓，保持各项指标的稳定；而对试剂和药品等进行冷藏主要是防止微生物滋生繁殖，从而避免引起这些物品变质；冷冻主要是将标本、试剂或药品中的液态水分冻结成固态，可以有效地抑制其中微生物的生长和繁殖，防止变质；同时冷冻亦可显著延缓生命大分子的物质代谢活动。

（3）原理不同：冷藏是通过降低生化反应速率和微生物滋生导致的变化的速率，延长标本或试剂的保存期；冷冻是指在一定温度范围内细胞或试剂内的水分大多数被冻结，形成大量冰晶，从而使微生物无法繁殖，细胞内的生命或物质代谢基本停滞。

二、冷藏与冷冻设备

用于冷藏与冷冻的设备主要有冰箱、冷库和液氮罐等。下面主要对这三者进行介绍：

（一）冰箱

冰箱可分为家用冰箱、商用冰箱和医用冰箱三大类，而医用冰箱又分为医用药品冷藏箱、医用血液冷藏箱、医用冷冻箱等，不同的冰箱设计标准不一样。

根据实际应用温度的不同，还可将冰箱分为冷藏箱、普通冰箱（通常为-20℃）、超低温冰箱（通常为-50～-80℃）等。

1. 原理 制冷剂在蒸发器里由低压液体汽化为气体，吸收冰箱内的热量，使箱内温度降低。变成气态的制冷剂被压缩机吸入，靠压缩机做功把它压缩成高温高压的气体，再排入冷凝器。在冷凝器中制冷剂不断向周围空间放热，逐步凝结成液体。这些高压液体必须流经毛细管，节流降压才能缓慢流入蒸发器，维持在蒸发器里继续不断地汽化，吸热降温。就这样，冰箱利用电能做功，借助制冷剂的物态变化，把箱内蒸发器周围的热量搬送到箱后冷凝器里去放出，如此周而复始不断地循环，以达到制冷目的。

2. 基本结构 冰箱一般由箱体、制冷系统、控制系统和附件构成。在制冷系统中，主要组成有压缩机、冷凝器、蒸发器和毛细管节流器四部分，图3-23制成一个封闭的循环系统。其中蒸发器安装在电冰箱内部的上方，其他部件安装在电冰箱的背面。一般情况下都是选择一种叫“氟利昂12（CF_2Cl_2，国际符号R12）”的物质作为制冷剂。

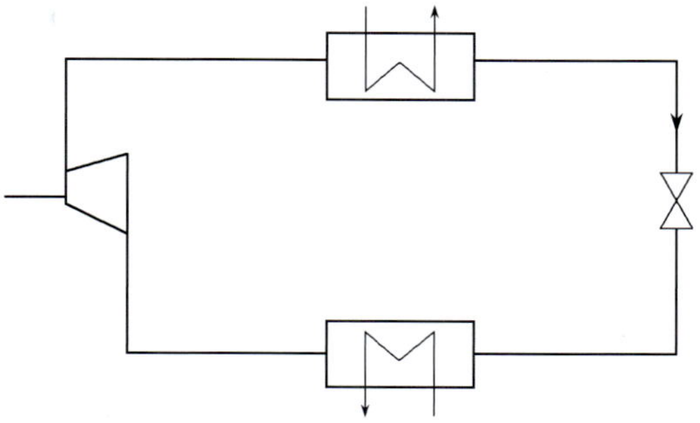

图3-23 制冷系统主要部件

3. 注意事项

（1）不可将家用冰箱或商用冰箱当作医用冰箱来使用。

（2）要注意医用冰箱的温度是否为需要的温度。

（3）要注意冰箱的温度是否稳定和均匀。

4. 应用与评价 冰箱是医疗机构最常用的设备之一，冰箱的选择直接关系到临床检验及临床用血等的安全性和有效性，如果使用家用、商用冰箱储存，那些医疗样本、试剂、血液存在可能变质的隐患。通常情况下医院也会根据不同的用途选用医用药品冷藏箱、医用血液冷藏箱、医用冷冻箱等。

普通的家用、商用冰箱不能代替医用冰箱使用。主要原因就是医用冰箱对温度的控制要求比较高。家用冰箱通常仅采用简单的机械温控器，冰箱内部的温度不均匀，实际温控的偏差也比较大。而医用冰箱通常选用了多个高精度传感器来确保控温及温度显示，此外，冰箱往往还有多重报警功能，如高低温报警、断电报警、开门报警、传感器故障报警、电池电量低报警等。

（二）冷库

冷藏库房或冷冻库房简称为冷库。冷库的容量远大于普通冰箱的容量。

1. 原理 冷库的工作原理与冰箱的制冷基本一致，也是利用液体制冷剂在蒸发器中吸收被冷却的物体热量之后，汽化成低温低压的蒸汽，被压缩机吸入，压缩成高压高温的蒸汽后，排入冷凝器，在冷凝器中向冷却介质（水或空气）放热，冷凝为高压液体，经节流阀节流为低压低温的制冷剂，再次进入蒸发器吸热汽化，达到循环制冷的目的。

2. **基本结构** 在冷库制冷系统中，蒸发器、冷凝器、冷库压缩机和节流阀，是制冷系统中必不可少的四大件，这当中蒸发器是输送冷量的设备。制冷剂在蒸发器中吸收被冷却物体的热量实现制冷。压缩机是心脏，起着吸入、压缩、输送制冷剂蒸汽的作用。冷凝器是放出热量的设备，将蒸发器中吸收的热量连同压缩机所转化的热量一起传递给冷却介质带走。节流阀对制冷剂起节流降压作用、同时控制和调节流入蒸发器中制冷剂液体的数量，并将系统分为高压侧和低压侧两大部分。实际冷库制冷系统中，除上述四大件之外，还有一些辅助设备，如电磁阀、分配器、干燥器、集热器、易熔塞、压力控制器等部件组成，它们是为了提高运行的经济性，可靠性和安全性而设置的。

3. **注意事项**

（1）冷库温度的设定是不同的，要看需求的是4℃的冷藏库还是-20℃的冷冻库。

（2）冷库不可以长时间断电，否则温度无法维持。短时间断电期间应避免经常打开冷库门。

（3）定期清理冷库中过期的试剂与标本。

4. **应用与评价** 现在许多三级医院的检验科在科室内部建设了冷库，以满足日益增长的试剂或临床标本的保存需要。有些条件好的医院甚至对冷库进行了智能化的管理，哪些试剂不足，哪些试剂或标本将要到期都能得到即时的提醒。检验科使用较多的是温度恒定为4℃的冷藏库。冷库的最大优点是储存空间大，可以满足大批量试剂或临床标本的保存。缺点是占地空间大，耗能比较多。

（三）液氮罐

液氮生物容器简称液氮罐。临床上和医学相关研究中经常会用到液氮来保存组织标本、细菌、病毒或细胞等。

1. **原理** 在常压情况下，靠液态氮气的挥发带走热量，液氮里的温度可维持在-196℃。由于液氮里温度极低，因此生命体的新陈代谢等生命活动基本停止。

2. **基本结构** 液氮罐为罐样结构，罐体外附有保温层，以阻止外界热量传递到罐内，可减慢罐内液氮的挥发速度。罐口覆盖隔热海绵并留有缝隙的盖子。罐体内部有多个带有编号的挂钩，一个挂钩上又带有多个有编号的样本盒，挂钩通常挂在罐口处。

3. **注意事项**

（1）液氮罐的使用要有详细的记录，如某样本的冻存日期、挂钩号、样本盒号、样本盒样本具体位置、冻存人、样本其他相关信息等。

（2）液氮罐口盖是留有缝隙的，以便液氮挥发时带走热量。

（3）样本需要完全浸入液氮中，否则温度无法得到保证。

（4）罐内液氮要充足，不足时要注意即时补充。高档的液氮罐有液氮不足报警功能，而有一些低端的液氮罐没有报警功能，需要特别注意液氮的量。

（5）如果液氮消耗的速度异常要查找原因。

4. **应用与评价** 根据国家推荐标准《液氮生物容器》GB/T 5458的规定，液氮罐按照用途分为贮存型、运输型两类。①贮存罐：主要用于室内液氮的静置贮存，液氮保存时间长，不宜在工作状态下作远距离运输使用，适用于静置室内长时间保存活性的生物材料如细胞等。常规型号液氮罐里一般配有三个圆形提桶。②运输罐：为了满足运输的条件，作了专门的防震设计，除可静置贮存外，还可在充装液氮状态下，作运输使用，但也应避免剧烈的碰撞和震动。在短时间、短距离内使用液氮的情况下，也可使用保温瓶、杯等容器存放与运输。但在用保温瓶等物贮存时，须在瓶塞边缘上切开一条牙签样大小的小沟，以利于氮气排出。

另外还有种自增压液氮罐：它不能存储除液氮外的其他任何东西，产品结构上设置有液氮汽化自增压管道，利用容器外边的热量，使少许液氮汽化产生压力，将液氮输出。这种液氮罐也可用于运输标本。

此外，液氮罐还有其他分类方式，如：①可按容积和口径大小不同进行分类，根据使用单位自己的实际需要选择不同容积或口径的液氮罐。②根据产地的不同，又有国产和进口之分，通常进口液氮罐的功能齐全，但价格高昂；而国产液氮罐功能简单，但价格经济实惠。

（孙晓春　刘艳）

第七节　干燥技术与设备

干燥是将某种物质中或物体上水分或其他溶

剂除去的过程。如血涂片制成需要干燥固定血膜,清洗过的试剂瓶需要烘干后备用等。不同的物品可能需要不同的干燥处理方式。

按照热能传递给物品的方式可分为:①直接干燥:热空气与物品直接接触,物品干燥所需的热量主要依靠物品与热空气的对流传导。直接干燥法可以使用较高温度的热空气,干燥速度快,设备投资少,但热效率低。直接干燥是目前应用最广泛的干燥方法。②间接干燥:干燥所需要的热量通过金属等材料直接传递,干燥速度慢,设备造价高,但热效率高。间接干燥设备有:真空干燥、冷冻干燥、辐射干燥等。③介电加热干燥:主要有微波干燥和高频干燥等。

在干燥处理时就有可能用到干燥相关的仪器设备。其中烘干箱和真空冷冻干燥机是医学上较为常用的干燥设备。

一、烘干箱

1. 烘干箱的分类

(1) 根据性能不同:可编程烘烤箱、精密烘干箱充氮烘干箱、真空烘干箱、防爆烘干箱、电热鼓风烘干箱、热风循环烘干箱等。广泛适用于各行各业需要烘干加热的元器件。

(2) 根据外形不同:主要分为卧式烘干箱和立式烘干箱两种。

(3) 根据额定温度不同:一般可分为以下四种不同类型。①低温烘干箱:温度在100℃以下,可用于一些试剂、药品、塑料等产品的干燥。②常温烘干箱:温度为100~250℃,这是最常见的使用温度,用于大多数物件的水分干燥,如玻璃器皿清洗后干燥、无菌包高压灭菌后干燥等。③高温烘干箱:温度为250~400℃,医学实验室一般少有应用。④超高温烘干箱:温度为400~600℃,在医学实验室里应用更少。

2. 原理 通过电加热的方法使温度升高,达到烘干脱水的目的。

3. 基本结构 一般烘干箱,采用型钢和薄板形成后焊接而成,结构合理,箱体造型美观,坚固耐用,工作室内可做试品搁板和小车,工作室与箱体外壳之间充有绝热性好的保温层。鼓风装置能使工作室内被加热的空气强制对流,提高了箱内的温度均匀性能。开启风顶阀门能使工作室内空气换新。鼓风箱内工作室左壁与保温层之间装有风道,内装有鼓风、风叶及导向板,可开启鼓风开关,使鼓风机工作。

4. 注意事项

(1) 烘干箱的功率通常比较大,要注意电源线路是否可承受负荷。

(2) 易燃易爆物品不可置于烘干箱内烘干。

(3) 不耐受高温的物品或试剂等不可置于高温烘干箱内烘干。

(4) 需注意烘干物品的温度与时间,时间太短可能还没有达到完全烘干的效果。

5. 应用与评价

(1) 玻璃器皿干燥:清洗之后的玻璃器皿通常需要烘干。以前检验用过的玻片、玻璃试管、血沉管、压积管等用完清洗干净后,都要及时放入烘干箱内进行烘干。潮湿器皿的自然风干速度往往较慢,有可能会影响到相关器材的使用。当然,随着一次性耗材在临床上的广泛使用,现在实验室里的清洗任务较以前已经显著下降。

(2) 高压灭菌物品干燥:需要高压灭菌的物品经高压后,也需要放入烘箱内尽快烘干,以防止因潮湿造成物品的再次微生物污染。

(3) 标本的干燥固定:湿的标本如果需要进行染色检查,通常需要进行干燥固定,否则有可能会导致脱片。比如血膜要进行瑞氏染色,如果血膜没有干透,染色时血膜就容易脱落,从而影响到结果的报告。

烘干箱构造与原理简单,不太容易损坏,即使偶有损坏也维修方便;烘干箱在检验科的仪器设备中价格相对非常便宜,是检验科必需且常用的基本设备之一。

二、真空冷冻干燥机

冷冻干燥是指通过升华从冻结的生物产品中去除水分或其他溶剂的过程。升华指的是溶剂,比如水,像干冰一样,不经过液态,从固态直接变为气态的过程。冷冻干燥得到的产物称作冻干物,该过程称作冻干。传统的干燥会引起材料皱缩,破坏细胞。在冷冻干燥过程中样品的结构不会被破坏,因为固体成分被在其位置上的坚冰支持着。在冰升华时,它会在干燥的剩余物质里留下孔隙。这样就保留了产品的生物和化学结构及其活性的完整性。

真空冷冻干燥就是把含有大量水分的物质预先进行降温并冻结成固体,然后在真空条件下使水蒸气直接升华出来,而物质本身则留在冻结时的冰架中，因此其干燥后体积不变，疏松多孔。在升华时要吸收热量，引起物品本身温度下降而减慢升华速度，为了增加升华速度，缩短干燥时间，必须要对产品进行适当加热。整个干燥过程需要在真空冷冻干燥机内进行。

1. 原理 将待干燥的含水物质冻结后，置入密闭容器并维持系统的高真空度，同时向系统供热，使水分直接从固态升华为气态，实现脱水。因此，真空冷冻干燥又称为升华干燥。

2. 基本结构 真空冷冻干燥机将制冷系统、真空系统、导热油加热系统、排湿系统组合一体，是一种新型箱体结构，较大地利用箱体内存放某种物质进行干燥的冷冻真空干燥，可使干燥后粉体拥有良好的分散性。真空冷冻干燥机开机后将物料投入物质箱内进行冷冻，物质的冷冻过程，一方面是真空系统进行抽真空把一部分水分带走；另一方面是物质受冻时把某些分子中所含水分排到物质的表面冻结，达到冷冻要求后，由加热系统对物质加热干燥，通过抽真空把物质中所含的水分带到冷冻捕集箱结冻，达到物质冷冻干燥要求。

3. 注意事项

（1）真空冷冻干燥对于许多热敏性的物质特别适用，如蛋白质、微生物之类不会发生变性或失去生物活力。

（2）真空冷冻干燥能排除 95% ~ 99% 以上的水分，并不是绝对的无水。

（3）真空冷冻干燥后的物质疏松多孔，呈海绵状，加水后溶解迅速而完全，几乎立即恢复原来的性状，因此保存时要避免接触水分。

4. 应用与评价 真空冷冻干燥技术广泛用于食品、生物制药等行业，该项技术能最大限度上防止生物制品、药品在水和热的作用下很容易产生的性变和分解，对生物组织和细胞体损伤较少，能保留其固有的生物活性与结构，能减少活菌体及病毒的死亡。在低温中干燥，物质中挥发性成分损失很小，微生物的生长和酶的作用无法进行，能保持原来性状；在真空下进行干燥，氧气少，易氧化的物质得到保护。因而该技术也适合用于准备用作结构研究（如电镜研究）的组织样品。冷冻干燥还应用于化学分析中，它能得到干燥态的样品，或者浓缩样品以增加分析敏感度。真空冷冻干燥的缺点是投资大、维护费用高导致成本高，在一般的临床实验室应用不多。

（孙晓春　周玉利）

思考题

1. 实验室用水常用制备方法有哪几种？各种方法的原理、特点是什么？
2. 实验室用水主要监测指标有哪些？
3. 新购置的试管应该怎样洗涤？怎样判断洗涤效果是否符合要求？
4. 举例说明哪些玻璃器材不宜采用烘干干燥？
5. 简述电子天平的使用步骤及使用注意事项。
6. 简述准确配制 0.9% NaCl 溶液的步骤。
7. 医用冰箱与家用冰箱有什么区别？

第四章

涂片制备及染色技术与设备

第一节 涂片制备固定技术与设备

显微镜有形成分的形态学检查是医学检验基本技术之一，制备良好的涂片是显微镜形态学检查的基础。

一、涂片制备

根据不同的检测标本和检验目的可采用不同的制片方法，同一种标本也可以采用多种涂片方法，需灵活运用。

1. **推片法** 取一滴标本滴至载玻片一端，用推片以30°~45°夹角将载玻片上液滴轻轻均匀地推向另一端。该法适用于稀薄的标本，如血液、胸腔积液、腹腔积液等。

2. **直接涂片法** 取1滴标本直接滴至载玻片中央，覆以盖玻片后直接镜检，该法适用于尿液标本。

3. **盐水涂片法** 滴加适量生理盐水于载玻片上，将少量标本混悬于生理盐水中制成涂片。该法适用于粪便及阴道分泌物等标本。

4. **涂抹法** 用竹棉签在玻片上涂布，由玻片中心经顺时针方向向外转圈涂抹；或从玻片一端开始平行涂抹，注意涂抹要均匀，不宜重复。该法适用于性状稍稠的标本，如鼻咽部标本。

5. **压拉涂片法** 将标本夹于横竖交叉的两张玻片之间，然后移动两张玻片，使之重叠，再边压边拉，获得两张涂片。该法适用于较黏稠的标本，如痰液。

6. **喷射法** 用配有细针头的注射器将标本均匀地喷射在玻片上。

7. **印片法** 用锐刀切开病变组织块作多个切面，立即将新切面平放在玻片上，轻轻触片即可。印片时不要擦片，以免破坏组织结构。

8. **液基薄层制片法** 将装有标本的细胞保存液瓶震荡10min，分离标本血液及分散黏液，静置15min后，待上机制片（各仪器操作方法有所不同）。

9. **微孔滤膜过滤法** 又称为膜式液基薄层细胞制片技术（thinprep cytology test，TCT）：采用高精密度的过滤膜，通过标本采集、细胞液混匀、细胞负压过滤采集、细胞转移制成薄层的涂片。

知识拓展

液基薄层细胞技术：宫颈脱落细胞学涂片检查是子宫颈恶性肿瘤筛查常用方法，而液基薄层细胞技术具有标本保存更满意、获得细胞更多、细胞均匀分布、背景较清洁、可重复制片等优点，已在临床广泛使用。将采集到子宫颈细胞样本的细胞采集器放入装有细胞固定液的保存瓶中旋转清洗，主要通过以下几种液基薄层细胞技术进行制片。①膜式细胞过滤技术（thinprep）：将顶端有过滤膜的圆柱形过滤器置入保存瓶中，通过旋转以分散黏液、混匀细胞，负压吸引将细胞转移到过滤膜表面，成为细胞薄层；过滤器提起、翻转180°并接触玻片，细胞薄层吸附到玻片上。②梯度离心及细胞重力沉降技术（auto cyte prep）：将保存液移入盛有比重液的离心管中进行梯度离心，样本中的非诊断性物质在上部，有诊断价值的细胞沉积于试管底部，将底部细胞重新悬浮、混匀、离心，再转移到沉降管中，由于重力作用而沉降并黏附在下方涂有黏附剂的载玻片上，形成细胞薄层。③离心液基薄层细胞学技术（cytofast）：细胞保存液充分振荡后，由细胞密度仪做细胞密度分级，按细胞密度的高低吸取适量样本通过专门的离心机离心制片。④其他离心液基细胞学技术：将细胞保存液滴加到带有滤膜的制片夹里，离心力使细胞通过滤膜贴附到外层的玻片上。

二、涂片固定

标本采集后,应立即进行固定,将细胞尽量保持在原有的结构形态,且有利于保存和制片,这一步骤即为固定,固定的材料越新鲜越好。

固定的主要目的是将有形成分蛋白、多糖等成分迅速交联凝固,以保持其原有结构不发生变化,主要有:①防止有形成分自溶和腐败;②使有形成分内的蛋白质、糖、脂肪等各种成分沉淀保存下来,从而保存细胞的各种组成成分,尽量使其保持原生长形态和结构;③沉淀与凝固作用使细胞中的不同成分产生不同的折光率,光学差异便于观察和鉴定;④有的固定剂有助染作用,便于染色;⑤防止细胞过度收缩或膨胀;⑥增加标本与载玻片黏附力。标本愈新鲜,固定愈及时,细胞结构愈清晰,染色效果愈好。涂片固定方法包括物理固定和化学固定两类方法。

1. 物理固定包括干燥、高热和低温骤冷等固定方法。例如,血液涂片可用干燥固定;细菌涂片可用加热法固定;许多组织化学反应制片以低温骤冷固定。

2. 化学固定采用化学物质固定细胞的办法。常用的化学固定液有甲醇、酒精、丙酮、甲醛和戊二醛等。其中甲醇是一种良好的固定剂,具有很强的脱水能力,主要用于血涂片、骨髓涂片等常规染色前的固定。

(闫海润　周玉利)

第二节　染料分类与染色原理

知识拓展

生物学染色的历史与发展:染色最初应用于纺织行业,1770 年 Hill 将染色方法用于生物形态学镜检,1838 年 Ehrenberg 将胭脂及靛青用于微生物染色,1858 年被德国人推崇为“染色之父”的 Grlach,将胭脂红用于组织学染色,然而,目前无法确定谁是生物学染色的创始人。1863 年 Waldeyer 率先使用苏木素染液染细胞核,经改良后,至今仍被广泛应用。1879 年 Ehrlich 首先发现普通纺织染色能用于血细胞染色。1901 年 Leishman,1902 年 Wright 和 Giemsa 改进了 Romanowsky 染色剂,其基本配方为伊红和亚甲蓝,建立了经典的 Wright-Giemsa 染色法。1884 年,丹麦医师、细菌学家 Christain Gram 创立了革兰氏染色法,成为细菌学中被广泛使用的鉴别染色法。随着科学技术的发展,日后将会有更多更新的染色方法不断涌现和应用。

生物学染色是利用染料能与组织、细胞、细菌或核酸等结合而使之着色,再通过肉眼直接观察,或借助于光学显微镜、荧光显微镜等,进行形态辨别或鉴定。染色的主要目的是使各种标本中的有形成分着色,以便在同一标本上,可以看到不同的色彩,从而区分各种有形成分,利于鉴别。如:细胞染色可将细胞质、细胞核等染上不同的颜色,便于显微镜下观察。目前常用的生物学染色包括:①细胞染色:如瑞氏染色(Wright)、吉姆萨染色(Giemsa)、瑞氏-吉姆萨复合染色、细胞化学染色(cytochemicalstain)、巴氏(Papanicolaou)染色、苏木精-伊红(hematoxylin eosin,HE)染色等。②细菌染色:如革兰氏染色、抗酸染色、鞭毛染色等。③寄生虫虫卵或包囊染色:如碘液染色、铁苏木精染色等。④其他染色:如荧光染色等。本节主要介绍生物学染色的染料及染色原理。

一、染料性质

染料(dyes)就是染色所用的试剂,简称染色剂,是一种具有颜色的有机化合物。广义的染料一般分为两大类:第一类供纺织物等染色用,第二类供生物学染色用。

生物学染色所用的染料,主要为色素,还可以是药用染料、抑菌剂、指示剂、化学试剂等。作为染料,必须具备二个条件:一是要具有颜色,二是要与被染组织有亲和力。这两个条件由其本身的分子结构决定:产生颜色的结构部分称为发色基团(表 4-1),它使染料产生颜色;与被染物产生亲和力的结构部分称为助色基团,它使染料与被染物产生亲和力。

表 4-1 常用发色基团的化学结构式

产生颜色较强的发色基团		产生颜色较弱的发色基团	
名称	结构式	名称	结构式
偶氮基(azo)	—N═N—	硝基(nitro)	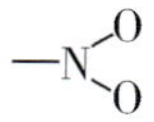
亚硝基(nitroso)	—N═O	亚氨基(iminio)	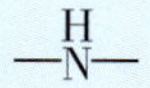
氧化偶氮基(azoxy)	—N═N═O	羧基(carbonyl)	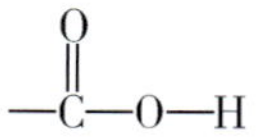
硫基(thio)	HS—	乙烯基(ethenyl)	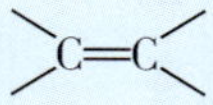
对位醌(P-quinone)	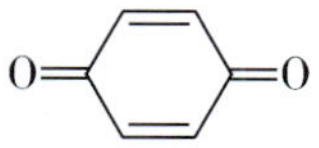		

发色基团能使化合物在可见光范围内产生光吸收而呈现肉眼可见的颜色,是染料产生颜色标志的未饱和基团,主要包括:乙烯基、羧基、硝基、亚硝基、偶氮基等。

助色基团能发生电离作用,使有色化合物解离成为盐类物质,从而与被染物产生亲和作用,主要包括氨基、羟基、羧基、二甲氨基、磺酸基等。助色基团不是产生颜色的原因,但能增强染料的染色深度。一般染料难溶于水,易溶于有机溶剂。

二、染料分类

(一) 根据染料的来源分类

1. **天然染料** 天然染料是提取自动、植物的天然染料,因其确切化学结构及性质尚不十分清楚,目前还无法人工合成。目前在生物学领域应用的主要有:苏木精、胭脂红、靛青等。

2. **人工合成染料** 人工染料又称为煤焦油染料或综合染料,最早由煤焦油蒸馏产物合成,现多为人工化学方法合成。由于最初的人工合成染料都来自苯胺,故也将其称为苯胺染料,包括伊红、甲基绿、甲紫、甲苯胺蓝、亮绿、苏丹Ⅲ等。

(二) 根据发色基团结构类型分类

人工合成的染料种类繁多,按其化学结构不同,可分为以下几大类:

1. **亚硝基染料(醌肟类)** 含有亚硝基(—NO)的染料,称为亚硝基染料,如萘酚绿-B等,是由亚硝酸作用于酸化合物而制成。

2. **硝基染料** 含有硝基($—NO_2$)的染料,称为硝基染料。硝基染料的酸性性质很强,所以,凡是硝基染料都是酸性染料,如苦味酸等。

3. **偶氮染料** 在苯环或萘环之间有一个或数个偶氮基(—N═N—)的染料,称为偶氮染料,如苏丹Ⅲ、苏丹Ⅳ、油红-O,苏丹黑-B,橘黄-G、刚果红等。

4. **琨亚胺类染料** 含有两个发色基团,亚胺基(—N ═)和醌型苯环(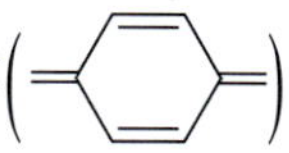);他们是对醌二胺的衍生物。包括亚甲蓝、甲苯胺蓝、中性红、亚甲紫、硫堇、沙黄、焦油紫等。

5. **苯甲烷类染料** 发色基团为醌型苯环,是特殊染色中应用最多的重要染料,是取代甲烷或以碳原子为中心的化合物。如:甲基绿、孔雀绿、亮绿、甲基紫、甲紫、结晶紫、酸性复红、碱性复红等。

6. **其他** 吖啶类染料、蒽醌染料、噻唑染料、喹啉染料等。

(三) 根据染料的酸碱性质分类

由于有机染料大多属于有机酸或有机碱类,难溶于水,而易溶于有机溶剂。因此,为使它们易溶解于水中,往往将其制成盐类。按照染料的酸碱性质,将染料分为碱性染料、酸性染料和中性染料三大类。

1. **碱性染料** 是一种色碱的盐,常以氯化物形式存在,电离后易与带阴离子的物质结合并使之着色,亦称阳离子染料。碱性染料带有含碱性的助色基团,包括:氨基($—NH_3$)或二甲氨基[$—NH_2$、$—NHCH_3$、$—N(CH_3)_2$、$—N(C_2H_5)_2$],与酸作用后生成盐,可为硫酸盐或醋酸盐。碱性染料一般能溶于水和酒精,在水中解离时带正电荷,可作为细胞核染色剂。常见的碱性染料包括:亚甲蓝(亚甲蓝)、天青A、天青B、天青C、硫堇、甲苯胺蓝、结晶紫、中性红、碱性复红、甲基紫、甲基绿、孔雀绿、苏木精(苏木素氧化后)等。碱性发色团有偶氮基、嗪基和甲胺基等(表 4-2)。

表 4-2 常用碱性染料的结构、发色基团、助色基团及其应用

染料名称	结构	发色基团	助色基团	应用
亚甲蓝(methylene blue)	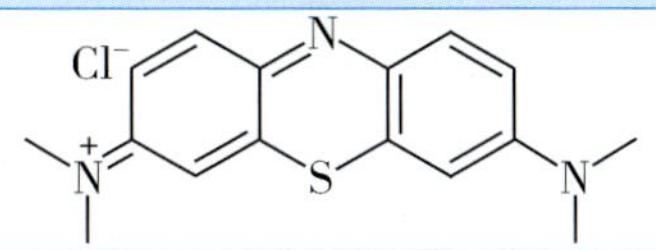	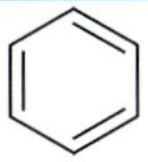	$—N(CH_3)_2$	化学指示剂;染料;生物染色剂
甲基紫(methyl violet)	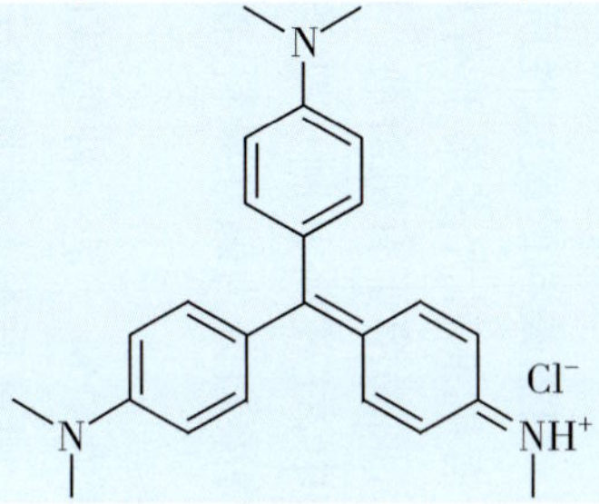	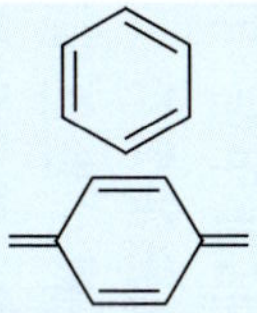	$—N(CH_3)_2$	生物染料;酸碱指示剂;用于检定汞、银及锡等
结晶紫(crystal violet)	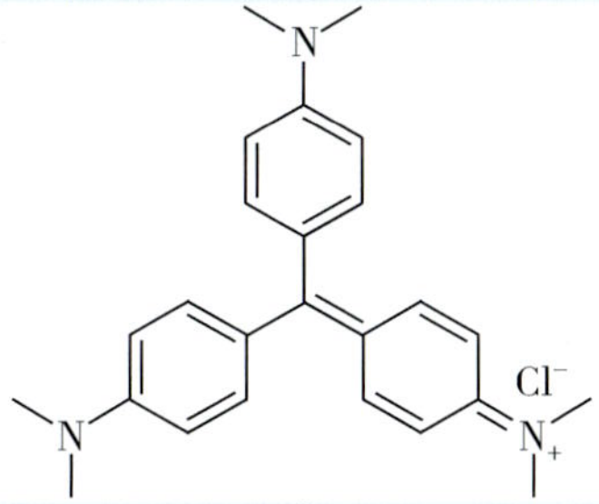	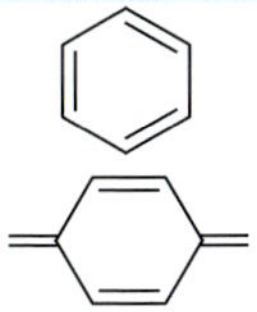	$—N(CH_3)_2$	用于细菌、纤维素和神经胶质染色;酸碱指示剂,pH 0.5(绿)~2.0(蓝)
孔雀绿(malachite green)	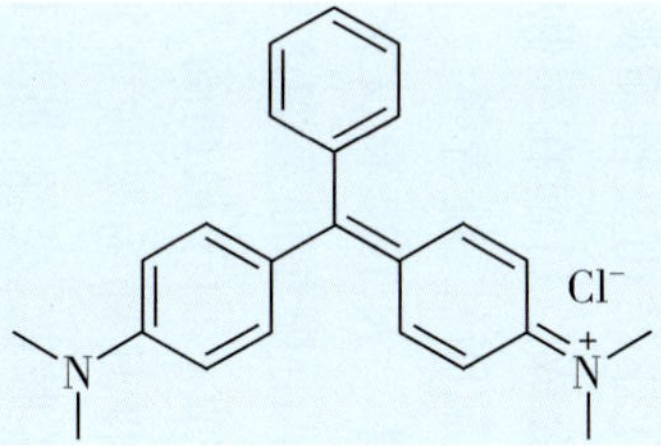	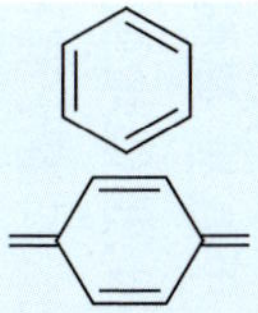	$—N(CH_3)_2$	用于 Schaeffer 和 Fulton 法对细菌芽孢的染色,蛔虫卵染色;植物病毒感染的宿主染色;石蜡包埋的植物学材料的复染色;点滴试验测定亚硫酸盐和铈、钨;酸碱指示 pH 0.0(黄)~2.0(绿),11.0(绿)~13.5(无色);用于镓、钽、锑的光度测定;钨的催化光度测定;氧化还原指示剂
碱性复红(basic fuchsin)	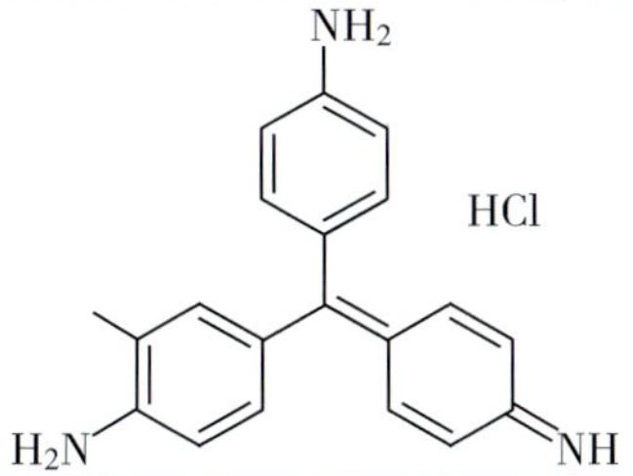	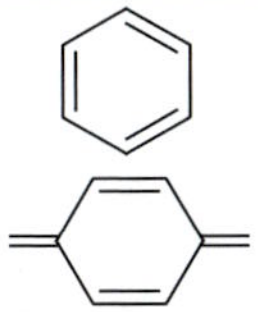	$—NH_2$	用于配制席夫试剂检测醛类;用于中枢神经的核染色;细菌学中用以鉴别结核杆菌;黏朊、弹性组织及嗜品红的颗粒染色;用于生化分析的核染料,为最强的核染料之一;用于溴酸盐滴定的氧化还原指示剂;用于萃取光度法测定某些酸根离子及金属离子;也用于光度法检测溴、亚硝酸盐和二氧化硫

续表

染料名称	结构	发色基团	助色基团	应用
中性红(neutral red)	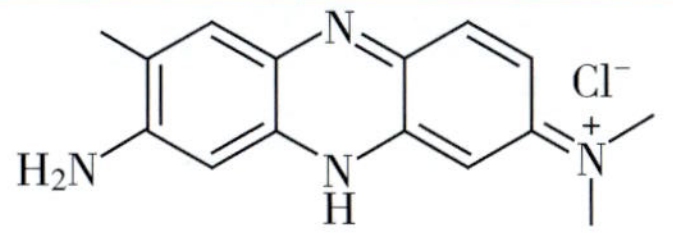	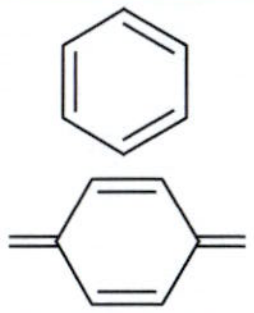	$—NH_2$	生物染料;脂肪水解指示剂;用于神经细胞尼尔小粒染色;酸碱指示剂:水、亚硝酸盐和尿的碱度指示剂,pH 6.8(红)~8.0(黄);用于碘离子的光度测定
硫堇(thionine)	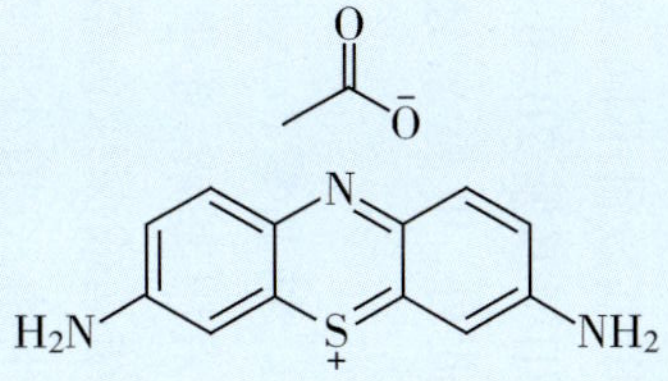	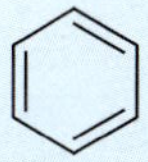	$—NH_2Cl$,$—NH_2$	异色阳离子染料,广泛应用于生物染色,特别是组织染色
甲基绿(methyl green)	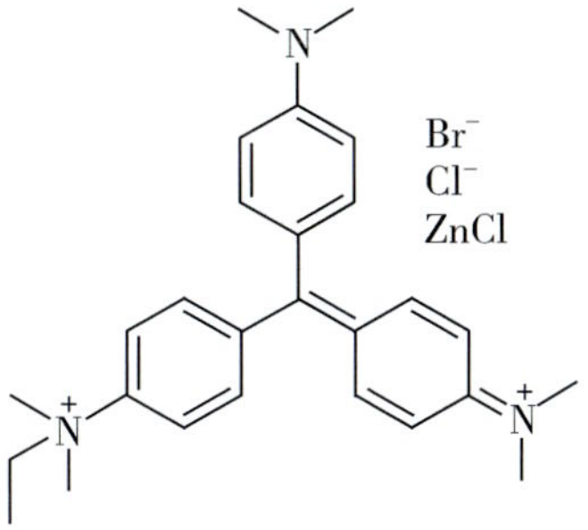	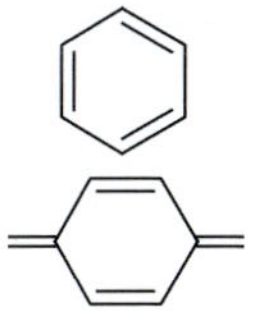	$—N(CH_3)_2$	用于细菌染色;新鲜标本细胞核染色;甲基绿-盐酸混合物还可用于精子、淋球菌和肥大细胞染色
俾斯麦棕 Y(Bismarck brown Y)	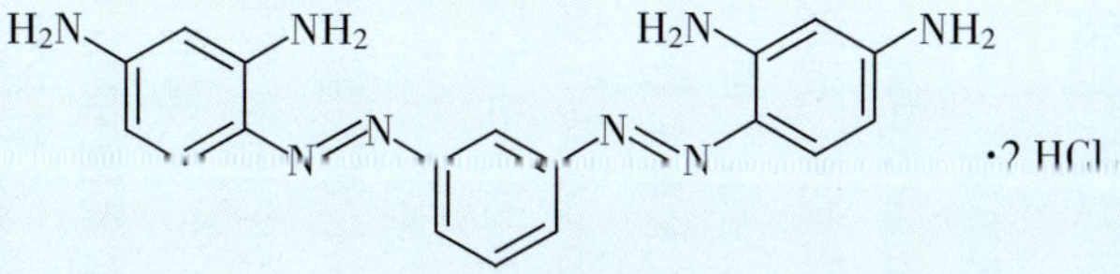	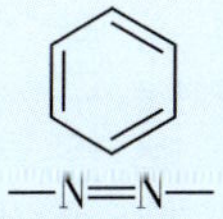	$—NH_2$	生物染色剂,用于球状细胞和软骨着色;用于棉、晴纶、黏纤及其织物的染色;也可用于制造色淀以及皮革、纸张等染色
甲苯胺蓝 O(toluidine blue O)	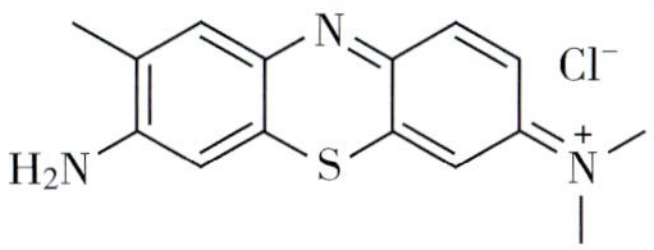	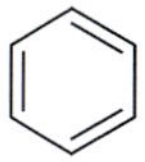	$—NH_2$	生物染色剂,用于测定脱氧核糖核酸和核糖核酸;用于诊断白喉;用于羊毛、丝的印染;还可作为氧化还原指示剂

2. 酸性染料 是一种色酸的盐，多为钠盐，少数为钾盐、钙盐或铵盐，电离后易与带阳电荷的物质结合，亦称阴离子染料。酸性染料带有酸性助色基团，包括：羟基（—OH）、羧基（—COOH）、磺酸基（$—SO_3H$）等，与碱作用后生成盐。酸性染料能溶于酒精和水，在水中电离时使染料带负电荷，常作为胞质染色剂。常见的酸性染料包括：伊红Y、伊红B、酸性品红、三硝基苯酚、橘黄G、刚果红、水溶性苯胺蓝、亮绿、苏丹Ⅲ等。酸性发色团有硝基、亚硝基及醌型苯环等（表4-3）

3. 中性染料 又称复合染料，是酸性染料和碱性染料的混合物，常需用酒精作为溶剂。常见的中性染料包括：用于血液或脱落细胞染色的瑞氏染液或吉姆萨染液等。

（四）根据染料的主要用途分类

1. 胞核染料 包括天然染料中的苏木精、胭脂红以及人工合成染料中的结晶紫、硫堇、甲苯胺蓝、甲基绿、亚甲蓝、孔雀绿、焦油紫、天青石蓝等。

2. 胞质染料 包括伊红、淡绿、酸性复红、苦味酸、橘黄-G、水溶性苯胺蓝等。

3. 脂肪染料 包括苏丹Ⅲ、苏丹Ⅳ、苏丹黑、硫酸尼罗蓝、油红-O等。

三、常用染料及其主要用途

（一）常用天然染料

1. 苏木精（hematoxylin） 又称苏木素，是生物实验室常用的染色剂，提取自苏木树的干枝，为淡黄褐色的粉末，易溶于酒精和温水，难溶于冷水、乙醚和甘油。苏木素本身没有染色能力，需经过氧化生成苏木红后，才具有染色能力，苏木红又称氧化苏木素或苏木因。苏木素变成苏木红的过程称为“成熟”，其方法分自然氧化和人工氧化两种：前者把配制的苏木素液装在暗色试剂瓶内，在阳光的作用下，空气中的氧缓慢将之氧化，该种“成熟”过程耗时较长，配制时间愈久，染色力愈强；后者直接在苏木素液中加入氧化剂，如碘酸钠、过锰酸钾、氧化汞、过氧化氢溶液等，使其急速氧化成热，配后即可使用。

苏木红对组织并无亲和力，需加入含金属离子的媒染剂才能使之着色。一般常用钾明矾或铵明矾作为媒染剂，两者生成明矾苏木素，为紫蓝色色素，对染色质具有较高的亲和力，水和酒精不能使之褪色。除此之外，硫酸铝铵、铁明矾也是苏木素常用的媒染剂。媒染剂中的三价铁离子可与苏木素生成黑蓝色的铁苏木素，不溶于水。

染色时，可将苏木素与媒染剂配成混合液后使用，也可以先用媒染剂染色，然后再加染苏木素。但是，苏木素与媒染剂的混合液不宜长期储存，建议现用现配。

2. 胭脂红（carmine） 又称卡红，主要成分为胭脂虫酸。胭脂红在中性环境下，仅能微溶于水，需要在酸性或碱性条件下染色。醋酸胭脂红可用于染色质的染色；盐酸胭脂红可用于切片及组织块染色；碱性的氨胭脂红、镁胭脂红可用做切片或整块组织染色。此外，胭脂红可与明矾苏木素作对比染色。

（二）常用碱性染料

1. 亚甲蓝（methylene blue） 又称为亚甲蓝、亚甲蓝或品蓝，是一种芳香杂环化合物，为蓝色粉末，能溶于水、热酒精及氯仿，但不溶于乙醚和苯。亚甲蓝很容易被氧化，因而较难得到纯品，往往同时含有天青及亚甲紫，呈现为蓝色；在锌或氨水等还原剂存在时，又会被还原成无色。亚甲蓝是一种核染色剂，生物学上被用做细菌或细胞染色剂，但其易氧化，染色结果不宜长久保存。亚甲蓝可以与酸性染料伊红组成瑞氏染料，用于细胞染色。此外，还可被用作化学指示剂或药物使用。

2. 甲基紫（methyl violet） 又称为甲紫，由四、五、六甲基副品红碱组成的混合物，由于其所含的甲基数目不同，颜色可由红色到蓝紫不等，一般多用甲基紫2B（B指蓝色），作为细胞核的染色剂。此外，甲基紫还可作为酸碱指示剂、消毒剂等。

3. 结晶紫（crystal violet） 又称为甲基紫10B、六甲基紫、亚甲基副品红，深绿色带有金属光泽结晶或深绿色结晶性粉末，是副品红的六甲基衍生物，含有少量四、五甲基的衍生物。易溶于酒精、氯仿和水，几乎不溶于乙醚，其色调极深，染色力强不易脱色。作为染料，可用于细菌、纤维素和神经胶质染色。还可以作为酸碱指示剂，在pH 0.5时显示绿色，pH 2.0时显示蓝色。还可用于非水溶液滴定的指示剂。

4. 孔雀绿（malachite green） 又称为碱性绿或严基块绿，是有毒的带有金属光泽的绿色结晶体。孔雀绿可用作生物染色剂，用于细胞、组织、细菌、芽孢、红细胞、蛔虫卵等染色。例如：用于Lack法结核杆菌染色；用于Gomori法结缔组

表 4-3 常用酸性染料的结构、发色基团、助色基团及其应用

染料名称	结构	发色基团	助色基团	应用
伊红(eosin Y)	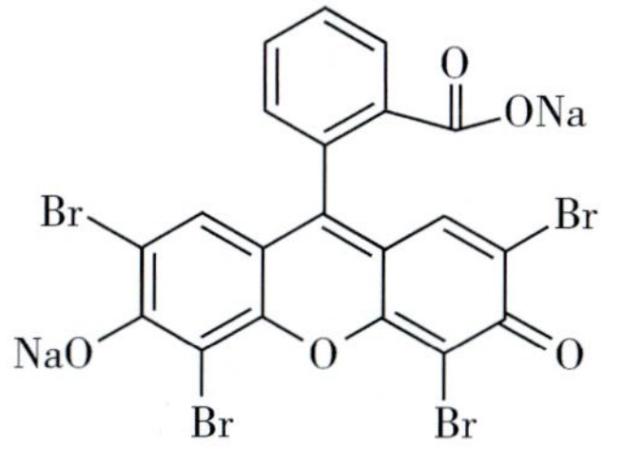	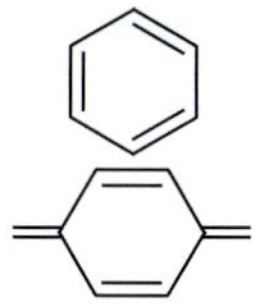	—COONa	胞质染色剂,用于细胞质、嗜伊红颗粒、红细胞、结缔组织、肌肉等着色
酸性品红(acid fuchsin)	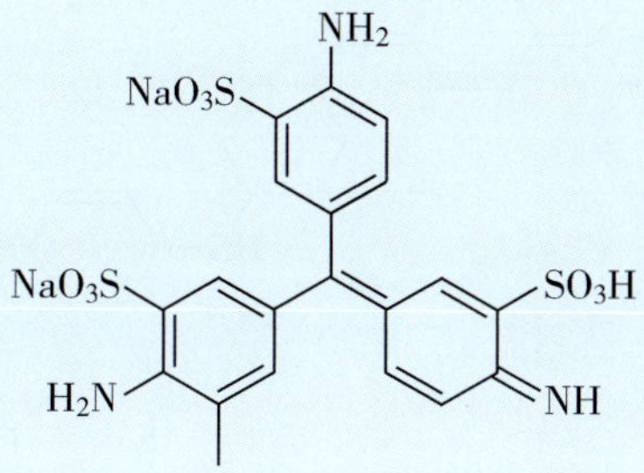	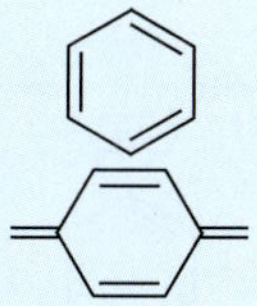	$—NH_2$ $—SO_3Na$	生物染色剂,用于结缔组织和细菌鞭毛等的染色;pH 指示剂;用于检定游离氯
刚果红(congo red)	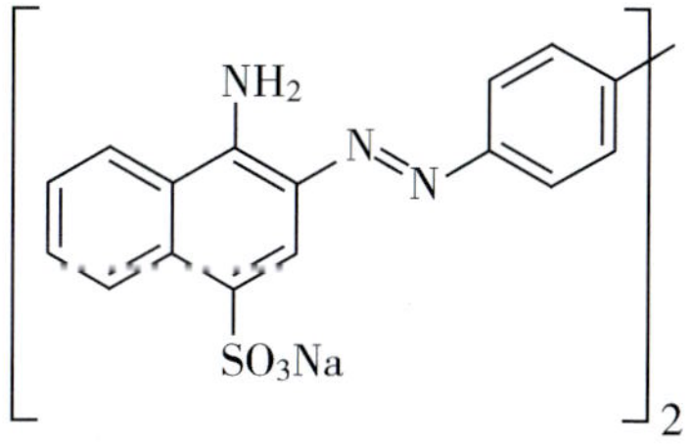	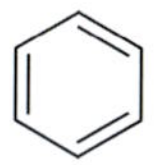 —N=N—	$—NH_2$ $—SO_3Na$	用于沉淀蛋白质,检测胃液中的游离盐酸;用于胚胎切片、植物黏蛋白、纤维素和弹性组织等的染色;用于测定硼酸、氰化物和盐酸等;作为酸碱指示剂 pH 3.0(蓝)~5.0(红),以及吸附指示剂

续表

染料名称	结构	发色基团	助色基团	应用
橘黄 G(orange G)	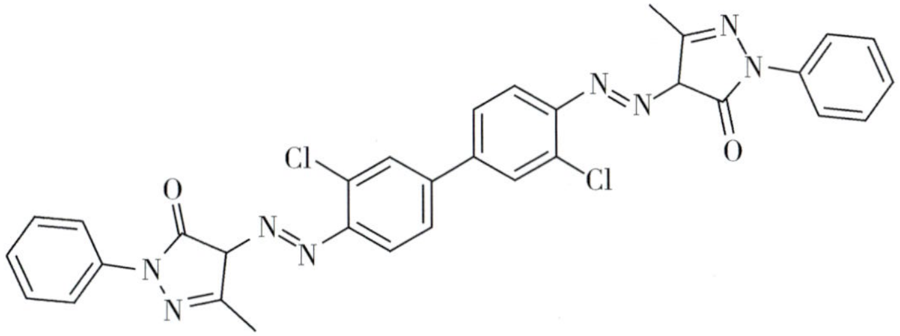	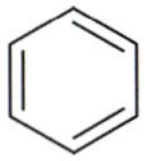 —N=N—	$—SO_3Na$ —OH	主要用于细胞质染色
水溶性苯胺蓝(aniline blue)	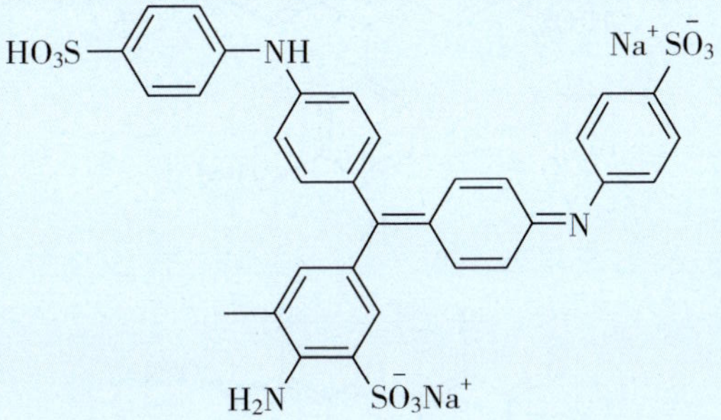	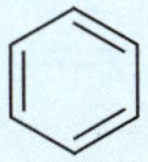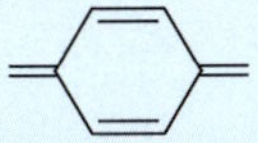	$—SO_3Na$ $—NH_2$	生物染色剂,用于神经组织、细胞、结缔组织的染色;还可作为酸碱指示剂
苏丹Ⅲ(SudanⅢ)	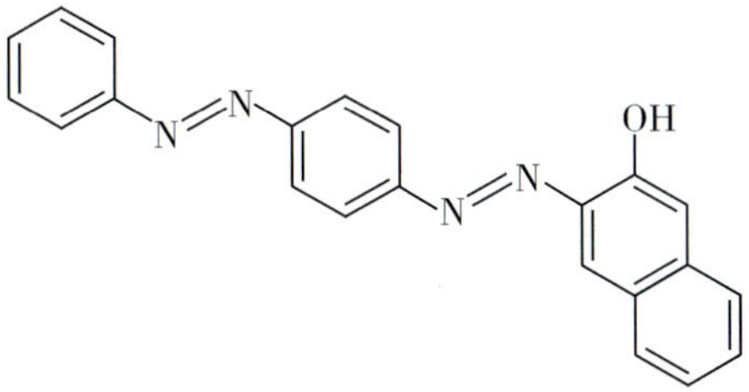	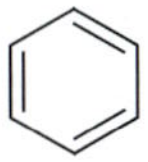 —N=N—	—OH	用于脂肪及其类似物染色,苏丹Ⅲ可以用油红 O 代替

续表

染料名称	结构	发色基团	助色基团	应用
苏丹Ⅳ(Sudan Ⅳ)	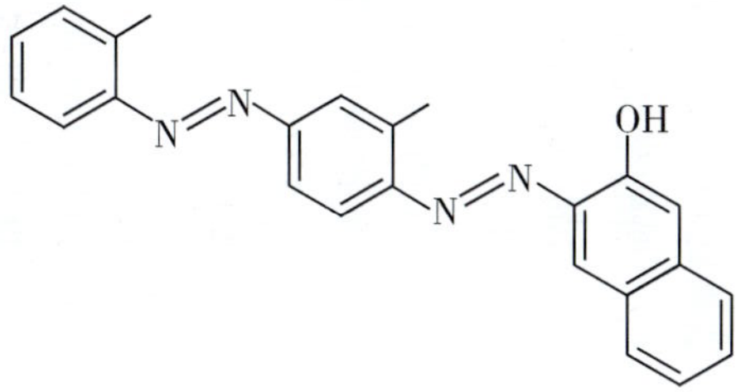	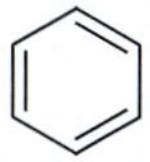 —N=N—	—OH	用于油和脂肪染色,苏丹Ⅳ可以用油红 O 代替;用于制造高温温度计
苏丹黑 B(Sudan black B)	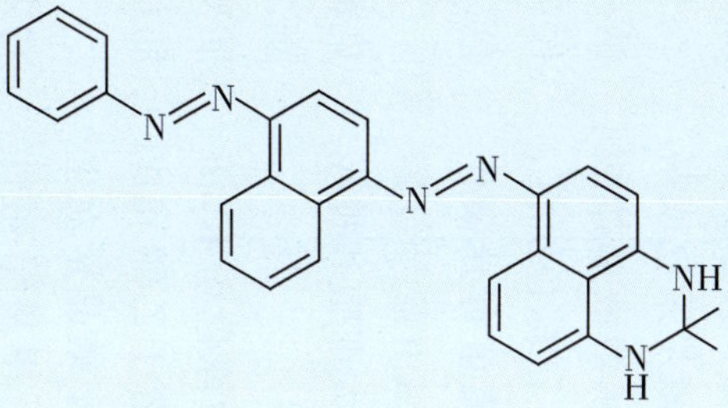	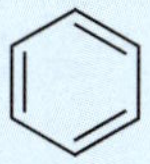 —N=N—	—OH	生物染色剂,用于脂肪染色,也用于细菌脂质体染色
苦味酸(picric acid)	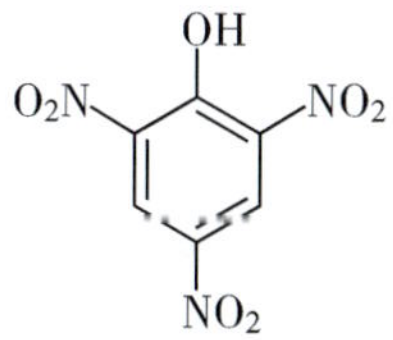	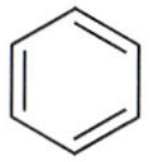	—OH	固定剂、脱钙剂、分化剂、染色剂,用于细胞质染色,也可作为分化剂

织染色，代替光绿，将胶原纤维染为绿色；还用于植物病毒感染的宿主细胞染色；也可作为杀菌剂，应用于结核分枝杆菌培养基，以抑制杂菌生长。

5. **碱性复红(basic fuchsin)** 碱性品红又称碱性新品红、盐基性品红、碱性复红等。通常是由副品红碱和二号碱性品红所组成的混合物。多为绿色有光泽的结晶或暗红色的粉末或结晶，其色泽深度将因其所含成分比例不同而异，副品红碱的色泽最浅，其次是品红碱，二号碱性品红色泽最深。溶于水带红色，易溶于酒精、戊醇，不溶于醚。常用作配制席夫试剂(Schiff reagent)，用于糖类、黏液等染色，还用于弹力纤维及抗酸杆菌的染色。碱性品红是很强的核染色剂，亦可用于中枢神经的核染色。

6. **中性红(neutral red)** 为红色粉末，易被误认是中性染料，其实是弱碱性染料，易溶于水和醇，水溶液呈红色，醇溶液为黄色。中性红为核染色剂，用于组织或细胞的活体染色：活细胞被染成红色，而死细胞不变色。此外，中性红在 pH 7.0 时呈黄色，在弱酸性时为红色，强酸性时呈蓝色，可用作指示剂，和胆盐、乳糖一起加入基础培养基中，可用于肠道病原菌和非病原菌的鉴别。

7. **硫堇(thionine)** 为紫蓝色粉末，易溶于热水，可溶于氯仿，微溶于酒精、乙醚和冷水。硫堇溶解后初为蓝色，后呈紫色，稀溶液呈紫色或略带紫色，有显著的因光异色作用。水溶液加盐酸后变得更蓝，与氢氧化钠作用后产生红棕色沉淀，与硫酸作用后成为黄绿色溶液。硫堇有异染作用，可使组织的各种不同成分显示出由蓝至红紫色的不同颜色，可用于黏多糖类、肥大细胞和神经细胞的尼氏小体等染色。

8. **甲基绿(methyl green)** 为绿色粉末，溶于水后呈蓝绿色，微溶于酒精，不溶于乙醚和戊醇，是由氯化甲烷或碘化甲烷作用于结晶紫而生成的化合物，主要用于细胞质染色。甲基绿-酸性品红染液可用于线粒体染色；甲基绿-盐酸染液可用于精子、淋球菌和肥大细胞染色；甲基绿-派洛宁染液可用于淋球菌、肥大细胞及浆细胞等染色。此外，甲基绿本身是一种核染色剂，DNA 与之结合后能被染成蓝绿色。

9. **俾斯麦棕 Y(Bismarck brown Y)** 棕褐色粉末，为以往常用的染料，已被其他染料所代替，主要用于肥大细胞和黏液物质等异染性染色。

10. **甲苯胺蓝 O(toluidine blue O)** 甲苯胺蓝为蓝色粉末，性质与硫堇相似，是细胞核染料，可用于组织的异染性染色和尼氏小体染色等。

(三) 常用酸性染料

1. **伊红(eosin Y)** 又称曙红 Y、黄光伊红、黄光曙红等。为红色粉末，是四溴荧光素，但其中常常含有一溴及二溴衍生物。伊红能解离出带负电荷的阴离子，与蛋白质的正电荷阳离子结合使胞质、嗜酸性(伊红)颗粒、红细胞、结缔组织、肌肉等染成不同程度的红色或粉红色，和苏木精合用时，能与蓝色的细胞核形成鲜明对比。伊红和亚甲蓝合用，是血液染色的重要染料。

2. **酸性品红(acid fuchsin)** 又称酸性复红或复红，为红色粉末，是碱性品红的一个磺化衍生物，通常是复杂的混合物。其中品红碱三磺酸二钠盐，是细胞质染色剂，主要用于 Van Gieson (VG)、Mallory 三色(MCT)等结缔组织染色，亦可显示纤维素及早期心肌病变等染色。

3. **橘黄 G(orange G)** 为橘黄色粉末，属于酸性偶氮染料，易溶于水和酒精。为胞核染色剂，用于脑垂体染色和结缔组织染色。

4. **水溶性苯胺蓝(aniline blue)** 又称中国蓝、水蓝、可溶性蓝、霍夫曼蓝等。为深蓝色粉末或块状，在水中呈蓝色溶液，几乎不溶于醇，主要用于 MCT、胶原纤维染色等。

5. **刚果红(congo red)** 为枣红色粉末，其钠盐为红色，遇酸变蓝色，用于类淀粉染色。也可作为酸碱指示剂，变色范围为 3.5~5.2，碱态为红色，酸态为蓝紫色。

6. **苏丹Ⅲ(Sudan Ⅲ)** 为红色粉末，弱酸性染料，属于 3 类致癌物。易溶于脂肪、酒精及丙酮，在脂肪中的溶解度比在酒精中大。苏丹遇脂肪变橘黄色，常用于使脂肪染色，也适用于生物脂肪材料的鉴定。

7. **苏丹Ⅳ(Sudan Ⅳ)** 又称猩红，为暗红色粉末，和苏丹Ⅲ性质相似，但由于是二甲基衍生物，色调深，故是一种较强的脂肪染色剂。

8. **苏丹黑 B(Sudan black B)** 为黑色粉末，是一种非常易燃、极度危险的化学物质。苏丹黑 B 属于重氮脂肪染色剂，用于脂肪染色，以及中性的脂质冰冻切片和一些脂蛋白的石蜡切片的染色。

9. **苦味酸(picric acid)** 即三硝基酚，由硝酸作用于酚而制成，300℃以上时易爆炸，纯净物在室温下为略带黄色的无臭的苦味结晶，为较强的酸性染料，微溶于水、酒精和乙醚，易溶于丙酮和苯等有机溶剂，难溶于氯仿。用途极广泛，可作固定剂、脱钙剂、分化剂及用途广泛的优良染色剂。在染色上主要用于细胞质染色，如 VG 染色，有时亦可作分化剂。

（四）根据染料的主要用途分类

1. 细胞核染料 包括天然染料中的苏木素、胭脂红以及人工合成染料中的亚甲蓝、硫堇、结晶紫、甲苯胺蓝、孔雀绿等。

2. 细胞质染料 包括伊红、酸性复红、橘黄-G、水溶性苯胺蓝、苦味酸等。

3. 脂肪染料 包括苏丹Ⅲ、苏丹Ⅳ、苏丹黑B等。

4. 其他的特殊染料 包括显示网状纤维、神经组织等染色所应用的银盐及其他试剂；以及组织化学染色剂，包括显示糖类物质的无色席夫试剂、显示酶的硝基四唑氮盐等。

四、媒染剂、促染剂与分化剂

在生物学染色中，除染料外，还有媒染剂、促染剂、分化剂也与染色密切相关。

（一）媒染剂

1. 媒染剂(mordant)的作用 媒染剂是一种能与染料和/或组织结合并发生反应，从而促进染色的试剂。可分为天然媒染剂和合成媒染剂两类。其中，最常用的主要是合成媒染剂，包括重铬酸盐、铝盐、铜盐、钴盐等。其机制作用为：一方面，媒染剂的金属离子与染料发生反应，将水溶性的染料变成不溶于水的微粒（称之为色淀），有利于其对组织或细胞的着色；另一方面，媒染剂能与染料和组织同时结合，加强了染料对组织的染色效果。

对媒染染料而言，因其单独与组织的亲和力很差，媒染剂的架桥作用对染色过程尤其重要。若缺乏媒染剂，媒染染料的染色能力很弱甚至为无。大多数天然染料都属于媒染染料，例如氧化后的苏木素（苏木红），虽然本身有颜色，但是，若缺乏铝的媒染作用，几乎对组织没有任何染色能力，而在媒染剂的作用下，却成为优良的染色剂。

人工合成的煤焦油染料对媒染剂的依赖程度虽不如天然染料明显，甚至有的人工合成染料不需用媒染剂，但为了提高部分染料的染色能力，在很多特殊染色中也常使用媒染剂。如：磷钨酸常用作酸性复红的媒染剂，磷钼酸常用作亮绿、孔雀绿的媒染剂。再如，用甲醛固定后的陈旧组织，在染色前进行的铬化处理或用 Zenker、Helly、Bouin 液二次固定，就是利用媒染剂的作用来改善染色效果。

2. 媒染染料与媒染剂 媒染染料是指能与金属离子作用生成色淀的染料，包括氧化苏木精（苏木红）、卡红、茜素、桑色素、棓花青等。媒染染料的助色团大多为羟基（—OH），少数为氨基（$—NH_2$）。由于羟基助色团的电离能力很弱，导致媒染染料对组织的亲和力极低，难以着色。因此，媒染染料需要在媒染剂的作用下，通过与金属离子反应生成色淀，并且通过媒染剂的结合作用提高与组织的亲和力，才能达到优质的染色效果。

媒染染料的助色团除—OH 外，还有少数同时含有其他强酸性或强碱性助色团，因此，媒染染料可分为酸性媒染染料和碱性媒染染料。酸性媒染染料同时含有强酸性助色团，如酸性茜素蓝，其分子中同时含有$—SO_3H$、—COOH 强酸性助色团；碱性媒染染料同时含有强碱性助色团，如天青石蓝等，其分子中还同时含有$—N(CH_3)_2$、$—N(C_2H_5)_2$、$—N^+H_3$ 等强碱性助色团。

常用的媒染剂主要为铝明矾、铁明矾、铬矾、磷钨酸、磷钼酸等，一般都是二价或三价的金属盐，均含有过渡金属离子，如 Al^{3+}、Fe^{3+}、Co^{2+}、Mo^{6+}、Cr^{3+} 等。这些金属离子在原子状态时，失去电子成为带正电的离子，产生空的电子轨道，能接受孤对电子进入空轨道。因此，凡能提供孤对电子的化合物都能与这些金属离子相结合。媒染染料的助色团大多为羟基，氧原子最外层的六个电子，在形成羟基对时，共价了两个电子，还余下两对孤对电子，因此，媒染染料是孤对电子的供给者。媒染染料的孤对电子，进入媒染剂的金属离子空轨道，两者通过配位键结合，形成络离子。除氧原子外，氮原子和硫原子也是媒染染料分子的孤对电子提供者。

3. 媒染剂的应用

（1）染色前：用于染色前的铬化处理或作为固定液使用。

（2）染色中：将媒染剂混合于染液中直接应用，这是最常用的方法。如配制各种苏木素时直接把媒染剂加入；配制 MCT 染液时直接把磷钨酸加入水溶性苯胺蓝、橘黄 G 溶液。

（3）染色后：见于铁苏木素染色的个别方法，如 Verhoeff 弹力纤维染色法：在染完铁苏木素后，用2%三氯化铁液分化，使其选择性着色，故此时媒染剂兼有分化作用。

(4) 染色前、中、后连续使用：见于Heidenhain铁苏木精染色法：染色前用5%硫酸铁胺媒染，染色时其染液内亦含有硫酸铁胺，染色后再用2.5%或5%硫酸铁胺液处理。

(二) 促染剂

1. 促染剂的作用 能促进染料对组织的着色，增强染色能力，但本身并不参与染色反应的试剂，称为促染剂，也称为加速剂。其作用机制尚不明确，认为也许与降低表面张力或是改变了染液的pH有关。

促染剂和媒染剂都能促进染料对组织的着色，两者的不同之处为：①促染剂本身不参与染色反应，而媒染剂参与染色反应，其金属离子与染料形成的色淀沉着于组织中。②促染剂虽能增强染料的染色能力，但却并非染色所必需。在缺乏促染剂时，染料仍能与组织发生染色反应。而媒染剂却为媒染染料间接染色所必需，缺乏媒染剂时，染料对组织或细胞几乎不着色。

2. 促染剂的应用 促染剂的种类很多，如冰醋酸、硼砂、氢氧化钠、苯胺油等。冰醋酸是最常用的促染剂，除用于普通HE染色，是苏木精和伊红染液的促染剂外，还应用于其他某些特殊染色。硼砂是洋红染液的促染剂，氢氧化钠是Loeffler亚甲蓝染液的促染剂，苯胺油是甲紫和番红花的促染剂。此外，还有多种催眠药可作为神经组织金属浸银染色的促染剂，如水合氯醛用于神经终板染色，巴比妥用于神经轴索染色等。

促染剂在染色中的作用如同化学反应中的催化剂，少量存在时就有明显的促染作用，使用时应特别注意用量，量少达不到促染作用，量多会引起很多弊端：如伊红染液内加冰醋酸过多时，会引起色调不正且易褪色，染色结果不能长久保存。因此，促染剂最好的加入方式是：少量多次、避免过量。

(三) 分化剂

1. 分化剂的作用 在退行性染色中，需用某些特定的溶液，对目的物以外的组织或细胞进行脱色，而目的物本身适当保留颜色，从而使目的物与周围形成鲜明对比。这种选择性除去多余染色剂的过程称为“分化”，所使用的溶液为“分化剂”。

分化剂的作用机制为：分化剂通过改变组织表面的电荷，使已与组织发生染色作用的染料，从组织上脱离下来。一般来说，分化碱性染料可用稀释的酸性溶液，分化酸性染料则用稀释的碱性溶液。但是，在很多染色方法中，实际上并非全用酸性或碱性溶液作为分化剂，故分化剂的作用机制还有待探讨。

2. 分化剂的种类及应用 分化剂大致可分为酸性分化剂、氧化分化剂、媒染分化剂三大类。此外，还包括一些具有分化作用的其他溶液。

(1) 酸性分化剂：常用的如盐酸、冰醋酸或其他酸所配制的溶液，其浓度一般为1%或更低，常用于分化碱性染液染色后的切片。例如，用1%盐酸酒精分化经苏木素染液染色后的普通HE染色切片，盐酸的分化作用，使苏木精和组织相结合的媒染剂(金属离子)分离，重新与盐酸结合形成可溶于水的氯化盐，从而使色淀分解而脱色。由于胞核与苏木精的亲和力高于胞质，因此，经过分化作用，胞质中的少量苏木精色淀会被完全分解而脱色，而胞核中的苏木精色淀未被完全分解，而部分保留。可见，分化的程度需把握好，否则胞核的色淀也会被完全分解而脱色。

综上所述，酸性分化剂的作用机制为：分化剂能与媒染剂的金属离子相结合，形成可溶性盐，一方面使与染料和组织相结合的金属离子分解而脱色，另一方面，能防止沉淀色素的形成。

(2) 氧化分化剂：常用的有高锰酸钾、铁氰化钾、铬酸、苦味酸、重铬酸钾和高铁氰化钾等。其作用方式分为两种：①染色后分化：通过较为缓慢的氧化漂白作用，使含色淀较少的组织被漂白，而含色淀较多的组织保留适当的颜色，达到分化目的。如Weigert髓鞘染色法，在染色后使用高铁氰化钾褪色。②染色前分化，通过非特异的氧化漂白作用，减弱组织与染料的染色效果，导致与染料亲和力小的组织不着色或着色很浅，与染料亲和力强的组织显示出相对较深的颜色。如网状纤维和弹力纤维的多种染色法，以及PTH染色法等，会在染色前用高锰酸钾氧化、草酸漂白处理。

(3) 媒染分化剂：媒染剂具有双重作用，一方面，它能加强组织细胞和染料结合，促进染色；另一方面，将染色后的切片放到媒染剂溶液，由于媒染剂的量在溶液中高于组织，溶液中的媒染剂就会夺取与组织结合的染料，导致组织细胞脱色，即为媒染剂的分化作用。因此，媒染剂同时又是媒染分化剂，其在特定的情况下发挥不同的作用。

当用媒染染料进行间接染色时，媒染剂起到媒染作用，使组织着色；而若将染色后的组织放入媒染分化剂，它又能促使组织中的染料脱去，着色较浅的组织被完全脱色，着色较深的组织部分脱色，以达到分化的目的。

（四）水和其他溶液的分化作用

蒸馏水、酒精以及其他一些溶液，虽然不属于分化剂，但对染色也存在分化作用，并广泛应用于染色过程。

蒸馏水或普通水用于染色后冲洗，除了能清除残留在组织上的染液，同时还具有分化作用，调节染色效果或有利于下一步染色。如 MCT 染色时，在染完酸性复红后，需用蒸馏水冲洗，将胶原纤维分化为无色或很浅的颜色，再用苯胺蓝橘黄 G 复染成蓝色。在这个过程中，蒸馏水不仅起到了冲洗的作用，还有轻度的分化作用。此外，网状纤维的浸银染色，银溶液浸染后使用蒸馏水冲洗，还兼有非常明显的分化作用。若不经水洗或水洗不充分，网状纤维以外的其他成分也会着色，而若水洗过度，则网状纤维着色会很浅。

酒精和其他脱水剂，具有脱水兼分化的作用。如组织切片的 HE 染色，常使用浓度低于 95% 的酒精进行脱水和分化，染完伊红后组织的颜色深浅与酒精分化作用密切相关，若酒精的作用时间过长，则伊红所着染的颜色会很浅。因此，需要控制好酒精的分化作用，以达到满意的染色效果。再如，在 VG 染色时，若水洗时间或酒精脱色时间过久，则红和黄两种对比色调均将减弱。

五、染色原理

关于生物学染色的原理和机制，至今尚未有定论，目前公认的学说主要为物理学说和化学学说。但是，从染色过程而言，既有化学反应的作用，又有物理作用参与，是两者综合作用的结果。

（一）物理学说

该学说认为细胞的染色是以物理作用为基础，染料的色素粒子在物理作用下，通过渗透、吸收、吸附和沉淀等方式，顺利进入被染物（组织、细胞、微生物、寄生虫等）并与其牢固结合而使其着色。

（二）化学学说

该学说的主要理论依据是：染色剂有酸性、碱性与中性之分，而细胞内的物质也有酸性（阴离子）或碱性（阳离子）的性质。因此，酸性染料中的阴离子与组织（或细胞）的碱性（嗜酸性）物质具有较强亲和力，而碱性染料中的阳离子与组织（或细胞）的酸性（嗜碱性）物质具有较强亲和力。因而，细胞内不同的物质由于所含化学成分的不同，对各种染料的亲和作用也不同，从而呈现出不同的颜色。

（三）影响染色的因素

1. 染料的化学性质　按照化学性质的不同，染料可分为两类：①碱性染料，即阳离子染料，能与细胞内带负电荷的酸性成分结合而显色，如 DNA、RNA、某些细胞质蛋白等。因此，主要用于细胞核染色。其中，苏木精属媒染染料，需媒染剂（如 Al^{3+}）参与才能使细胞核着色。②酸性染料，即阴离子染料，能与细胞内带正电荷的碱性物质结合，因此，可用于血红蛋白、嗜酸性颗粒、胞质中某些蛋白的染色。

2. 蛋白质的化学性质　蛋白质属于两性物质，其基本组成单位为氨基酸。不同的氨基酸带有不同数量的氨基（$-NH_2$）和羧基（—COOH），同时还带有其他活性基团。因此，不同的蛋白质在一定环境中具有不同的嗜酸性或嗜碱性倾向，会出现着色差异。

3. 影响生物学染色的其他因素　包括染色环境 pH、温度等。对于某一蛋白质而言，若环境 pH<pI（pI 为等电点），则该蛋白质正电荷增多，亲和酸性染料（如伊红）；反之，若环境 pH>pI，则该蛋白质亲和碱性染料（如亚甲蓝）。因此，染色环境的 pH 对着色影响很大。

（朱丽青　龚道元）

第三节　细胞涂片常用染色技术

细胞染色法根据染色原理不同分为细胞常用染色法、细胞荧光染色法、细胞活体染色法、细胞化学染色法、细胞免疫化学染色法等。

一、瑞氏染色

（一）原理

瑞氏染色是血细胞常用染色方法之一，血细胞的着色既有物理作用，也有化学作用。物理作用主要包括有渗透、吸收、吸附、沉淀等。血细胞内部不同的结构所含化学成分不同，对各种染料的亲和力也不同。因此，各种血细胞经瑞氏染色后呈现不同的着色状态。血红蛋白、嗜酸性颗粒等碱性物质能够与酸性染料伊红结合被染成红色，又称为嗜酸性物质；淋巴细胞胞质、嗜碱性颗粒等酸性物质能够与碱性染料亚甲蓝结合被染成蓝色，又称为嗜碱性物质；中性颗粒呈等电状态，既能与酸性染料伊红结合，也能同时与碱性染料亚甲蓝结合，被染成淡紫红色；细胞核主要由DNA和组蛋白等组成，组蛋白是强碱性物质可以与酸性染料伊红结合被染成红色，DNA是酸性物质能够与碱性染料亚甲蓝结合被染成蓝色，但由于含量少，蓝色反应弱，所以细胞核被染成紫红色。

（二）主要试剂

1. 瑞氏染液 将碱性亚甲蓝和酸性伊红在水中形成瑞氏粉沉淀后，再溶解于甲醇液中，即形成瑞氏复合染液。

（1）瑞氏染液组成和性质：①亚甲蓝为四甲基硫堇染料，通常为氯盐，即氯化亚甲蓝（M^+Cl）。其有色部分是亚甲蓝，为阳离子碱性染料。亚甲蓝容易氧化为一、二、三甲基硫堇等次级染料（即天青），市售亚甲蓝中部分已被氧化为天青A、天青B和天青C。②伊红（曙红）是不易解离的弱酸性染料，通常为钠盐（E^-Na），其有色部分是伊红，为阴离子酸性染料。③瑞氏粉是由亚甲蓝和伊红的水溶液混合后，形成的一种溶解度低的亚甲蓝-伊红中性沉淀物，即瑞氏染料，其反应式为 $M^+Cl + E^-Na \rightarrow ME\downarrow + NaCl$，瑞氏粉不溶于水，而溶于甲醇。

（2）甲醇的作用：主要有：①溶解作用：适量的瑞氏染料在甲醇中溶解后，解离为带正电荷的亚甲蓝（M^+）或天青和带负电荷的伊红（E^-）离子，血细胞内的不同成分可以选择性地吸附、亲和而着色。②固定血膜片：甲醇具有很强的脱水力，可固定细胞形态，并使蛋白质被沉淀为颗粒状或者网状等结构，增加细胞结构的表面积，提高对染料的吸附作用，增强染色效果。

染液中可适当添加甘油，以防止甲醇挥发，并可使细胞染色清晰。

2. 磷酸盐缓冲液 该缓冲液（pH 6.4~6.8）保持染色环境在相对恒定的pH内，使细胞着色稳定。

（三）简要操作

血涂片制备→干燥→标记→加瑞氏染液覆盖血膜→约1min（固定）→加等量缓冲液→混匀→静置5~10min（染色）→流水冲洗→干燥。

（四）染色结果

正常情况下，经瑞氏染色后血膜外观呈淡紫红色。显微镜下细胞分布均匀，无染料沉渣，红细胞呈粉红色，白细胞核染深紫红色，核染色质结构清楚，胞质中颗粒清楚，并显示出各种细胞特有的色彩，如嗜中性颗粒淡紫红色、嗜酸性颗粒染成橘红色、嗜碱性颗粒紫黑色或蓝紫色等，见图4-1。

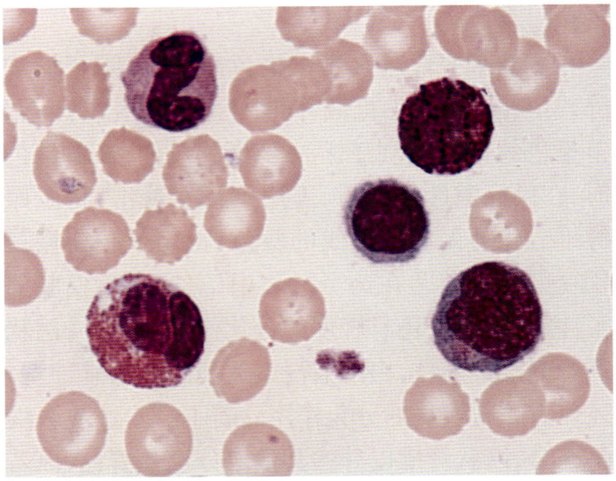

图4-1 外周血瑞氏染色

（五）注意事项

染色效果与涂片的质量（血涂片厚薄）、涂片是否干燥、染液的质量、染色的条件（pH、时间、温度等）、染液和缓冲液比例及混匀、染液冲洗方法等有关。

1. 血涂片 未干透的血膜不能立即染色，否则染色时细胞易脱落。血涂片应在1h内染色或在1h内用无水甲醇固定后染色。

2. 瑞氏染液质量 新配制的染液染色效果较差，放置时间越长亚甲蓝转变为天青B越多，染色效果愈好。可用吸光度比值作为瑞氏染液的质量评价指标，$RA = A_{650}/A_{525}$。新配制染液的RA接近2，待RA降至1.3±0.1即可使用。瑞氏染液可适当加入甘油，并在贮存过程中密封严实，以防止甲醇挥发或氧化，影响染液质量。

3. 加染液与缓冲液 血涂片应水平放置，加染液至刚好覆盖全部血膜为宜，染液量要充足，以免蒸发后染料沉淀不易冲洗掉。加缓冲液后要充分混匀，染液与缓冲液两者比例适宜。稀释度越大，染色时间则越长，细胞着色均匀；反之，稀释度越小，则染色时间越短，其细胞着色较浓郁，但不鲜艳。

4. 染色时间 与染液浓度、室温、有核细胞多少及种类有关。染液淡、室温低、有核细胞密度大、血膜厚，则染色时间长；反之，染色时间短。冲洗前可先在低倍镜下观察有核细胞是否着色，核与胞质是否分明。因此，染色时间应视具体情况而定，特别是更换新染料后，必须试染，摸索最佳染色条件。

5. pH 细胞各种成分均由蛋白质构成，蛋白质是两性电解质，所带正负电荷的数量随溶液 pH 而定。对某一蛋白质而言，如环境 pH<PI（PI 为该蛋白质的等电点），该蛋白质带正电荷增多，易与酸性伊红结合，染色偏红；当环境的 pH>PI 则带负电荷增多，易与亚甲蓝结合，染色偏蓝。因细胞着色对氢离子浓度十分敏感，为此，玻片应中性，缓冲液 pH 必须为 6.4~6.8，染色完成后应用中性水冲洗血片。

6. 染液冲洗 ①轻轻摇动玻片，让染液沉渣浮起，用流水冲去涂片上的染液，而不能先倒掉染液后再用流水冲洗，以免染料沉着于血膜上。②水流不宜太快，避免水流垂直冲到血膜上，而导致血膜脱落。③冲洗时间不能过长，以免脱色。④冲洗完后的血片应立即立于架上，防止剩余水分浸泡脱色。

7. 染色效果不佳的原因及解决办法 血涂片染色不佳的常见原因有：①染料沉积，有大小不等的染料渣沉积在血膜上，使细胞内外都散在紫黑色大小不一的颗粒，无法进行形态检查。②染色偏红，红细胞和嗜酸性颗粒偏红，有核细胞呈蓝紫色或不着色，使有核细胞形态检查无法进行。③染色偏蓝，血膜外观厚的部位呈绿色，镜下所有细胞呈灰蓝色，颗粒深暗，嗜酸性颗粒可染成暗褐色，甚至紫黑色或蓝色，中性颗粒偏粗、偏碱、染成紫黑色，造成细胞形态辨认错误。出现以上问题的可能原因及解决办法见表 4-4。

表 4-4 血涂片染色不佳的原因分析和解决办法

染色不佳	可能原因	解决办法
染料沉积	甲醇少、染液未过滤、玻片污染、加缓冲液时染液干涸或冲洗前染液干涸等	用甲醇或瑞氏染液冲洗 2 次，并立即用水冲掉，以免脱色
染色偏红	染液质量不佳、缓冲液偏酸、冲洗用水 pH 过低、冲洗时间过长等	换合格质量缓冲液、蒸馏水冲洗、规范操作等
染色偏蓝	新玻片未用酸处理、缓冲液偏碱、血膜偏厚、染色时间长、冲洗用水的 pH 过高、冲洗时间过短等	换合格质量缓冲液；用含 1% 硼酸的 95% 酒精溶液冲洗 2 次，再用中性蒸馏水冲洗等
染色偏深	染色时间过长，温度高、染液浓度高等	涂片干后，可用甲醇适当脱色，或清水浸泡冲洗脱色等
染色偏浅	染色时间过短、冲洗时间过长等	涂片干后，复染，先加缓冲液再加染液
细胞核不着色	染色时间太短、冲洗用水的 pH 太低等	延长染色时间，更换冲洗用水等
蓝色背景	固定不当、血涂片未固定而储存过久、使用肝素抗凝血等	注意血涂片的固定，使用 EDTA 抗凝血

8. 标本保存 标本涂片后，应立即染色，未染的涂片保存时间不要超过 1 周。染色后的涂片，细胞颜色会逐渐变淡，需要时可复染，但复染效果不佳，因此，染色深的标本，保存时间相对要长些。

（六）应用与评价

1. 应用 瑞氏染色应用广泛，主要用于外周血、骨髓、尿液、胸腹腔积液、脑脊液、精液等各种涂片标本中各种细胞（含肿瘤细胞）、寄生虫、管型、精子等各种有形成分染色检查。

2. 评价 瑞氏染色是目前临床上最常用且最简单的染色方法之一，由于同时含有酸性染料和碱性染料，属于复合染色，并且在缓冲液调节 pH 的作用下，能使血细胞着色后色彩鲜明、结构比较清晰，尤其对细胞质内的颗粒染色如中性颗粒染色效果好，但对细胞核的染色不如吉姆萨染色法。

二、吉姆萨染色

吉姆萨染液由吉姆萨染料、甲醇和甘油组成，其中吉姆萨染料是由天青和伊红组成的复合染料。缓冲液、染色操作基本同瑞氏染色法。与瑞氏染色比较，吉姆萨染色法提高了噻嗪类染料亚甲蓝的质量，加强了天青的作用。本法对细胞核结构和寄生虫着色较好，使细胞核的结构更清晰，但细胞质和颗粒着色略差。

三、瑞氏-吉姆萨染色

（一）原理

瑞氏-吉姆萨染色法兼顾了瑞氏染色法和吉姆萨染色法的原理，复合染色能取长补短，结合了两种染色法的优点，优势互补，使血细胞的细胞核、细胞质及胞质颗粒着色后均能色彩鲜明，结构清晰。

（二）主要试剂

1. **瑞氏-吉姆萨染液** 由瑞氏染料、吉姆萨染料和甲醇组成，作用与瑞氏染色和吉姆萨染色法相同。

2. **缓冲液** 同瑞氏染色法磷酸盐缓冲液。

（三）操作流程

不同的瑞氏-吉姆萨染色试剂配方，操作方法略有不同，常采用：血涂片制备→干燥→标记→滴加瑞氏染液→滴加稀释吉姆萨染液→混匀→静置→冲洗→干燥。

（四）染色结果

1. **涂片外观及各种血细胞着色** 同瑞氏染色法。

2. **上皮细胞** 各种上皮细胞核呈紫红色，核仁呈深紫红色。不同上皮细胞的胞质呈现不同的颜色：①鳞状上皮细胞：基底层细胞胞质呈深蓝色，副基底层细胞、中层细胞、角化前细胞胞质呈淡蓝色，不完全角化细胞胞质呈淡红色，完全角化细胞胞质呈粉红色。②柱状上皮细胞：胞质呈淡蓝色，纤毛呈淡粉红色。③间皮细胞：胞质呈淡蓝色或深蓝色。④移行上皮细胞：胞质呈浅蓝色。

（五）应用与评价

1. **应用** 瑞氏-吉姆萨染色法结合了瑞氏染色和吉姆萨染色两种方法的优点，既能使血细胞细胞核、细胞质及胞质颗粒色彩鲜明，同时也能使寄生虫很好的着色，是临床上血液细胞、血液寄生虫、体液寄生虫等有形成分检查最常用的染色方法之一。

2. **评价** 瑞氏-吉姆萨染色法为复合染色，复合染色能取长补短，优势互补，用该混合染液对血细胞进行染色，操作简单，着色鲜艳，对比鲜明，可快速得到检验结果，临床上广泛使用。若染色不佳可进行复染，但复染效果较瑞氏染色略差。

四、巴氏染色

1928 年，由 Papanicolaou 创建并用于引导涂片诊断宫颈癌的染色方法，此后一直作为阴道细胞学及其他脱落细胞学检查的染色方法。

（一）原理

巴氏染液主要含有苏木素、伊红、俾斯麦棕、橘黄 G、亮绿等，其中苏木素使细胞核着色，其他染料可以与细胞质中不同的化学成分结合而显示其结构。由于使用高浓度的酒精配制胞质染料，同时在染色过程中，又采取严格的加水和脱水措施，使细胞的各种成分能与染料很好地结合。因此，所染的涂片不但细胞核结构清晰，细胞质中颗粒分明，胞质内其他成分也都是透明的，是一种较理想的染色方法。

（二）主要试剂

1. **苏木素染液** 用于染细胞核。

2. **橘黄 G 染液** 主要作用于角化细胞，可使宫颈、阴道上皮细胞中非正常角化细胞的细胞核、角化型鳞癌细胞的胞质染成鲜艳的橘黄色。

3. **酒精伊红染液** 由多种染料混合配制而成，包括伊红、亮绿和俾斯麦棕。伊红染料作用于成熟的鳞状上皮细胞胞质、核仁、纤毛，呈粉红色；亮绿染料作用于代谢活跃的细胞，如副基底层和中层鳞状上皮细胞、柱状上皮细胞，呈绿色或蓝绿色；俾斯麦棕染料在细胞质中不显示特殊的颜色。

4. **盐酸酒精** 分色作用，去除细胞质内黏附的多余的苏木素染料，使细胞质颜色更为鲜艳、清晰。

5. **稀碳酸锂** 蓝化作用，使苏木素尽早显色。

6. **不同浓度酒精** 50%、70%、80%、95%、100%酒精两套，染色过程中一套起水化作用，一套起脱水作用。

7. **二甲苯** 透明溶剂。

8. **光学树脂** 用于封片。

（三）操作流程

制备涂片→固定→水化（依次由高浓度到低浓度酒精、蒸馏水）→染核（苏木素）→分色（盐酸酒精）→蓝化（稀碳酸锂）→脱水（依次从低浓度到高浓度酒精）→染浆（依次放入橘黄、酒精、EA、酒精）→脱水（酒精）→透明（二甲苯）→封片（光学树脂）。

（四）染色结果

上皮细胞的核呈深蓝色或紫蓝色，核仁呈红色；鳞状上皮过度角化细胞胞质呈橘黄色；角化细胞胞质呈粉红色；角化前细胞胞质呈浅蓝色或浅绿色；柱状上皮细胞胞质呈淡绿色；成熟红细胞呈鲜红色；白细胞染成淡蓝色而核呈深蓝色；黏液呈粉红色或淡蓝色，见图 4-2。

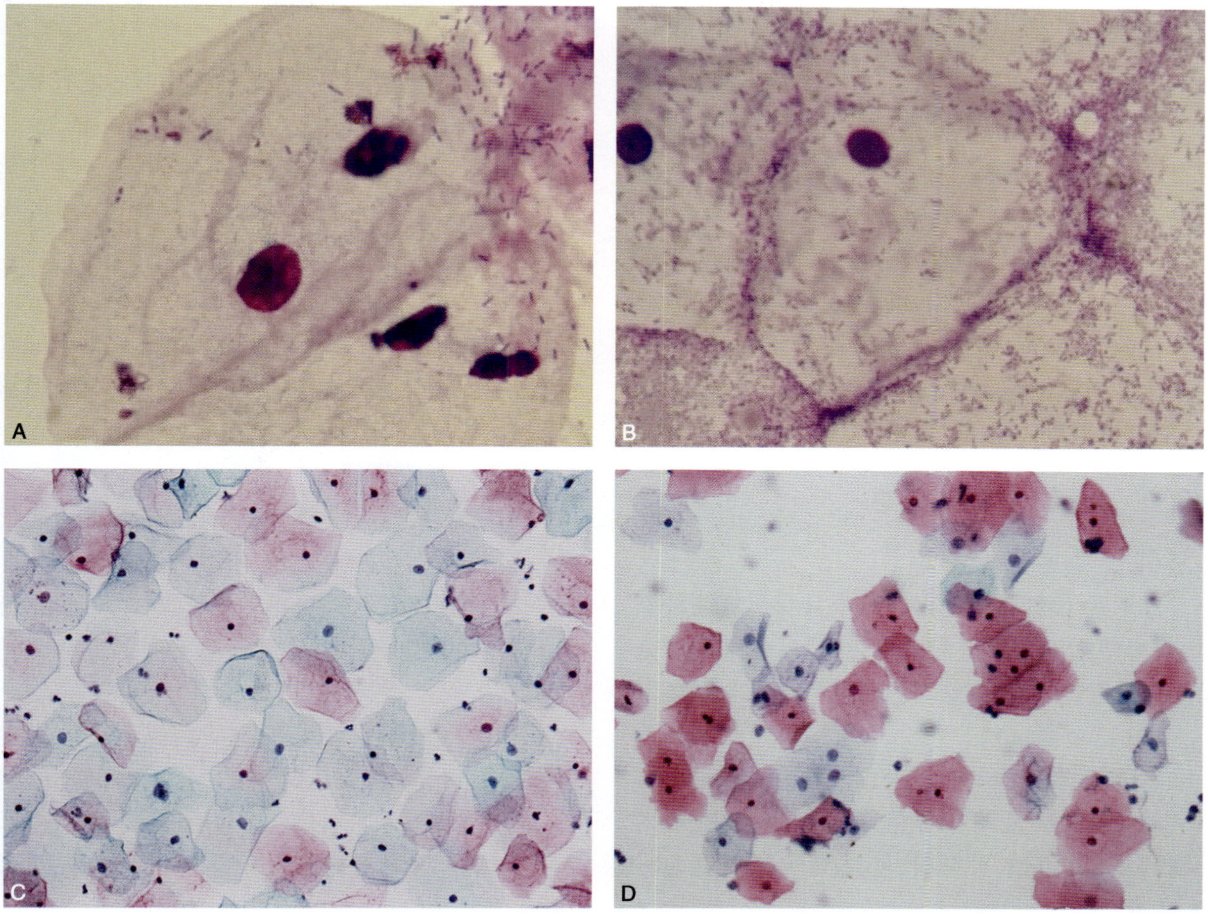

图 4-2 宫颈鳞状上皮表层细胞
A、B：瑞氏-吉姆萨染色。C、D：巴氏染色

（五）注意事项

1. 苏木素染液冷藏可长期保存，放置后表面有一层金属光泽染料膜，使用时需过滤。

2. 细胞核染色时间受多因素影响，可根据苏木素染液的新旧程度、染色环境室温的变化做适当调整。

3. 盐酸酒精是去除细胞质内黏附的多余的苏木素染料，达到分色的目的，分色时间不宜过长，取出后立即水洗、蓝化，以防细胞核染色过浅。

4. 染色效果不佳原因分析及解决办法，见表 4-5。

表 4-5 巴氏染色效果不佳的原因分析和解决办法

染色不佳		可能原因	解决办法
细胞核	着色浅淡	①盐酸酒精分化时间过长 ②苏木素染色时间过短 ③涂片进行固定前已干燥	①缩短分化时间 ②延长苏木素染色时间 ③严格遵守带湿固定涂片的原则
	着色过深	①盐酸酒精溶液浓度偏低 ②使用高浓度（>95%）酒精固定	①重新配制盐酸酒精溶液 ②严格使用 95% 酒精固定
细胞质	全片着色浅淡	染色时间过短	延长染色时间
	均为淡红色	涂片进行固定前已干燥	严格遵守带湿固定涂片的原则
	呈灰色或紫色	盐酸酒精分化不佳或苏木素染色时间过长	褪色后复染

（六）应用与评价

1. **应用** 巴氏染色法能使复层扁平鳞状上皮不同层次的细胞胞质呈现不同的颜色，是识别复层扁平鳞状上皮细胞的最有效染色方法，加之细胞核被着色呈深蓝色或紫蓝色，结构清晰，易于辨认，临床上主要用于复层扁平鳞状上皮细胞被覆组织器官的脱落细胞学检查，如：宫颈脱落细胞学检查、阴道脱落细胞学检查等。

2. **评价** 经巴氏染色法染色的细胞具有多色性染色效果，色彩鲜亮，细胞核结构清晰，细胞质颗粒分明，能反应鳞状上皮细胞分化程度，易识别角化型鳞癌细胞，染色透明性好，但染色步骤复杂，染色效果难以掌握。

五、苏木素-伊红染色

（一）原理

苏木素-伊红染液中仅含苏木素和伊红两种染料，前者使细胞核染呈深蓝紫色，后者使细胞质染呈淡玫瑰红色，染色方法与巴氏染色法基本相似。

（二）主要试剂

1. **苏木素染液** 用于染细胞核。

2. **1%盐酸酒精** 分色作用，去除细胞质内黏附的多余的苏木素染料，使细胞质颜色更为鲜艳、清晰。

3. **稀碳酸锂** 蓝化作用，使苏木素尽早显色。

4. **伊红染液** 有水溶液和醇溶液，用来染细胞质。

5. **不同浓度酒精** 染色过程中起脱水作用。

（三）操作流程

制备涂片→固定→染核（苏木素）→分色（盐酸酒精）→蓝化（稀碳酸锂）→染浆（伊红）→脱水（酒精）→透明（二甲苯）→封片（光学树脂）。

（四）染色结果

上皮细胞的核呈深紫蓝色，胞质呈淡玫瑰红色；白细胞核呈蓝黑色，胞质呈红色；红细胞呈淡红色。

（五）注意事项

1. 苏木素染液冷藏可长期保存，放置后表面有一层金属光泽染料膜，使用时需过滤。

2. 细胞核染色时间受多因素影响，可根据苏木素染液的新旧程度、染色环境室温的变化做适当调整。

3. 盐酸酒精是去除细胞质内黏附的多余的苏木素染料，达到分色的目的，分色时间不宜过长，取出后立即水洗、蓝化，以防细胞核染色过浅。

4. 染色效果不佳原因分析及解决办法，见表4-6。

表4-6 苏木素-伊红染色效果不佳的原因分析和解决办法

染色不佳		可能原因	解决办法
细胞核	着色浅淡	①苏木素染色时间过短 ②盐酸酒精分化时间过长	①延长苏木素染色时间 ②缩短分化时间
	着色过深	①苏木素染色时间过长 ②盐酸酒精溶液浓度偏低，分化时间过短	①缩短苏木素染色时间 ②重新配制盐酸酒精溶液，延长分化时间
	呈棕色	蓝化不充分或苏木素过度氧化	延长蓝化时间或更换苏木素染液
细胞质	全片着色浅淡	伊红染色时间过短或脱水时间过长	延长伊红染色时间或缩短脱水时间
	全片胞质深染	伊红染色时间过长或脱水时间过短	缩短伊红染色时间或延长脱水时间

（六）应用与评价

1. **应用** 苏木素-伊红染色使细胞核与胞质着色后对比鲜明，且细胞核结构清晰，临床广泛应用于组织器官的脱落细胞染色，如：尿液脱落细胞学检查，浆膜腔积液脱落细胞学检查，脑脊液脱落细胞学检查等，以判断细胞的良恶性病变情况及程度。

2. **评价** 苏木素-伊红染色透明度好，层次清晰，胞核与胞质对比鲜明，染色效果较稳定，操作步骤较简单，易掌握。各方法评价见表4-7。

表 4-7　常用染色法临床应用与评价

项目	瑞氏染色法	吉姆萨染色法	瑞-吉染色法	巴氏染色法	苏木素-伊红染色法
固定方法	自然干燥	自然干燥	自然干燥	湿固定	湿固定
细胞核	染色质结构不清晰	染色质结构清晰	染色质结构清晰	染色质结构清晰	细胞核容易过染
核仁	浅染，淡灰色或淡蓝色	浅染，淡灰色或淡蓝色	浅染，淡灰色或淡蓝色	红色或蓝色，过染时不清	红色或蓝色，过染时不清
细胞质	胞质颗粒及包涵体清晰	胞质颗粒及包涵体显示不清晰	胞质颗粒及包涵体清晰	显示细胞质角化状况	不能显示细胞质分化程度
黏液及类胶质	易观察	易观察	易观察	需要特殊染色	需要特殊染色
染色步骤	简便、快速	简便、较耗时	简便、快速	步骤多、复杂，耗时	简单、较耗时
临床应用	血液、骨髓涂片常用染色	血液、骨髓涂片、寄生虫检查	血液、骨髓涂片、寄生虫检查	主要用于鳞状上皮细胞检查	主要用于脱落细胞病理检查

（刘艳　朱丽青）

第四节　细胞活体染色技术

活体染色（vital staining）一般是指用无毒或毒性很小的染料，在不影响细胞正常生命活动的前提下使细胞的某些结构着色的一种实验方法。最早进行活体染色的是 Paul Ehrlich（1885 年），他把刚切下的新鲜组织浸泡在亚甲蓝溶液中，再用显微镜观察尚处在生活状态下的活细胞结构。20 世纪初，通过活体染色技术发现了植物细胞的液泡系统，对动物细胞的研究也提出了“液泡系和高尔基区学说”。活体染色技术成为了细胞生物学研究的一种重要手段，推动了对细胞及细胞器的进一步认识。

一、细胞活体染色种类

根据活体染色的途径和方法不同可将活体染色分为两类。一类称为体外活体染色，是指从动、植物体分离出来的部分活细胞或组织，在体外以活体染料溶液使其着色的染色方法，早期的活体染色技术多采用这种方法，如使用中性红显示细胞的液泡系统；另一类称为体内活体染色，是指把活体染料注入体内，显示机体的某些细胞，如使用台盼蓝或墨汁注入动物的静脉或腹腔内，可显示巨噬细胞、库普弗细胞等体内具有吞噬功能的细胞。体外与体内染色的区别主要是一个在体外，一个在体内进行活体染色。体内与体外的活体染色是相对多细胞生物而言的，对于单细胞生物（如原生动物）就很难严格地区分体外与体内活体染色，一般只笼统地称活体染色。

二、细胞活体染色染料及染色机制

普通生物染料只能对经过固定后的细胞的某些结构进行染色，对于活细胞由于普通生物染料大多数具有较大的毒性，会导致细胞死亡，不能进行活体染色，只有那些对细胞无毒或毒性很小的染料，且要配成浓度很低的溶液才能用于活体染色。

活体染料根据其结构和属性可分为碱性染料和酸性染料，碱性染料较多，大部分属于吖嗪的醌亚胺族化合物，如亚甲蓝、中性红、亚甲基绿、甲基红、詹纳斯绿 B、维多利亚蓝等。酸性染料较少，如台盼蓝、刚果红、茜素等。有的染料既可用于体内活体染色，又可用于体外活体染色，如中性红。有的只适用于体内活体染色或只适用于体外活体染色，一般酸性染料只适用于体内活体染色，如台盼蓝，对于体外活体染色则无效。而碱性活体染料如詹纳斯绿 B 只能用于体外活体染色，把它注入体内，可很快导致动物死亡。这些可能与染料本身的酸碱性、毒性大小及对染色环境的要求密切相关。

不同的活体染料，其作用机制各不一样。詹纳斯绿 B（Janus green B）在氧化状态下为有色状态，呈蓝绿色，还原状态下为无色状态，当进行体外活体染色时，细胞中线粒体内的细胞色素氧化酶可使染料在空气中始终保持氧化状态，而呈蓝绿色，但周围的细胞质内没有细胞色素氧化酶，染料被还原，故不显色，所以詹纳斯绿B能专一性地对线粒体进行体外活体染色。有些染料根据“电化学”特性和细胞内某些特殊结构所带的电荷特点，由于正负电荷的相互吸引，使染料在细胞内某些结构上堆集，从而使某些细胞器着色，有的染料在堆集处的浓度可比其周围没有染料堆集处的浓度要高出200倍。对于注射墨汁或台盼蓝显示单核巨噬细胞系统的活体染色，一般认为是由于单核巨噬细胞系统内具有吞噬功能的细胞吞噬了染料后，染料颗粒在细胞质中存积而造成的。

三、细胞活体染色应用

活体染色广泛用于对动物、植物、微生物的细胞学研究，虽然在各种显微镜下也可观察到活细胞的某些结构，但活体染色仍有其用武之地，它除了能很好地显示体内具有吞噬功能的细胞和某些细胞质中的液泡、高尔基复合体、线粒体外，还被用于组织培养中死活细胞的鉴定等。活体染色法弥补了观察法不能显示细胞精细结构的不足，也避免了固定染色法对细胞结构的破坏和造成人为假象的弊端。下面介绍几种活体染色的应用。

1. 伊红Y活体染色用于精子存活率的测定 活精子细胞膜完整，染料如伊红Y染液不能通过精子膜进入精子内，加入染料后，活的精子不着色；死精子因其细胞膜破损，失去完整的屏障作用，染料进入精子内，使精子着色，从而判断精子的存活率。

2. 煌焦油蓝或新亚甲蓝活体染色用于网织红细胞计数 网织红细胞(reticulocyte，Ret)是介于晚幼红细胞和成熟红细胞之间的不完全成熟的红细胞，其胞质中残留的嗜碱性物质(带负电荷的核蛋白体和核糖核酸)与煌焦油蓝、新亚甲蓝等碱性染料带正电荷的有色反应基团结合，使RNA胶体间的负电荷减少而发生凝缩，形成蓝色的点状、线状或网织状结构，在显微镜下可与成熟红细胞加以区分。由于网织红细胞内的RNA以弥散胶体状态存在，常规血细胞染色需将细胞进行固定，即使网织红细胞的核酸物质着色，由于量少且分散而难以在普通光学显微镜下识别，故网织红细胞检测必须用活体染色，见图4-3。

网织红细胞计数可以判断骨髓的造血功能，外周血中Ret增多提示骨髓造血功能旺盛，Ret减少提示骨髓造血功能减低。Ret计数主要用于对贫血的诊断和鉴别诊断、观察贫血的治疗效果、监测骨髓移植成功与否及放疗和化疗的监测等。

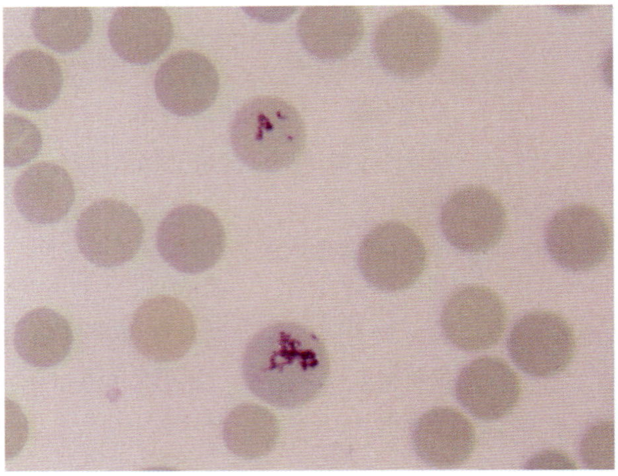

图4-3 外周血涂片网织红细胞(煌焦油蓝染色)

3. 台盼蓝活体染色用于鉴定死活细胞 正常的活细胞，胞膜结构完整，能够排斥台盼蓝，使之不能进入胞内；而丧失活性或细胞膜不完整的细胞，胞膜的通透性增加，可被台盼蓝染成蓝色。台盼蓝染色是组织和细胞培养中最常用的死活细胞鉴定染色方法之一。

4. 詹纳斯绿B用于线粒体活体染色 詹纳斯绿B在氧化状态下为有色状态，呈蓝绿色，还原状态下为无色状态，细胞中线粒体内膜上的细胞色素氧化酶可使染料在空气中始终保持氧化状态，而呈蓝绿色，但周围的细胞质内没有细胞色素氧化酶，染料被还原，不显色，故詹纳斯绿B能专一性地对线粒体进行体外活体染色，用于研究组织细胞内线粒体的分布、形态特征等。

(王小林 孙玉鸿)

第五节 荧光染色技术

荧光染色技术，全称免疫荧光技术(immunofluorescence technique)，又被称为荧光抗体技术，是在免疫学、生物化学和显微镜技术的基础上建立起来的一项技术。

一、核酸荧光染色技术

(一) 基本原理

利用了荧光染料能与遗传物质DNA、RNA进行特异性结合的特性。常用的荧光染料(表4-8)按照使用的对象分两种：分别是DNA荧光染料以及 RNA 荧光染料。按照其与遗传物质结合的方式可分为三种：①共价结合：即 DNA 或 RNA 当中原子和染色剂原子之间通过共用电子对所形成的相互作用力构成共价键从而相互结合，如 PE、FITC 和德州红等。②嵌入结合：即染色剂可以嵌入 DNA 或者 RNA 的碱基对结构中，形成稳定的结构，如 EB、PI 等。③静电亲和：即遗传物质与荧光染料的结合主要依靠静电力的作用形成，如吖啶橙。其中，三种结合方式当中嵌入结合的形式最为稳定，染料分子直接嵌入核酸碱基对中，不容易因处理而造成荧光分子的丢失。

表 4-8 常见荧光染料的激发光和发射光波长及常见应用

荧光染料	中文名称	荧光颜色	激发光/nm	发射光/nm	常见应用
propidium iodide	碘化丙啶	橙色	488	610~620	DNA 分析
ethidium bromide	溴化乙啶	橙色	488	603~610	DNA 分析
acridine orange	吖啶橙	黄绿色	488	530	RNA 分析
DAPI	4′,6-二脒基-2-苯基吲哚	蓝色	360	462	DNA 分析

（二）常用荧光染料及其特性

1. 碘化丙啶（propidium iodide，PI） PI 作为嵌入结合的代表，具有稳定嵌入 DNA、RNA 双螺旋结构中的能力，在临床以及科研上常用于 DNA 的染色以及细胞凋亡的检测。但因其能同时结合 DNA 与 RNA，用于 DNA 染色时必须使用 RNA 酶对细胞中的 RNA 成分进行降解以避免假阳性，排除 RNA 对 DNA 测定的影响。结合物用 488nm 的激光照射后可以发出约 615nm 的橙红色荧光，荧光强度大且稳定。但由于 PI 无法透过活细胞膜，因此不能用于活细胞核内的 DNA 染色，一般仅用于死细胞染色。若要利用 PI 对活细胞进行 DNA 染色，必须对活细胞进行打孔处理。在细胞生物学，打孔即为了使不易透过细胞膜的物质能顺利进入细胞膜内侧，而提高细胞膜通透性的处理方法。PI 也可与 Calcein-AM 或者 FDA 等荧光探针一起使用，能同时对活细胞和死细胞染色。

2. 溴化乙啶（ethidium bromide，EB） EB 是广为人知的荧光核酸染料之一。作为一种嵌入结合的荧光染料，与 PI 一样，具有稳定嵌入 DNA、RNA 双螺旋结构中的能力，同时也无法穿膜。在应用上与 PI 一样，样品经 RNA 酶处理后，可用于死细胞 DNA 的鉴别，EB 本身不发光，用 488nm 的激光照射后可以发出约 605nm 的橙色荧光，但所发出的荧光强度略弱于 PI。但因其价格低廉且灵敏度高，一直是琼脂糖核酸电泳最常用的荧光染料。EB 的使用非常简单，电泳后染色可以获得最佳效果，也可以在制胶时加入进行前染，有利于节省时间，但也容易出现条带变形和拖尾等问题。另外 EB 有一定的生 2 物学毒性，近年来逐渐有各种 EB 的替代品出现（SYBR 系列染液）。

3. 吖啶橙（acridine orange，AO） AO 是 3′,6-（二甲胺基）吖啶盐酸盐，分子量 438g/mol，与细胞中 DNA 和 RNA 结合量存在差别，可发出不同颜色的荧光，是常用的荧光染料。用 492nm 的激光照射后发出 530nm 的黄绿色荧光（DNA）和 640nm 的橘红色荧光（RNA）。它与双链 DNA 的结合方式是嵌入结合，与单链 DNA 和 RNA 的结合则是由经典引力堆积在磷酸基团上。与 PI、EB 不一样的是 AO 具有细胞膜的通透性，可直接用于活细胞内 RNA 的染色，染色简单快捷，荧光强度强，与 RNA 含量之间存在良好的线性关系。使用时需要注意的是吖啶橙的阳离子可以结合在蛋白质、多糖和膜上导致假阳性的发光，需要通过细胞固定的方式阻断这种结合。

4. 4′,6-二脒基-2-苯基吲哚（4′,6-diamidino-2-phenylindole，DAPI） DAPI 以非嵌入的方式与 DNA 强力结合，是一种十分稳定的荧光染料，因为 DAPI 可以透过完整的细胞膜，它可以用于活细胞和固定细胞的染色，用于对石蜡包埋组织 DNA 染色后进行荧光显微镜观测。

（三）应用与评价

核酸荧光染色主要用于核酸 PCR 定性、定量，在血细胞分析仪器中对网织红细胞、白细胞中的核酸进行染色，用于血细胞分析；另外，也广泛用于肿瘤研究及诊疗中，如细胞周期与 DNA 倍体检测、细胞凋亡检测等。该染色方法应用广泛，灵敏度高。

二、细胞免疫荧光染色技术

（一）基本原理

细胞免疫荧光染色技术是对细胞表面或内部某种蛋白质或多肽等进行荧光色素标记，同时结合流式细胞仪技术，通过使悬浮在液体中分散的经荧光标记的细胞或微粒逐个通过样品池，对荧光色素标记物进行测定。其本质是抗原-抗体反应。依靠抗原抗体结合反应的原理，使荧光标记抗体与细胞上的靶蛋白结合，使细胞被荧光染色。

（二）常用荧光染料及特性

1. 异硫氰酸荧光素（fluorescein isothiocyanate，FITC） FITC 是临床流式细胞学检验技术中最常使用的荧光染料之一，分子量 389，最大吸收峰 495nm，用 488nm 的激发光照射后可以发出 520nm 的绿色荧光。FITC 具有很高的光子产量和能量转换效率，是一种优质的免疫荧光染料。将 FITC 以共价键方式标记到各种单克隆抗体上，在临床流式细胞学检验技术中心得到了广泛应用。

2. 藻红蛋白 R（R-phycoerythrin，PE） PE 是一种存在于红藻中的可进行光合作用的自然荧光色素蛋白，每个分子含有 34 个藻红素色团，分子量 240 000，最大吸收峰 546nm，用 488nm 的激光照射后可以发出以 578nm 为最大峰值的黄色荧光，是一种理想的免疫荧光染料。

3. 德州红（texas red） 德州红是硫罗丹明 101 的硫酰氯衍生物，分子量是 625，最大吸收峰为 596nm，用 600nm 的激光照射后可以发出以 620nm 为最大峰值的橙色荧光，与 FITC 光谱无重叠。

4. 藻红蛋白德州红偶联物（PE-texas red） 又被称为 ECD，是藻红蛋白与德州红的偶联物。PE 接收 488nm 的激光照射可以将能量转换给德州红，后者发出以 620nm 为最大峰值的橙色荧光。但是 ECD 与 PE 之间的光谱重叠较重，荧光补偿大，一般不使用 ECD 和 PE 进行双色荧光分析。

5. 四乙基罗丹明 B200（tetraethyl rhodamine，RB200） 为橘红色粉末，不溶于水，易溶于酒精和丙酮。性质稳定，可长期保存。最大吸收光波长为 570nm，最大发射光波长为 595～600nm，呈橘红色荧光。

6. 四甲基异硫氰酸罗丹明（tetramethylrhodamineisothiocyanate，TRITC） 最大吸收光波长为 550nm，最大发射光波长为 620nm，呈橙红色荧光。与 FITC 的翠绿色荧光对比鲜明，可配合用于双重标记或对比染色。其异硫氰基可与蛋白质结合，但荧光效率较低。

（三）应用与评价

细胞免疫荧光技术与流式细胞术的结合，可以测定白细胞、红细胞、血小板、干细胞及肿瘤细胞等各类细胞的膜表面抗原，可以用于白血病免疫分型、血小板计数、活化血小板测定、血小板膜蛋白测定以及红细胞膜抗原测定等，具有特异性强、灵敏度高、实用性好及应用广泛等优点，

荧光素除了核酸荧光染色技术、细胞免疫荧光技术外，临床上应用最多的是荧光素标记抗体，广泛应用于蛋白抗原、酶、激素及药物的检测等。

（何海健 孙玉鸿）

第六节 细胞化学染色技术

细胞化学染色（cytochemical stain）是细胞学和化学相结合的技术。它以细胞形态学为基础，运用化学、生物化学等技术对细胞内的各种化学物质（包括酶类、脂类、糖类、铁、蛋白质、核酸等）作定位、定性或半定量分析，以研究细胞来源、分化程度、代谢活动、生理功能、病理变化、发病机制等，为疾病的诊断、鉴别诊断及治疗提供重要依据。

细胞化学染色与普通细胞染色技术的主要区别在于，前者加入的化学试剂一般仅仅与细胞内某种成分发生化学反应，产生有色产物，而其他化学成分不发生反应，因而需要通过复染才能观察细胞的整体结构；而后者加入的染料能结合细胞内特定成分，显现的是染料本身的颜色，一般不需要复染。

最早的细胞化学染色技术是通过光学显微镜观察细胞内的有色沉淀物，来判断是否存在相应的化学成分，称为基于光学显微镜的普通细胞化学染色技术。近年来，由于细胞化学染色技术与荧光技术、电子显微镜技术、免疫学的结合，派生出了荧光标记细胞化学染色、电子显微镜酶细胞化学染色、免疫细胞化学染色等技术，使得细胞化学染色技术更加灵敏、应用范围更广泛。

本节着重介绍基于光学显微镜的普通细胞化学染色技术，其他染色技术请参照相关章节介绍。

一、细胞化学染色原理

细胞化学染色的基本原理是通过化学反应，使细胞内的化学成分与染色剂反应并形成有色产物，通过光学显微镜观察有色产物的位置及颜色深浅，来判断该化学成分在细胞中的分布及含量。该方法主要应用在血液涂片、骨髓涂片，以及体外细胞培养涂片等。在临床上，基于光学显微镜的细胞化学染色主要用于辅助血液系统疾病的诊断和鉴别诊断，如急性白血病细胞类型的判断。

二、细胞化学染色类型

基于光学显微镜的普通细胞化学染色技术主要有金属沉淀反应法、偶氮偶联反应法、氧化反应法、席夫(Schiff)反应法、脂溶染色法、“Nadi”反应法等。

(一) 金属沉淀反应法

其原理是利用铁、铅、金、银、铜等金属化合物具有颜色，将金属离子与相应的化学成分发生反应，生成有色沉淀，以判断是否存在相应的物质，或相应酶的活性。该方法常用于钙、铁、黑色素、磷酸酶等的定位检测。

利用该方法进行的血液或骨髓涂片的铁染色，又称为普鲁士蓝反应，其原理为：三价铁离子与酸性亚铁氰化钾作用，形成普鲁士蓝，沉积于细胞或骨髓存在铁的部位。铁染色是目前临床应用最广泛的细胞化学染色之一，主要用于缺铁性贫血和环形铁粒幼红细胞增多性贫血的诊断和鉴别诊断。其染色结果不受多种病理因素影响，一般是可信的(尤其是细胞外铁)，是反映机体储存铁的金标准。但也存在假阳性和假阴性：若涂片被外界环境中的铁污染，会导致假阳性增加；假阴性的情况较少见，通常是由于将标本凝块误认为骨髓小粒。

金属沉淀反应法还用于磷酸酶的定位检测，其原理为：磷酸酶分解磷酸酯底物，其产物与金属离子结合，最终身成有色沉淀，以此来判断酶的活性。

(二) 偶氮偶联反应法

以人工合成的酚类化合物为底物，被酶分解后产生萘酚，再进一步与重氮盐结合发生偶联反应，生成不溶性的偶氮色素，以此来判断酶的活性。偶氮色素可为蓝、紫、红、棕等不同颜色，主要取决于所选用的重氮盐的种类。目前临床上常用α-萘酚系列化合物作为酶底物，用于磷酸酶、酯酶的定位检测。

该方法用于血涂片或骨髓涂片的中性粒细胞碱性磷酸酶(neutrophilic alkaline phosphatase, NAP)、酸性磷酸酶(acid phosphatase, ACP)、酯酶染色。其原理为上述酶能水解基质液中的磷酸萘酚钠，释放出萘酚，后者再与重氮盐偶联，生成不溶性的有色沉淀，定位于细胞的酶所在之处。NAP 主要用于慢性髓细胞性白血病与类白血病反应的鉴别、阵发性睡眠性血红蛋白尿症与再生障碍性贫血的鉴别，以及急性白血病类型的鉴别等。ACP 联合 L-酒石酸耐受试验，主要应用于多毛细胞白血病的诊断，还应用于戈谢病和尼曼-匹克病的特异细胞的鉴别。酯酶染色联合氟化钠抑制试验，是急性白血病形态学分型常规检测的细胞化学染色，用于辅助鉴别急性白血病的细胞类型，尤其有助于过氧化物酶阳性的急性粒细胞白血病和急性单核细胞白血病的鉴别。

本方法也存在一定的假阳性和假阴性。假阳性主要是由于试剂等问题，导致阳性颗粒出现在背景及阴性细胞上；假阴性主要是试剂失效，导致所有细胞(包括成熟单核细胞)均阴性。

此外，基于偶氮偶联反应的中性粒细胞酯酶染色还应用于尿液中的白细胞检测。

(三) 氧化反应法

过氧化物酶(peroxidase, POX)分解 H_2O_2 产生新生态氧，后者将无色的还原性底物氧化成有色产物，沉淀于相应的酶存在部位，包括复方联苯胺法、二氨基联苯胺法(diaminobenzidine, DAB)、四甲基联苯胺法、改良 Fereira 染色法等。该方法常用于过氧化物酶的定位检测。血细胞所含的过氧化物酶主要为髓过氧化物酶(myeloperoxidase, MPO)。诸多检测方法中，DAB 法是血液学国际标准化委员会推荐的参考方法之一，也是目前最常用的方法。其原理为：血细胞中的 POX 分解 H_2O_2 释放出新生态氧，后者氧化二氨基联苯胺，形成金黄色不溶性沉淀，定位于 POX 所在部位。POX 染色是辅助判断急性白血病细胞类型的最重要的、首选的细胞化学染色。按 FAB 分型规定，急性淋巴细胞白血病 POX 阳性率应<3%。但是，POX 染色后的涂片，细胞结构不够清晰，且阳性细胞被有色颗粒所覆盖后，在一定程度上会干

扰白血病细胞的辨认，因而，POX 的阳性率会存在一定的误差。此外，当存在杂质沉淀时，会导致假阳性；当试剂失效时，会导致假阴性，可通过观察片中成熟中性粒细胞来排除。另外，由于 POX 法测定 MPO 敏感性有限，所以 POX 染色阴性的患者并不能完全排除白血病细胞中此酶的存在，需用流式细胞术进一步确认。

（四）席夫（Schiff）反应法

细胞中的醛基可使席夫试剂中的无色品红变为红色，主要应用于糖染色的过碘酸-席夫反应（periodic acid-Schiff reaction，PAS 反应）和脱氧核糖核酸（DNA）染色（Feulgen 反应）。

PAS 染色的原理为：过碘酸是氧化剂，能使含有乙二醇基的多糖类物质（糖原、黏多糖、黏蛋白、糖蛋白及糖酯等）氧化，形成双醛基，后者与席夫试剂中的无色品红结合，使无色的品红变成紫红色化合物，定位于含有多糖类物质的细胞中。PAS 染色对红系疾病的良恶性鉴别意义很大，大多数良性者 PAS 呈阴性，少数可为阳性，但阳性率及反应强度均明显低于恶性。在急性白血病中，典型的 PAS 染色结果有助于细胞类型的辅助判断，但实际上 PAS 染色结果常不典型。此外，PAS 染色受试剂等影响，也可出现假阴性或假阳性。

Feulgen 反应的原理为：DNA 在酸性条件下水解，断开嘌呤与脱氧核糖之间的糖苷键，脱氧核糖一端暴露出醛基，后者与席夫试剂反应，使无色品红变成紫红色化合物，显色于细胞核 DNA 的相应部位。该法是显示 DNA 的传统方法，不受 RNA 影响，染色结果具有较好的特异性。此外，该法联合显微分光测定法，可进行 DNA 定量检测。

（五）脂溶染色法

苏丹类染料（苏丹黑 B、油红 O 等）能溶于脂类，使之着色。利用脂类含量在不同细胞间的差异，可将其用于细胞类型的鉴别，尤其是白血病细胞类型的鉴别。

苏丹黑 B（Sudan black B，SBB）的染色原理为：SBB 属于脂溶性重氮染料，能溶解细胞内含脂类结构的物质（如中性脂肪、磷脂、糖脂和类固醇），使之呈棕黑色或深黑色而易于识别。因此，含丰富脂类的粒细胞呈强阳性，含少量脂类的单核细胞为阴性或弱阳性，其临床意义类似于 POX 染色。但是，SBB 染色的特异性低于 POX 染色，淋系细胞也可为阳性；但 SBB 染色的敏感性高于 POX 染色。因此，临床上通常首选 POX 染色，当 POX 染色阴性时，可加做 SBB 染色，或直接采用细胞免疫分型来确认白血病细胞的类型。

（六）Nadi 反应法

又称为吲哚酚蓝法，利用细胞色素氧化酶在有氧存在的情况下，催化萘酚类和芳族二胺之间的氧化反应，形成有色的靛酚蓝。用于细胞色素氧化酶的定位检测。

其原理为：在有氧存在时，细胞色素氧化酶能催化 N-苯基-对-苯二胺与萘酚生成靛酚蓝，呈现出棕绿色或蓝黑色，定位于酶所在的部位。由于细胞色素氧化酶存在于线粒体内膜，因此，其活性检测除了能反映细胞内氧化代谢的指标，通常也作为线粒体的标志酶。

三、细胞化学染色步骤

不同类型的细胞化学染色，其染色步骤存在差异，但基本都包含固定、有色沉淀反应、复染三个步骤。

1. **固定**　主要有物理法和化学法两类，临床上常用后者。

2. **有色沉淀反应**　根据不同的化学原理，使被检测的物质最终形成稳定的有色沉淀。这是细胞化学染色非常关键的步骤：偶氮偶联法通过酶催化作用，产生萘酚，再与重氮盐偶氮偶联，形成有色沉淀物。普鲁士蓝反应通过铁与酸性亚铁氰化钾的作用，形成亚铁氰化钾蓝色沉淀。席夫反应通过醛基与席夫试剂的作用，使无色品红形成红色沉淀物。类似情况不一而足。

3. **复染**　复染的目的在于显示细胞结构，便于形态辨认。因此，选择的复染液颜色应与有色沉淀有明显对比度，如：铁染色的复染常用中性红，过碘酸-席夫反应的复染常用甲基绿；此外，还需考虑复染液与细胞不同结构的亲和力差异，对核着色效果较好的有中性红、核固红、甲基绿、苏木精、沙黄等，对浆着色较好的有伊红、刚果红、光绿等。

四、细胞化学染色应用

细胞化学染色方法及其应用见表 4-9。

表 4-9　细胞(骨髓)化学染色常用染色方法及临床应用

化学成分	染色方法	临床应用
铁	亚铁氰化钾法(普鲁士蓝反应)	是临床应用最广泛的细胞化学染色之一,主要用于缺铁性贫血和环形铁粒幼红细胞增多性贫血的诊断和鉴别诊断
糖原	过碘酸-席夫法(PAS 反应或席夫反应)	用于红系良性与恶性疾病的鉴别;还可用于急性白血病细胞类型的辅助鉴别
过氧化物酶(POX)	①二氨基联苯胺法(DAB) ②氧化物酶氨基-甲基卡巴唑染色法 ③二盐酸联苯胺法	是辅助判断急性白血病细胞类型最重要的、首选的细胞化学染色。急性淋巴细胞白血病幼稚细胞 POX 阳性率<3%
脂类	苏丹黑 B 染色(SBB)	与 POX 染色临床意义基本相似,但较 POX 灵敏度高而特异性低
DNA	Feulgen 染色法(席夫反应)	是显示 DNA 较特异的传统方法,细胞核 DNA 呈现紫红色,且不受 RNA 的影响
中性粒细胞碱性磷酸酶(NAP)	①Kaplow 偶氮偶联法 ②Gomori 钙-钴染色法	主要用于慢粒与类白血病反应,PNH 与再障,以及急性白血病类型的鉴别
酸性磷酸酶(ACP)	①偶氮偶联法 ②Gomori 硫化铅法 ③抗酒石酸性磷酸酶法	主要用于多毛细胞白血病的诊断,其次用于戈谢病和尼曼-匹克病的鉴别
氯醋酸 AS-D 萘酚酯酶(NAS-DCE)(特异性脂酶:SE)	偶氮偶联法	是粒细胞的特异性酯酶,它是急性白血病形态学分型时常规做的细胞化学染色,有助于 POX 阳性的急粒及急单的鉴别
α-醋酸萘酚酯酶(α-NAE)(中性非特异性脂酶)	偶氮偶联法	是急性白血病形态学分型时常规做的细胞化学染色,用于辅助鉴别急性白血病细胞类型,对单核细胞白血病与粒细胞白血病的鉴别意义尤甚
醋酸 AS-D 萘酚酯酶(NAS-DAE)(中性非特异性脂酶)	偶氮偶联法	基本同 α-NAE 染色,用以辅助鉴别急性白血病细胞类型
α-丁酸萘酚酯酶(α-NBE)(碱性非特异性脂酶)	偶氮偶联法	与 α-NAE 染色的临床意义相同。α-NBE 敏感性不如 NAS-DAE,而特异性较 NAS-DAE 高,所以 α-NBE 染色也是急性白血病常用的细胞化学染色
细胞色素氧化酶	N-苯基-对-苯二胺法(Nadi 反应)	用于细胞色素氧化酶的定位检测

(朱丽青　李云慧)

第七节　免疫细胞化学染色技术

免疫细胞化学又称免疫组织化学,是免疫学与细胞化学的结合,以免疫学的抗原-抗体反应为基础,通过颜色的呈现,对细胞和组织内特定抗原(抗体)成分进行定位的一门学科。

一、免疫细胞化学染色的原理

免疫细胞化学染色技术核心原理为抗原-抗体特异性结合。首先用荧光素、同位素、酶等标记物标记抗体(抗原),再与细胞内相应的抗原(抗体)反应生成免疫复合物,通过借助光学显微镜、荧光显微镜或电子显微镜等,直接观察标记物(荧光素、同位素),或间接通过显色反应(酶)来检测标记物,对细胞内抗原(抗体)进行定性或定量检测。

二、免疫细胞化学染色的分类

(一)根据标记物是否与第一抗体结合

主要有直接法和间接法,其中直接法是将标记物直接标记在第一抗体上,标记物标记抗体直接与细胞内待测抗原反应，形成标记物标记抗原-抗体复合物，最后用显色剂显色；间接法是将标记物标记在第二抗体上，将第一抗体与待测抗原反应，形成抗原抗体复合物，再用第二抗体与复合物中的特异性抗体结合，形成抗原-抗体-标记物标记第二抗体复合物，最后用显色剂显色。

（二）根据标记物种类不同

1. 免疫荧光细胞化学染色技术 应用荧光素为标记物的免疫细胞化学方法。常用标记物荧光素主要有异硫氰酸荧光素（FITC）、四乙基罗丹明（RB200）、四甲基异硫氰酸罗丹明（TRITC）、藻红蛋白（PE）等。

2. 免疫酶细胞化学染色技术 应用酶为标记物的免疫化学染色法。常用的酶主要有辣根过氧化物酶（horseradish peroxidase，HRP）、碱性磷酸酶（alkaline phosphatase，ALP）和葡萄糖氧化酶（glucose oxidase，GOD）等。

3. 亲和免疫细胞化学染色技术 亲和免疫细胞化学包括抗原与抗体、生物素与亲和素、葡萄球菌A蛋白与IgG、阴离子与阳离子、外源凝集素与糖类、配体与受体等的结合。共同特点是以两种物质之间高度的亲和力为基础，将亲和细胞化学与免疫反应相结合的一种技术。见图4-4。

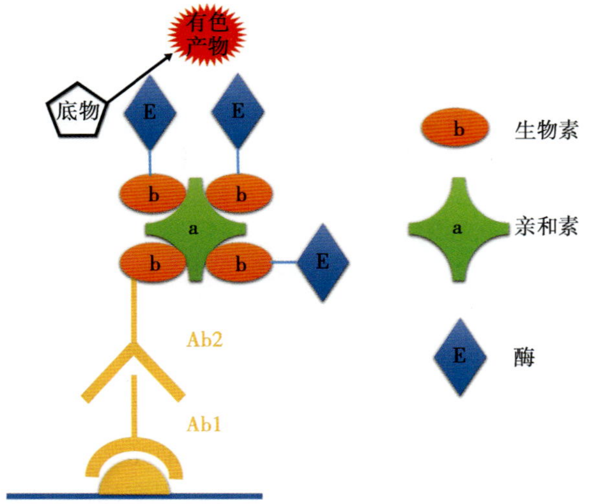

图4-4 亲和免疫细胞化学技术原理示意图（Ag-Ab1-Ab2-生物素-亲和素-生物素-E）

4. 放射免疫自显影细胞化学技术 应用放射性核素为标记物的免疫细胞化学技术。因同位素对人有放射性，目前很少应用。

5. 免疫金、免疫金银和免疫胶体铁细胞化学染色技术 免疫金染色是用胶体金为标记物，在透射电镜下用胶体金标记抗体定位细菌表面抗原；免疫金银染色是将免疫金染色技术与银显影技术相结合；免疫胶体铁细胞化学染色是用胶体铁标记抗体分子，通过普鲁士蓝反应呈色，在电镜或光镜水平进行抗原定位研究。

6. 免疫电子显微镜染色技术 将免疫细胞化学与电子显微镜技术相结合，是免疫细胞化学技术在超微水平上的应用。主要包括铁蛋白标记免疫电镜染色技术、酶标记免疫电镜染色技术、胶体金标记免疫电镜技术和免疫电镜金-银法染色技术等。

三、操作流程

不同的免疫细胞化学技术，虽各具有独特的试剂和方法，但其基本操作流程基本相似，一般包括：抗体的制备→标记物标记抗体（一般为商品试剂盒）→细胞涂片制备与固定→标记抗体与细胞中待测抗原发生免疫反应→通过显色剂使标抗体上标记物显色→光学或电子显微镜观察（对待测抗原进行定位和定量）。

四、注意事项

1. 涂片标本制备 细胞分布均匀、厚薄适宜、尽快固定；为防止细胞脱落，清洁玻片最好涂黏附剂；用于免疫电子显微镜技术，各种细胞标本需制成超薄片。

2. 抗体质量 抗体要特异性高、亲和力强、效价符合实验要求且稳定。

3. 抗原抗体反应 比例合适、温度适宜、溶液离子强度、反应时间等应符合要求。

4. 消除非特异性干扰 抗原抗体反应后尽可能除去未结合抗体。

5. 标记物检测 不同标记物选用不同检测方法，如采用酶标记物要注意酶反应的最适温度、pH条件。

五、应用与评价

免疫细胞化学技术发展非常快，尤其与分子生物学技术日益结合紧密，如基因探针、核酸分子杂交、原位PCR技术和免疫细胞化学双标记技术等，另外，电子显微镜杂交技术、流式细胞术、激光共聚焦显微技术被引入免疫细胞化学技术，使免疫化学技术应用越来越广泛，如细胞表面抗原、细胞内蛋白、核酸及其他成分的定位、定性及定量。如基础科学研究（确定神经递质及其受体的分布等）、临床疾病诊断（自身免疫性疾病及肿瘤等）和快速检测多种病原体（细菌、病毒、寄生虫和真菌）等。该技术具有特异性强、敏感性高、定位准确及定性、定量可靠等特点。

（代敏　李云慧）

第八节　微生物染色技术

通过对标本进行涂片染色，可观察细菌的形态、大小、排列、染色特性、荚膜、鞭毛、芽孢、异染颗粒等结构，有助于细菌的初步识别或诊断。

一、微生物染色分类

1. 单染色法　只用一种染料对细菌进行染色的方法。适用于细菌的形态、大小与排列的观察，不能显示细菌的结构与染色反应的特性。常使用碱性染料进行简单染色，如结晶紫、亚甲蓝等。

2. 复染色法　用两种以上不同颜色的染料进行染色，除了可观察细菌的形态、排列、大小外，还能将细菌染成不同颜色，反映出细菌的染色特性，具有鉴别细菌种类的价值，又称为鉴别染色法，如革兰氏染色和抗酸染色。

3. 特殊染色法　细菌的某些基本结构（如细胞壁、核质、胞质颗粒等）和特殊结构（如荚膜、芽孢、鞭毛等）用一般染色方法均不易着色，须用特殊的染色方法才能着色，如芽孢染色、荚膜染色和鞭毛染色。

4. 负染色法　将细菌与酸染料（如苯胺黑、墨汁或伊红等）混合，因染料的负电荷与细菌细胞壁正电荷之间的排斥作用，染料在细菌周围沉淀或形成黑色背景，而细菌呈周边透明的未染色细胞状态。

5. 荧光染色法　绝大部分微生物经紫外光照射后，均能发出极弱荧光，如用荧光染料处理后，在紫外光照射下，可以发出比较明亮荧光，即荧光染色法。荧光素与特异抗体结合的荧光抗体，与相应抗原的细菌、病毒结合形成复合物，在荧光显微镜下发出荧光，即免疫荧光，广泛应用于微生物鉴定和快速诊断。

二、微生物染色一般流程

微生物染色一般经过涂片、干燥、固定、染色、脱色及复染等几个步骤，具体如下：

1. 涂片　一般临床标本或肉汤增菌液可直接涂在干净玻片上；如为固体培养基上的细菌，则先取一接种环生理盐水于玻片上，再从培养基上取少许细菌在盐水滴中磨匀，使呈轻度乳浊，以接种环扩张成 $1cm^2$ 左右大小涂面。有的细菌培养物在玻片上不易黏附，常常加入无菌血清一起涂片。

2. 干燥　放室温或远离火慢慢烘干。

3. 固定　染色前必须固定，一般用火焰加热法，即将已干燥的涂片在火焰中迅速通过 3 次，以玻片触及手背部皮肤，热而不烫为度。固定目的一是杀死细菌，凝固细胞质和其他细胞结构，改变对染料通透性（因为活菌通常不能使染料透入细胞内），使染料易于着色；二是使细菌附着于玻片上，不易被水冲掉。

4. 媒染　凡能增加染料和被染物的亲和力，或使染料固定于被染物，或引起细菌膜通透性改变的物质称为媒染剂。常用的媒染剂有明矾、苦味酸、鞣酸、苯酚（石炭酸）、金属盐、碘等。媒染剂可用于固定之后，亦可以含在固定液中或染液中，还有用于初染后复染前者。也有用加热方法促进着色的。

5. 染色　根据实验目的选用适宜染液，分单染色和复染色，复染需要用第二种染液进行复染。染色时滴加染液以覆盖涂面为度，染色时间随方法而定。染液多为水染液，有的在染液中加苯酚、明矾或碘液，起媒染作用。

6. 脱色　凡能使已着色的被染物脱去颜色的化学试剂称为脱色剂。脱色剂或呈溶媒作用，如酒精、丙酮、氯仿等；或能影响蛋白质的电离程度，改变其电荷性质或数量，因而影响细菌与染料结合程度，如酸类能减少细菌的负电荷，故可作为碱性染料的脱色剂。脱色剂可以检查细菌与染料结合的稳定程度，作为鉴别染色之用。酸类可作为碱性染料的脱色剂，碱类可作为酸性染料脱色剂。无机酸脱色能力大于有机酸，70% 酒精和无机酸脱色能力强，常用作抗酸染料的脱色剂，95% 酒精常用于革兰氏染色脱色剂。

7. 复染　复染使已脱色细菌重新着色，又称对比染色，起反衬作用。已经脱色的细菌常以复染液作复染以便于观察。复染与初染液的颜色不同而形成鲜明对比。复染不宜太强，以免掩盖初染的颜色，而失去对比作用。

三、革兰氏染色

革兰氏染色法于1884年由丹麦病理学家Christain Gram创立,而后一些学者在此基础上进行了优化和改善。革兰氏染色法是细菌学上最常用最重要的鉴别染色法,可将细菌分为革兰氏阳性菌(G^+)和革兰氏阴性菌(G^-),其染色结果与细菌细胞壁的结构和组成有关(图4-5)。

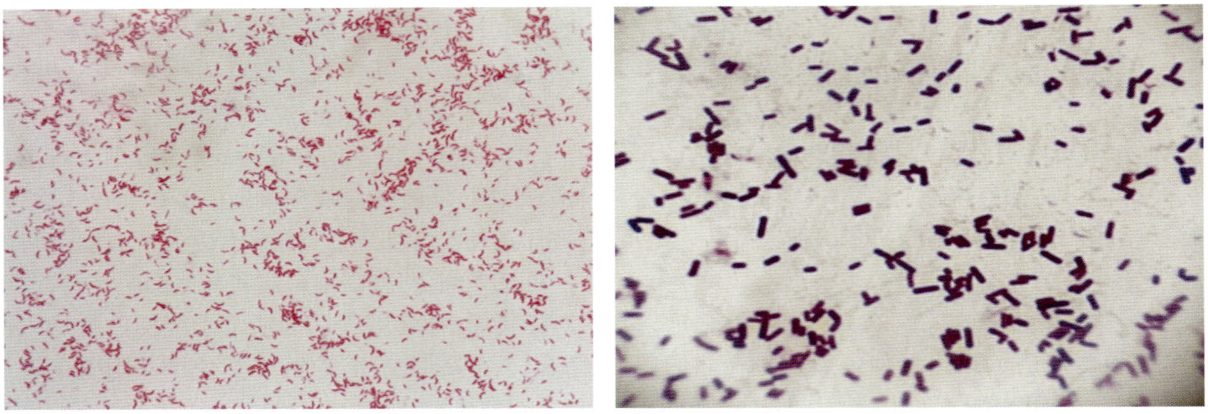

革兰氏阴性菌(霍乱弧菌)　　革兰氏阳性菌(产气荚膜梭菌)

图4-5 革兰氏染色镜检图

1. 原理 关于革兰氏染色的原理有三种假说,即等电点学说、化学学说和通透性学说。等电点学说认为革兰氏阳性菌的等电点(pI 2~3)比革兰氏阴性菌(pI 4~5)低,在同一pH条件下革兰氏阳性菌带负电荷比革兰氏阴性菌多,与带正电荷的碱性染料(结晶紫)结合牢固,不易脱色。化学学说认为革兰氏阳性菌含有大量的核糖核酸镁盐-蛋白复合物,与进入胞质内的结晶紫和碘牢固结合成大分子化合物,不易被95%酒精脱色;而革兰氏阴性菌含此物质少,故易被酒精脱色。通透性学说认为革兰氏阳性菌细胞壁结构较致密,肽聚糖层较厚,含脂质少,脱色时,酒精不易进入,而95%酒精可使细胞壁脱水,细胞壁间隙缩小,通透性降低,阻碍结晶紫和碘复合物渗出;革兰氏阴性菌细胞壁结构疏松,肽聚糖层较薄,含脂质多,易被酒精溶解,致使细胞壁通透性增高,细胞内的结晶紫与碘复合物易被洗出而脱色,再经红色染料复染后,阴性菌即呈红色。

2. 主要试剂

(1) 草酸铵结晶紫染液:主要由结晶紫、95%酒精和草酸铵组成。主要用于细菌革兰氏染色的初染,可将革兰氏阳性菌和革兰氏阴性菌初染成紫色。

(2) 鲁氏(Lugol)碘液:主要由碘和碘化钾组成。作为媒染剂,增加染料对细菌的亲和力。碘进入菌体后与结晶紫结合形成碘-结晶紫复合物,此结合物又与G^+菌体内的核糖核酸镁盐-蛋白质复合物结合,因此,G^+菌摄取结晶紫多且牢固,G^-菌缺乏核糖核酸镁盐,故对碘与结晶紫结合物摄取少,亦不牢固。另外,媒染剂为弱氧化剂,能降低G^+菌等电点,更能扩大两类菌的等电点差距。

(3) 95%酒精:脱色剂,酒精容易进入G^-菌体内,溶解染料和碘的结合物,使细菌脱色,但不容易进入G^+菌体内,故不易脱色。主要用于细菌革兰氏染色的脱色,将革兰氏阴性菌脱成无色,而阳性菌颜色不变。

(4) 稀释苯酚复红染色液:由苯酚和碱性复红组成。使用与初染液颜色对比鲜明的染料进行复染,以便观察与鉴别细菌种类。主要用于细菌革兰氏染色脱色后的复染,脱色后的革兰氏阴性菌被染成红色。

3. 操作流程 涂片→加热固定→自然冷却→结晶紫初染1min→水洗,沥干→碘液媒染1min→水洗,沥干→95%酒精脱色0.5min→水洗,沥干→苯酚复红复染0.5min→水洗,沥干。其中固定时,应将干燥后的细菌涂片以中等速度通过火焰三次,以玻片触及手背皮肤热而不烫为宜。其作用主要有:干燥;杀死细菌;使菌体与玻片牢固黏附,避免染色、水洗过程中被冲走;蛋白质凝固,改变细菌对染料的通透性,使细菌易与染料结合而着色。

4. 结果判断 革兰氏阳性菌呈蓝色至紫色,革兰氏阴性菌呈粉红至红色。

5. 注意事项

(1) 涂片:涂片选用细菌原则上不超过24h,

若菌龄太老，体内核酸减少，菌体死亡、变形或自溶，常使革兰氏阳性菌转呈阴性反应。涂片应均匀、厚薄适宜。

（2）固定：固定时可自然干燥固定，亦可用酒精灯火焰固定，温度以不超过手背耐受力为限。

（3）染色与脱色：染色时染液勿干涸，且水洗后应吸去多余残水，以免染色液被稀释影响染色效果。脱色时间一般为 30s 左右。脱色时间过长，革兰氏阳性菌会被误认为革兰氏阴性菌；脱色时间过短，革兰氏阴性菌会被误认为革兰氏阳性菌。

6. **应用与评价** 该染色可将细菌分为 G^+ 与 G^- 菌，用于细菌初步鉴定，并可作为临床选择药物的参考依据，有助于了解细菌的致病性。该方法简单、易行、快速、准确，是临床微生物实验中最有价值的快速检测方法，是直接检验细菌菌落最普遍的鉴别染色法。

四、抗酸染色

（一）齐-内染色（Zihl-Neelson staining）法

1882 年由 Paul Erlich 在研究结核分枝杆菌时发明。分枝杆菌属、诺卡菌属以及隐孢子虫等寄生虫都不易用简单染色法染色，而用苯酚复红加热却可以使其着色。抗酸性是由于这些微生物细胞壁厚且富含脂类（分枝菌酸），不易被酸酒精或酸丙酮脱色，而其他细菌易被脱色。临床上常用于标本中分枝菌与其他细菌的鉴别诊断（图 4-6）。

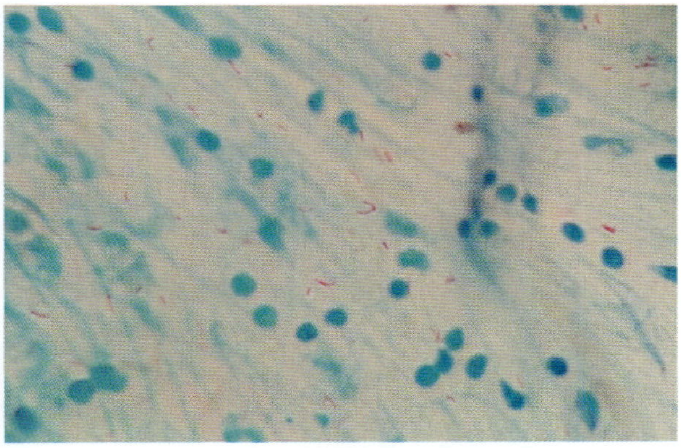

图 4-6 抗酸杆菌染色镜检图

1. **原理** 抗酸杆菌体内脂类较多，如结核杆菌体内含分枝菌酸，此物质具有抗酸性。染色时，它与苯酚复红结合牢固，能抵抗酸性酒精脱色，另外，抗酸杆菌保持菌体表面的完整结构，不允许被苯酚复红染色后的脂类外溢也是其具有抗酸性的重要条件，因此，抗酸菌复染仍能保持复红的颜色。相反，非抗酸菌体内含脂类物质少，易被酸性酒精脱色，可被复染成蓝色。

2. **主要试剂**

（1）苯酚复红染液：由碱性复红、苯酚和酒精组成，其中苯酚为媒染剂，促使复红与脂类成分结合，使细菌染成红色。

（2）3% 盐酸酒精：脱色，使非抗酸杆菌内结合不紧密的碱性复红脱色。

（3）碱性亚甲蓝酒精复染液：复染液，使非抗酸杆菌染成蓝色。

3. **操作流程** 涂片→加热固定，冷却→苯酚碱性复红染色→加热（促使菌体染色）→冷却，水洗，沥干→酸性酒精脱色→水洗，沥干→亚甲蓝复染→水洗，沥干。

4. **结果判断** 抗酸菌呈红色，非抗酸菌呈蓝色。

5. **注意事项**

（1）涂片：用过的接种环最好先放沸水中煮沸 5min，再通过火焰灭菌，以彻底灭菌，防止污染。

（2）初染：在酒精灯火焰上方微微加热 5min，使染液冒蒸汽但切勿使染液煮沸和蒸发。

（3）脱色：控制好脱色时间，涂片厚可适当延长时间，以涂片上无红色脱出为准。

（4）生物安全：操作在生物安全柜中进行，严格遵守生物安全规程。

6. **应用与评价** 该染色能将细菌分为抗酸杆菌与非抗酸杆菌，临床主要用于检查结核分枝杆菌和麻风分枝杆菌。此外，还可用于鉴定需氧放线菌属的诺卡菌属，尤其是巴西诺卡菌和星形诺卡菌，以及单细胞寄生菌隐孢子虫。该法操作简便、快速，染色结果便于观察、可靠。

（二）金永染色（Kinyoun staining）

1. **原理** 同齐-内染色法。

2. **主要试剂**

（1）苯酚复红溶液：由碱性复红、苯酚和酒精组成，其中苯酚为媒染剂，促使复红与脂类成分结合，使细菌染成红色。

（2）3% 盐酸酒精：脱色，使非抗酸杆菌内结合不紧密的碱性复红脱色。

（3）孔雀绿溶液：复染液，使非抗酸杆菌染成绿色。

3. **操作流程** 涂片，自然干燥→加热固定，冷却→苯酚复红染色3min→水洗，沥干→酸性酒精脱色2min(至无红色为止)→水洗，沥干→孔雀绿复染30s，水洗，沥干。

4. **结果判断** 抗酸菌呈红色，非抗酸菌呈绿色。

5. **注意事项** 初染时不需要加热，其余注意事项同齐-内染色法。

6. **应用与评价** 该染色法除能区分抗酸杆菌与非抗酸杆菌外，还可将L型细菌染成淡红色，临床应用同齐-内染色法。该法无须加热，较齐-内染色法操作相对简便。

(三) 金胺“O”染色

1. **原理** 分枝杆菌的细胞壁内含有大量脂质包围在肽聚糖的外面，一般不易着色，传统方法需经过加热和延长染色时间来促使其着色。金胺“O”属于荧光染色液，室温条件下染色后，用含有紫外光源的荧光显微镜检查，抗酸杆菌呈亮黄色，而其他细菌及背景中的物质呈暗黄色。

2. **主要试剂**

(1) 金胺“O”染液：由金胺“O”、苯酚和酒精组成，其中苯酚为媒染剂，促使金胺“O”与脂类成分结合，使细菌染成亮黄色。

(2) 0.5%盐酸酒精：脱色，使非抗酸杆菌内结合不紧密的碱性复红脱色。

(3) 0.1%高锰酸钾复染液：复染。时间不能过长，否则荧光可能会消失。

3. **操作流程** 涂片，自然干燥→固定→金胺“O”染液染色15min→水洗，沥干→酸性酒精脱色3min(至无红色为止)→水洗，沥干→高锰酸钾溶液复染2min→水洗，沥干→荧光显微镜观察。

4. **结果判断** 蓝紫色光源荧光显微镜检查，抗酸菌呈亮黄色，背景为蓝绿色。

5. **注意事项**

(1) 涂片：载玻片厚度以0.8~1.0mm为佳，且需常更新，同时准备阳性对照标本。

(2) 镜检：对好光源并用阳性标本校对；为缓解视力疲劳和免除暗室装置，可用蓝紫色光源滤片，其背景为蓝绿色，菌体为亮黄色荧光。

6. **应用与评价** 该染色法除能区分抗酸杆菌与非抗酸杆菌外，还可将L型细菌染成淡红色，临床应用同齐-内染色法。该法操作简便，易于观察，检出率高。

五、鞭毛染色

鞭毛是细菌的特殊结构，也是细菌的“运动器官”，通过鉴定细菌有无鞭毛及其数量和排布方式，在病原体鉴定中具有重要的临床价值。细菌的鞭毛极细，直径一般为10~30nm，低于光学显微镜的分辨率，因活体时无法观察，故须染色后显微镜检查。但因其娇嫩，难着色，且易脱色，须用特殊染色法着色。

(一) 硝酸银鞭毛染色法(镀银染色法)

1. **原理** 染色前先用媒染剂(鞣酸和$FeCl_3$)处理，让媒染剂沉积在鞭毛上，使鞭毛直径加粗，然后用$AgNO_3$对鞭毛进行染色，在普通光学显微镜下即可观察到浅褐色的鞭毛。

2. **主要试剂**

(1) A液：由鞣酸、$FeCl_3$、甲醛和NaOH组成，其中甲醛起固定作用；在碱性条件下，媒染剂鞣酸和$FeCl_3$形成不稳定胶体，沉积于鞭毛上，可使鞭毛直径加粗，便于观察。

(2) B液：由$AgNO_3$溶液组成，$AgNO_3$将鞭毛染成浅褐色。

3. **操作流程** 菌种活化→载玻片上加1滴蒸馏水，蘸取菌落少许于蒸馏水滴顶部，极少细菌进入水滴→自然流散形成薄膜→自然干燥固定→A液媒染6min→缓慢水洗→B液染色0.5~1min→缓慢水洗(至染色液表面无光泽金属液膜)，沥干。

4. **结果判断** 菌体呈深褐色，鞭毛呈浅褐色。

5. **注意事项**

(1) 试剂：B液配制时，取$AgNO_3$ 1g，用蒸馏水50ml待$AgNO_3$溶解后，滴加10% NH_4OH溶液，产生褐色沉淀，继续滴加NH_4OH直到沉淀溶解，微现乳白色为度；如液体变清，可加少许10% $AgNO_3$校正之，临用前配制，冰箱内保存一星期内可使用。

(2) 标本：应选用活泼运动细菌，菌液的菌龄不宜太老，以免鞭毛脱落。

(3) 固定：自然干燥固定，不能加热固定。

(4) 染色：A液染色后一定要充分洗净，避免残留的A液与B液反应，使背景呈棕褐色，导致鞭毛不易分辨。染色时需控制好时间，时间短则鞭毛着色浅(细)，时间长则鞭毛上聚集过多染料成团块状(粗)，不易辨认。

（5）其他：载玻片要求较高，未使用过的新载玻片需经95%酒精浸泡24h以上；所有操作（如涂片、冲洗等）尽量温和，以免鞭毛脱落或断裂。

6. **应用与评价**　通过镀银染色法，可用光学显微镜直接观察直径非常细的鞭毛，协助诊断临床含有鞭毛的重要病原菌如百日咳杆菌、单核细胞增多性李斯特菌、普通变形杆菌、铜绿假单胞菌、伤寒沙门菌和霍乱弧菌等。本方法简单易行，但实验操作需轻柔，确保鞭毛不脱落；另外，本操作菌种活化时间较长。

（二）碱性复红鞭毛染色

1. **原理**　通过媒染，鞣酸沉积在鞭毛上，使鞭毛直径加粗，便于普通光学显微镜观察，而碱性复红可将鞭毛染成红色。

2. **主要试剂**　由鞣酸液、饱和钾明矾液、苯酚混合而成，临用时加碱性复红酒精饱和液，次日过滤后使用，第三日使用最佳。其中鞣酸液、饱和钾明矾液和苯酚为媒染剂，使碱性复红染料与菌体紧密结合。

3. **操作流程**　菌种活化→细菌接种与培养→菌液制备→制片→自然干燥固定→染液染色约10min→轻轻水洗，沥干。

4. **结果判断**　菌体和鞭毛均染成红色。菌体染色较鞭毛更深。

5. **注意事项**

（1）水洗前切勿先倾倒染料，以免增加背景杂质。

（2）染色过程中应仔细观察，当玻片出现铁锈色沉淀，染料表面出现金色膜时，应立即用水缓慢冲洗。

6. **应用与评价**　应用同硝酸银鞭毛染色法。本法较硝酸银染色法操作更简单，将媒染液和染色液混合在一起，一步法同时解决媒染和染色，更易于鞭毛观察。

六、芽孢染色

部分细菌如杆菌和梭状芽孢杆菌能产生抗性结构芽孢，芽孢既是细菌的特殊结构，也是细菌的休眠体，能在逆境中长期存活，一旦条件适宜，可复苏形成新的细菌细胞。细菌芽孢壁厚而致密、透性低、含水量低、折光性强、渗透性弱，能阻止一般染料渗入，因此，芽孢一般不易着色，进行革兰氏染色时，仅芽孢囊与菌体着色，芽孢囊内的芽孢呈无色透明状，故须用芽孢特殊染色方法，使芽孢染上染料后，不易脱掉，并使脱色的菌体经复染，使菌体与芽孢颜色区别明显。

（一）复红-亚甲蓝芽孢染色

1. **原理**　又称苯酚复红染色，芽孢壁厚、透性低，着色和脱色较困难。当用弱碱性染料苯酚复红初染，加热处理可使菌体和芽孢均着色；再通过脱色，进入菌体的染料可经95%酒精脱色，但进入芽孢的染料则难以透出；用碱性亚甲蓝复染时，脱色的菌体则染成蓝色，芽孢仍为初染时的红色。

2. **主要试剂**

（1）苯酚复红染液：同齐-内抗酸染色法中苯酚复红复染液，苯酚复红可使芽孢和菌体染成红色。

（2）95%酒精：主要用于脱色。将菌体初染时的红色脱成无色，而芽孢则不脱色。

（3）碱性亚甲蓝染液：主要用于复染，将脱色后的菌体染成蓝色。

3. **操作流程**　涂片→加热干燥固定→苯酚复红染色→微微加热→冷却、水洗→95%酒精脱色→彻底水洗→碱性亚甲蓝染液复染→水洗，沥干。

4. **结果判断**　芽孢呈红色，芽孢囊和菌体呈蓝色。

5. **注意事项**

（1）标本：菌龄宜选择培养24h且形成芽孢囊的细菌。

（2）脱色：脱色时间与苯酚复红的浓度有关。

6. **应用与评价**　芽孢的形成、位置、大小和形状是含芽孢细菌鉴定的重要依据，临床上主要用于少部分含芽孢的致病菌（如炭疽芽孢杆菌、破伤风梭菌、肉毒梭菌和产气荚膜杆菌）的鉴别诊断。本方法操作简单、对比度大、易于观察，常用于临床诊断和教学示教。

（二）孔雀绿-沙黄芽孢染色

1. **原理**　弱碱性染料孔雀绿在加热条件下与芽孢结合，使芽孢着色；而弱碱性染料孔雀绿与菌体结合较差，易被水洗冲掉，水洗后菌体为无色；然后用对比度强的沙黄染色液复染，菌体染成红色，芽孢仍为初染时的绿色。

2. **主要试剂**

（1）5%孔雀绿染色液：主要用于芽孢染色。通过加热，孔雀绿与芽孢结合紧密，芽孢被染成绿色。

（2）沙黄染色液：主要用于菌体染色，可将菌体染成红色。

3. **操作流程**　涂片→加热干燥固定→加孔雀绿染液→微微加热→冷却、水洗、沥干→加沙黄液复染→水洗、沥干。

4. **结果判断** 芽孢呈绿色,菌体呈红色。

5. **注意事项** 基本同复红-亚甲蓝芽孢染色法。

6. **应用与评价** 应用同复红-亚甲蓝芽孢染色法。本法在临床和教学中最常用,方法简单易行,易于观察,较苯酚复红-碱性亚甲蓝芽孢染色法的对比度更强。

七、荚膜染色

荚膜是某些细菌细胞壁外的一层黏液性物质,厚度≥0.2μm,且边界明显。作为细菌的特殊结构,荚膜含水量90%以上,含多糖、多肽和糖蛋白,能抵抗宿主吞噬细胞的吞噬,是细菌毒力的重要指标。荚膜组成与厚度因菌种而异,荚膜厚的致病菌一般比荚膜薄或无荚膜的细菌毒性更大,因此,荚膜的有无及其厚度在细菌毒力和致病性方面具有重要的临床意义。由于多糖类荚膜,不易被染色,故常用衬托染色法,即将菌体和背景着色,而把不着色且透明的荚膜衬托出来。

(一) 黑斯(Hiss)荚膜染色

1. **原理** 结晶紫初染能将细菌细胞和荚膜成分染成深紫色。与细胞本身不同,荚膜初染时染料不能黏附,硫酸铜作为脱色剂,可去掉多余的染料并吸附在荚膜上使其呈淡蓝色。

2. **主要试剂**

(1) 结晶紫染液:主要用于菌体的初染,将荚膜和菌体染成紫色。

(2) 硫酸铜溶液:主要用于脱色和复染。硫酸铜作为脱色剂,可脱去荚膜的紫色并使其呈淡蓝色。

3. **操作流程** 涂片→自然干燥固定→加结晶紫染液→微微加热(使玻片上染液冒蒸汽为止)→硫酸铜溶液彻底清洗结晶紫染色液,勿水洗→滤纸吸干。

4. **结果判断** 背景及菌体呈紫色,荚膜呈淡紫色或蓝色。

5. **注意事项**

(1) 固定:荚膜含水量高,制片时热固定要注意温度,一般最好不用热固定。

(2) 脱色:硫酸铜清洗时不宜用水洗载玻片。

6. **应用与评价** 荚膜与细菌的致病性有关,在细菌鉴定中有重要意义。临床上很多细菌(如炭疽芽孢杆菌、变形链球菌、肺炎链球菌和产气荚膜杆菌)以及真菌(如新型隐球菌)都含有荚膜的凝胶状覆盖物,荚膜的存在与否及其厚度是致病菌致病与毒力高低的重要指标,荚膜鉴定是临床病原菌种属和毒力鉴别的重要依据。此方法简单易行,较负染或墨汁等简单染色更准确有效。

(二) 密尔(Muir)荚膜染色

1. **原理** 将鞭毛染色法与荚膜染色法相结合,同时适当延长染色时间,较传统荚膜染色法可增强荚膜辨认效果。鞭毛染色液中的鞣酸与钾明矾可作为媒染剂,使碱性复红染料与菌体紧密结合,菌体染成红色,而与荚膜结合不紧密。当用碱性亚甲蓝复染时,荚膜上的鞭毛染色液被碱性亚甲蓝洗去,亚甲蓝染色液结合于荚膜,荚膜呈蓝色。

2. **主要试剂**

(1) 苯酚复红染液:苯酚为媒染剂,复红使菌体染成红色。

(2) 媒染剂:由鞣酸、钾明矾组成,增强染料与被染物结合。

(3) 碱性亚甲蓝:复染,使荚膜呈蓝色

3. **操作流程** 涂片→固定→加苯酚复红液→水洗,沥干→加鞣酸、钾明矾媒染剂→水洗,沥干→加碱性亚甲蓝染液→水洗,沥干。

4. **结果判断** 荚膜为淡蓝色,背景为红色,菌体为紫红色。

5. **应用与评价** 用于临床含荚膜病原菌的鉴别诊断,辅助诊断致病菌的毒力强弱。鞭毛染色法与荚膜染色有机结合,更有助于辨认荚膜,实用价值更强,染色效果更佳。

八、异染颗粒染色

异染颗粒是细菌普遍存在的贮藏物,以多偏磷酸盐聚合物为主要成分的一种无机磷的贮备物,其功能是贮藏磷元素和能量,并可降低渗透压,且随菌龄的延长而变大。多聚磷酸盐颗粒对某些染料有特殊反应,产生与所用染料不同的颜色,因而得名异染颗粒。如用甲苯胺蓝、亚甲蓝染色后不呈蓝色而呈紫红色。棒状杆菌和某些芽孢杆菌常含有这种异染颗粒。当培养基中缺磷时,异染颗粒可作为磷的补充来源。

(一) 阿伯特(Albert)染色

1. **原理** 异染颗粒嗜碱性或嗜中性较强,对某些染料有特殊反应,产生与所用染料不同的颜色,用蓝色染料(如甲苯胺蓝或甲烯蓝等)染色后不呈蓝色而呈蓝黑色。

2. **主要试剂**

(1) 甲液:主要由甲苯胺蓝、孔雀绿、醋酸和

95%酒精组成。

（2）乙液：主要由碘、碘化钾组成。

3. 操作流程　涂片→固定→加甲液染色3~5min→水洗，沥干→加乙液染色1min→水洗，沥干。

4. 结果判断　菌体染成蓝绿色，异染颗粒染成蓝黑色。

5. 注意事项　玻片高度清洁；染液需新鲜配制，无沉淀物；注意与标本中其他杂质区别。

6. 应用与评价　主要用于白喉杆菌的检查，染色后菌体一端、两端或中央可见明显深染颗粒即异染颗粒。本法简便易行、对比清晰，标本直接涂片或细菌涂片均可用阿伯特法染色来观察异染颗粒。

（二）奈瑟（Neisser）染色

1. 原理　同阿伯特染色。

2. 主要试剂

（1）甲液：由亚甲蓝、95%酒精、冰醋酸及蒸馏水组成。

（2）乙液：由俾斯麦褐、95%酒精及蒸馏水组成。

3. 操作流程　涂片→固定→加甲液染色→水洗，沥干→加乙液染色→水洗，沥干。

4. 结果判断　菌体染成黄褐色，异染颗粒染成深蓝色。

5. 注意事项　玻片高度清洁；染液需新鲜配制，无沉淀物；注意与标本中其他杂质区别。

6. 应用与评价　白喉棒状杆菌等细菌有异染颗粒，在细胞质内呈颗粒状，主要成分为RNA及嗜碱性的多偏磷酸盐，因亚甲蓝染色时不同于菌体着色，呈紫色而得名，或称迂回体。因常见于白喉棒状杆菌，位于菌体两端，故又称极体，有助于鉴定。临床主要用于白喉棒状杆菌的检查与诊断，操作简便、快速、染色效果好。

九、细菌细胞壁染色

细胞壁是细菌、真菌等微生物的重要结构，具有韧性和弹性，与微生物形态的维持、分裂繁殖、代谢等生理特性密切相关。细胞壁也是许多抗生素及溶菌酶等药物作用的靶点，常用超薄切片电镜法、细胞壁染色法观察。超薄切片电镜法易受仪器设备限制、价格昂贵、操作技术难度大、不易掌握。因此，细胞壁观察常用特殊染色法，即细胞壁染色法。

1. 原理　鞣酸可使细菌蛋白质变性和沉淀，固定标本；鞣酸又是酸性媒染剂，与染色剂甲紫形成不溶解的化合物，加强染色剂与细菌细胞的结合力。细菌细胞壁因通透性差，鞣酸与甲紫的复合物不能渗入，因此，菌体无法染色，仅能将有细胞壁的细胞壁染成紫色，菌体内部无法染色；而复合物可渗入无细胞壁的细菌（如L型细菌），使整个菌体染色。

2. 主要试剂

（1）10%鞣酸：鞣酸能够使细菌蛋白质变性、沉淀，固定标本；同时鞣酸也是一种酸性媒染剂，与染色剂形成不溶解的化合物，加强染色剂与细胞的结合力。

（2）0.5%甲紫染液：用于染色细菌细胞壁。

3. 操作流程　涂片，自然干燥→鞣酸固定→甲紫染色→水洗，沥干。

4. 结果判断　有细胞壁的细菌菌体周边呈紫色，菌体内部无色；无细胞壁的细菌（如L型细菌）呈紫色。

5. 注意事项　革兰氏阳性菌较革兰氏阴性菌的细胞壁厚、通透性差，革兰氏阳性菌更有利于实验观察。

6. 应用与评价　临床主要用于有细胞壁的细菌和无细胞壁细菌（如L细菌）的鉴别诊断。本法简便易行，易于观察。

十、负染色

负染色又称间接染色或背景染色，即将标本的背景染色，而细菌不着色。常用的染液有墨汁或酸性染料刚果红、苯胺黑等，因酸性染料带负电荷，故细菌不着色，只能使背景着色，目前，临床最常用的是印度墨汁负染色法。

（一）墨汁染色

1. 原理　墨汁染料带负电荷，与细菌细胞壁的正电荷之间有排斥作用，染料无法穿透细胞，也不会使整个细胞染色，而是在细菌周围沉淀或形成黑色背景，而细菌呈周边透明的未染色状态。

2. 主要试剂　印度墨汁或国产优质墨汁。

3. 操作流程　取一环菌液或离心标本于载玻片上→加一环墨汁，混匀→盖上盖玻片→显微镜检查。也可将菌液和墨汁混匀，以作血膜推片方法制片，干后显微镜检查，菌体无色，背景黑褐色。

4. 结果判断　背景呈黑色，细菌荚膜呈明显透明圈。新型隐球菌可见宽阔透亮的厚荚膜，背景为均匀黑色，白细胞被染成黑色不透亮。

5. 注意事项

（1）检查脑脊液隐球菌标本可先低速离心，以提高检出率。

（2）试剂：墨汁质量好，不应有结块。

（3）加墨汁：菌液和墨汁比例适当。

（4）盖盖玻片：不应产生气泡。

6. 应用与评价 临床多用于观察细菌及某种真菌的荚膜等，同时用于热固定易变形的病原体（如枯草芽孢杆菌、藤黄球菌、梅毒密螺旋体等）的检测。本法简单易行，易于观察。见图4-7。

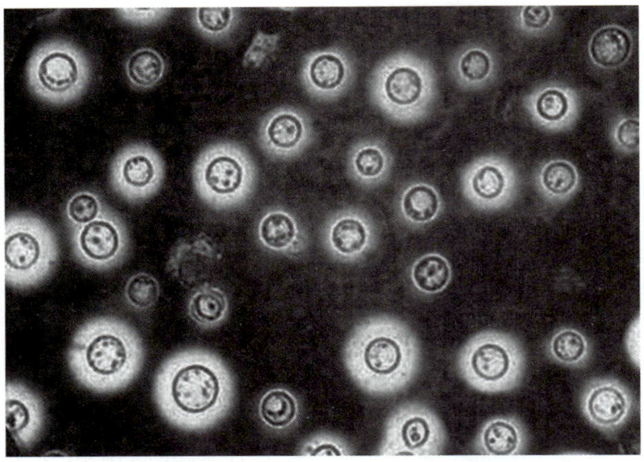

图4-7 新型隐球菌墨汁负染镜检图

（二）刚果红染色

1. 原理 同墨汁染色法。

2. 主要试剂 20mg/ml 刚果红水溶液。

3. 操作流程 取1滴刚果红水溶液于载玻片上→加极少量的菌液→涂布成均匀厚片，待干→以1∶100盐酸酒精洗涤，自然晾干。

4. 结果判断 背景呈蓝色，菌体无色。

5. 应用与评价 应用同墨汁染色法，但临床较少使用。

十一、真菌常用染色方法

（一）墨汁染色

主要用于临床标本中含荚膜的真菌染色，如脑脊液中的新生隐球菌，背景为黑色，隐球菌不着色，菌体细胞壁折光性较强，边界清晰，外有一层宽厚荚膜，孢子内有反光颗粒，可见芽生孢子等。标本中有大量红细胞时，加1%冰醋酸溶解红细胞。

（二）革兰氏染色

所有真菌、放线菌均为革兰氏阳性，呈紫黑色。适用于酵母菌、孢子丝菌、组织胞浆菌、诺卡菌及放线菌等培养物的形态染色。

（三）瑞氏-吉姆萨染色

用于组织和骨髓标本中组织胞浆菌和马尔尼菲青霉菌等真菌染色。

（四）过碘酸-席夫染色

显现组织内真菌最好的染色方法之一，真菌细胞壁中的多糖染色后呈淡红色或紫红色，细菌和中性粒细胞偶呈假阳性，但与真菌结构不同，用于组织、皮屑或体液真菌染色。

（五）六胺银染色

1. 原理 通过碘酸氧化真菌细胞壁上的多糖，使多糖暴露出醛基，醛基将硝酸银还原为金属银，使真菌细胞壁染棕黑色，背景呈淡绿色。

2. 主要试剂

（1）1%过碘酸水溶液。

（2）六胺银硼砂染色液：现用现配。六胺银原液配制：将3%六亚甲四胺水溶液100ml加入5ml 5%硝酸银中即形成白色沉淀，摇动沉淀立即溶解，澄清后置于4℃保存。用时取3ml 5%四硼酸钠加入25ml蒸馏水中均匀混合，再加入15ml六胺银原液均匀混合即可。

（3）0.25%氯化金水溶液。

（4）2%硫代硫酸钠水溶液。

（5）0.1%亮绿水溶液。

3. 操作流程 制片→用甲醇固定→1%过碘酸滴染10min→水洗→56℃水浴箱银溶液染1~1.5h→水洗→0.25%氯化金染色1~2min→水洗→2%硫代硫酸钠染色1min→水洗→0.1%亮绿染色30s~1min，目的是得到一个背景色。

4. 结果判断 真菌包囊壁如耶氏肺孢子菌染成黑色，呈括号样或中心点状深染，背景为淡绿色；放线菌、诺卡菌、链真菌、网状纤维、弹力纤维等染成黑色。

5. 注意事项

（1）染液：银溶液现配现用，只用一次。

（2）染色时间：染色时间由涂片的厚度、真菌种类而定，通常念珠菌染色1h即可。疑为曲霉菌或其他丝状真菌须适当延长染色时间。

（3）加热：温度须控制在60℃左右，不能太高，时间亦不能过长，否则六胺银易氧化变浑浊形成黑色的氧化膜，影响染色质量。

（4）染色：时间合适，过深会使有核细胞和酵母菌混淆，接合菌的菌丝和血管难以辨认。过浅易漏诊。荚膜组织胞浆菌、放线菌和诺卡菌用该方法染色时间宜稍长。

6. 应用与评价 用于检查深部组织中的真菌，使真菌菌丝、孢子染色，也可使耶氏肺孢子菌、放线菌、诺卡菌、链真菌、网状纤维、弹力纤维等染色。真菌细胞壁染棕黑色，背景呈淡绿色，两者反差大，可清晰显示出真菌轮廓和形态。但该染色法会掩盖真菌本来的颜色和周围组织的反应，若着色过深会很难分辨真菌结构的细节。

（六）棉蓝（乳酸酚蓝）染色

1. 原理 真菌菌丝较粗大，细胞易收缩变形，且孢子易分散。棉蓝染色液具有制片液和染色剂两个作用，可使酵母菌细胞、菌丝体和产孢结构等皆可被染成亮蓝色更容易被观察。

2. 主要试剂

（1）乳酸-苯酚液：由苯酚、乳酸、甘油及蒸馏水组成。

（2）棉蓝染色液：棉蓝溶于乳酸-苯酚液中，主要用于真菌细胞、菌丝体和产孢结构的染色。

3. 操作流程 于洁净载玻片上滴1滴乳酸苯酚棉蓝染色液→两根大头针小心挑取含少量孢子的真菌菌丝→在乳酸苯酚棉蓝染色液上摊开→小心盖上盖玻片。

4. 结果判断 真菌细胞、菌丝和产孢结构呈蓝色，背景色淡。

5. 注意事项

（1）真菌浸片制作：取菌环是关键。菌丝要尽量全面，包含基内菌丝，以便于观察假根及足细胞等特殊结构；菌丝不能过多，以免重叠，不利于观察。

（2）加盖玻片时，要缓慢覆盖，以免产生气泡。

6. 应用与评价 真菌对人类的危害主要体现真菌引起的人类疾病及其真菌毒素对人类的危害，本法常用于鉴别真菌的菌丝和孢子形态。该方法简便易行，易于观察。但试剂均对人体有刺激性，应注意适当防护。

（七）孔雀绿-沙黄染色

1. 原理 酵母菌的子囊孢子生成与否及其形状是酵母分类上的重要依据，孔雀绿初染将子囊孢子染成绿色，酒精脱色后菌体和子囊呈无色，经沙黄复染后呈粉红色。

2. 主要试剂

（1）孔雀绿染色液：主要用于初染。

（2）沙黄染色液：由沙黄和酒精组成，其中酒精为脱色剂，沙黄为复染剂。

3. 操作流程 菌种活化→产孢培养→涂片，干燥，加热固定→加孔雀绿染色液染色→水洗，沥干→酒精脱色→水洗，沥干→沙黄染色液复染→水洗，沥干。

4. 结果判断 子囊孢子呈绿色，菌体和子囊呈粉红色。

5. 注意事项 制片时水和菌均不宜太多，热固定温度不宜太高，以免使菌体变形。

6. 应用与评价 临床引起人类疾病的酵母菌主要有念珠菌，多呈假菌丝形态，本法通过检查酵母菌的有性生殖方式，用于酵母菌种属的鉴定。本法简单易行，易于观察。

（代敏　朱丽青）

思考题

1. 什么是固定？固定的主要目的是什么？
2. 固定常用的方法有哪些？
3. 简述染料的分类。
4. 简述媒染剂的分类及作用。
5. 简述瑞氏染液的组成及染色原理。
6. 简述革兰氏染色的原理及操作流程。
7. 简述巴氏染色的原理及操作流程。
8. 简述抗酸染色的原理及操作流程。
9. 简述微生物染色分类及一般流程。
10. 简述免疫细胞化学染色的原理及分类。

第五章

显微镜应用技术与设备

显微镜(microscope)是利用光学或电子光学原理,把肉眼所不能分辨的观察样品放大成像,以显示其细微形态结构信息的仪器。显微镜的发明和应用将人类的视野从宏观拓展至微观,为医学检验的形成和发展奠定了基础。

知识拓展

显微镜发明过程:1590年的一个早晨,荷兰人札恰里亚斯·詹森在楼顶上闲玩,无意中把两片凸玻璃片装到一个圆筒中,观察教堂上大公鸡的雕塑比原来大了好几倍,后来,他和父亲把大大小小的凸玻璃片做各种距离不等的配合,终于发明了第一台显微镜,但放大倍数小,应用受到限制;1609年,意大利科学家伽利略开发了一个凸、凹透镜复合显微镜,命名为"显微镜";1676年,荷兰人列文虎克制作了具有现代显微镜结构的能放大266倍显微镜,第一个通过显微镜观察标本中的细菌和红细胞等,被认为是光学显微镜的鼻祖;19世纪后,显微镜结构、技术及理论不断发展,出现了偏光、荧光、相差及电子显微镜等,荷兰人泽尔尼克发明了相差显微镜,德国人鲁斯卡、比尼格、瑞士人罗雷尔发明了电子显微镜,他们分别于1953、1986年获得诺贝尔物理学奖。

第一节 普通光学显微镜

显微镜种类非常多,临床实验室最常用的普通光学显微镜,广泛应用于人体各标本中的细胞、细菌、寄生虫虫卵(滋养体、包囊)、尿液中管型、结晶等有形成分检查。

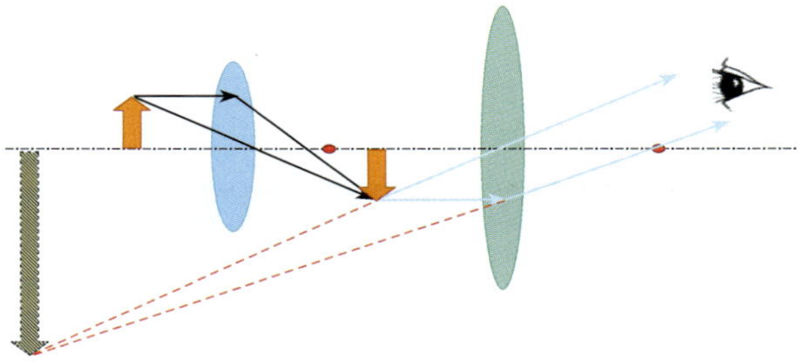

图5-1 光学显微镜成像原理示意图

一、工作原理

光学显微镜的成像系统由两组会聚透镜系统构成,即通过目镜系统与物镜系统实现放大功能。物镜为焦距较短,成实像的透镜组;目镜为焦距较长,成虚像的透镜组。被观察样本置于物镜物方焦点的前方,经物镜第一次放大产生倒立的实像且位于目镜物方焦点的内侧,该实像再经目镜二次放大后,可以获得一个经过两次放大倒立虚像,该虚像呈现在观察者的明视距离处,见图5-1。

二、显微镜分类

显微镜种类很多,根据原理不同分为光学显微镜和电子显微镜,其中光学显微镜根据基本用途分为普通光学显微镜和特殊光学显微镜,根据构型和物镜的朝向分为正置显微镜和倒置显微镜等;显微镜按用途分,有10多种,其中常用显微镜的原理及临床应用见表5-1。

三、基本结构

各类光学显微镜基本结构包括光学系统和机械系统两大部分,目前临床上常用的普通光学显微镜有单目自然光源和双目电光源两种,后者基本结构见图5-2。

(一)光学系统

为显微镜的主体部分,主要由成像构件(目镜、物镜)和照明构件(光源、滤光片、聚光器或反光镜等)构成,其中照明构件的功能是使被观察标

表 5-1　常用显微镜分类

类别	原理	用途
普通光学显微镜	光源为可见光，波长 0.4~0.7μm，通过物镜与目镜实现放大功能，最大分辨率 0.2μm（波长一半，人肉眼能分辨的最小距离为 0.2mm）	观察细胞、病原微生物、尿液中结晶、管型及其他标本有形成分，临床实验室广泛应用
荧光显微镜	光源为紫外光，激发光波长为 365~435nm，照射荧光染色的样本，观察样本产生的荧光，提高分辨率	观察荧光染色的标本
激光扫描共聚焦显微镜	聚焦激光经过针孔形成点光源对标本内焦平面上的每一点进行扫描，样本上的一个点瞬间被照明，被照射点产生反射光或荧光在检测器的检测针孔处成像，在计算机监视器屏幕上形成荧光图像	对样品进行断层扫描和成像，分析细胞三维空间结构，观察细胞内质网膜系统和细胞骨架系统等细胞内的复杂网络
倒置显微镜	照明系统置于载物台及标本之上，物镜组置于载物台器皿底面以下进行显微镜放大成像，物镜有较大的工作距离	观察悬浮在组织液中的活体细胞或培养皿、培养瓶底部贴壁生长的组织或细胞
暗视野显微镜	根据 Tyndall 现象原理设计，光线不直接进入物镜，只允许被标本反射和衍射的光线进入物镜，背景视野变暗，标本发亮，明暗反差提高了观察效果	观察未染色标本活细胞、细菌的形态和运动状态
相差显微镜	利用光的衍射和干涉现象，把相位差变为振幅差来观察活细胞和未染色标本，细胞或细菌等因内部厚度和密度不同，引起光位相差异，在相位板作用下，把光位相差异转换为光强度差，显示标本不同部位的差异	观察未染色标本细胞、细菌等形态、内部结构及运动方式，如血小板计数、尿液中有形成分检查等
近场扫描光学显微镜	将一个特制的微探头移近样品使它在给定时间内只能“看见”截面直径小于波长的很小部分，通过扫描探头巡视整个样品，最后整合成一幅完整的图像	观察病毒、染色体等生物物质的结构和形态
透射电子显微镜	电子流照射透过样本，与样本材料的原子核发生碰撞产生散射，经过聚焦与放大后所产生的物像，投射到荧光屏上或照相底片上进行观察	观察组织、细胞、病毒的超微结构及蛋白质、核酸等大分子的形态结构
扫描电子显微镜	极细电子束在样品表面逐点扫描，与样本作用产生激发二次电子，其发射量随样本表面形貌特征（结构）而变化，二次电子经探测体收集，转换成电信号，再经放大在荧光屏显示出与电子束同步的扫描图像	观察组织、细胞、细菌、病毒等表面结构及附件和三维立体图像

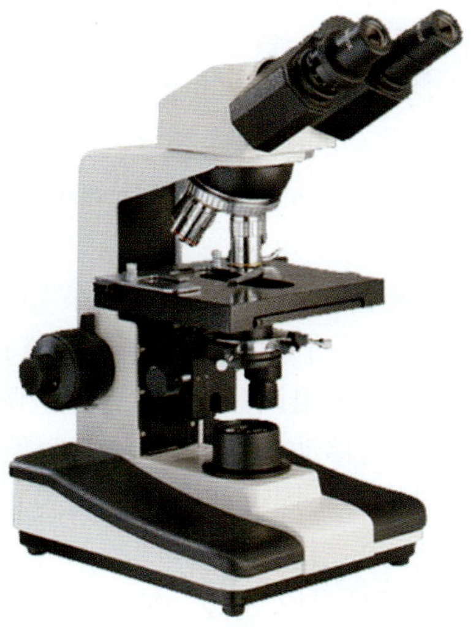

图 5-2　电光源普通光学显微镜基本结构示意图

本有充分的反差和均匀亮度的适宜照明。

1. 物镜　因接近被观察的物体而得名，由凸凹球镜片组成。其作用是将标本第一次放大，形成标本的倒立实像，它是决定显微镜成像质量、分辨率和放大倍数的最关键部件，是显微镜“心脏”。物镜的类别有以下几种：①按放大倍数不同：分为低倍镜（如 4×、10×）、中倍镜（如 20×）、高倍镜（通常为 40×）和油浸物镜（即油镜：通常为 100×）。②按物镜与标本之间的介质不同：分为干燥物镜（空气为介质，折射率为 1）、油浸物镜（香柏油为介质，折射率为 1.515）和水浸物镜（水为介质，折射率为 1.333）。③根据像差和色差校正程度分为：消色差物镜（achromatic objective lens，Ach）、复消色差物镜（apochromatic objective lens,apo)、平场物镜(plan achromatic objective lens,Plan)和平场复消色差物镜(plan apoachromatic objective lens,Plan-apo)等。

在物镜的外表面标有物镜类型、放大倍数、数值孔径、可使用盖玻片的厚度、工作距离、机械筒长等光学性能、使用条件等参数。

2. **目镜** 是用长短不同的圆筒制成,通常由上下两块(组)透镜组成,筒的上端与眼接触的部分称为目透镜,下端靠近视野的部分称为场镜。两块透镜之间或场镜下面装有一个用金属制成的环状光阑(栏或栅),其作用是限制视场的大小,又称为“视场光阑”。根据需要可以在这个光阑平面上安装目镜测微器或用毛发粘贴在光阑上(毛尖应落在光栅平面内),制成目镜指针。

目镜实质上是一个放大镜,其作用是把物镜所成的倒立实像再次放大为正立虚像(如10×等)并映入观察者的眼中。目镜长度越短,放大倍数越大。

目镜按用途分为:①惠更斯目镜:其透镜的凸面都朝向物镜一端,在生物显微镜中应用广泛。②冉斯登目镜:两个凸镜面相对,焦距相同的平凸球镜片组成,测量显微镜常用。③补偿目镜:与复消色差物镜配合使用以校正红光差。④平场目镜:与平场物镜配合使用,以校正像差。

3. **光源** 光源分为自然光源和电光源两大类。电光源弥补了自然光源光亮度不能随时随地满足工作需要的不足。电光源中白炽灯(包括各种钨灯)、汞灯等都较为常用。照明方式分为透射式和落射式两大类。透射式照明是光线通过聚光镜穿透样品再射入物镜成像后通过目镜放大观察,普通光学显微镜多用此类照明方法。

4. **聚光器(镜)** 由2~3个凸球镜片组成,起会聚光线作用,用于调整对标本的照明。聚光器的主要参数是数值孔径,它是可变的,当孔径光阑孔开大时,数值孔径增大,反之,则变小。通常刻在聚光器外壳上的数值孔径数字是它最大值,可随孔径光阑的关小而变小,以便与不同数值孔径的物镜相匹配,以取得最佳或最大的分辨率。

5. **光阑** 又称光栅,附加在某些光学元件周围的具有一定形状的屏或边框,包括限制成像光束孔径大小的孔径光阑(与聚光器配合使用)和限制成像空间范围的视场光阑(与目镜配合使用)。其中孔径光阑(光栅或光圈)有三个作用:①控制聚光器的通光量调节光的强度,增加标本的反差便于观察。②改变镜口率,以提高分辨率。③消除眩光。

6. **反射镜(反光镜)** 自然光源的显微镜一般配有反射镜,通常在光阑的下面,由一面平面和一面凹面组成的双面镜,平面镜反射的光线较弱,凹面镜反射的光线较强(聚光)。反射镜还可转动改变采光的方向,任操作者选择,以达合适状态。

(二)机械系统

显微镜机械系统主要起固定、支撑、运动和调节等作用,主要由以下构件组成。

1. **底座和镜臂** 底座和镜臂通常组成一个稳固的整体,形成显微镜的结构基础,保持显微镜在不同工作状态的平稳。

2. **镜筒** 显微镜镜筒上端放置目镜,下端连接物镜转换器,保证光路通畅且不使光亮度减弱。镜筒上端与下端的距离为镜筒长度。镜筒有单目、双目和三目(摄像显微镜),且有直筒式和斜筒式两类。常见的倾斜式双目镜筒,内装折光和分光棱镜,将由物镜产生的成像光束等分成两部分,分别由两个目镜观察,双筒间距离可调节,以适应不同观察者的瞳孔距离。

3. **物镜转换器** 它是一个旋转圆盘,上有3~5个孔,分别装有低倍镜、高倍镜和油镜镜头。转动物镜转换器就可让不同倍率的物镜进入光路。对物镜转换器的精度有两点要求:①定位精度:即在每个定位上,必须使物镜和目镜的光轴重合在一条直线上。②齐焦精度:即低倍镜调焦后,可以直接转换高倍镜,而不须使用粗调螺旋,即可见物像,也称为等高转换。但要获得清晰的物像,允许小范围微调。

4. **载物台** 放置标本的平台,中心为与聚光镜相连接的通光孔。台上有一个弹性的标本夹,用来固定标本片。载物台上装有可在水平方向上做前后、左右移动的调节装置,其刻度用来标记观测时在被检样品中所发现的特定部位,便于再次查找。

5. **调焦装置** 主要功能是调节物镜与被检样本之间距离(通过调节载物台或镜筒),以得到清晰的图像。分为粗调焦旋钮(简称粗调:一般旋转一周可使镜筒移动约10mm)和细调焦旋钮(简称微调:一般旋转一周可使镜筒移动约0.1mm)。

四、性能参数

1. **数值孔径(numerical aperture,NA)** 又

称镜口率，是物镜和聚光器重要参数。数值孔径的大小由下式决定：$NA=n\sin\alpha/2$。

式中 n 表示物镜与标本之间介质的折射率，α 表示物镜的镜口角，即被观察点射入物镜的边缘光线之间的夹角。数值孔径是衡量显微镜性能的重要参数，其数值为 0.05～1.40。数值孔径与放大率成正比，与分辨率、景深成反比。为确保物镜的数值孔径能得以充分发挥，聚光镜的数值孔径应大于或等于物镜的数值孔径。

2. 分辨率（resolvying power） 又称鉴别距离或分辨本领，是指分辨物体细微结构的能力，即显微镜能分辨两物点的最小距离。显微镜的鉴别距离越小，分辨率越高。分辨率由下式决定：$D=0.61\lambda/NA$

式中 λ 为光线的波长（通常为 550nm），要提高分辨率，可采取以下措施：①降低波长 λ 值，使用短波长光源（如紫外光显微镜、电子显微镜）。②增加明暗反差。

3. 放大率（amplification） 又称放大倍数，是指最终成像（眼睛看到的像）的大小与原物大小的比值，常记为 M，表示为：$M=maq$。

式中 m 为物镜的放大倍数；a 为目镜的放大倍数，q 为在双目镜中所增加棱镜的放大倍数，一般取值为 1.6 倍。显微镜的总放大倍数不超过 1 600 倍。放大率也是显微镜的重要参数，但不能盲目相信放大率越高越好。放大率与光学镜筒长成正比，与目镜和物镜的焦距成反比。临床上常用物镜与目镜上所标示的放大倍数的乘积来估计放大率。

4. 景深（depth of field，DF） 使用显微镜时，当显微镜调焦于某一物平面时，位于该平面前或后一定距离的物平面也能被观察者看清楚，则该前后两平面之间的距离就叫做显微镜的景深，又叫做焦点深度。通俗一点讲景深就是在目镜下看到清晰像平面的前提下，像平面不动，景物沿光轴前后移动的距离。景深与放大率及物镜的数值孔径成反比。

5. 视野（visual field） 又称视场（field），指显微镜下所见圆形视野的直径。其大小由视场光栅确定，也与物镜的放大倍数有关。小放大倍数与大光栅的组合可获得较大的视场。

6. 工作距离（work distance，WD） 是指从物镜前凸镜表面中心到被观察样本表面的距离。镜检时，工作距离与物镜的数值孔径成反比。

上述显微镜的性能参数既相互联系，又彼此制约。使用较大的数值孔径的物镜，放大率及分辨率均较好，但视场、景深和工作距离均较小；物镜的工作距离与物镜的焦距有关，物镜的焦距越长，放大倍数越低，其工作距离越长；光阑对像的清晰度、亮度和景深等都有很大影响。因此，需要根据被观察物体的性质与实验要求合理操作和配置显微镜。常见平场消色差显微镜（临床常用生物显微镜）及配套 10×目镜的性能参数见表 5-2。

表 5-2　常见平场消色差显微镜的光学性能参数（10×目镜）

物镜放大倍数	数字孔径	工作距离/mm	分辨率/μm	总放大倍数	视场直径/mm
4	0.10	22.0	3.36	40	5.0
10	0.25	10.5	1.34	100	2.0
40	0.65	0.56	0.52	400	0.5
100	1.25	0.13	0.27	1 000	0.2

五、操作流程

显微镜检查是医学检验最基础、最常用、最重要的检查方法，医学检验技术专业学生必须规范、熟练掌握显微镜使用，普通光学显微镜基本操作步骤大同小异，双目电光源显微镜主要操作流程如下：

1. 准备工作

（1）取显微镜：检查显微镜有无零部件缺失；右手握镜臂，左手托镜座，平置于胸前，按规定领取显微镜。

（2）放置显微镜：将显微镜放在清洁、干燥、无震动、水平的实验台合适位置上。

（3）准备坐凳：放坐凳至合适位置，调节“升降凳”至合适自己高度。

（4）擦拭显微镜：用柔软绸布从上至下擦拭显微镜机械部分，用擦镜纸从上至下用擦拭显微镜光学部分；准备好原始记录本。

（5）接通电源：将电源插头插入插座接通电源；调显微镜光亮度调节旋钮至最小位置；开电源开关。

（6）调节双目目镜瞳孔距离及对光：调节显微镜双目目镜瞳孔距离至合适距离；调节粗调焦螺旋下降载物台至合适位置（或上升显微镜镜筒上升至合适位置），顺时针方向将10倍物镜转入光路（物镜对准载物台中央圆孔）；调节聚光器至较低高度；调节光阑及光亮度旋钮至合适位置直至视场均匀明亮。

（7）调焦：将载玻片置于载物台上，有样本的一面朝上，将样本移至通光孔中央；先用粗调旋钮使载物台上升（或将镜筒下降），边下降边从侧面注视物镜，使10倍物镜镜头接近载玻片（大约0.5~1cm左右，要避免物镜压碎玻片），然后，一边从目镜中观察视野，一边利用粗调旋钮使载物台慢慢下降（或将镜筒徐徐上升），待初见物像后，改用细调旋钮精细调焦，直至物像最清晰为止；继续调节瞳孔距离和屈光度直至见到单一清晰物像。

2. 低倍镜观察 移动载物台的移动标尺，同时调节细调焦旋钮，观察涂片制备、染色（如染色标本）及有形成分数量、大小及分布情况（如是血涂片，重点观察涂片尾部细胞大小及染色等）；选择合适位置观察10个以上视野有形成分形态、大小、染色（如染色标本）、种类及数量等，作好原始记录，如可以直接通过低倍镜检查报告的有形成分可直接报告。

3. 高倍镜观察 如需要用高倍镜检查有形成分，顺时针方向将高倍镜转入光路；上升聚光器至合适高度，调节光阑及光亮度旋钮至合适光源亮度；调节细调焦旋钮至清晰物像；移动载物台移动标尺，同时调节细调焦旋钮，观察10个以上视野有形成分形态、大小、染色（如染色标本）、种类及数量等，作好原始记录。如可以直接通过高倍镜检查报告的有形成分可直接报告。

4. 油镜观察 如需要用油镜检查有形成分，顺时针方向将高倍镜移开，在涂片通光孔位置滴上1~2滴镜油；顺时针方向将油镜转入光路；上升聚光器至最高位置，调节光阑及光亮度旋钮至合适光源亮度；调节细调焦旋钮至清晰物像；移动载物台移动标尺同时调细调焦旋钮，观察10个以上视野有形成分形态、大小、染色（如染色标本）、种类及数量等，做原始好记录。

5. 收镜工作

（1）关电源：调节光强度旋钮至最小位置；关掉电源开关，拔出插座。

（2）脱油：取下载玻片，用脱油剂擦净油镜镜油。

（3）擦镜：用柔软绸布从上至下擦拭显微镜机械部分，用擦镜纸从上至下用擦拭显微镜光学部分。

（4）显微镜部件归位：将聚光器下降到最低位置；将载物台复位；将物镜转成“八”字形位置；将镜筒降至最低位置。

（5）收镜：盖上显微镜罩；右手握镜臂，左手托镜座，平置于胸前，按规定放置显微镜并作好登记。

六、注意事项与保养维护

1. 光学部分安装 新购或已经卸掉的显微镜，光学系统的安装顺序是：目镜→物镜→聚光器→反光镜（自然光源）；安装物镜应按顺时针顺序从放大倍数低的物镜到放大倍数高的物镜安装。

2. 载玻片与盖玻片

（1）载玻片：国际标准载玻片尺寸大小一般为45mm×26mm×1.1mm（长×宽×厚度）；玻璃折射率$n=1.518$，在360~780nm内，对光的吸收应为最小；要平整、光滑，无杂物、气泡、条纹、斑点等；新载玻片常有游离碱质，应用清洗液或10%盐酸浸泡24h，然后再彻底清洗，保持中性、洁净、无油腻；浸液、溶剂、标本必须是化学惰性的。

（2）盖玻片：一般液体标本和封片标本需加盖玻片，在液体标本加盖玻片后，要求无气泡，目的主要有：①和物像一起消除像差。②将液体标本和物镜镜头分开，保护物镜。③尽量减少实验室空气流动对液体标本中有形成分影响；同时尽可能减少液面高度，并使观察到的液面在同一层面上。④减少标本中水分蒸发。

国际标准盖玻片一般为矩形和圆形两种，其中矩形盖玻片尺寸大小一般有22mm×22mm×0.17mm和32mm×22mm×0.17mm等几种规格；圆形直径为18mm，厚度为0.17mm。要求折射率$n=1.522$。血细胞计数板盖玻片有特殊要求。

3. 显微镜镜油 一般用香柏油，香柏油是无色或微黄色略有黏性液体，系蒸馏柏木而得到的芳香油，其中含有油精和柏木脑等成分。一般使用油镜时，需在玻片上滴加香柏油，这是因为油镜的放大倍数较高，而透镜很小，光线通过不同密度的介质物体（玻片→空气→透镜）时，部分光线会发生折射而散失，进入镜筒的光线少，视野较暗，物体观察不清。如在透镜与玻片之间滴加和玻璃折射率（n=1.52）相仿的香柏油（n=1.515），则使进入油镜的光线增多，视野亮度增强，物像清晰。

4. **脱油剂** 目前常用的脱油剂（清洗液）有四种：①二甲苯：最经典的脱油剂，效果好，适用于血涂片、骨髓标本等涂片脱油，但对人体的健康有危害性，甚至致癌，逐渐少用。②石油醚：具有涂片不褪色，洗脱效果比较好的优点，但对人体呼吸道黏膜有刺激等危害。③乙醚酒精混合液：就清洁而言，酒精即可，但酒精对镜头的镀膜有严重破坏，且对没有固封的标本有严重的褪色作用，加入乙醚，有助于酒精挥发。纯酒精与乙醚的比例一般为7∶3（多用）、1∶1或1∶2，但不管酒精浓度如何，对镜头和标本还是有损害的，同时乙醚为全身麻醉剂，对眼睛有刺激性，气味太大，对人体健康也有危害。④醋酸乙酯：醋酸乙酯这种脱油剂挥发性强，毒性低很，推荐使用。以上几种脱油剂对人体健康都有不同程度的危害，建议在通风柜中去油或生物安全柜中进行。

5. **调光** 检查时，无论是电光源还是自然光源显微镜，均需调好光，以获得良好的观察效果。调光标准是视野明亮均匀。

6. **调焦** 使用显微镜时调焦分以下两种情况：①“等高转换”显微镜：如为原装配套物镜、目镜，所用的载玻片、盖玻片又符合标准，一般都可以“等高转换”，即低倍镜调好焦后，可以直接转换高倍镜和油镜，转换后只需微调即可。②“非等高转换”显微镜：先将物镜接近盖玻片（略小于相应物镜的工作距离），然后，目镜观察，缓慢转动粗调旋钮使载物台缓慢下降（或物镜缓慢上升），待初见到物像后，再旋转微调旋钮至观察到清晰物像为止。油镜调焦时，先将油镜的前透镜浸没在香柏油中，但不能接触玻片，其余同上。

7. **显微镜观察** 无论是高倍镜还是油镜检查，必须先用低倍镜观察：①对焦调光直至物像清晰后再观察全片制片、染色和有形成分分布及数量估计等。②对染色标本，尤其注意涂片尾部及边缘有无形态较大、结构异常及染色异常的细胞。③找到待检查的有形成分或代表性的区域，如染色标本需要找到染色良好、细胞分布均匀、体尾交界的部位。④通过旋转物镜转换器直接由低倍镜转高倍镜或油镜，再调节细调螺旋、聚光器及光栅至物像清晰。

8. **油镜检查后处理** 油镜使用后，要及时将镜头和玻片上的香柏油察拭干净，否则镜油在物镜或玻片表面会凝结成硬膜，影响物镜或玻片透明度。

对于临床所用标本有些是加有盖玻片，有些是裸片，因此油镜观察以后的载玻片去油手法对于保护样本的完整性非常重要。我们建议用以下手法去除镜油：①取2~3张擦镜纸覆盖于载玻片镜油上方。②在擦镜纸镜油处滴加适量脱油剂。③待脱油剂少量挥发后，擦镜纸与载玻片之间的吸引力增强，从一侧拖拉擦镜纸去除镜油。④如一次没有去除干净可重复操作。⑤去油过程中切忌用指甲触碰样本以免损伤样本完整性。

9. **保养与维护**

（1）内部光学系统：当内部镜片上有灰尘、污点或霉点，可拆开（下）目镜、聚光器和反射镜，卸下物镜。清洁时先用干净的毛笔或不脱毛的羊毛刷、吹风球，除尽镜片表面灰尘，然后用干净的绒布从镜片的中心开始向边缘作螺线形单向运动，不要来回打圆圈。如镜片上有油渍、污物或指印擦不掉时，可用脱脂棉蘸取少许酒精与乙醚混合液（3∶7）擦拭。如果有较重的霉点或霉斑无法除去，可用棉签蘸水湿润后黏上碳酸钙（含量99%以上）进行擦拭，再将粉末清除干净。

（2）镜头：①所有镜头表面必须保持清洁，落在镜头表面的灰尘，可用吸耳球吹去，也可用软毛刷轻轻的掸掉。②当镜头表面沾有油污或指纹时，可用脱脂棉蘸少许无水酒精和乙醚的混合液（3∶7）轻轻擦拭。③在任何情况下操作人员不能用棉团、干布块或干镜头纸擦试镜头表面，否则会刮伤镜头表面，严重损坏镜头，也不要用水擦试镜头，这样会在镜头表面残留一些水迹，可能导致真菌的滋生，严重损坏显微镜。④目镜和物镜是主要光学部件，装卸和保养应格外小心，不得用手或硬物直接接触。

（3）电光源保养：一般为卤钨灯，注意电源工作电压的波动范围（$<10\%$），电源开关不要短时频繁开关，显微镜使用间隙要注意调低照明亮度，不能长时间不关。一般在开关电源前把光亮度调节旋钮调至最低。

（4）显微镜机械系统：显微镜的使用者应该了解所用仪器各部件的构造原理，凡是金属的旋转、转换、滑动、推动、研磨部件，可定期在通风柜中用苯、二甲苯之类有机溶剂擦拭，其后涂抹适合于各类部件的相应标号的润滑油。具有张力作用的器件，使用完毕后要让它回到自然松弛状态，任何可调节部件最好都不要让它处于极端状态。不能用有机溶液清擦其他部件表面，特别是塑料零件，可用软布蘸少量中性洗涤剂擦拭。

（5）使用及放置环境：显微镜放置及使用环境要求防水、防潮、防尘、防腐蚀、防震及防热等，尤其是要避免显微镜内部落下尘埃，防止镜头生长真菌，显微镜使用完后建议放置在恒温（5～30℃）、恒湿（45%～85%）的专用显微镜柜中放置。显微镜要有专人管理，定期保养和维护。

（6）其他：显微镜尽可能不移动，若需移动应轻拿轻放，避免碰撞；不允许随意拆卸仪器，特别是中间光学系统或重要的机械部件，以免降低仪器的使用性能；仪器工作的间歇期间，为了防止灰尘进入镜筒或透镜表面，可将目镜留在镜筒上，或盖上防尘盖，或用防尘罩将仪器罩住。

七、应用与评价

普通光学显微镜在临床中应用广泛，如医院检验科主要观察人体各种涂片染色或不染色标本中各种细胞、体液标本中各种结晶、尿液标本中管型、精液标本中的精子、细菌及其他微生物等各种有形成分，另外，病理科用普通光学显微镜观察病理组织细胞等各种成分。

显微镜检查是医学检验经典的检查方法，具有操作简便、快速、成本低，有些有形成分检查是疾病诊断的金标准，充分体现医学检验人员技术与价值，在医学检验中具有十分重要的地位。但显微镜检查也存在结果准确性、重复性受医学检验人员技术水平、主观因素影响，检查时间相对较长等不足。

（刘彦虹　庄锡伟）

第二节　相差显微镜

相差显微镜（phase contrastm icroscope）又称为相衬显微镜，是荷兰科学家 Frits Zernike 于 1932 年发明的，其优势在于能够观察肉眼在普通显微镜的明场下难以观察到的生物样品，如无色透明未染色的活细胞、微生物等标本。1953 年其因此项发明获得诺贝尔物理学奖。

一、原理

光波由波长、振幅和相位三个基本要素组成。波长、振幅对应人的肉眼观察到的分别是光的颜色和亮度，即在人的视觉中，可见光波长的不同表现为颜色的差异，振幅的变化表现为明暗的变化。当可见光通过物体时，如果波长（颜色）和振幅（亮度）发生变化，肉眼才能观察到，这就是普通光学显微镜观察染色标本的原因。如果光通过物质时，其波长、振幅和相位都不发生变化，那么不管是用普通光学显微镜还是相差显微镜都不能观察到物体。

1. 相位差产生

（1）相位差：光的相位是指在某一时间上，光波所到达的位置。相位差是指光波经过折射率不同的介质其相位发生的变化。为了方便计算光波经过不同介质时引起的位相差，引入了光程的概念。

（2）光程：当光波进入折射率为 n 的媒质时，光在该媒质中的速度等于它在真空（空气）中的 1/n。即光波通过厚度为 1 的媒质所需要的时间，等于光线通过厚度为 n1 的空气层所需的时间。在传播时间相同的条件下，把光在介质中传播的路程折合为光在真空中传播的相应路程叫做光程。在数值上，光程等于介质折射率 n 和其厚度 1 的乘积乘。

（3）相位差产生：如图 5-3 所示，S 波与 P 波的振幅相同，它们在空气中的波长均为 λ 而且相位相同。S 波一直在空气中传播，P 波在途中要通过一块厚度为 1，折射率为 n 的透明媒质。在 P 波未通过媒质前，它和 S 波是同相位的。但是当 P 波通过媒质时，由于其光程为 n1，所以 P 波就落后于 S 波，它们之间出现了光程差为 d，从而也就产生了相位差，其大小为 d/λ 波长。

由此可见，当光波通过的介质折射率和厚度不同时，光波之间就产生了相位差，虽然振幅（亮度）不变，但相位却发生了变化，而这种变化肉眼

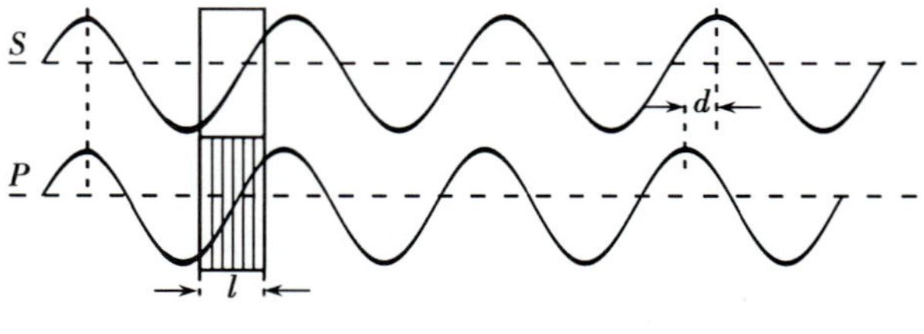

图 5-3　光波在不同媒质中产生光程差

通过普通光学显微镜，是无法观察到的。利用光的一系列特性，将物体内部微小的相位差（折射率与厚度不同）转换成为像上的亮度差，这就是"相差法"的实质。从而看清标本的细节，相差显微镜就是能将相位差转换为像上亮度差的工具。

2. **相差显微镜光学原理** 从光源发出的光通过标本时，如果标本是完全均匀透明的物体，光将继续前进，称为直射光。如果标本中含有折射率稍有不同的物体时，一部分仍为相位和振幅相同的直射光（S），另一部分由于光的衍射现象则向周围侧方分散射出，这种光称为衍射光（D）。直射光和衍射光同时到达一点时，两者相互干涉，形成合成波（P）。合成波的大小取决于直射光和衍射光的振幅和相差。如振幅相等，相差为零，合成波的振幅等于直射光和衍射光振幅之和，即 P=S+D，振幅加大，亮度提升；如果一个光波的相位推迟（或提前），合成波振幅变小，光亮度变暗；当一个光波恰好推迟（或提前）半个波长（即 λ/2）的相位移时，即波峰与波谷相遇，两个光波的振幅互相抵消，合成波的振幅为两波的振幅差，即 P=S−D，这时亮度减弱、变暗。如果合成波的振幅比背景光的振幅大，则为明反差（负相衬），反之，如果合成波的振幅比背景光的振幅小，则称为暗反差（正相衬），见图 5-4。

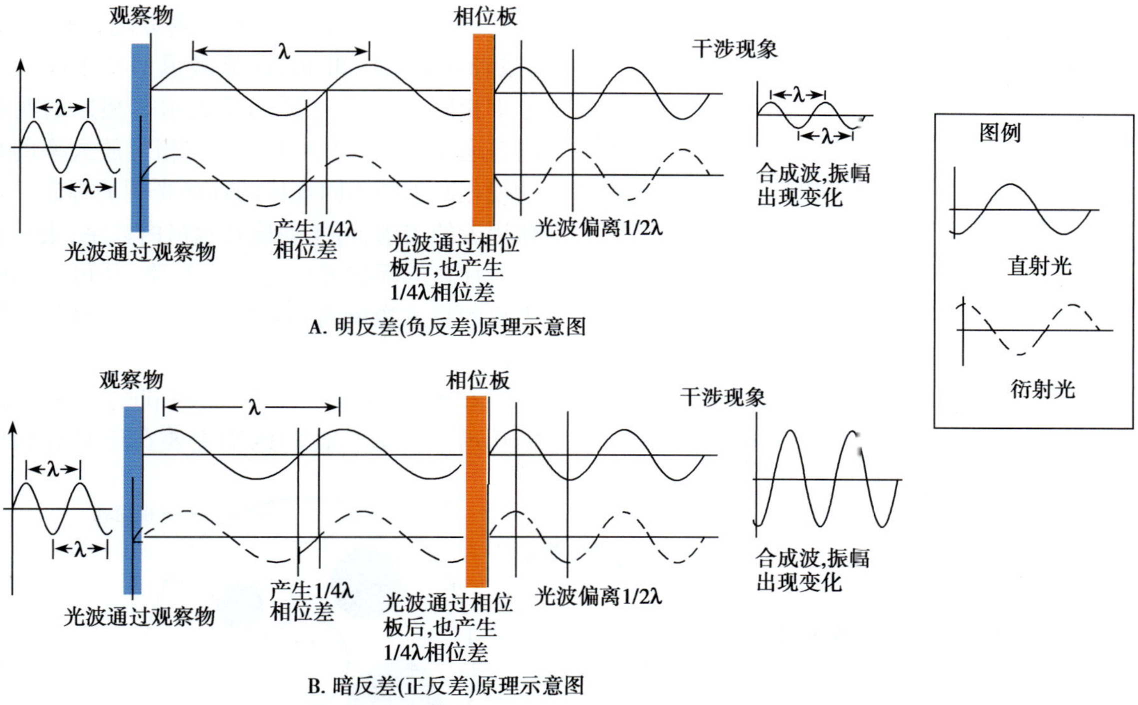

图 5-4 **相差显微镜明反差、暗反差成像原理示意图**

3. **相差显微镜工作原理** 如图 5-5 所示，光线通过聚光器下的环状光栅，在物镜的聚焦点平面聚光。载玻片上的标本 A 受到光线照射，直线光在 A′处成像，而散发的衍射光一部分也由物镜的作用在 A′处成像，此时观察者看到的是直射光和衍射光在 A′处干涉所形成的像。此时，衍射光的相位落后 λ/4，并且比直射光的成像弱，干涉合成的光与背景光线的振幅差别小，因此，如使用的是普通光学显微镜，不能加以分辨观察。相差显微镜的物镜（称为相衬物镜、相差物镜）中安装有相板，相板有推迟直射光或衍射光的相位和吸收光亮的作用，从而可以调节直射光或衍射光的亮度。利用相差物镜的不同相板，可以把直射光推迟 λ/4，使直射光和衍射光保持相同的相位，两光干涉结果，合振幅为两者之和。由于背景只有直射光，因而被照射的物体比背景亮，形成负相衬；或者用另一种相板，把衍射光推迟 λ/4，这时直射光和衍射光的光程为 λ/2，即直射光和衍射光的相位相反，两光波干涉结果，合振幅为两者之差，使被照射物体比背景暗，形成正相衬。

通过上述可知，物体 A 所成的像，或者是直射光与衍射光之和，或者是两者之差。但由于衍射光比直射光弱得多，被检物体像的合成波的振幅与背景直射光的振幅两者差别很小无论是负相衬还是正相衬都不明显，仅仅依靠推迟相位很难达到充分的效果。因此，在相差显微镜的相板上

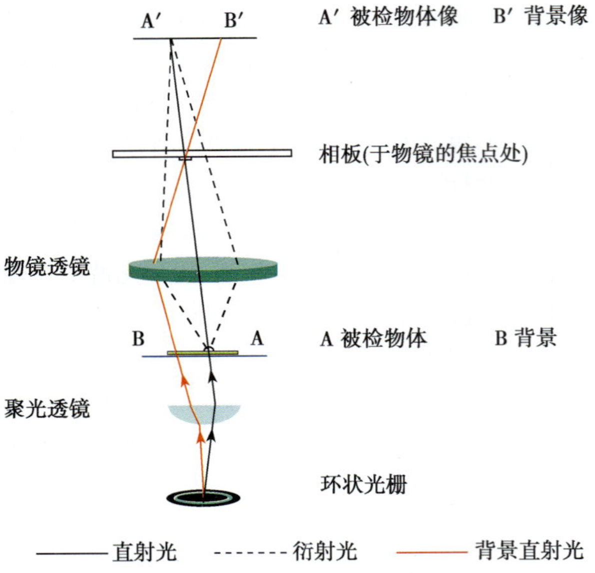

图 5-5 相差显微镜成像原理示意图

都装上有相位膜和吸收膜两种物质,吸收膜能把直射光吸掉一部分,使衍射光和直射光的亮度相等,此时两光波产生干涉其负或正相衬最为明显。这样,被检物体的像不是比背景光亮得多,就是比背景黑暗得多,有利于进行观察。

二、基本结构

相差显微镜和普通显微镜相比有 4 个特殊结构:①环状光阑(代替可变光阑)。②带相位板物镜(代替普通物镜)。③合轴望远镜。④绿色滤光片。

1. 环状光阑(ring slit/annular diaphragm) 又称为环板或环状光栅,位于光源与聚光器之间,是由大小不同的环状通光孔形成的光阑(图 5-6A、图 5-6C),与聚光器一起组成转盘聚光器(图 5-6B)。环状光阑的作用是为了减少不必要的直射光的干扰和影响,使照明光成一环形光束,使透过聚光器的光线形成空心光锥,焦聚到标本上,此环形光束的圆环直径和宽度是随物镜倍率的不同而不同,即不同相差物镜应有其对应的环板。

环板装配在可旋转的转盘上,转盘朝向使用者的一面有示窗孔,通过标示窗显现 0、1、2、3 和 4(或者 0、10、20 和 40,因显微镜型号不同代表符号不相同)字样。“0”通常表示非相差的明视场的普通光阑。1、2、3、4 表示与相应放大率的相差物镜相匹配的不同规格的环状光阑的标志。根据使用者的需求,可手动旋转示窗内数字,表示该数字所代表的环状光阑已进入光路,其可与不同放大率的相差物镜内的相位板相配合使用,使用时需注意两者的匹配。

2. 相差物镜 相差物镜(phase contrast objective)与普通物镜的区别主要在于具有相位板

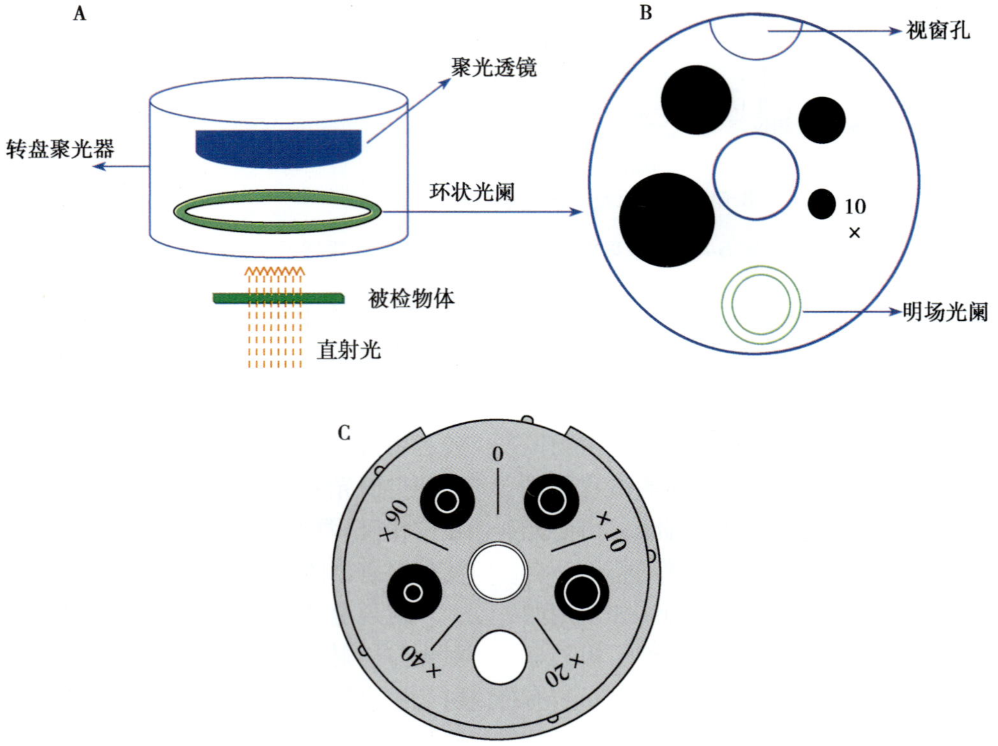

图 5-6 转盘聚光器及环状光阑示意图
A:转盘聚光器 B:环状光阑示意图 C:环状光阑实物图

结构，即带相板物镜。相位板是由光学玻璃制成的，利用光的衍射和干涉现象，将直射光和衍射光的相位差转变为振幅差。

相位板上有一圈灰色的圆环称为共轭面（图 5-7），其与周围里外相位板厚度不同，为直射光通过的部位。共轭面内外侧部分称为补偿面，为衍射光通过的部位，可以使衍射光相位发生改变。在相位板的共轭面或补偿面上，涂有改变光波相位或吸收光线的物质，通常为氟化镁。当光线通过时，光波的相位或振幅改变，从而达到不同的目的与观察效果。

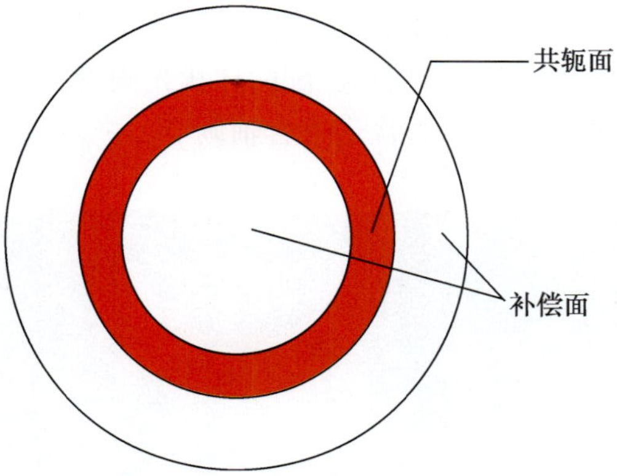

图 5-7　相位板示意图

相位板又可以分为 A 型相位板和 B 型相位板。共轭层涂有吸收物质的皆为 A 型，而补偿面涂有吸收物质的皆为 B 型。不同类型及其特点见表 5-3。

表 5-3　相位板类型及特点

相位板类型	特点
A+型相位板	在共轭面既涂有吸收物质又有电解质。此共轭面能吸收 80% 左右的直射光
A-型相位板	在共轭面涂有吸收物质，而在补偿面涂有电解质
B+型相位板	在补偿面涂有吸收物质，在共轭面涂有电解质
B-型相位板	在补偿面既涂有吸收物质又涂有电解质

由于相位板的不同相差显微镜显示不同的反差效果，分为明反差（负反差）和暗反差（正反差）。①明反差或负反差：在相差显微镜的视场中，标本亮度大于背景介质亮度。A 型相位板的共轭面涂有吸光物质，直射光通过相位板时，被推迟 1/4λ，同时被吸收 80% 左右，振幅变小，致使只有直射光通过的背景变暗。而通过补偿面的衍射光与推迟 1/4λ 的直射光产生干涉现象，振幅加大，标本比只有直射光通过的背景亮得多。②暗反差或正反差：背景介质亮度大于标本亮度。与明反差相反，衍射光通过 B 型相位板的补偿面上的吸光物后，衍射光推迟 1/4λ，使衍射光与直射光的相位相差 1/2λ。产生干涉后，振幅变小，被检测标本比背景介质明显变暗。

3. **合轴望远镜**　又名合轴调中目镜、校正望远目镜。可通过其升降，调节场透镜和接目透镜距离，是具有较长的焦距的一种望远目镜。其直径大小与观察目镜相同。它是用于环状光阑的环孔（亮环）与相差物镜相位板的共轭面环孔（暗环）的调中合轴与调焦。相差显微镜使用时，必须保证直射光和衍射光互补，才能使成像光线的相位差转变为可见的振幅差，因此，首先必须保证转盘聚光器的环状光阑与相差物镜必须匹配。同时，环状光阑的孔环（亮环）与相差物镜相位板共轭面的环孔（暗环）在光路中要准确合轴，完全吻合重叠。

4. **绿色滤光片**　波长范围小的单色光照明能够提高相差显微镜的显像性能，故在光路上加用透射光线波长为 500～600nm 左右的绿色滤光片，可以吸收光线中的红光和蓝光，只透射绿光，减少由于照射光线中不同波长引起的相位变化，从而提高物镜分辨率。

三、操作流程

相差显微镜的操作流程如下（图 5-8）。

1. **普通显微镜明场观察**　打开光源，旋转聚光器转盘，将“0”对准标示孔，使普通聚光器部分进入光路。在载物台上放置标本，先使用低倍物镜（10×），按普通显微镜操作方法进行对光和调焦，使物像清晰，然后移去标本。

2. **相差装置调换安装**　将显微镜的普通物镜换成相应倍数的相差物镜，将聚光器换成带有环状光阑的转盘聚光器。安装绿色滤光片。

3. **环状光阑选择**　转动转盘聚光器，使视窗中“0”对着操作者。旋转环状光阑，使光阑的直径和孔宽与所用的相差物镜相匹配，如将转盘聚光器转至刻度“10”，匹配使用 10×相差物镜。

4. **合轴调节**　取下普通目镜，装上合轴望远镜，调节合轴望远镜的内筒长度，使其升降，当相差物镜的相位板黑环或像清晰时，固定合轴望远

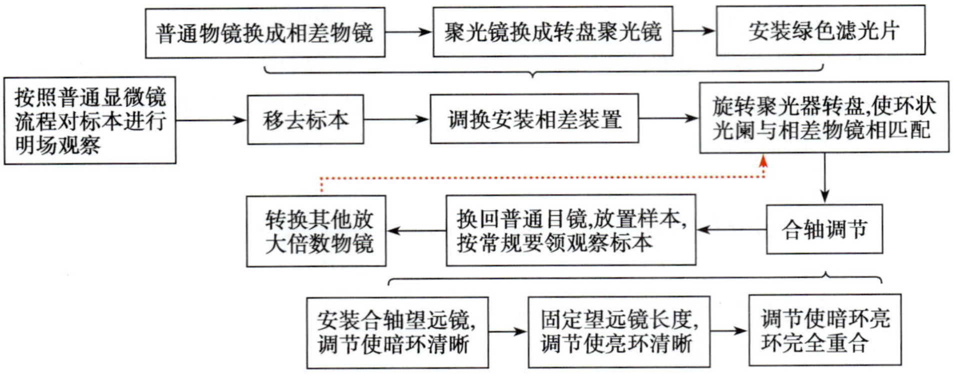

图 5-8 相差显微镜操作流程图

镜的长度。调节聚光器的高度,使环状光阑亮环的像清晰。观察视野内的暗环和亮环,若双环分离,说明不合轴,此时,推动聚光器的中心调节螺旋移动亮环,直至双环完全重合。

5. 观察 换回普通目镜,重新放置样本。按常规要领进行标本观察(图 5-9)。转换其他放大倍数的物镜时,选用相匹配的环状光阑,按照上述合轴调节的方法再次进行合轴调节。

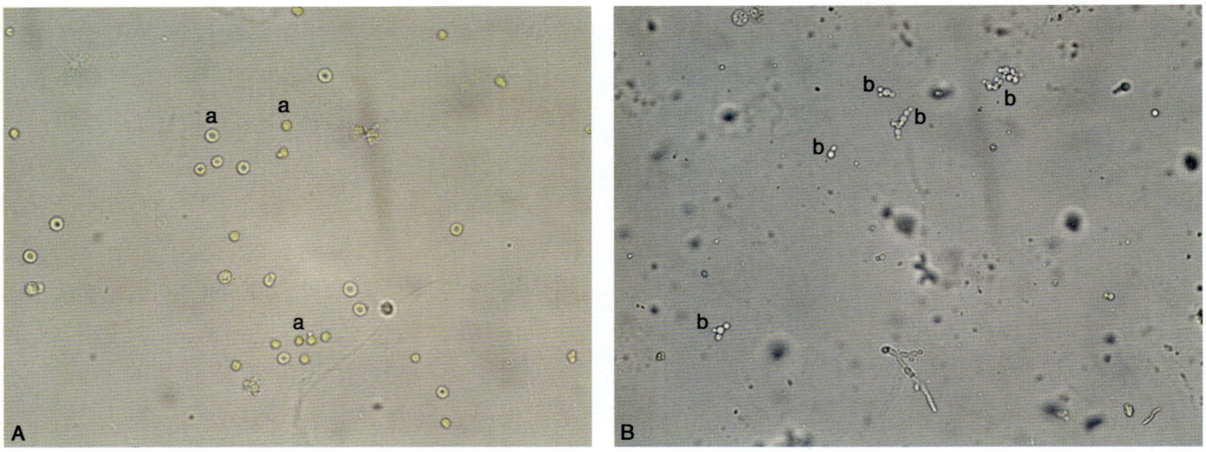

图 5-9 相差显微镜下尿液红细胞和真菌孢子图
A:红细胞 B:真菌孢子

四、注意事项与保养维护

相差显微镜操作的注意事项如下。

1. 标本、载玻片、盖玻片符合要求 最好是新鲜标本。标本要薄,厚度以 5~10μm 为宜。载玻片厚度适中,约 1.0mm 为宜,过厚则环状光阑的亮环变大,过薄则亮环变小;玻片应厚薄均匀,平整,不能有划痕、尘埃等。盖玻片厚度适宜通常要求厚度为 0.16~10.17mm,过薄或过厚均会影响观察结果。新鲜标本能保持细胞、细菌不会死亡,利于观察运动情况。

2. 相差物镜与环状光阑匹配 在更换不同倍率的相差物镜时,都要使用相匹配的环状光阑。每次换镜头或换标本时都要进行合轴调节,否则显微成像效果不佳。

3. 合轴调节精准 若环状光阑的光环和相差物镜中的相位环不能精确吻合则会造成直射光和衍射光的光路紊乱,失去相差显微镜的效果。

4. 光源及光圈调亮 尽可能使用单色光源。由于环状光阑遮掉大部分光,物镜相位板上共轭面又吸收大部分光;因此,视场光阑与聚光器的孔径光阑必须全部开大,而且光源要调亮。

五、应用与评价

相差显微镜主要应用于细胞生物学、病原体学的研究,也用于其他生物科学领域以及材料科学等方面的研究。在医学检验中,相差显微镜主要用于新鲜液体标本中细胞和微生物的检查,观察新鲜标本中活细胞、微生物的运动及内部结构变化,主要用于以下几个方面。

1. **血液学检验**　用于血小板计数、血液中寄生虫及微生物检查和某些活细胞观察等。

2. **尿液分析**　用于辨认新鲜尿液中各种细胞和管型，特别是透明管型、白细胞、肾小管上皮细胞以及红细胞形态的鉴别和分类等。

3. **微生物检验**　用于不染色或染不上色的细菌、螺旋体、真菌孢子等的快速辨认，特别是对具有鞭毛、荚膜等特殊形态微生物的鉴别。

4. **对活细胞的连续观察**　在细胞培养过程中，对活细胞连续观察。

相差显微镜最大的优点是可以观察未经染色的标本和活细胞，利用相差显微镜观察透明活体标本，可以避免因采用推片、固定、染色等环节使待检样标本功能发生变化，因此，相差显微镜常用于活细胞、活微生物的运动、内部结构的变化及细胞分裂等的观察，在细胞学、血液学、微生物学、寄生虫学、生物学和医学检验学中有着广泛应用。但其仪器操作相对复杂，对操作者和观察者有较高的专业知识和技能要求。

（林东红　陶华林）

第三节　荧光显微镜

荧光是指物质中的电子吸收光能由低能转变为高能状态，再回到低能状态时释放出的光，即物质吸收短波光后发射出的长波光。其又分为自发荧光和二次荧光。1845 年弗雷德里克·赫歇尔首次发现紫外光可以激发奎宁溶液发出蓝光。20 世纪初，荧光第一次应用于染色组织、细菌和其他病原体的检测。后来，卡尔等人运用此荧光的特性发明了荧光显微镜。

一、原理

荧光显微镜（fluorescence microscope）是应用紫外线为激发光源照射被检样本，以激发样本内原有的荧光物质，或者是用荧光染料/荧光抗体染色后的物质，使之发射出能被观察到的各种颜色的荧光，经过物镜和目镜系统放大可观察样本的荧光图像，从而进行观察物质的定位、定性和定量研究的光学显微镜，它既可观察固定标本，也可观察活体荧光染色标本。

二、基本结构

荧光显微镜主要是在普通光学显微镜的基础上加上特殊附件，如荧光激发光源、滤色系统等组成的。荧光显微镜与普通显微镜的主要区别见表 5-4。荧光显微镜的基本结构示意图见图 5-10。光学系统如下：

表 5-4　荧光显微镜与普通显微镜的主要区别

	荧光显微镜	普通光学显微镜
原理	以紫外线为光源照射被检物，使之发出荧光，通过观察荧光图像观察物质形状及定位。分辨力高于普通显微镜	利用光学原理，把人眼不能分辨的微小物质通过物镜和目镜系统放大成像，以观察和发现微细结构
光源	以高压汞灯或氙灯作为激发光源，为紫外光，波长较短，分辨率高于普通显微镜	可见光。分亮视场照明（亮背景上的暗物点）和暗视场照明（暗背景上的亮物点）
主要部件	滤色系统（光源前的激发光滤片用以滤除可见光，目镜和物镜之间的阻断滤片用于滤除紫外线保护人眼）、聚光镜（石英或其他透紫外线玻璃特制）	显微镜基本部件组成：载物台、聚光照明系统、物镜，目镜和调焦机构等
照明方式	常为落射式，即光源通过物镜投射于样品上	常为透射照明方式
应用特点	可观察固定标本和活体荧光染色标本，可进行定性和定量研究	用于非染色和常规染色标本的观察

1. **激发光源**　由于荧光物质量子效能低，需要一个很强的激发光源，通常用高压汞灯或氙灯等。高压汞灯发出的光极强，波长呈不连续，主要发射峰在 365~435nm，只能作为荧光激发光源。通常采用 200W 的高压汞灯作为激发光源，可发射很强的紫外光或短波长的蓝紫光，照射样本可激发样本中的荧光基团产生各种荧光。氙灯可产生高能连续光谱，不仅可作为荧光激发光源，还可作为明视场的彩色显微摄影。

2. **滤光系统**　滤光系统是荧光显微镜的重要组成部分，由激发光滤片和阻断滤片组成。不同显微镜厂家滤片型号名称常不统一，一般以基

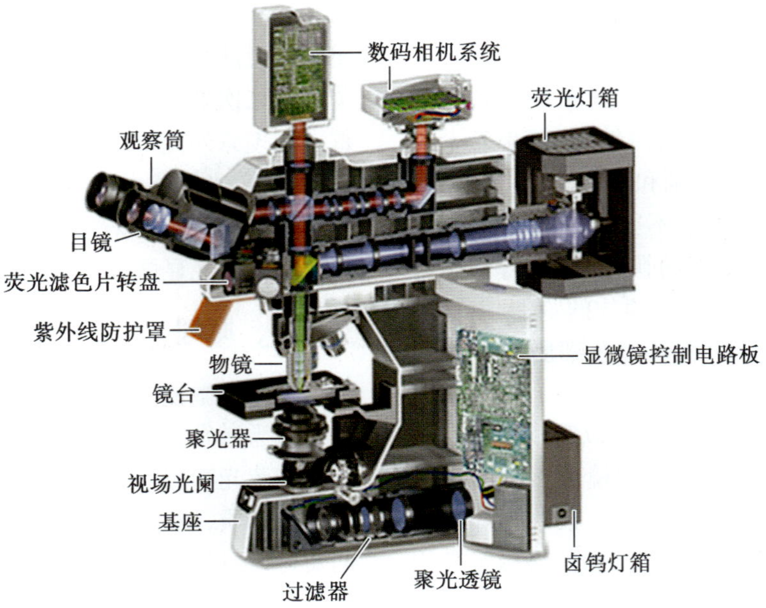

图 5-10 荧光显微镜的基本结构示意图

本色调命名，前面字母代表颜色，第二个字母代表材料，数字代表型号特点，如：德国产品用英文标注 BG12，即为蓝色玻璃；国产用拼音表示，如 QB24，表示青色玻璃（蓝色）。

（1）激发光滤片：位于激发光源和标本之间，用于选择激发光波长，使与荧光染料发光的特定波长相匹配的光通过，以激发相应的荧光物质发出荧光。几种主要的荧光激发滤光片见表 5-5。

表 5-5 常见滤光片及特性

滤光片	特性
紫外光激发滤片	可使 400nm 以下的紫外光透过，阻挡 400nm 以上的可见光通过。常用型号为 UG-1 或 UG-5。也可透过波长为 700nm 的残余红光，可辅助蓝色滤片，去除残余红光
紫外蓝光激发滤片	可使 300~450nm 范围内的光通过
紫蓝光激发滤片	可使 350~490nm 范围内的光通过
蓝绿滤片	最大吸收峰在 500nm 以上的荧光（如罗达明色素）

（2）阻断滤片：置于标本和目镜之间，目的是滤除紫外线，仅让物质被激发出的荧光选择性通过，呈现专一的荧光色彩，增强反差，同时可避免眼睛受紫外线的损伤，利于保护眼睛。常用以下 3 种压制滤板：①紫外光压制滤板：可通过可见光、阻挡紫外光通过。能与紫外光激发滤片组合。②紫蓝光压制滤板：能通过 510nm 以上波长的光（绿光到红光），能与紫蓝光激发滤片组合。③紫外紫光压制滤板：能通过 460nm 以上波长的光（蓝光到红光）。

3. 聚光镜 荧光显微镜的聚光镜是用石英玻璃或其他透紫外线的玻璃特制而成，用于调节透光度，弥补光量不足和适当改变从光源射来光的性质，将光线聚焦于被检物体上，以得到最好的照明效果。可选择明视野聚光器、暗视野聚光器及相差荧光聚光器，三者的特点见表 5-6。

4. 光路系统 根据成像和光路特点，荧光显微镜可分为：

（1）透射荧光显微镜：为旧式荧光显微镜。常采用暗视野聚光器，通过调节反光镜使激发光转射或旁射到标本上，特点是在低倍镜时荧光强，对观察较大的样本材料较好。

（2）落射荧光显微镜：是激发光从物镜向下落射到样本表面，物镜起着照明聚光镜和收集荧光的作用。选择不同的激发光滤片-双色束分离器-阻断滤片的组合插块，可满足不同荧光物质的需要，其优点是视野照明均匀，成像清晰。放大倍数越大荧光越强。

5. 反光镜 反光镜的反光层一般是镀铝层，因为铝对紫外光和可见光的蓝紫区吸收少，反射率达 90% 以上。一般使用平面反光镜。

三、操作流程

荧光显微镜的操作流程如下（图 5-11）。

表 5-6　三种聚光器的特点

聚光器	优点	缺点	用途
明视野聚光器	聚光强、透光度大	背景较亮，反差较小	一般多用，适用于低、中倍放大的组织学切片和细胞学组织培养物的观察
暗视野聚光器	透光度小、背景暗、反差大		放大倍数较高、对荧光弱的标本进行观察，可发现亮视野难以分辨的细微荧光颗粒
相差荧光聚光器			特殊、少用。可与相差物镜配合使用，同时进行相差和荧光联合观察，既能看到荧光图像，又能看到相差图像，有助于荧光的准确定位

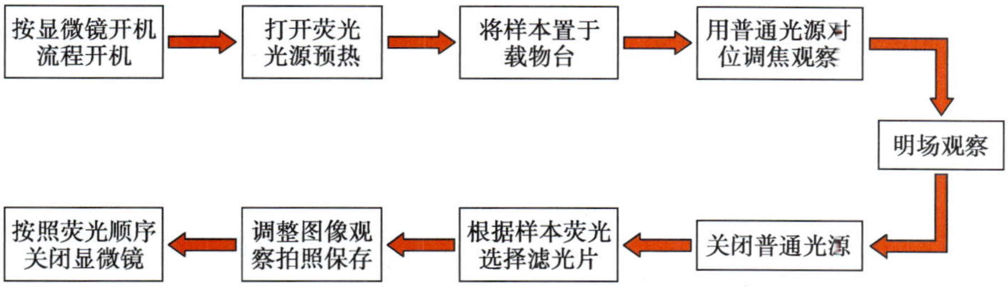

图 5-11　荧光显微镜操作流程图

按显微镜开机流程开机→打开荧光光源预热→将样本置于载物台→用普通光源对位调焦观察→明场观察→关闭普通光源→根据样本荧光选择滤光片→调整图像观察拍照保存（图 5-12）→按照荧光顺序关闭显微镜。

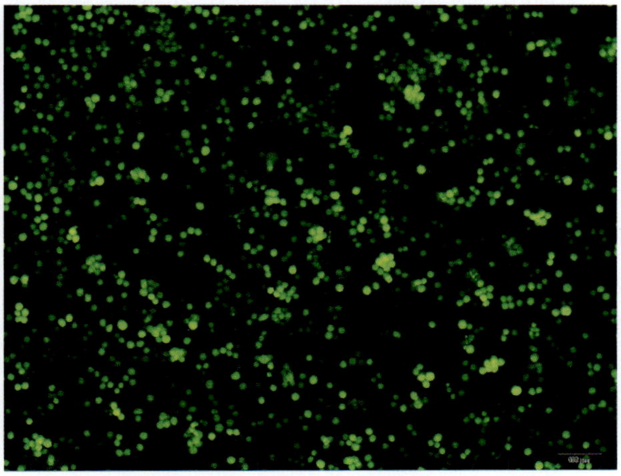

图 5-12　荧光显微镜下慢病毒转染 K562 细胞 72h 后绿荧光图（×100）

四、注意事项与保养维护

荧光显微镜的操作注意事项如下。

1. **电压稳定、环境散热好**　显微镜电源应安装稳压器，使得电源电压波动不大于额定电压值的 5%，否则会缩短灯源寿命。超高压汞灯工作时会散发大量热量，灯室必须有良好的散热条件，显微镜工作环境温度不宜过高，建议为室温。

2. **暗室操作、高压汞灯稳定**　荧光显微镜应在暗室中进行检查。超高压汞灯点燃 5～15min，待光源发出强光稳定后，眼睛完全适应暗室，再开始观察标本。

3. **注意紫外线损伤**　为防止紫外线损伤眼睛，载物台前上方要安装黄色遮光板，灯泡必须置于灯室中方可点燃；在调整光源时应戴上能阻挡紫外光护目镜；确保安装合适的滤光片之后才开始观察标本。未安装滤光片不可用眼直接观察。

4. **防止非检测荧光的干扰**　用油镜观察标本时，必须用无荧光的特殊镜油。标本呈现的荧光与背景对比要鲜明。要排除非特异性荧光的干扰。

5. **检查及开关机时间和次数规范**　检查时间每次以 1～2h 为宜，超过 90min，超高压汞灯发光强度逐渐下降，荧光减弱；标本受紫外线照射 3～5min 后，荧光也明显减弱；因此，单次观察时间不得超过 2～3h。超高压汞灯点燃后，至少 30min 才可熄灭。灯熄灭后再次使用，须待灯泡充分冷却后才能点燃。一天中应避免数次点燃光源。

6. **标本集中检测、记录灯泡使用时间**　荧光显微镜光源寿命有限，标本应集中检查，以节省时间保护光源。新换灯泡应从一开始使用就记录时间。

7. 玻片、盖玻片、切片符合要求 载玻片应光洁，厚度均匀，在 0.8～1.2mm 之间，无明显自发荧光。玻片过厚会导致吸光过多，并且不能在标本上聚集激发光。盖玻片应光洁，厚度在 0.17mm 左右。组织切片或其他标本不宜过厚，太厚的标本在其下部消耗大部分激发光，标本上部激发不充分，影响显像。此外，细胞的重叠或杂质掩盖也会影响对标本观察。

8. 防止标本荧光减弱 标本染色后立即观察，避免荧光减弱。若久未观察，应将标本放在聚乙烯塑料袋中 4℃ 保存，以延缓荧光淬灭，防止封裱剂蒸发。

五、应用与评价

近年来，荧光显微镜在医学研究、临床诊断中广泛应用，尤其是免疫荧光如 FISH、绿色荧光蛋白(GFP)技术在基因组学、蛋白质组学研究方面得到推广，同时，显微照相、数字 CCD 成像技术的辅助，赋予了荧光显微镜新的应用价值。主要用于以下几个方面。

1. 免疫荧光细胞化学检测的基本工具 适用于不透明及半透明标本，如厚片、滤膜、菌落、组织切片、组织培养标本等的直接观察，既可观察固定标本，又可以进行活体染色观察，主要用于检测自带荧光基团的物质或者是能与荧光染料共价结合的特殊蛋白质及其他分子的观察。

2. 活细胞内物质研究 适用于活细胞内物质的吸收和运输、化学物质的分布及定位等研究，如将荧光素标记抗体，利用抗体与细胞表面或内部大分子物质(抗原)的特异性结合，在荧光显微镜下可对细胞内的统一成分进行精确定位研究。与分光光度计结合构成显微分光光度计，可对细胞内物质进行定量分析，可测得 10^{-3}g 的 DNA 含量，且精确度高。

3. 应用于临床疾病诊断 主要应用于荧光抗核抗体的检测、分子标记、药物筛选等。

荧光显微镜在生物医学领域方面应用的优点在于其检出能力高，对细胞的刺激小，能对被检物进行多重染色。通过荧光观察不仅可以观察被检物的构造，而且可以对物质进行判别，对物质进行定性、定量分析，但是荧光观察需要操作者有相关的专业知识及操作经验，对观察者有较高的要求。

（林东红　龚道元）

第四节　暗视野显微镜

暗视野显微镜(dark field microscope)也称暗视场显微镜，也叫超显微镜。即用暗场聚光器来代替一般显微镜的聚光器而成。暗视野显微镜可观察到及其微小的标本，分辨率为 0.02～0.004μm，明场观察方式的最大分辨率为 0.2μm；暗视野显微镜主要用于检查未染色标本中微粒是否存在、外部形态和运动能力。

知识拓展

丁达尔效应：1869 年，英国物理学家约翰·丁达尔(1820—1893)发现，一束汇聚的光通过溶胶，从侧面(即与光束垂直的方向)可以看到一个发光的圆锥体，这就是丁达尔效应(Tyndall effect)，也叫丁达尔现象。简单地说，当来自缝隙的一束强光通过暗室时，可以清楚地看到在光束里的细微灰尘，即为丁达尔效应。

丁达尔效应是由于胶体粒子对光线散射形成的。在光的传播过程中，光线照射到粒子时，如果胶体粒子小于入射光波长，则发生光的散射，这时观察到的是光波环绕微粒而向其四周放射的光，称为散射光或乳光；如果胶体粒子大于入射光波长很多倍，则发生光的反射，丁达尔效应就是光的散射现象或称乳光现象。胶体粒子介于溶液中溶质粒子和浊液粒子之间，半径在 1～100nm，其半径小于可见光波长(400～700nm)，因此，可见光透过胶体时会产生明显的散射作用。散射光的强度随散射粒子体积的减小而明显减弱，真溶液粒子半径一般不超过 1nm，因此，真溶液对光的散射作用很微弱。

胶体能有丁达尔效应，而溶液几乎没有，就可以采用丁达尔效应来区分胶体和溶液。此外，当有光线通过悬浊液时有时也会出现光路，但是由于悬浊液中的颗粒对光线的阻碍过大，使得产生的光路很短。

一、工作原理

暗视野显微镜的基本原理是丁达尔效应。普通显微镜是让光束透过标本后直接进入物镜，所以视野是明亮的。而暗视野显微镜借助于特殊的聚光器，用强而窄的光束照射标本，不让透射光线进入物镜，只有标本中微粒散射的光线进入物镜。所以当无标本时，视野是黑的，不能观察到任何物体；当有标本时，照射光经聚光器中央的遮光板遮挡后斜向照明标本，在黑暗背景上可看到标本微粒的闪烁光点，即看到的是标本的衍射图像（所看到的图像不是透过标本的光线形成的，而是标本表面所散射的光所形成的），因而视野的背景是黑的，标本的边缘是亮的，见图 5-13。暗视野显微镜的工作原理见图 5-14。

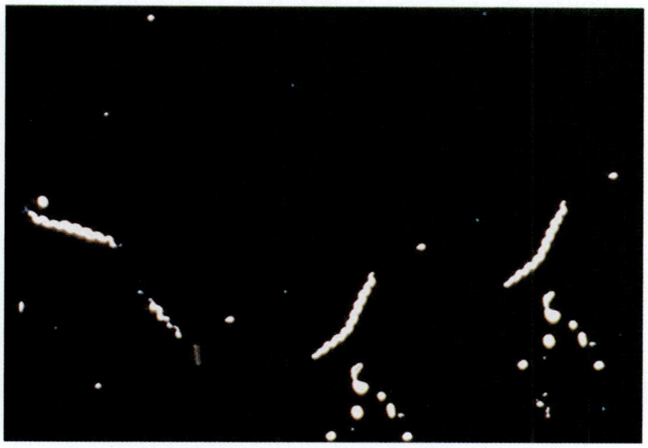

图 5-13　暗视野观察图像（梅毒螺旋体　400 倍）

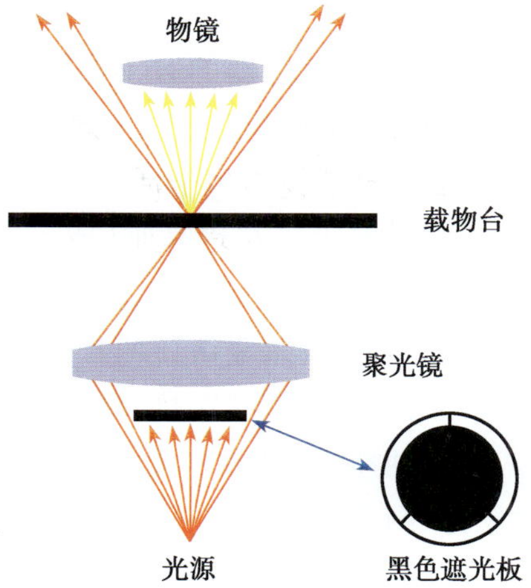

图 5-14　暗视野显微镜工作原理

二、基本结构

暗视野显微镜基本结构与普通光学显微镜相似，不同之处是在普通光学显微镜的聚光器上加黑色遮光板（暗场环）或者把普通光学显微镜的聚光器换成暗视野聚光器，就构成了一台暗视野显微镜。普通光学显微镜的聚光器中央没有遮挡，照射光线可以通过聚光器直接照射于标本上，暗视野显微镜聚光器的中央为不透明黑色的遮光板，照射光线不能直接通过聚光器进入物镜，只能从聚光器四周边缘以及未遮挡的部位斜射到标本上，标本的反射和散射光线进入物镜。

也可用厚黑纸片制作一个遮光板，放在普通光学显微镜的聚光器下方的滤光片框上，也能得到暗视野效果。遮光板的大小约和光阑大小相同，由于不同的放大倍数用不同的光阑，所以要制作不同大小的遮光板。

三、操作流程

暗视野显微镜的主要操作流程见图 5-15。

四、注意事项与保养维护

除普通光学显微镜提到的注意事项与保养维护外，还应注意：

1. **载玻片和盖玻片**

（1）载玻片和盖玻片质量：必须高度清洁，完好，不能有污点、油渍和伤痕，否则会引起光线散射，影响观察效果。

（2）载玻片和盖玻片厚度：聚光器的焦点必须落在标本上，才有反射光和散射光，方能进行正常观察，如果载玻片太厚，聚光器的焦点落在载玻片内，不能落在标本上，导致照射光线不能斜射到标本而看不清物体；如果盖玻片太厚，由于油镜的工作距离很短，导致使用油镜的时候，可能无法调焦，从而看不到或看不清标本。因此，载玻片与盖玻片的厚度应符合标准，一般载玻片厚度为约 1.0mm 为宜，盖玻片为 0.16mm 以下。

2. **标本**　标本溶液浓度不能过高，否则会因微粒过密而导致镜下一片亮，可用 0.9% 氯化钠溶液适当的稀释。在玻片上滴加标本的量也不能过多或过少，加上盖玻片，标本刚好不外溢为宜，不能产生起泡。

3. **镜油**　要尽可能地除掉镜油内的杂质和气泡。聚光器与载玻片之间滴加的香柏油和油镜镜检的时候，镜油不能有气泡和杂质，否则杂质和气泡会产生漫反射，影响暗视野镜检效果。

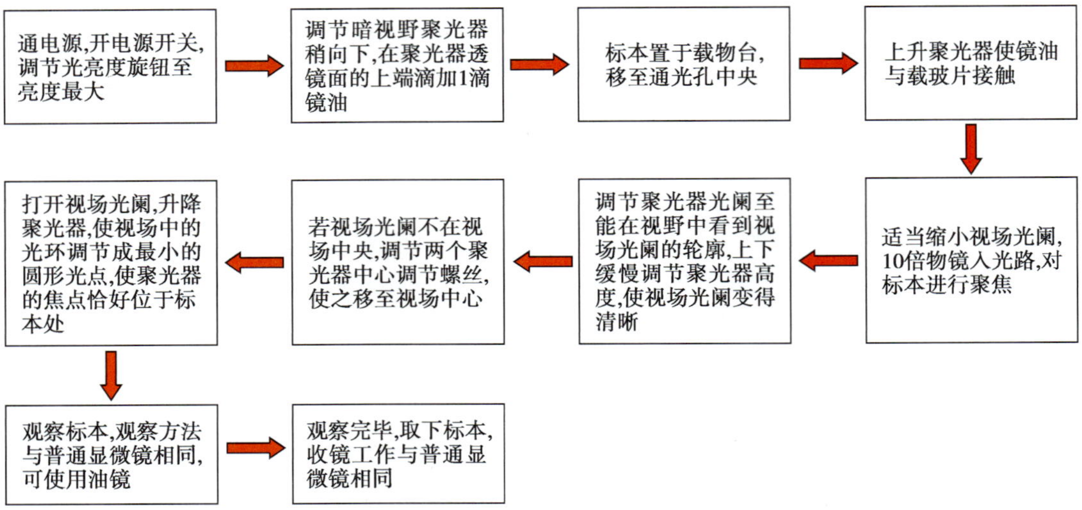

图 5-15 暗视野显微镜主要操作流程

4. 显微镜使用

(1) 孔径光阑:孔径光阑要开到最大,照明光源亮度应尽可能大,否则标本的反射光强度不够,影响观察效果。

(2) 物镜的数值孔径与聚光器的数值孔径:物镜的数值孔径必须小于聚光器的数值孔径,否则会因物镜的孔径角大于暗视野显微镜聚光器所形成的照明光束中心暗区的角度,致使部分照明光线射入物镜,破坏或降低了暗视场的照明。

(3) 标本与背景明暗反差:若视场中标本与背景明暗反差不强时,可以上下调节聚光器的位置,使视场内的反差提高。

(4) 聚光器的中心调节和调焦:在进行暗视野观察标本前,一定要进行聚光器的中心调节和调焦,使焦点与标本一致。

5. 室内环境 使用暗视野显微镜镜检时,室内要暗;如果没有这样的条件,应尽可能使用遮光装置,以阻止目镜周围的光线射入。

五、应用与评价

暗视野显微镜适用于观察普通光学显微镜下看不见的微小活体、染色和不染色标本以及普通光学显微镜下不易看清楚的未染色的透明标本的形态和运动能力。在医学检验中,暗视野显微镜主要用于观察人体体液中螺旋体、尿液管形、结晶、寄生虫、花粉颗粒等。

暗视野显微镜的优点是:①具有对微小标本的分辨能力。能见到 4~200nm 的微粒子,分辨率可比普通光学显微镜高 50 倍。②能看清楚的未染色的透明标本。因为这些标本具有和周围环境相似的折射率,一般明视野镜下不易看清楚,利用暗视野提高了标本本身与背景之间的对比度,提高了分辨率,所以暗视野显微镜能看清楚未染色的透明标本。

暗视野显微镜的缺点是:只能看到标本的存在与运动,不能分辨标本内部的细微结构。由于暗视野显微镜是利用标本表面散射的光而观察标本的,所以在暗视野下,看不清楚标本的细微结构,但是可以清晰地分辨其存在、形态和运动。

第五节 倒置显微镜

倒置显微镜(inverted microscope)和放大镜起着同样的作用,就是把近处的微小物体成一放大的像,以供观察,只是显微镜比放大镜的放大能力更强而已。倒置显微镜常用于活体细胞的观察,由于活体细胞贴壁生长在培养皿(或培养瓶)的底部,培养皿(或培养瓶)的厚度超过了普通光学显微镜的工作距离,要求显微镜的物镜和聚光镜的工作距离加长,才能直接对培养皿中的标本进行观察。因此,物镜、聚光镜和光源的位置都颠倒过来,故称为"倒置显微镜"。

20 世纪 80 年代以后,倒置显微镜还可以配置相差、荧光、微分干涉、偏光、浮雕相衬观察等技术模块,分别称为倒置相差显微镜、倒置荧光显微镜、微分干涉显微镜、倒置金相显微镜、浮雕相衬显微镜等,一台倒置显微镜还可以配置多种技术模块如倒置荧光相差显微镜等。

一、工作原理

倒置显微镜的工作原理与普通光学显微镜工作原理基本相同，只是物镜、聚光镜和光源的位置同普通光学显微镜相颠倒，物镜在载物台之下，聚光镜和光源在载物台之上，便于观察贴壁生长在培养皿（或培养瓶）底部的活细胞。

二、基本结构

倒置显微镜的基本结构与普通光学显微镜很相似，都具有光学系统和机械系统，只不过物镜与照明系统颠倒，即物镜在载物台下方，光源、聚光器、环状光栅在载物台上方。倒置野显微镜的基本结构见图 5-16。

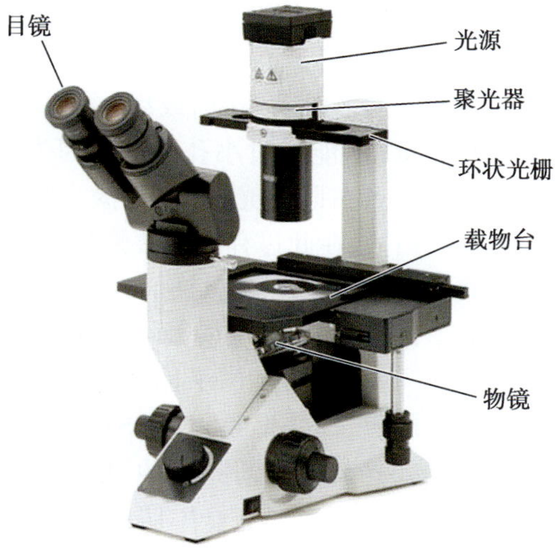

图 5-16　倒置显微镜基本结构

三、使用流程

倒置显微镜和普通光学显微镜基本操作方法很相似。倒置显微镜的主要操作流程见图 5-17。

四、注意事项与保养维护

倒置显微镜的注意事项与保养维护参照普通光学显微镜。特别注意：使用结束后，旋转转换器，使物镜镜片置于载物台下侧，防止灰尘的沉降在物镜上。

五、应用与评价

倒置显微镜主要用于组织培养、细胞培养（图 5-18）、微生物等物体的显微镜观察，可连续观察细胞、组织、细菌等在培养液中繁殖分裂的过程，在细胞学、肿瘤学、遗传工程学等领域有较广泛的应用。配置不同的技术模块后可用于培养细胞的鉴定和分离、基因注入、核移植、转基因、生殖辅助技术等方面。

倒置显微镜的优点是：①工作距离长。由于倒置显微镜的物镜在载物台下方，照明系统在载物台上方，所以工作距离超长。正置生物显微镜的物镜和照明系统是相反，工作距离短，不能直接观察培养皿（瓶）里面的活体细胞，只适合观察载玻片上的标本。而倒置显微镜只需把培养皿（瓶）放于载物台上就能观察到培养皿（瓶）里面的活体细胞，不造成污染，细胞可以继续用于后续实验。②工作自由度大，可以观察体积较大的标本。③工作空间大，可以在载物台上搭建其他附件（如细胞注射，电极）。④由于物镜在标本的下方，所以使用时不会导致物镜撞坏标本，或者损坏物镜。⑤载物台上标本的移动方向与目镜里看到的移动方向一致。正置显微镜载物台移动的方向与目镜看到的图像移动方向是相反。

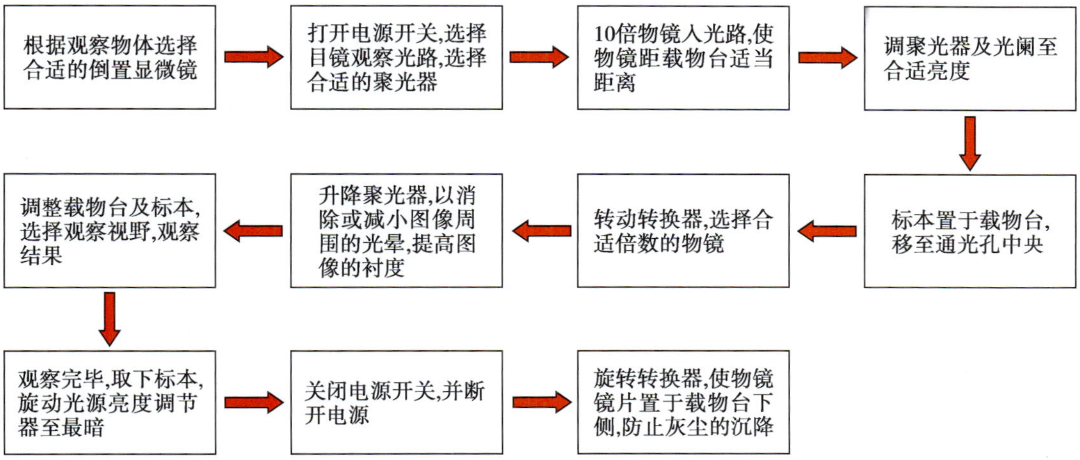

图 5-17　倒置显微镜主要操作流程

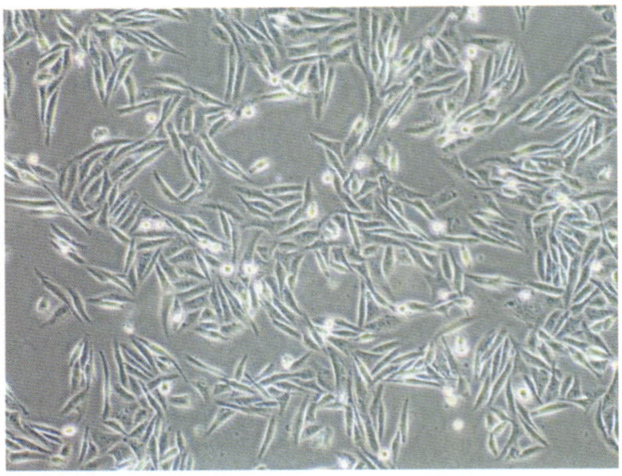

图 5-18 倒置显微镜观察图像(乳腺癌细胞 100 倍)

倒置显微镜的不足主要是由于工作距离长，不适合工作距离短的油镜观察，所以倒置显微镜一般不配置油镜。

(冷平 林东红)

第六节 激光扫描共聚焦显微镜

激光扫描共聚焦显微镜(confocal laser scanning microscope, CLSM 或 laser scanning confocal microscopy, LSCM)是一种将激光、电子摄像等现代高科技手段与传统的光学显微镜有力结合的生物医学图像仪器。利用计算机处理图像，从而得到细胞或组织内部微细结构的荧光图像，以及在亚细胞水平上观察诸如 Ca^{2+}、pH、膜电位等生理信号及细胞形态的变化。1957 年 Marvin Minsky 提出了共聚焦显微镜技术的基本原理，1967 年 Egger 和 Petran 成功地应用共聚焦显微镜产生了一个光学横断面，1977 年，Sheppard 和 Wilson 首次描述了光与被照明物体的原子之间的非线性关系和激光扫描器的拉曼光谱学，1984 年世界第一台共聚焦显微镜产生，扫描方式为台阶式扫描。20 世纪 80 年代中期之后 CLSM 在生物及医学等领域的应用广泛，目前已经成为生物医学实验研究的必备工具。

一、工作原理

大多数生物学标本是层次区别的重叠结构，在普通光学显微镜下聚焦平面的变化，会表现出不同的形态。荧光标记的结构在不同层次上都有分布，且重叠在一起，荧光显微镜不仅从焦平面上收集光量，而且来自焦平面上方或下方的散射荧光也被物镜所接收，荧光显微镜的光学分辨率会大大降低。

CLSM 的基本原理是待观察样本上的一个点在瞬间被照明，而记录器仅记录被照明点的光线。激光器发出的激光经过汇聚等成为点光源，而后经过光的扩束和整形，变成一束直径较大的平行光束，通过分色反光镜使光束偏转 90°，经过物镜汇聚在物镜的焦点上，对样本内聚焦平面上(样本位于物镜的“物方焦平面”平面上)的每一个点进行扫描，即在样品的相应位置上形成一个轮廓分明的小的光点。样品中的荧光物质在激光的激发下发出沿各个方向的荧光，部分荧光经过物镜收集，并沿原照射光路返回，经过分光器、聚焦透镜，汇聚在聚焦透镜的焦点上，然后通过焦点处的检测针孔，由检测器光电倍增管或电感耦合器件(charge coupled device, CCD)逐点或逐线接收，接收并转变成电信号，迅速在计算机监视器屏幕上形成荧光图像。焦平面以外(前或后)的光线(图 5-19 蓝色线表示)不能通过小孔成像。因为物镜和汇聚透镜的焦点在同一光轴上，以激光作光源并对样品进行扫描，在此过程中两次聚焦，故称为激光扫描共聚焦显微镜(照明针孔与检测针孔相对于物镜焦平面是共轭的，焦平面上的点同时聚焦于照明针孔与探测针孔，焦平面以外的点不会在探测针孔处成像，即共聚焦)。CLSM 扫描图像是通过样本或者光束的移动完成的，扫描同一个样本连续不同层面，称为“显微 CT”，连续扫描的

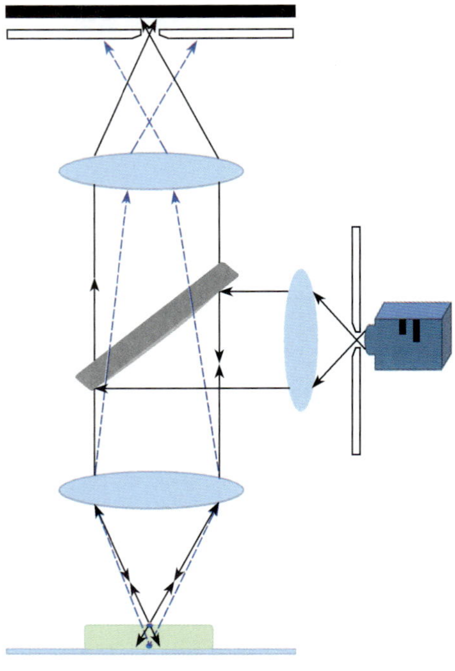

图 5-19 CLSM 的基本原理示意图

图像实现对样本的立体观察，即三维空间结构。

CLSM 用激光作扫描光源，通过样本或者光速移动，逐点、逐行、逐面、逐层连续快速扫描成像，扫描的激光与荧光收集共用一个物镜，物镜的焦点即扫描激光的聚焦点，也是瞬时成像的物点。这种“点照明-点记录模式”产生的图像有效提高分辨率，解决了同一样本不同厚度层面成像的焦距差异问题；另外，共聚焦显微镜利用共聚焦原理，将焦平面上非测量光点形成的杂散光和样品不同焦平面的反射光、衍射光过滤，只使焦平面的光穿过检测针孔，大大提高了图像质量。以激光作为光源，相干性好、方向性强、亮度高，有效消除了球差和色差。

二、基本结构

CLSM 除了包括普通光学显微镜的基本构造外，还包括激光光源、扫描装置、检测器、计算机系统（包括数据采集、处理、转换、应用软件）、图像输出设备、光学装置和共聚焦系统（图 5-20）。

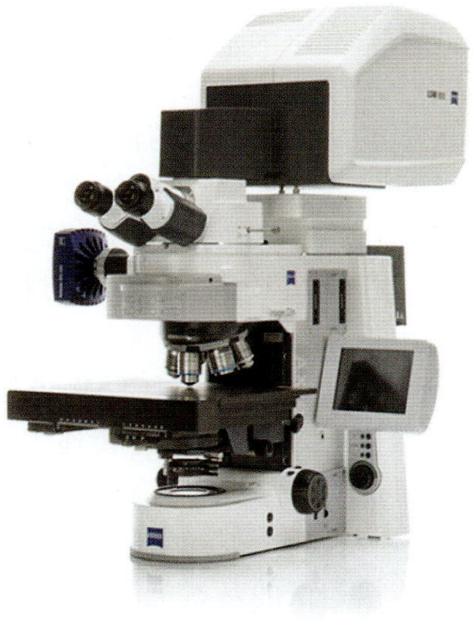

图 5-20　共聚焦显微镜

1. 激光光源　共聚焦显微镜光源的单色性、方向性和光亮度方面均优于普通光源，其常用的可见光光谱波长有：氩离子蓝光 Ar 激光器 458/488/514nm；氦氖红光激光器 633nm；氦氖绿光激光器 543nm；氦氖黄光激光器 594nm，近年来新型半导体激光器的出现提供了近紫外光 400nm，且小巧便宜，维护简单。

2. 扫描器　共聚焦显微镜扫描器通过模块式设计将下列部分集成于一体。

（1）检测孔光栅：位于检测器前方的小孔（针孔），作用是阻挡来自非焦平面上的样本成像光线。针孔是共聚焦显微镜与普通光学显微镜最主要的区别，其直径的大小可以决定是共聚焦扫描方式成像还是普通光学显微镜方式成像。同时它的存在可以阻挡被测样品其他位置发出的荧光，对图像的清晰度和分辨率有重要的影响。

（2）分色分光器：①选择一定波长的发射激光，使其成为单色光。②改变激发光线的方向（偏转 90°）使其照射至样本上，并使来自样本的反射光（如荧光）进入检测通道。

（3）检测器：系高敏感的光电倍增管（photomulipler，PMT）或电感耦合器件。

3. 荧光显微镜　共聚焦显微镜所包括的荧光显微镜分为正置和倒置两种，前者在活细胞检测等生物医学中应用更为广泛。荧光显微镜本身还配备卤素灯及高压汞等光源，用于预览样本。

4. 计算机及图像存储、输出系统　共聚焦显微镜的各个组成部分通过计算机控制和操作，从而达到精确、方便地对样本进行扫描、图像处理、存储及输出。计算机软硬件技术近年来发展迅速，有效满足了共聚焦显微镜这一领域的技术要求。

三、操作流程

CLSM 简要操作流程为：打开电源→荧光显微镜下快速预览样本，寻找待观察视野→开启激光光源的冷却系统→开启激光光源→开启扫描器→开启计算机系统→使用完成后关机。

四、注意事项

激光扫描共聚焦显微镜是一种精密仪器，操作注意事项如下：

1. 工作环境　工作环境需要远离电磁辐射源；尽量减少震动及强烈的空气流动；尽量减少环境的灰尘对光学系统的影响；室内应有遮光设施，尤其是对直射阳光及日光灯，目的是不影响人眼对暗视野的适应，也防止杂光进入检测光学系统而影响观察及成像；另外，暴露在直射阳光或日光灯下的样本可能引起荧光的猝灭等。

2. 仪器电源　激光共聚焦显微镜作为大型精密仪器，在打开总电源前确认各部分电源开关处于关闭状态，然后打开总电源开关，再打开各部分电源开关。最好每个具有独立电源插头的部分均配备不间断电源以在电压急剧波动或短路的情况下保护仪器。

3. 标本预览 使用时需快速阅读荧光标记情况，寻找需要观察的视野，否则会造成样本的荧光淬灭。经荧光显微镜预览的样本，尽快进行激光共聚焦显微镜观察。

4. 关机顺序 将激光源的功率调至最小，然后关闭电源开关，保持冷却系统工作约 10min 再关闭其电源。先退出计算机操作系统，关闭计算机，再关闭扫描器电源，之后关闭总电源开关。

五、应用与评价

（一）应用

CLSM 不仅可观察固定的细胞、组织切片，还可对活细胞的结构、分子、离子进行实时动态地观察和检测，可以用于细胞形态定位、立体结构重组、动态变化过程等过程研究，并提供定量荧光测定、定量图像分析等实用研究手段，在分子细胞生物学领域得到广泛应用。

1. 应用功能

（1）细胞物理化学测定：CLSM 可对细胞形状、周长、面积、平均荧光强度及细胞内颗粒数等参数进行自动测定。能对细胞的溶酶体、线粒体、内质网、细胞骨分布架、结构性蛋白质、DNA、RNA、酶和受体分子等细胞内特异结构的含量、组分及进行定量、定性、定时及定位测定。

（2）三维图像的重建：传统的显微镜只能形成二维图像，激光扫描共聚焦显微镜通过对同一样品不同层面的实时扫描成像，进行图像叠加可构成样品的三维结构图像。它的优点是可以对样品的立体结构分析，能十分灵活、直观地进行形态学观察，并揭示亚细胞结构的空间关系。

（3）组织和细胞中的定量荧光测定：CLSM 可以对固定和荧光染色的标本，以单波长、双波长或多波长模式，对单标记或多标记的细胞及组织标本的共聚焦荧光进行数据采集和定量分析，同时还可以移动标本进行多个光学切片的叠加，形成组织或细胞中荧光标记结构的总体图像，以显示荧光在形态结构上的精确定位。常用于原位分子杂交、肿瘤细胞凋亡观察、单个活细胞水平的 DNA 损伤及修复等定量分析。

（4）细胞内钙离子和 pH 动态分析：CLSM 是测量若干种离子浓度并显示其分布的有效工具，对焦点信息的有效辨别使在亚细胞水平显示离子分布成为可能。利用荧光探针，CLSM 可以测量单个细胞内 pH 和多种离子（Ca^{2+}、K^{+}、Na^{+}、Mg^{2+}）在活细胞内的浓度及变化。

（5）黏附细胞分选：细胞分选常用的有 Cokicutter 法，即首先将细胞贴壁培养在特制培养皿上，然后用高能量激光将预选细胞四周切割成八角形几何形状，而非选择细胞则因在八角形之外而被去除，该分选方式特别适用于选择数量较少诸如突变细胞、转移细胞和杂交瘤细胞。此外，激光消除法是基于细胞形态及荧光特性，用高能量激光自动杀灭不需要的细胞，留下完整活细胞亚群继续培养，此方法特别适于对数量较多细胞的选择。

（6）细胞激光显微外科术与光镊：激光可当作一把“光子刀”使用，完成诸如细胞膜瞬间穿孔、切除线粒体与溶酶体等细胞器、染色体切割、神经元突起切除等一系列细胞外科手术。光镊则是利用激光的力学效应，将一个微米大小的细胞器或其他结构钳制于激光的焦平面上，以此来移动细胞的微小颗粒和结构。光镊可以用来进行细胞融合（如卵细胞受精）、机械刺激等，也可应用于染色体移动、细胞器移动及细胞骨架弹性测量等实验中。

（7）长时程观察细胞迁移和生长：活细胞观察通常需要一定的加热装置及灌注室，以保持培养液的适宜温度及 CO_2 浓度的恒定。CLSM 其光子产生效率已大大改善，与更亮的物镜和更小光毒性的染料结合后可以减小每次扫描时激光束对细胞的损伤，用于数小时的长时程定时扫描，记录细胞迁移和生长等细胞生物学现象。

（8）细胞间通讯的研究：CLSM 可通过观察细胞缝隙连接分子的转移来测量传递细胞调控信息的一些离子、小分子物质。该技术可以用于研究胚胎发生、生殖发育、神经生物学、肿瘤发生等过程中缝隙连接通讯的基本机制和作用，也可用于鉴别对缝隙连接作用有潜在毒性的化学物质。

（9）荧光漂白恢复技术：该方法的原理是一个细胞内的荧光分子被激光漂白或淬灭，失去发光能力，而邻近未被漂白细胞中的荧光分子可通过缝隙连接扩散到已被漂白的细胞中，荧光可逐渐恢复。可通过观察已发生荧光漂白细胞其荧光恢复过程的变化量来分析细胞内蛋白质运输、受体在细胞膜上的流动和大分子组装等细胞生物学过程。

2. 应用领域

（1）在细胞基础研究中的应用：CLSM 应用照明针与检测孔共轭成像，有效抑制了焦外模糊成像并可对标本各层分别成像。CLSM还可以对贴壁的单个细胞或细胞群的胞内、胞外荧光作定位、定性、定量及实时分析，并对胞内成分如线粒体、内质网、高尔基体、DNA、RNA、Ca^{2+}、Mg^{2+}、Na^{+}等的分布、含量等进行测定及动态观察，使细胞结构和功能方面的研究达到分子水平。

（2）在肿瘤和抗癌药物筛选研究中的应用：CLSM则可对单标记或者多标记细胞、组织标本及活细胞进行重复性极佳的荧光定量分析，从而对肿瘤细胞的抗原表达、细胞结构特征，抗肿瘤药物的作用及机制等方面定量化。

（3）在血液病与免疫学研究中的应用：CLSM观察免疫细胞和免疫系统，如树突状细胞、单核-吞噬细胞系统、自然杀伤细胞和淋巴细胞时，在准确细胞定位的同时有效鉴定免疫细胞的性质。

（4）在大脑和神经科学中的应用：CLSM能观察到脑干组织中神经轴突的正常走向，可排除在荧光显微镜下由此造成的一些病理假象。并且CLSM能观察神经轴突的三维结构，因此应用CLSM有可能观察到普通光镜下未能发现的神经组织的细微病变。

（5）在眼科研究中的应用：利用CLSM可以观察晶状体、角膜、视网膜、虹膜和睫状体的结构和病理变化。

（6）在骨科研究中的应用：CLSM在观测骨细胞形态学研究、骨细胞特异性蛋白（骨钙素）以及骨细胞之间的相互作用具有显著的优势。

（二）评价

与传统的光学显微镜相比，CLSM对样品进行断层扫描和成像，能够提供极其精确的3D成像，进行无损伤观察、分析细胞的三维空间结构和实时观察分析。CLSM广泛用于基础医学和临床医学研究，具有高分辨率、高放大倍率、高灵敏度、“光学切片”和三维重建、动态分析等优势，只要能用荧光探针进行标记的样品就可用其观察。

但目前该技术还存在着一些不足，扫描速度及光毒性程度与分辨率之间的矛盾，制约了活体细胞和组织荧光成像观测的范围；设备价格昂贵、对操作人员技术要求高，同样限制了该技术的应用。

（周芙玲　龚道元）

第七节　电子显微镜

光学显微镜的分辨率为0.2μm，荧光显微镜的光源使用短波长的紫外光，分辨率极限可提高1倍，CLSM使用激光光源，分辨率可提高1.4倍，但无法观察更小的宏观世界，如细菌的超微结构和病毒颗粒等。1932年，德国科学家Max Knoll和Ernst Ruska研制了第一台电子显微镜（electron microscope，EM），其放大倍数仅12倍，1933年Ruska研制了1万倍放大成像的电子显微镜，1981年，德国物理学家Gerd Binnig及瑞士物理学家Heinrich Rohrer发明了扫描隧道显微镜，放大倍数可达3亿倍，分辨率达$0.4\times10^{-4}\mu m$，并获得1986年诺贝尔物理学奖。电子显微镜系利用电子流代替光线，用磁性线圈代替放大镜，其放大倍数可达数万乃至数十万倍，可分辨1nm的物体。电子显微镜分为透射电子显微镜（透射式电镜，tansmissiosn electron microscope，TEM）、扫描电子显微镜（扫描式电镜，scanning electron microscope，SEM）以及扫描隧道显微镜（scanning tunneling microscope，STM）。

一、透射电子显微镜

（一）工作原理

透射电镜与光学显微镜成像原理有许多相似之处，所不同的是前者用电子束作为光源，用电磁场作为透镜。当电子流照射在待检样本上时，与样本材料的原子核发生弹性碰撞并产生散射，因此，原来均匀的照射电子束在穿透样本以后不再均匀，在荧光屏上的成像表现为样本结构的明暗反差，又称为振幅反差。当均匀的照射电子束在与样本材料本身的电子发生非弹性碰撞时，照射电子束速度减慢，波长变大，并与未发生碰撞的照射电子束形成电子波的干涉，即产生相位差，同样也反映在荧光屏上样本结构的明暗反差。振幅反差主要发生在低倍镜观察时，而相位反差则主要发生在高倍镜观察时。

透射电镜的工作原理是：由电子枪发射出来的电子束，在真空通道中沿着镜体光轴穿越聚光镜，通过聚光镜将之汇聚成一束尖细、明亮而又均匀的光斑，照射在样品室内的样品上；透过样品后的电子束携带有样品内部的结构信息，样品内致密处透过的电子量少，稀疏处透过的电子量多；经过物镜的汇聚调焦和初级放大后，电子束进入下级的中间透镜和第1、第2投影镜进行综合放大成像，最终被放大了的电子影像投射在观察室内的荧光屏板上；荧光屏将电子影像转化为可见光影像以供使用者观察。

（二）基本结构

透射电镜结构示意图见图 5-21，场发射透射电镜见图 5-22，它包括以下部分。

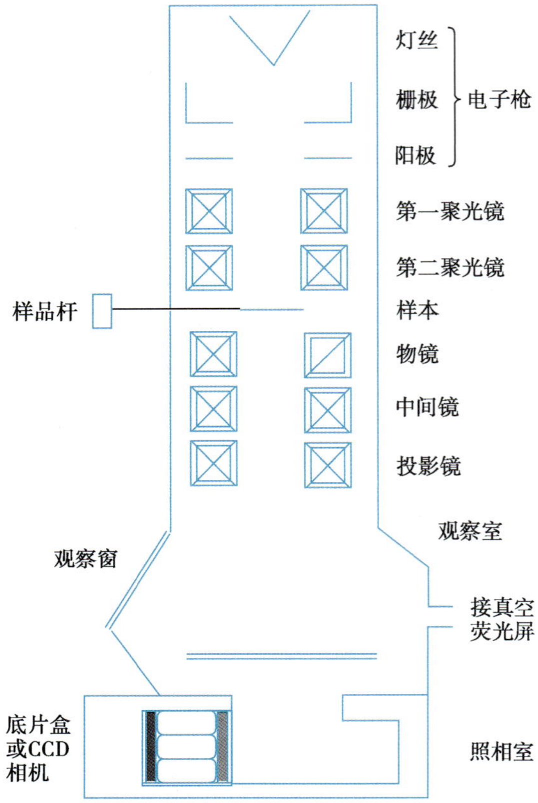

图 5-21 透射电子显微镜的结构示意图

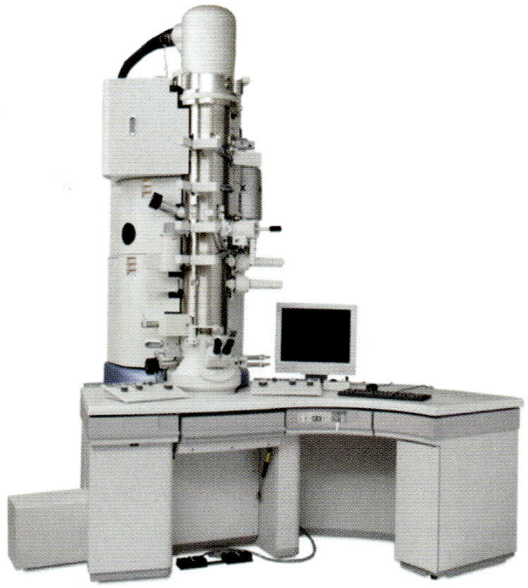

图 5-22 场发射透射电镜

1. 电子光学系统 这是电镜主体，由以下几个部分组成。

（1）电子照射系统

1）电子枪：系电子显微镜的电子发射源，相当光学显微镜的光源。由于电镜的放大倍数明显高于光镜，因此电子枪发射的电子束强度较强，为了减小物镜色差，要求用所谓“单色”电子流；为了减小物镜的球差，电子流的照射角应当很小。在结构上，电子枪有以下三部分构成：①阴极：V 或 Y 形钨丝或六硼化镧灯丝，通电后发射电子。②阳极：加速从阴极发射出的电子。③控制栅极：控制电子束大小及形状。

2）聚光器：作用是将来自电子枪的电子束聚焦至样本上，控制电子束斑的密度、大小和孔径角。电镜通常有两个聚光器，第一聚光器和第二聚光器。在结构上，聚光器属于电子透镜的一种，电子透镜分为两种。①静电透镜：即用静电场构成的透镜，透射电子显微镜中的电子枪就是一个静电透镜。静电透镜由于像差较大，因此除电子枪以外，现代电镜中较少应用静电透镜。②磁透镜：即用电磁线圈产生的磁场所构成的透镜。结构上包括有或无铁壳直流线圈和极靴直流线圈等。

（2）电子透镜成像系统

1）物镜：系电镜的关键部分，决定分辨率及成像质量。物镜的焦距越短，分辨率越差，物镜的后物镜的焦距达 1mm 时，放大倍数约为 300 倍。为了减小物镜的球差色差和提高成像，反焦面上一般安放一个物镜光栅。

2）中间镜：系放大率在 20 倍以内的可调弱透镜。其作用是通过其可改变电镜的放大倍数。

3）投影镜：作用是把经中间镜放大的图像进一步放大，并投影到荧光屏或暗盒的感光材料或光电信号采集器上。

（3）电子图像显示和记录系统

有观察室（荧光屏）和照相装置两部分。观察室目的是阻挡电子辐射对操作者眼睛的伤害。另外，观察屏通常安装一个低倍放大镜以方便细节观察。自动照相装置位于电镜（也是观察室）的底部，以保存电镜图像资料。

2. 真空系统 为了保证电镜镜筒中只有电子束与样本发生相互作用，而不与空气分子发生碰撞，因此整个电子通道从电子枪至样本室、照相底片盒都必须置于真空系统之内。样本室和照相底片盒系局部封闭/开启真空结构，以方便样本及照相底片的取放。真空系统由机械真空泵、离子泵、分子泵和扩散泵等组成。由于需要真空系统，故电镜无法观察活的生物组织细胞。另外，电子束的照射也会使活的生物样本受到辐照损伤。

3. **电源系统** 为电子枪的高压部分，为电磁透镜的低压稳流部分和真空系统辅助部分等提供电源。保持电源的稳定性是电源系统最主要任务，因为其直接关系到电镜性能的好坏，尤其是电子透镜。

4. **机械系统** 电镜的机械系统较为庞大复杂，包括镜筒、镜座、样本室、控制台、冷却系统等。

（三）操作流程

透射电子显微镜简要操作流程如下：开机，开启冷却水循环装置，自动抽真空→装载样品→插入样品杆→加压、加灯丝调挡得到最小最亮光斑，并拉至最中心→调节使灯丝像对称、饱和→粗对焦→聚光镜对中调节→电流、电压中心调节→光栅的调节→聚光镜像散调节、物镜像散调节→装载样品→插入样品杆→数据刻录、转化和输出→卸载样品→使用完成后关机。

（四）注意事项

透射电镜及其附属设备中有高压电、低温、高压气流、电离辐射等危险因素，因此不正确的使用有可能造成仪器损坏，甚至人员伤亡。

1. **标本要求** 由于电子易散射或被物体吸收，故穿透力低，样品的密度、厚度等都会影响到最后的成像质量，所以用透射电子显微镜观察的样品需要处理得很薄，通常为 50~100nm。常用的方法有：超薄切片法、冷冻超薄切片法、冷冻蚀刻法、冷冻断裂法等。对于液体样品，通常是挂在预处理过的铜网上进行观察。生物样本如病毒颗粒等，由于样本切片薄，密度低，对照射电子束产生的散射能力弱，因此成像的清晰度和分辨率大大降低，为此，对这类样本要进行重金属盐染色，目的是增加明暗反差。

2. **操作仪器** 不要打开仪器的面板或试图接触培训过程中未允许操作的部分；请勿用透射电镜观察磁性样品，磁性样品有可能给电镜造成严重伤害；严禁用手触摸样品杆 O 圈至样品杆顶端的任何部位。任何机械操作都不要太用力，包括装卸样品，插拔样品杆，操作旋钮、按钮等。真空数值降到 20 以下才可打开 Col. Valves（阀门）。电镜样品台红灯亮时不要插入或拔出样品杆；插入或拔出样品杆之前必须确认样品台已回零。

3. **样品装卸** 先确认样品装卸时机器状态，放大倍数调至较小倍数，灯丝发射至 OFF 挡。观察样品的时候一定在 SET 挡位，ENG 挡位用来换样品，当需要打开左边的样品室时，一定要放置在 AIRLOCK 挡位，空挡位只是做一个过渡。

4. **图像获取** 数据拷贝的方式是刻录光盘，严禁使用优盘；D 相机拍照时，电子束一定要散开，至少与荧光屏一样大。

5. **关机操作** 放大倍数降至小于 1 万倍，光斑满屏，退灯丝至 OFF，退高压，钥匙旋至 OFF，等待约 15min，面板上所有的灯都熄灭，机械泵停止工作，关冷却水装置，关稳压电源，关电源开关。

（五）应用与评价

1. **应用** 透射电镜在生命科学中的早期应用为目前在亚细胞水平上的理解做出了巨大贡献。最初仅限于三维物体的二维表示，这种方法彻底改变了细胞和结构生物学领域，有助于观察组织或细胞内部的超微结构，包括细胞膜、细胞核、胞质内各种细胞器的改变及异常物质的沉积等。现在，电子显微镜已经逐渐发展成允许对不同结构的 3D 表征观察的工具，应用广泛。

（1）细胞与分子生物学方面应用：用透射电镜观察电镜细胞化学反应，可精确定位一些阳性反应物质如血小板过氧化物酶，达到鉴别诊断的目的。细胞外囊泡（EV）是存在于血液和其他体液中的细胞衍生囊泡。但是由于其体积小且缺乏适合其研究的方法而难以测量，现可使用两种透射电子显微镜技术对其进行成像和量化。

（2）在微生物（病毒）研究方面的应用：电镜在特殊领域也有较高的应用价值如某些病毒的形态学检验及鉴定（如轮状病毒、疱疹病毒）和新出现的病原微生物等。例如实验室检测出的新型冠状病毒 2019-nCov 见图 5-23。

（3）在临床医学研究中应用：透射电镜在临床医学研究中应用广泛，如：①血液病研究：通过使用冷冻透射电镜和受体特异性金标记，能够详细描述健康捐赠者的无血小板血浆中主要细胞外囊泡群体的形态，大小分布和表型，这种方法可应用于复温处理的血浆。可通过透射电镜研究血液细胞中自噬。透射电镜也可用于患者常规白血病细胞的超微结构观察。②肿瘤研究：用于药物递送系统开发中各种纳米颗粒的表征和评估。

2. **评价** 透射电镜常用于观察普通显微镜不能分辨的细微物质结构。可获得高分辨率、高放大倍数和立体丰富的信息；可以提供极微细材料的组织结构、晶体结构和化学成分等方面的信

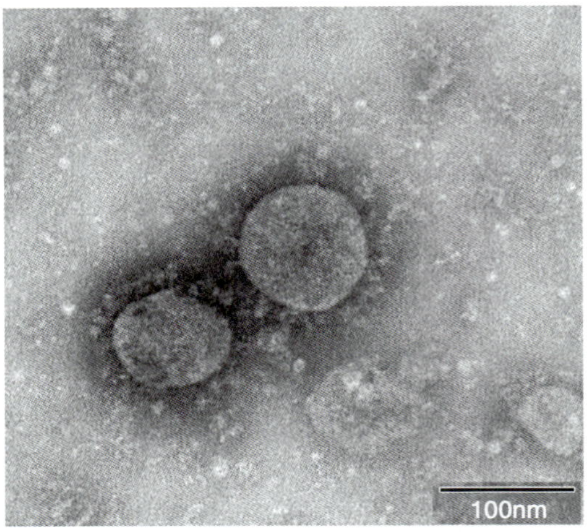

图 5-23 新型冠状病毒 2019-nCov

息；可以观察样品内部的结构象，即平面像。但样品制备具有破坏性；电子束轰击样品表面；需要真空条件；采样率低。另外，仪器价格贵。

二、扫描电子显微镜

扫描电子显微镜是一种介于透射电子显微镜和光学显微镜之间的一种观察手段。其利用聚焦的很窄的高能电子束来扫描样品，通过光束与物质间的相互作用，来激发各种物理信息，对这些信息收集、放大、再成像以达到对物质微观形貌表征的目的。新式的扫描电子显微镜的分辨率可以达到 1nm，放大倍数可以达到 30 万倍及以上。扫描电子显微镜的分辨率通常低于透射电子显微镜，但其有观察视野大、图像富有立体感（样本表面形貌）和真实感、样本制备较为简单等优势。

（一）工作原理

聚焦电子束投射在样本表面进行逐点扫描，电子束与样本相互作用，产生激发电子，包括二次电子和背散射电子（以二次电子发射为主），其发射量随样本表面形貌特征而变化。二次电子信号被探测器收集，转换成电信号经视频放大后在显示器上形成与扫描同步的图像。扫描电镜的分辨率主要取决于电子束流（束斑）直径大小，束斑越小，分辨率越高。

（二）基本构造

扫描电镜结构示意图见图 5-24，主要如下：

1. 电子光学系统 又称为镜筒，包括电子枪、聚光器、物镜、扫描线圈等。电子枪是为了获得较高的信号强度和扫描像，由电子枪发射的扫描电子束应具有较高的亮度和尽可能小的束斑直径。常用的电子枪有三种：普通热阴极三极电子枪、六硼化镧阴极电子枪和场发射电子枪。扫描电子显微镜通常都有三个聚光镜，作用是逐级聚焦电子束。前两个是强透镜，缩小束斑，第三个透镜是弱透镜，焦距长，便于在样品室和聚光镜之间装入各种信号探测器。为了降低电子束的发散程度，每级聚光镜都装有光阑。为了消除像散，装有消像散器。扫描线圈其作用是使电子束偏转，并在样品表面作有规则的扫动，电子束在样品上的扫描动作和在显像管上的扫描动作由同一扫描发生器控制，保持严格同步。

2. 信号检测放大系统 用于收集样本在入射电子束（逐点扫描）作用下产生的二次电子、背散射电子等信号，并进行放大。闪烁计数器是最常用的检测器，它由闪烁体、光导管、光电倍等组成。

3. 图像显示和记录系统 将信号检测放大系统处理后的信号投影至显示屏上进行处理，也可进入自动照相系统。

4. 其他系统 如真空系统、电源系统和机械系统等，与透射电镜类似。

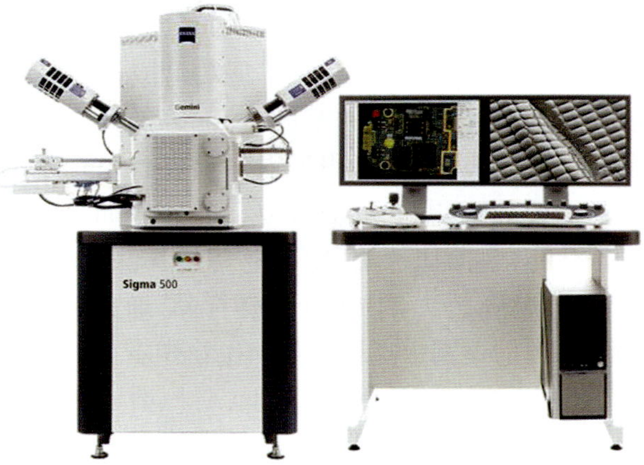

图 5-24 高分辨率场发射扫描电镜

（三）应用与评价

1. 应用

（1）高分辨形貌观察：扫描电镜最基本的功能是对固体样品表面进行高分辨形貌观察。观察可以是一个样品的表面，也可以是一个切开的面，或是一个断面。通过扫描电镜系统，可以拍出与样品表面相应的立体感强的照片，能很好反映出样品表面环境。目前有商品化的探测器和可安装在样品分析室的扫描电镜装置，用于探测和定性定量分析样品物质的相关信息。

（2）显微组织研究：扫描电镜的高倍观察条

件下，观察材料的显微组织会十分清晰。特别在观察一些纤维、一些处理过的生物组织材料方面，能发挥出巨大的功能，通过扫描电镜能分析不同的孔洞结构与纤维性能之间的关系。

（3）冷冻扫描电子显微镜技术：对水生动物进行冷冻扫描电镜技术的探究，将对含水样品的深入研究及冷冻扫描电镜技术的广泛应用具有重要意义。随着国际上多个不同实验室在生物大分子的样品制备的快速冷冻技术及单颗粒三维重构技术方面的几十年不懈的努力，美国加州大学洛杉矶分校的周正红实验室 2008 年率先发表了高对称的病毒颗粒的近原子分辨率结构，开创了冷冻电子显微镜单颗粒方法解析生物大分子原子分辨率三维结构的先河。配合应用于冷冻电子显微镜生物大分子结构解析的软件 cryoSPARC，可仅用几十分钟或数个小时，即可完成以前需要数小时到几天的大分子三维重构计算过程。

（4）串行块面部扫描电子显微镜技术：是一种用于检查大量神经元组织的创新方法。串行块面部扫描电子显微镜涉及在扫描电子显微镜内用自动切片机对树脂包埋的组织样品进行切片。且每次对块进行切片时，都会通过电子的反向散射捕获高分辨率图像。通过这些图像的编辑，可以形成视网膜超微结构的高分辨率 3D 模型。这些模型和图像可以更好地了解基本的视网膜生理过程的动力学和各种视网膜退行性疾病的细微表型特征。这样就可以对整个视网膜上的杆状和圆锥状光感受器和内部椎间盘元件进行三维观察，然后可以将其应用于对视网膜退行性疾病的结构性了解。

2. 评价　扫描电子显微镜的分辨率通常低于透射电镜，但其有观察视野大，图像富有立体感（样本表面形貌）和真实感，样本制备较为简单等优势，主要用于观察各种固态物体表面超微结构的形态和组成。可直接观察样品表面，对样品的损伤小、污染轻；具有很强的立体感、制样简单、放大倍数可调、范围宽、图像的分辨率高、景深大；样品在样品室运动空间大，被检物可做旋转和倾斜，可从不同角度观察。但不可观察物体的超微结构。

三、扫描隧道显微镜

扫描隧道显微镜（scanning tunnling microscope，STM）作为一种扫描探针显微术工具，可以观察和定位单个原子，它比它的同类原子力显微镜具有更高的分辨率。扫描隧道显微镜的发明打开了人类对微观世界观察的大门，在低温下（4K）可以利用探针尖端精确操纵原子，因此它在纳米科技，既是重要的测量工具又是加工工具。

（一）工作原理

扫描隧道显微镜是根据量子力学中的隧道效应原理，通过探测固体表面原子中电子的隧道电流来分辨固体表面形貌的新型显微装置。

隧道效应即根据量子力学原理，由于粒子存在波动性，当一个粒子处在一个势垒之中时，粒子越过势垒出现在另一边的概率不为零，这种现象称为隧道效应。

（二）基本结构

STM 基本结构示意图见图 5-25，主要由隧道针尖、三维扫描控制系统、减震系统、电子学控制系统、在线扫描控制系统和离线数据分析软件等组成。

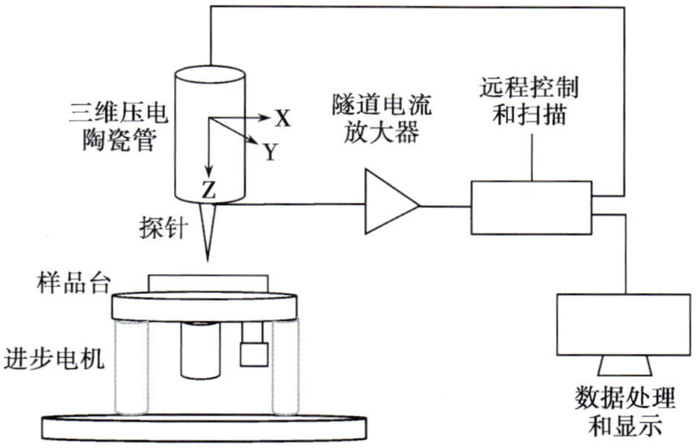

图 5-25　扫描隧道显微镜结构示意图

（三）应用与评价

1. 应用　STM 的应用非常广泛，主要用于扫描、探伤与修补等微观操作，通过 STM 的扫描得到样品表面的微观结构，这是 STM 的基本功能。如在 20 世纪 80 年代，人们已成功地获得了水溶液、大气真空条件下 DNA 的 STM 图像，并可以观测到接近原子分辨率的 DNA 分子的双螺旋精细结构和碱基顺序。在经变性处理的 DNA 的 STM 观察，发现三链辫状结构、双螺旋片段与三链辫状片段的衔接结构；右手双螺旋与左手双螺旋片段的衔接结构，是 DNA 结构研究的一项新的重大进展。同样，STM 也用于酶、蛋白质、多肽、氨基酸等研究。

2. 评价　STM 的成像它不需要任何光学透

镜或电子透镜。所以，它没有各种透镜像差，同时也不需把样品放在真空中。它既可在大气中也可在液体环境中工作，以及在低温条件下工作，且探测过程对样品无损伤，这对生物样品的研究非常有利，可以克服生物样品真空中脱水而产生变形等困难。STM 在工作中不需用高能电子束照射样品，样品表面不会受高能电子的辐射和热损伤，这对生物样品和生物大分子研究特别重要。STM 的另一特点是生物大分子不需经喷被金膜即可成十分清晰的 STM 图像，在隧道效应的过程中有良好的电子传输性。对生物大分子和病毒的 STM 成像研究，不需作任何导电性处理。具有原子级高分辨率，可实时得到空间中样品表面的三维图像，可以观察单个原子层的局部表面结构如表面缺陷、表面重构、表面吸附体的形态和位置。配合扫描隧道谱可以得到有关表面电子结构的信息；但在恒电流工作模式下，对样品表面微粒之间的某些沟槽不能够准确探测，与此相关的分辨率较差；所观察的样品必须具有一定程度的导电性。

（周芙玲 林东红）

思考题

1. 显微镜有哪些种类，各有何临床应用？
2. 普通光学显微镜基本结构有哪些，各有什么作用？
3. 普通光学常见性能参数有哪些，每项性能参数内涵是什么？
4. 请描述普通光学显微镜规范操作流程，使用时应该注意哪些问题，如何保养？
5. 相差显微镜与普通显微镜的结构主要区别有哪些？
6. 请简述各类显微镜的工作原理、应用与评价？

第六章

离心分离分析技术与设备

离心现象即离心运动，是指物体远离圆心运动的现象。应用离心沉降进行物质分析和分离的技术称为离心技术。实现离心技术的设备称为离心机(centrifuge)，是生命科学研究的基本设备，它不仅用于生物样品的分离、纯化和制备，还用于生物大分子沉降特性和结构的研究。

第一节　离心基本原理与离心机分类

一、基本原理

当悬浮液静置不动时，其中的细小悬浮颗粒在重力的作用下会逐渐下沉。悬浮颗粒越重，下沉越快，下沉的速度与微粒的大小、形态、密度以及重力场的强度和液体的黏度等有关。在沉降过程中必定会伴有扩散现象，且扩散程度与物质的质量成反比，颗粒越小扩散现象越严重，沉降速度就越慢。利用离心机转子高速旋转所产生的强大离心力，迫使悬液中颗粒沉降速度加快，可将样品中不同沉降系数和浮力密度的颗粒物质分离开来。颗粒在离心场中受到离心力、重力、介质的摩擦力和浮力等因素的共同影响，其沉降的速度将取决于离心机的转速、颗粒的质量、大小及密度。

1. 离心力　由于物体旋转而产生的脱离旋转中心的力即为离心力(centrifugal force，FC)。当物体所受外力小于运动所需要的向心力时，物体将向远离圆心的方向运动。离心力大小等于离心加速度(ω^2X)与颗粒质量 m 的乘积。

$$FC=m\omega^2X$$

其中 m 是质量，以 g 为单位；ω 是旋转角速度，以弧度/秒为单位；X 是颗粒离开旋转中心的距离，以 cm 为单位。

2. 相对离心力　由于各种离心机转子的半径或离心管至旋转轴中心的距离不同，离心力也不同，因此常用"相对离心力"表示离心力。相对离心力(relative centrifugal force，RCF)是指在离心力场中，作用于颗粒的离心力相当于地球重力的倍数，单位是重力加速度"g"(约等于 980cm/s^2)，即把 FC 值除以重力加速度 g 得到离心力是重力多少倍，称作多少个"g"，用"数字×g"表示，如 20 000×g 表示相对离心力是"20 000"。RCF 表达式为：

$$RCF=1.118\times10^{-5}\cdot n\cdot X$$

其中 X 为离心转子的半径距离，以 cm 为单位；n 为转子每分钟的转数 rpm(revolutions per minute，rpm)。

根据离心力的表达式可知，当 RCF 值不变，一个样品可在不同的离心机上获得相同的离心结果。一般情况下，低速离心时常以转速"rpm"来表示，高速离心时则以"g"表示。

3. 沉降系数　1942 年 Svedberg 对沉降系数(sedimentation coefficient)定义为：离心时颗粒在单位离心场作用下的沉降速度，单位为 S，可用下式表示：

$$S=\frac{dx/dt}{\omega^2X}$$

其中 dx/dt 为沉降速度；ω^2X 为离心加速度。

从上式可见，沉降系数可以看作是颗粒沉降速度和离心加速度的比值，沉降系数的单位以 1×10^{-13}s=1Svedberg 单位，以 1S 表示。如 IgG 的沉降系数为 7S 即 7×10^{-13}s。沉降系数的物理意义又是颗粒在离心力作用下从静止到达极限速度所经过的时间。

沉降系数与样品颗粒的分子量、分子密度、组成和形状等有关，颗粒的质量或密度越大，它所表现出的沉降系数越大。常见样品及蛋白质沉降系数见表 6-1。

表 6-1 常见样品及蛋白质沉降系数

名称	沉降系数(S)	RCF/g	转速/rpm
细胞	$>10^7$	<200	<1 500
细胞核	$4\times(10^6\sim10^7)$	600~800	3 000
线粒体	$(2\sim7)\times10^4$	7 000	7 000
微粒体	$1\times10^2\sim1.5\times10^4$	1×10^5	30 000
病毒、DNA	10~120	2×10^5	40 000
RNA	4~50	4×10^5	60 000
蛋白质	2~25	$>4\times10^5$	>60 000

4. **沉降速度** 沉降速度是指颗粒在强大离心力作用下，单位时间内物质运动的距离。可用下式表示：

$$\frac{dx}{dt}=\frac{2r^2(\rho_p-\rho_m)}{9\eta}\cdot\omega^2X=\frac{d^2(\rho_p-\rho_m)}{18\eta}\cdot\omega^2X$$

其中 r 为球形颗粒半径；d 为球形颗粒直径；η 为流体介质的黏度；ρ_p 为颗粒的密度；ρ_m 为介质的密度。

从上表达式可知，颗粒的沉降速度与颗粒直径的平方、颗粒密度和介质密度之差成正比；离心力场增大，颗粒的沉降速度也随之增加，将该公式代入沉降系数公式中，则沉降系数 S 也可表示为：

$$S=\frac{dx/dt}{\omega^2X}=\frac{d^2}{18}\cdot\frac{\rho_p-\rho_m}{\eta}$$

由该表达式可得出：①当 $\rho_p>\rho_m$ 时，则 $S>0$，颗粒在介质中下沉。②当 $\rho_p=\rho_m$ 时，则 $S=0$，颗粒在介质中到达某一位置后达到平衡。③当 $\rho_p<\rho_m$ 时，则 $S<0$，颗粒在介质中上浮。

二、离心机分类

实验室离心机的分类方法有很多，最常见的是按转速、用途和结构来分类。

1. **按转速分** 可分为低速离心机、高速离心机和超速离心机，见表 6-2。

表 6-2 不同转速离心机的转速范围

分类	转速范围/rpm
低速离心机	<10 000
高速离心机	10 000~30 000
超速离心机	>30 000

2. **按用途分** 可分为制备性离心机、分析性离心机和制备分析两用型离心机。制备性离心机一般用于分离各种生物材料，又可按转速分类；分析性离心机用于研究纯的生物大分子和颗粒的理化性质，有光学系统，都属于超速离心机。

3. **按结构分** 可分为台式离心机、立式离心机、高速冷冻式离心机、大容量低速冷冻式离心机、台式低速自动平衡离心机、微量毛细管离心机、细胞涂片离心机、血液洗涤式离心机等。

（江丽霞 石青峰）

第二节 离心机基本结构与使用

一、基本结构

一般离心机主要由主机和转子两部分组成，通常一个离心机主机可配多个不同的转子来满足实验室多方面的使用要求，也可有效地降低采购成本。

（一）主机的构成

根据离心机速度和用途不同，其主机基本结构也有所不同，但至少有壳体、驱动系统、控制系统和安全保护装置这几部分，离心机转速与结构的关系见表 6-3。

表 6-3 离心机转速与结构的关系

	低速离心机	高速离心机	超速离心机
壳体	●	●	●
驱动系统	●	●	●
控制系统	●	●	●
安全保护系统	●	●	●
制冷系统	○	●	●
真空系统	○	○	●

●：表示“有”，但根据离心机配置其复杂程度不一；○：表示“没有”。

1. **壳体** 壳体通常由离心机机壳、门盖和内胆等组成。机壳和门盖多采用钢板材质，内胆采用不锈钢材质。

2. **驱动系统** 由电机、驱动轴和减震结构等组成，是提供离心机动力的主要组成部分。大多采用交流变频电机和密封预润滑式驱动轴，减震结构会降低离心机工作时的振动和噪声。

3. **控制系统**　低速离心机常采用可变电阻器调节离心速度，用定时器控制离心时间。高速离心机和超速离心机多采用微机控制，根据离心机的配置实现包括对速度、时间、温度、真空度等的控制，以满足离心条件和环境的要求。

4. **安全保护系统**　由主电流保护、超温保护、超速保护、不平衡保护和门盖安全保护等组成，通过控制系统可实现报警、自锁等操作安全保护功能。

5. **制冷系统**　高速离心机和超速离心机为减少转子与空气摩擦、转轴之间摩擦产热对生物样品活性以及转头受热膨胀的影响，而增加了制冷系统。制冷系统一般采用制冷、加热双回路控制。

6. **真空系统**　可减少超速离心时转子与空气摩擦而产生的阻力和热量，避免影响生物样品活性以及转头受热膨胀。

（二）离心机转子

离心转子是离心机用于分离样品的核心部件，是离心过程中的主要受力部件，直接影响离心分离效果，其材质的质量和强度与离心机的安全性有直接的关系。近年来，新型材质不断应用，出现了碳纤维转子、塑料转子等超轻新型转子，在减轻电机负荷的同时增加了分离的样品容量；转子、适配器以及转子盖的耐腐蚀性和耐热性大大提高，可直接高温灭菌，以满足生物安全等的特殊需要。常见的转子有四大类型：固定角转子、水平转子、区带转子和垂直转子。

1. **角转子（fixed angle rotor，FA）**　一般固定，即固定角转子，用 FA 表示，通常由一块完整的金属制成，其上有多个安置离心管用的孔洞作为离心管腔，离心管腔的中心轴与旋转轴之间的角度有固定倾角（多在 20°～40°角之间），角度越大沉降越结实，分离效果越好，见图 6-1。此种转子优点是重心低，寿命长，容量较大，转速较高，能承受的最大离心力高，主要用于分离沉降速度有明显差异的颗粒样品。缺点是容易产生“壁效应”，颗粒会沉积在试管的一侧，对具有相同沉降速率的颗粒会产生不良影响。

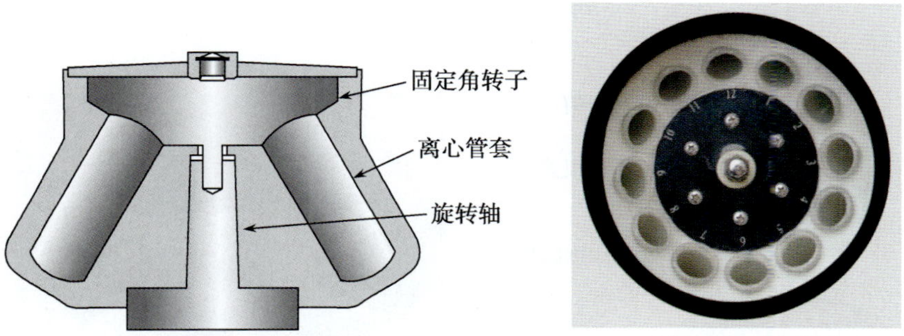

A 固定角转子示意图　　B 固定角转子实物图

图 6-1　固定角转子结构图

2. **甩出-水平式转子（swing rotor，SW）**　又称水平转子，用 SW 表示，是在转轴上装有 3～6 个自由活动吊篮（桶）组成。离心时将离心管放入吊篮中，当吊篮静止时，离心管中心线与旋转轴平行，当离心开始后，离心管中心线随着转子加速由与旋转轴平行而逐渐变为垂直，见图 6-2。即离心管方向与离心力方向一致，使得样品在离心过程中具有相对最长的粒子移动路径，同时减少了由于对流和涡旋而引起的壁效应，提高了分离纯度。由于离心管与转子旋转轴呈垂直位置，相应增加了沉降距离，因此，离心时间也相应增加。SW 最适于密度梯度区带离心法，具有很高分辨力，也用于线粒体、叶绿体、细胞核等物质的分离。

3. **垂直转子（vertical rotor，V）**　用 V 表示，垂直转子是一种固定角转子，离心管垂直放置，并在离心过程中始终与旋转轴平行，见图 6-3。样品颗粒的沉降距离最短，对流也不明显，离心所需时间也短，适合用于短时间密度梯度区带离心，但因离心时间短，粒子得不到充分分离，离心后样品组分的区带较宽，常会损失一些组分。

4. **区带转子（zone rotor，Z）**　用 Z 表示，区带转子无离心管，主要由一个转子桶和可旋开的顶盖组成，转子桶中装有十字形隔板装置，把桶内分隔成 4 个或多个扇形小室，隔板内有导管，梯度液或样品液从转头中央的进液管泵入，通过这些导管分布到转头四周，转头内的隔板可保持样品带和梯度介质的稳定，见图 6-4。主要用于大容量的密度梯度离心，区带转头的“壁效应”极小，分

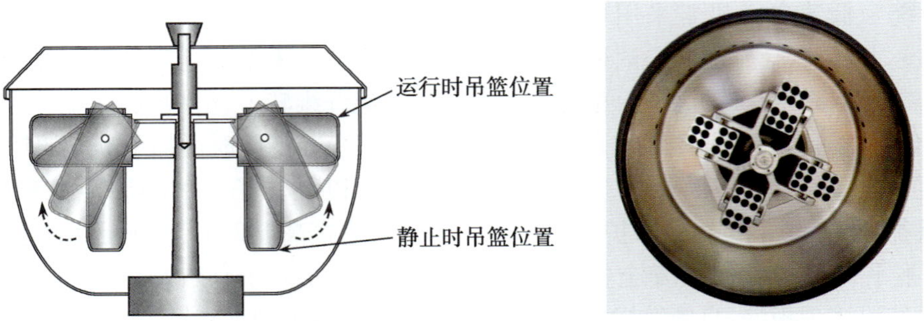

A 水平转子示意图　　B 水平转子实物图

图 6-2 水平转子结构图

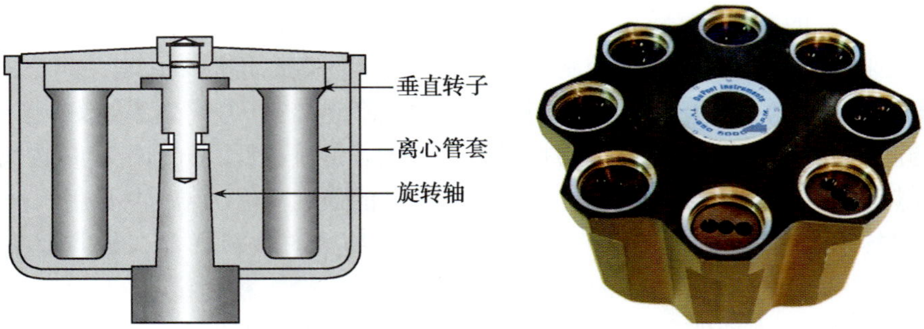

A 垂直转子示意图　　B 垂直转子实物图

图 6-3 垂直转子结构图

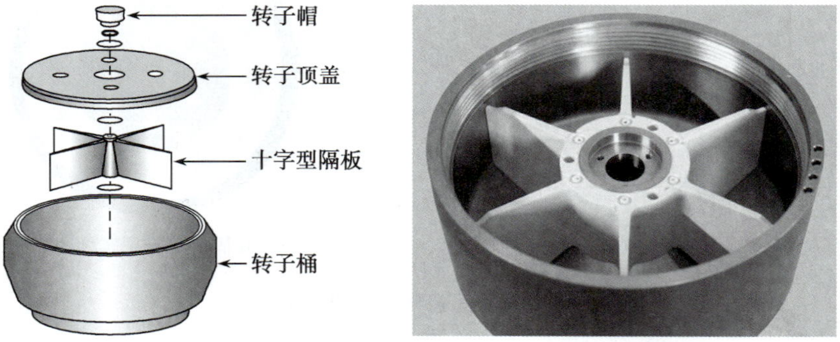

A 区带转子示意图　　B 区带转子实物图

图 6-4 区带转子结构图

离效果好，且转速高、容量大，回收梯度容易，也不影响分辨力，但样品和介质直接接触转子，耐腐蚀要求高，操作复杂。

上述各转子在几种离心方法中的离心效果见表 6-4。

（三）离心管及管帽

离心管及管帽是离心转子的重要附件，在完成离心工作中不可或缺。离心管的材质和管帽的是否使用会影响离心的效果。

1. 离心管 按材料可分为玻璃离心管、塑料离心管、钢制离心管。

（1）玻璃离心管：由玻璃制成的管状容器，

表 6-4 几种离心转子在不同离心方法中的离心效果

转头类型	差速离心方法	速率区带离心法	等密度平衡离心法
固定角转子	极好	差	好
垂直转子	差	好	极好
水平转子	无效	好	适当
区带转子	差	极好	适当

可带密封盖或压盖。玻璃离心管耐腐蚀性能最好，但却易破碎，所以离心时，管底需垫缓冲垫，以防玻璃离心管破碎，使用时离心力也不宜过大，因

此高速离心机和超速离心机一般不选用玻璃离心管。

（2）塑料离心管：有管盖，多为透明或者是半透明的，硬度小，可用穿刺法取出样本，但是易变形，抗有机溶剂腐蚀性差，使用寿命短。塑料离心管根据材料不同分为以下几种：

1）聚碳酸酯（polycarbonate，PC）：透明度好，硬度大，能耐高温，但不耐强酸强碱及某些有机溶剂，如酒精、油、二甲基亚砜，样品可不装满。主要用于50 000rpm以上超速离心。

2）聚丙烯（polypropyiene，PP）：半透明，化学及温度性能稳定，但低温下脆性增加，不宜用于4℃以下离心。

3）聚乙烯（polyethylene，PE）：不透明，对丙酮、醋酸、盐酸等稳定，高温易变软，样品必须装满。

4）聚酰胺（polyallomer，PA）：半透明，是PP和PE的聚合物，化学性质最稳定，但高温易变软。

5）硝化纤维素（nitrocellulose，CN）：透明，质地较软，不耐强酸、强碱及某些有机溶剂，不能高压消毒。适用于蔗糖、甘油等密度梯度离心。

6）醋酸丁酸纤维素（celluloseacetobutyrate，CAB）：透明，可用于较稀的酸、碱、盐离心，适用于酒精、蔗糖梯度离心。

（3）不锈钢离心管：强度大，不变形，能抗热、抗冻、抗化学腐蚀，使用时应避免接触强腐蚀性的化学药品，如强酸、强碱等。

2. 管帽　大多数固定角转子及垂直转子要求离心管有管帽，不仅可以防止使用过程中样品漏出，而且管帽在离心过程中能支撑离心管，防止其离心时变形。对于有强腐蚀性、放射性的样品，即使是低速离心也一定要使用与离心管配套的管帽。

二、操作流程

离心机是实验室最常用的设备之一，不同离心机的操作流程有所不同，为保证离心质量和安全，应严格按照使用手册操作。现以80-2型角转子离心机为例介绍离心机的主要操作流程。

1. 准备工作

（1）定时调节旋钮、速度调节旋钮应置于“0”位置，电源开关在“关”位置。

（2）检查离心机及离心转头有无异常，如转轴是否正常、转头是否拧紧等。

（3）检查离心机管套内中有无玻璃渣之类的异物，缓冲垫是否完整，各离心管套与缓冲垫是否配套等。

（4）用天平称量对称的样品管，并使之质量相等。如仅有一管样品，则可用蒸馏水作为对称管进行平衡。

2. 启动离心

（1）打开离心机门盖板，将平衡好的试管按对称位置放入离心机管套中，盖上门盖。

（2）接通电源，打开电源开关至“开”的位置，旋转定时器，设定好离心时间。

（3）将速度调节旋钮逐挡上调至所需转速，启动离心机，待离心计时结束。

（4）计时结束，旋转速度调节旋钮逐挡下调至“0”。

3. 关机

（1）将电源开关至“关”的位置，打开离心机门盖，取出离心试管。

（2）切断电源，并全面检查和清洁工作。

三、注意事项与保养和维修

（一）注意事项

以80-2型角转子离心机为例简要介绍操作过程中的注意事项。

1. 工作环境

（1）放置离心机的台面应当稳固、坚实和水平，离心机应与墙壁或周边设施保持一定的距离，便于维护维修。

（2）离心机附近不得存放任何危险物品，也不应放置天平、光度计、显微镜等精密仪器，注意防尘、防潮。

（3）电源要符合离心机的供电要求，并有良好的接地。

2. 准备工作

（1）检查转子是否有裂痕、腐蚀等情况，一旦发现应立即停止使用，并与厂家联系。

（2）注意拧紧压紧螺帽，避免高速旋转的转子飞出酿成事故。

（3）确保离心管重配平并对称均匀放置，避免不平衡产生剧烈震动而导致离心转子及转轴损坏。

（4）根据待离心溶液的性质和体积选用适合的离心管，当使用不锈钢离心管时，转子要降速使用。特别要注意离心机管套内有无玻璃渣之类的异物。

3. 启动离心机

（1）离心机启动后不能随即走远，一定要监测离心机运行到设定转速且平稳、无任何异响后方可离开。

（2）调速时不能过快，需要逐挡逐级上调。

（3）当分离样品的平均密度>1.2g/ml时，还要注意转子要降速使用。

4. 离心

（1）离心时不得碰撞或移动离心机，也不得倚靠或坐靠离心机。

（2）一旦发现有不正常噪声及振动应立即停机检查，在未解决问题前不得继续使用。

（3）严禁在离心机或转子未停稳的情况下打开盖门，也不得采取外力强行制动转子，更不得用手制停，以免事故的发生。

5. 离心结束

（1）将速度调节旋钮逐挡回旋至“0”，不能迅速降速也不可在离心机转动时直接关闭电源。

（2）离心机使用完毕应打开门盖，防止水汽在离心腔内聚集。

6. 取出离心管　一定要待离心机自行完全停止，才能进行下一步的操作。拿取离心管时要小心轻放，避免振荡和摇晃，以防止沉淀重悬。

7. 生物安全

（1）对疑有生物危害的样品，离心后在生物安全柜中静置一定时间，待气溶胶沉降后方可打开离心室盖并小心取样，同时作好相应消杀、防护工作，如用2%戊二醛消毒液进行擦拭消毒。

（2）遇泼洒、离心管破裂等意外情况时，应立即启动实验室生物安全应急预案进行处理，具体可参考第二章第5节内容。

（3）BSL-3级及以上实验室内的离心操作应按照有关生物安全操作指南。

（二）保养维护

离心机是实验室广泛应用的一种分离设备，为保证它的正常使用，一定要注意作好正确的保养工作。高速离心机、低速离心机和冷冻离心机保养方法基本相同。主要的保养内容和维护周期介绍如下，见表6-5。

表6-5　离心机常规维护保养内容与周期

保养内容	维护周期
检查及清洁转子以及附件	每次使用前后
离心机表面清洁、擦拭	每日检查和清洁；发生泄漏时
检查水平转子的吊篮润滑	每周加润滑油一次
清洁、擦洗离心腔	每月一次或样品发生泄漏时
检查离心腔门的气弹簧	每月一次
清洁擦洗驱动轴，自锁头	从转子从离心腔中取走后
清洁冷凝器过滤网	半年一次
检测速度、时间、温度的精度或期间核查	半年一次或有怀疑时
预防性维修	一年一次，由专业工程师进行

（三）离心机的常见故障及维修

随着离心机使用时间的增加和设备不断被磨损，在运行中难免会出现各类故障，了解常见故障现象和维修的方法，为及早找到故障部位并迅速排除故障提供帮助。

1. 电机不转

（1）主电源指示灯不亮：检查电源线插头、插座是否接触良好，保险丝是否熔断。

（2）主电源指示灯亮：①检查波段开关或变阻器是否损坏或连线开脱，如损坏或开脱则更换损坏元件，重新焊接连线。②检查电机线圈是否有断路（内部），如是连线圈断脱可以重新焊接，如是线圈内部断路则只能重绕线圈。③有刷电机需要检查炭刷磨损程度，如炭刷磨损超过总量的1/3，应及时更换。④检查真空泵表及油压指示值，油压过高时主机也不能启动，必须检查各油路是否堵塞，特别是节流小孔是否畅通，如不畅通应清洗。

2. 震动剧烈有异响

（1）离心管如存在没有重配平和均匀对称放置，应重新配平后均匀对称放置。

（2）转子孔内如有异物，负荷不平衡时应及时清理清洁使之平衡。如使用了不合格的试管套应立即换成合格品。

（3）检查转轴上端固定螺帽，如果松动，则固紧；检查转轴，如有损坏或弯曲，则更换轴承；检查电机轴承，如存在因机器外罩变形或位置不正确发生摩擦，则需对其进行调整。

（4）底座上减振弹簧的固定螺丝如松动则

固紧；如弹簧断裂则更换之。

（5）电机转子不在磁场中心时会产生噪声，应对其进行调整。

（6）如转子损坏，应及时与厂家联系进行更换，绝不允许损坏的转子继续工作。

3. 达不到额定转速

（1）检查轴承：如轴承损坏，则更换轴承；如轴承内部缺油或污物太多，则应清洗轴承并加注润滑脂。

（2）检查整流子：整流子表面是否有异常，如整流子表面有异常（如有氧化物层），则应用细砂纸对其进行打磨；如整流子与电刷的配合不吻合，则应调整到接触良好的状态。

（3）检查转子线圈：如有短路现象，则应重绕线圈或更换。

（4）检查调速可控硅：如损坏则予以更换。

4. 冷冻离心机不制冷

（1）制冷压缩机可运转，但离心室内温度不降低，则应考虑制冷系统故障：①如果出现漏氟或毛细管堵塞，应对制冷系统查漏或重新加氟。②冷凝器散热片如被灰尘等阻塞，应及时清除。③如冷风机不运转，可从线路故障、设备老化、润滑不够等方面考虑。

（2）如制冷压缩机不运转，则主要考虑控制系统故障。①应先查离心室的温度设定值、显示是否正常。②如果正常，则逐一排查温度传感器、插板各插头与接线是否接触良好，压缩机启动器是否损坏，压缩机环线圈是否断线。

四、应用与评价

离心机种类众多，用途广泛，是医学实验室开展各种检验、科研等工作必备的工具，应根据需要正确选择离心机和离心方法。

1. 低速离心机

（1）应用：主要用于悬浮液中的固液分离，或将乳浊液中两种不同密度又互不相溶的液体分开。低速离心机是临床实验室最常用的离心机，常见于如血液中血细胞与血浆（血清）的分离，尿沉渣、浆膜腔液等体液标本或其他标本中有形成分（如细胞、细菌等）的分离、收集，批量样品的分离制备，标本中蛋白质沉淀分离等。

（2）评价：根据低速离心机的任务和设计不同，结构复杂程度有所不同。低速离心机的结构一般较简单，具有性能稳定、使用灵活、可靠性高、维护简便等优点，通常不带制冷系统，在室温操作。由于离心转速、时间和离心腔温度不能被严格控制，且相对离心力较低，所以仅用于分离标本中易沉降的大颗粒物质。

2. 高速离心机

（1）应用：临床实验室常用离心机，常应用于分子生物学检验项目，如乙型肝炎病毒、丙型肝炎病毒、疱疹病毒等患者标本中的 DNA 或 RNA 的提取，属于固液分离形式。

（2）评价：高速离心机一般有制冷系统，结构相对复杂，具有操作方便，相对离心力大，可靠性高等优点，可以显示和严格准确控制转速、温度和时间。负载平衡要求严格，通常用于微生物菌体、细胞碎片、大细胞器和免疫沉淀物等的分离纯化工作，但不能有效地分离病毒、小细胞器如核糖体等。

3. 超速离心机

（1）应用：临床实验室基本不用，主用于科学研究：①制备和纯化亚细胞成分和大分子，如分离标本中亚细胞器、病毒、核酸、蛋白质和多糖等，分离形式为差速沉降分离和密度梯度区带分离。②分析性超速离心机可分析和测定溶液中大分子的种类和性质，如浮力密度和分子量等。

（2）评价：转速通常在 30 000rpm 以上，可提供强大的离心力，有制冷和真空装置，结构较为复杂，自动化程度高，可以显示和精确控制转速、温度和时间等离心条件。价格昂贵，工作环境要求较高，离心管需严格配平（误差<0.1g），对离心机、转子和离心管等材料和质量要求极高。操作人员一般要经过培训合格后才能上岗。

（亓涛　江丽霞）

第三节　常用离心技术

根据离心原理和工作的需要，离心技术可分为沉降速度法、等密度离心法、经典式沉降平衡离心法三类。沉降速度法和等密度离心法主要用于离心分离，而经典式沉降平衡离心法用于离心分析。等密度离心法和速率区带离心法结合称为密度梯度离心法。离心技术常见分类见图 6-5。除沉淀离心、差速离心和密度梯度离心外，其余离心技术均需要特殊的离心机或转子。

一、离心分离技术

离心分离技术是利用离心机旋转所产生的离

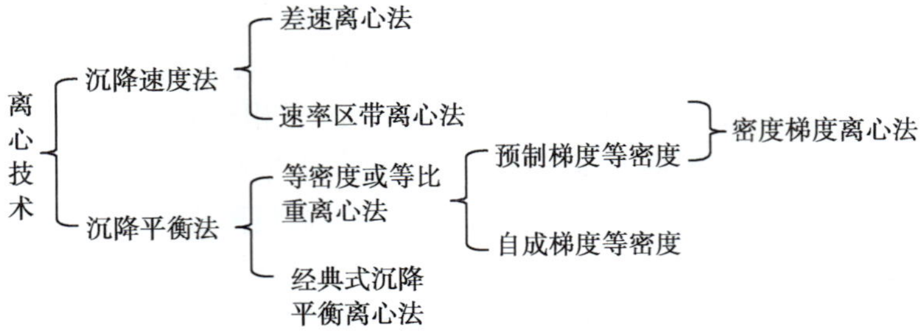

图 6-5 离心技术分类

心力，根据物质颗粒的沉降系数、质量、密度及浮力等因子的不同而使物质分离的一种技术，又称制备离心技术。临床实验室中最常用的离心分离技术主要有差速离心和密度梯度离心。

（一）差速离心法

差速离心法（differential centrifugation）又称分步离心法，是指利用颗粒在离心场中的沉降系数差异进行逐级分离的离心方法。

1. 原理 利用不同大小和密度的颗粒在同一离心条件下沉降速度的不同，通过不断分级增加离心转速，使非均质混合液中的不同质量的物质逐级分离出来。

2. 操作流程 将混有质量大小不同颗粒如A、B、C（A>B>C）的混悬液置于离心管中→采用固定角转子低速离心，质量最大的颗粒 A 先沉于管底→用倾倒法将上清液与颗粒 A 分离→取上清液用较高转速离心，中等质量的颗粒 B 被离心至管底→同上用倾倒法分离上清液与颗粒 B→再将上清液经更高转速离心，质量最小的颗粒 C 沉于管底→分离上清液与颗粒 C。见图 6-6。

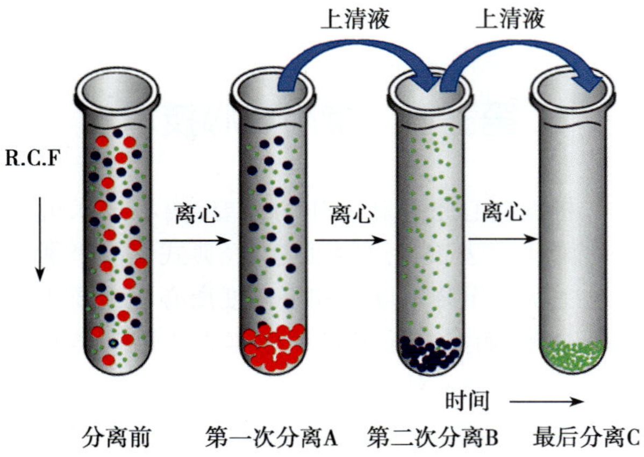

图 6-6 差速离心法示意图

3. 注意事项

（1）差速离心法分辨能力较差，如需制备纯度较高的颗粒物质不建议用此方法。

（2）差速离心法操作虽较简单，但需要认真选择适当的 RCF 与离心时间才能获得较好的分离效果，离心力不能过大，时间不宜过长。

（3）差速离心法多使用角转子，壁效应严重，影响物质的活性，样品须少（<5% 梯度总体积）且样品浓度不能太高（<90% 梯度最小浓度）。

4. 应用与评价 该方法适用于沉降系数（s）相差 1 个数量级及以上混合样品的分离，如大小和密度相差较大的颗粒分离，主要用于组织匀浆液中细胞器和病毒的分离及其他分离手段之前的粗制品提取，如破碎细胞各组分（细胞核、细胞膜碎片、线粒体、溶酶体、核糖体）的沉淀分离。

该法操作简单，分离时间短，重复性高，可使用容量较大的角式转子，故样本制备量大。但分辨力有限，沉降系数在同一个数量级内的粒子不容易分开，分离效果相对较差，不能一次得到纯颗粒。另外，壁效应严重，特别是当颗粒很大或浓度很高时，在离心管一侧会出现沉淀使颗粒被挤压，当离心力过大、离心时间过长时可导致颗粒变形、聚集而失活。

（二）密度梯度离心法

密度梯度离心法（isodensity centrifugation method）又称为区带离心法，是将样品加在惰性梯度介质中进行离心沉降或沉降平衡，在一定的离心力下把颗粒分配到梯度液中特定位置上，形成不同区带的分离方法。

使用密度梯度离心法，需要了解被分离颗粒之间的浮力密度和沉降速度，以便选择适合的密度惰性梯度介质、离心力和离心时间等，才能获得较好的分离效果。通常情况下，密度小的梯度介质成分靠近转轴，密度大的梯度介质成分远离转轴。主要优点：①分辨力较高，分离效果好，可一次获得纯度较高的颗粒样品。②适应范围广，既能如差速离心法一样分离具有沉降系数差的颗粒，又能分离有一定浮力密度差的颗粒。③颗粒悬浮在区带的位置上不会被挤压变形，能保持颗粒活性，并能防止已分层的颗粒由于温差和振动而引起混合。主要缺点：①离心时间较长。②需制备惰性梯度介质溶液。③对操作技术要求严格，不易掌握。

按照离心分离的原理，密度梯度离心法可分为速率区带离心法（rate zone centrifugation）和等密度区带离心法（isopycnic zone centrifugation）两种：

1. 速率区带离心法

（1）原理：在一定的离心力作用下，存在沉降速度差的颗粒各自以一定的速度沉降，沉降系数越大，样品颗粒下沉速度就越快，在离心管内出现的区带位置就越低，从而在密度梯度介质的不同区域上形成区带，达到彼此分离的离心方法。采用的密度梯度是预先制备好的、密度变化较为平缓的介质，且该介质的最大密度低于混合样品颗粒的最小颗粒密度，是以离心时间必须控制在沉降系数最大的颗粒到达管底之前，由此可见，速率区带离心法成功与否取决于对离心时间和离心速度的控制。

（2）梯度介质：梯度介质在离心时起着分离和支持的作用，提高了分辨力；离心后具有稳定颗粒区带的作用，减少了温差和振动带来的影响。密度梯度有阶梯型（非连续的）、直线型、曲线型及指数型（连续的），可根据不同实验目的选择不同类型的梯度。阶梯型梯度多用于时间较短的差速离心和速度区带离心，梯度材料多是蔗糖、ficoll 和 percoll。等密度离心一般用连续梯度，盐类梯度通常是连续梯度。见图 6-7。

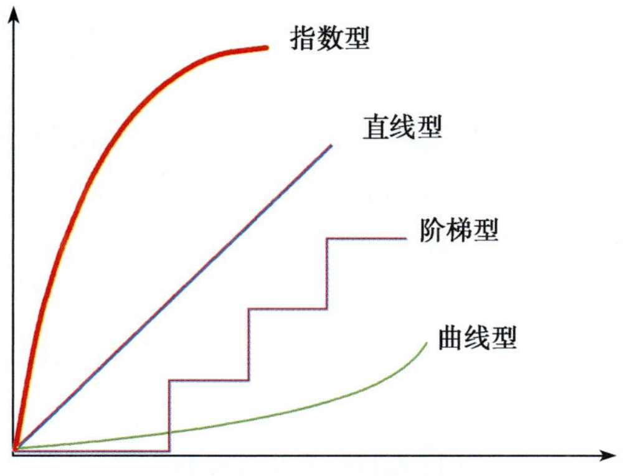

图 6-7　密度梯度类型示意图

1）密度梯度材料选择原则：梯度物质的选择原则是要满足分离方法的基本要求。一个理想的密度梯度材料应具备以下几点：①梯度介质应自身密度大，且溶解度足够大，以便于制作能完全满足分离要求的密度梯度，并在此密度范围内，具备黏度低，渗透压低，离子强度低和 pH 变化较小的特性。②理化性质稳定，与被分离的生物材料不发生反应，即完全生物惰性。也不会对离心设备发生腐蚀作用。③便于除去或回收，容易纯化，价格低廉等。④具有某些性质（如具有折光率），据此可测定它的浓度，但不干扰分离组分的测定。⑤对于超速离心分析工作来说，它的物理性质、热力学性质应该是已知的。

2）常用密度梯度材料：由于能完全符合理想密度梯度材料所有性能的几乎没有，能基本达到要求的梯度材料大致如下：①糖类：蔗糖、甘油、ficoll、葡萄糖酐、糖原。②无机盐类：CsCl、RbCl、NaCl、KBr 等。③有机碘化物：metrizamide 等。④硅溶胶：如 percoll。⑤蛋白质：如牛血清白蛋白。⑥重水。⑦非水溶性有机物：如氟代碳等。

速率区带离心法常用的梯度液是蔗糖、ficoll、percoll 等。

（3）操作流程：预先制备惰性梯度介质→将待分离样品铺在梯度液顶部、离心管底部或梯度液中间→离心→采用有底穿孔记滴法、插管虹吸记滴法、注射器穿孔抽取法等收集分离样品。见图 6-8。

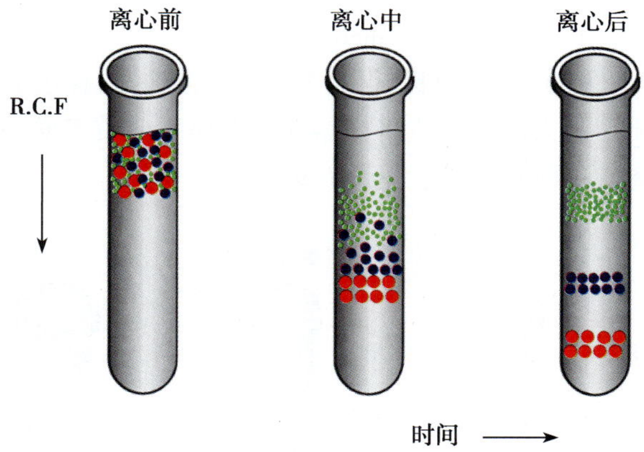

图 6-8　速率区带离心法示意图

（4）注意事项：①选择合适的梯度介质材料：惰性好，稳定，易于被分离颗粒分开等。②严格控制离心时间：既要有足够的时间使各种粒子在介质中形成区带，又要控制在任一粒子达到沉淀前；如离心时间过长，所有的样品全部到达离心管底部；离心时间不足，样品还没有分离。③防振动：颗粒在梯度液中分层后应小心操作，避免振荡，防止已分层的颗粒物质混合。

（5）应用与评价：适用于测定生物大分子颗粒的沉降系数；临床实验室上常用 percoll、ficoll 及蔗糖分离液等对静脉血单个有核细胞进行分离，用于淋巴细胞免疫功能测定。优点：①回收率高：一般只需要一次离心就可以把混合液中各组分分离提取，纯度和回收率可达 100%。②分辨率高：组分沉降系数相差 20% 以上即可分离。缺点：受梯度材料的限制，样品浓度不能太高，否则操作条件很难控制。

2. 等密度区带离心法 又称平衡离心法、不连续密度梯度离心法。

（1）原理：利用样品中各种颗粒组分密度不同而进行分离。待分离的样品铺在梯度液表面或与梯度液先混合，离心开始后，梯度液由于离心力的作用逐渐形成一个从管底到液面密度递减的连续密度梯度，与此同时，原来分布均匀的粒子也发生重新分布。当管底介质密度大于粒子的密度时，粒子便上浮，当上层粒子密度大于介质密度时，则粒子沉降，最后粒子进入一个本身的密度位置（粒子密度等于介质密度），此时，粒子不再移动，形成纯组分的区带。粒子形成纯组分区带与样品粒子的密度有关，而与粒子的大小和其他参数无关。因此，只要转速、温度不变，即使延长离心时间也不能改变这些粒子成带位置。

（2）梯度介质：常用的梯度液是氯化铯（CsCl）和甲泛葡胺（metrizamide）。

（3）操作流程：混合样品与预制好的梯度介质→装入离心管或将样品平铺在梯度介质表面→离心→收集样品。见图 6-9。

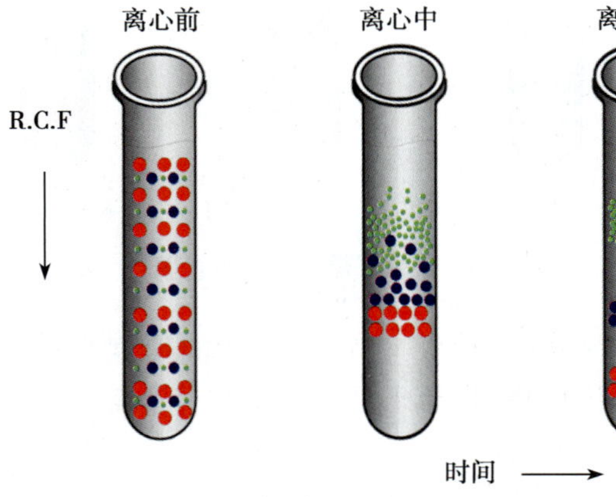

图 6-9 等密度区带离心法示意图

（4）注意事项：①在离心前需预制密度梯度液，该密度梯度液应包含被分离样品中全部颗粒的密度。②离心时间：以最小颗粒到达等密度点（即平衡点）的时间为准，因影响因素很复杂，需通过预备试验确定。③防振动：颗粒在梯度液中分层后应小心操作，避免振荡，防止已分层的颗粒物质混合。

（5）应用与评价：该分离方法适用于分离颗粒大小相近但密度不同的样品，如分离核酸、病毒、亚细胞器等，也可分离复合蛋白质（简单蛋白质不适用）。并可用于测量生物大分子或颗粒密度。优点：①分辨率高：分离效果好，一次就可以获得较纯的颗粒。②适用范围广：既能分离沉降系数差的颗粒，也能分离一定浮力密度的颗粒。③有利于保持颗粒活性：被分离颗粒不会挤压变形，能保持颗粒活性。④能防止已形成区带由于对流而引起不同区带的混合。缺点：离心时间长，需要预制梯度液，操作严格复杂等不足之处，临床实验室少用。

（三）差速离心法与密度梯度离心法的区别

差速离心法与密度梯度离心法均为分离纯化生物样品的离心技术，两者具体区别见表 6-6。

表 6-6 差速离心与密度梯度离心方法比较

	差速离心法	密度梯度离心法
分离原理	沉降速度差异	沉降速度差异/浮力密度差异
离心速度	逐级递增/低速与高速交错进行	固定不变
离心时间	短，需反复多次离心	长，一次离心即可
密度梯度介质	无特殊要求	需预制密度梯度或自成密度梯度
颗粒分布状态	沉集于管底	悬浮并在密度梯度介质中形成区带
分离效果	较差，分离的产物纯度低	好，分离的产物纯度高
应用范围	病毒、亚细胞结构等	核酸、病毒、细胞、亚细胞结构、蛋白复合体等

二、分析性超速离心技术

分析性超速离心（analytical ultracentrifugation，AUC）技术，是利用离心沉降原理分析溶液中各分子或颗粒的结构、形状、分子量、纯度、聚合体形成以及分子间相互作用等信息的一种离心技术，在超速离心状态下完成。与制备性超速离心不同，分析性超速离心技术是利用有特殊转子和检测手段的分析性超速离心机来实现的，目的是研究生物大分子的沉降特性和结构，而不是专门收集某一特定组分。

1. **原理**　利用生物大分子对光吸收、折射、干涉或荧光特性所建立的光谱方法，在适当的转速下检测特殊转子中样品池内大分子样品的沉降特性，从而确定其物理性质。

2. **基本结构**　分析性超速离心主要由一个转子、一套真空系统和一套光学系统所组成。见图 6-10。

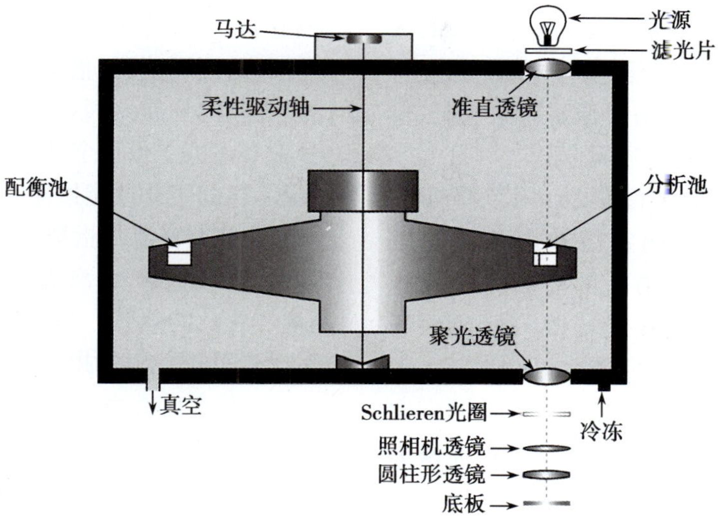

图 6-10　分析型超速离心机基本结构示意图

（1）转子：呈椭圆形，以避免应力集中于孔处。在一个冷冻的真空腔中旋转，通过一个有柔性的轴连接到高速的驱动装置上，此轴可使转子在旋转时形成自己的轴。目前转子有两种规格，四孔转子和八孔转子，可容纳 3 个样品池或 7 个样品池，加上 1 个用于径向校准的平衡单元。沉降平衡实验一般选择被分隔成 6 个或 8 个独立扇区的样品池，可分别装 3 或 4 对参比液与待测液；大多数沉降速率实验使用四孔转子和分隔成两个扇区的样品池，分别装参比液和待测液。

（2）真空系统：提供低温和真空的环境，减少离心室中的空气与转头产生的摩擦，有利于转子保持长期高速旋转，并可减少温度对试样的影响。

（3）光学系统：在转子样品池上下有两个平面的石英窗，可以上下透光，离心机中的光学系统在整个离心期间都能对小室中正在沉降的物质进行观测。目前的仪器可提供 3 种光学分析方式对沉降物进行监测，根据不同的应用需要来选择：①通过对紫外光（190～800nm）的吸收（如对蛋白质和 DNA）来检测，具有较高的灵敏度和专一性。②用 Schlieren 系统或 Rayleigh 干涉量度法，可检测大多数的复合物，甚至包括缺乏明显吸光度特征的复合物（如碳水化合物）。③用荧光检测器根据荧光特性建立的光谱方法来分析沉降物。

（4）检测分析：在分析室中物质沉降时重粒子和轻粒子之间形成的界面就象一个折射的透镜，结果在检测系统的照相底板上会产出一“峰”。由于沉降不断进行，界面也不断向前推进，故“峰”也在移动，通过测量峰移动的速度可以得到物质沉降速度指标。

3. **注意事项**

（1）根据被测溶液浓度和大分子相互作用强度的不同选择相应的检测系统。干涉检测器适合相互作用弱或者非常弱的大分子（K_d 10^{-4}～10^{-1}mol/L）；对于相互作用强度适度的大分子（K_d 10^{-7}～10^{-4}mol/L），选择干涉检测器和光学系统都可以；但是对于相互作用非常强的大分子（$K_d<10^{-7}$mol/L），样品就需要进行染料标记并选择荧光检测器。

（2）样品必须要用参比液平衡，且参比液应该和样品缓冲液一致。

（3）样品池和转头非常精密、特殊，在使用、清洗以及保存等过程中需十分注意，不要出现损坏。

4. **应用**　利用分析性超速离心技术可在较

短时间内用少量样品得到一些重要信息，用于测定大分子的相对分子量、生物大分子的纯度估计、分析生物大分子中的构象变化等。

（1）测定大分子的相对分子量：相对分子质量的测定主要有沉降速率实验和沉降平衡实验两种方法。其中应用最广的是沉降速率实验，实验中样品在高速旋转时，分子颗粒通过溶剂从旋转的中心辐射地向样品池底部移动，通过记录的数据来测定分子颗粒的速率，运用 Svedberg 方程将沉降系数、扩散系数与相对分子质量联系起来，代入各种数据可计算相对分子质量。

（2）生物大分子的纯度估计：用沉降速率实验来分析沉降界面是测定溶液均质性的最常用方法之一，出现单一清晰的界面时一般认为是均质的，如有杂质则在主峰的一侧或两侧出现小峰。

（3）用于检测大分子构象变化：通过测定大分子的沉降系数及扩散系数，可以分析在经修饰后蛋白质空间结构有无变化。例如 DNA 可能以单股或双股形式出现，其中每一股在本质上可能是线性的，也可能是环状的，如果遇到某种因素（温度或有机溶剂）的改变时 DNA 分子可能发生一些构象上的变化，这些变化也许可逆、也许不可逆，这些构象上的变化可以通过检查样品在沉降速度上的差异来证实。

5. 评价

（1）分析性超速离心技术是建立在热力学和流体动力学第一定律基础上，不需要标准品或校正品，样品也不需标记或固定，用量少，因此基本没有使用成本。

（2）可原始溶液中测定，接近生理条件。检测时不对样品的聚集状态及构象造成破坏，所有待测样品都可以回收再用。

（3）分辨能力强，基于沉降系数或分子量测定，数据精确，结果可重复性高。分析范围广（几百至几兆道尔顿）。

（4）可用于自聚集和多位点相互作用系统测定。

（5）由于现有检测器的限制，尚不能满足当前功能蛋白组学和基因组学发展的需求，且除荧光检测外对样品纯度要求极高（>95%）。

（6）实验耗时长，沉降速率实验需 10h 左右，沉降平衡实验甚至要几天。

（李锐　谢东德）

第四节　实验室离心机性能指标与规格

一、实验室离心机的主要性能指标

不论是制备性离心机还是分析性离心机，都是利用转头旋转时所产生的强大离心力来加快样品颗粒的沉降速度，借以分开有沉降系数差或浮力密度差的物质。通常将影响分离效果、处理能力（制备容量）和安全使用等方面的因素作为评价离心机的主要性能指标。

1. 最大容量　指离心功能一次承载样品的最大体积或质量，为离心机中离心管的最大容量与离心管数的乘积。是离心机对悬浮液（或乳浊液）分离处理能力的指标。

2. 最大离心力　离心机可产生的最大相对离心力场 RCF。

3. 最高转速和转速相对偏差

（1）最高转速是指离心机转子旋转可达到的最大速度，用 rpm 表示。离心机通常在低于最高转速下运行，如长期超负荷运转，易导致转子损伤、设备过热并缩短离心机寿命。

（2）转速相对偏差离心机在额定电压，最高转速对应最大载荷下时，低速离心机允许转速相对偏差为±2.5%，而高速离心机为±1%。

4. 升降速时间　指转头满载的情况下，启动离心机后转头从静止升至最高转速时所需的时间以及按下停止键后离心机转头从最高转速降至静止所需要的时间。离心机升降速时间应符合表 6-7 要求。

表 6-7　离心机升降速时间

名称	升速时间/min	降速时间/min
低速冷冻离心机	≤3	≤5
低速离心机、高速离心机、高速冷冻离心机	≤5	≤7
低速大容量离心机、低速冷冻大容量离心机	≤6	≤8

5. 定时相对偏差　评价离心机定时装置的控制精度的指标。一般要求，数字定时装置允许相对偏差≤±1%，而机械定时装置相对偏差≤±5%。

6. 试液温升　在额定电压、最高转速对应的最大载荷下，非冷冻离心机运转一段时间后离心管（瓶）内试液温度将会升高，但不应超过表 6-8 范围。

表 6-8 试液温升范围

名称	运转时间/min	试液温度升高/℃
非冷冻高速离心机	15	≤12
非冷冻低速离心机	20	≤10

7. **噪声和振幅** 离心机在最高转速对应的最大载荷时发出的噪声要求≤70db；离心机在最高转速对应的最大载荷时应运行平衡，振幅≤0.1mm。

8. **冷冻型离心机制冷能力** 是低温（冷冻）离心机的重要技术指标之一。冷冻温控系统不仅可以延长离心机使用寿命，更重要的是能保护有机活性物质（如酶类、有机易挥发类等）的活性不受影响。

（1）温控范围：环境温度在 20℃±5℃，当离心腔温度控制范围在 4~15℃时，温度波动偏差应≤±2%。

（2）制冷效果：环境温度在正常工作条件下，离心机不预冷时，离心机在最高转速和对应最大载荷下，离心腔最低温度应能达到 4℃。

（3）制冷时间：环境温度在正常工作条件下，离心腔温度从室温降到 4℃的时间应≤20min。

9. **安全性** 现在很多离心机具有门盖自锁盖、不平衡保护功能，增加了在超温、过速、失衡或误操作时发出报警提示音、甚至自动关机等的人性化的设计，对离心机安全操作和保护操作人员生命安全非常重要。另外，其电气安全通用要求应符合 GB 4793.1 的规定，特殊要求应符合 GB 4793.7 的规定。

二、实验室离心机常见型号编制

实验室离心机产品型号由结构类型、转速类型、保温方式、主参数及改型代号五部分组成，如图 6-11。

1. **结构类型** 台式离心以“T”表示，落地式离心机则不表示。

2. **转速类型** 超速、高速和低速离心机分别用“C”“G”和“D”表示。

3. **保温方式** 冷冻式离心机以“L”表示，而不带冷冻的则不表示。

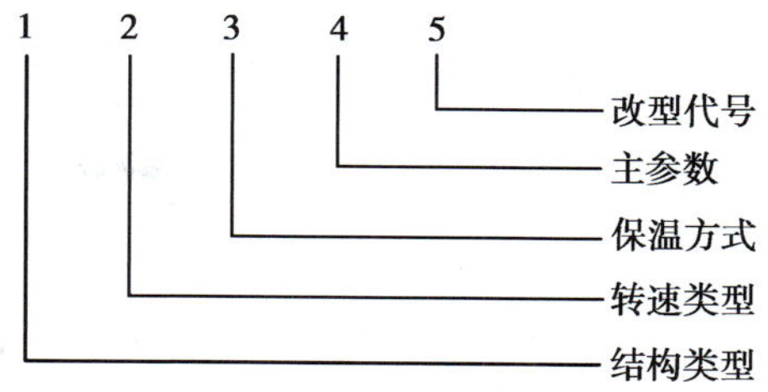

图 6-11 实验室离心机产品型号编制

4. **主参数** 表示最高转速的特征量，表示方法为：最高转速/1 000。

5. **改型代号** 表示产品改型的顺序。当产品结构有重大改革时，按改型次序其代号分别为 A、B、C……

三、离心机转子的主要性能指标

离心机转子的主要性能指标如下：

1. R_{max} 从转轴中心至离心管最外缘或离心管底的距离。

2. R_{min} 从转轴中心至离心管最内缘或离心管顶的距离。

3. RPM_{max} 转头的最高安全转速。

4. FRC_{max} 转头以 RPM_{max} 运转时，在 R_{max} 处的相对离心力。

5. FRC_{min} 转头以 RPM_{max} 运转时，在 R_{min} 处的相对离心力。

6. K 衡量转头相对效率的量，与转速、转头形状等因素有关。K 值愈小，效率愈高，所需离心时间就愈短。

各种转子在使用一定年限或运转一定转数后，其性能会发生变化导致强度下降，因而必须降速使用。具体情形遵循其使用说明。

四、实验室离心机转子常见标记

转子常用标记通常由离心转子类型、最高转速和转子的材料三部分组成。

1. **转子类型** 固定角转子 FA，甩平转子 SW，区带转头 Z，连续离心转子 CF，垂直转头 V。

2. **最高转速** 转头类型后的数字表示该转子最高额定转速，表示方法：最高转速/1 000rpm。

3. **转子的材料** 如标注 Ti 表示由钛或钛合金为材料制成的转子，没有标则为铝或铝合金做成的转子。

如 SW28Ti 转子，表示的是最高转速为 28 000rpm、由钛金属制成的水平转子。

（谢东德 李锐）

思考题

1. 何谓离心现象？何谓离心技术？
2. 试述离心技术的原理？实验室离心机的分类方法有哪些？
3. 什么是沉降系数？它的主要影响因素有哪些？
4. 常用的离心方法主要有哪几类？
5. 差速离心时应当注意哪些事项？
6. 理想的密度梯度材料应具备的特性有哪些？
7. 试对密度梯度离心法进行评价。
8. 密度梯度离心法可分哪几类？
9. 试述速率区带离心法和等密度区带离心法的原理。
10. 差速离心与密度梯度离心方法有什么异同点？
11. 超速离心机的应用范围有哪些？
12. 离心机的常见故障有哪些？

第七章

电泳分离分析技术与设备

电泳(electrophoresis)是指分散在介质中的带电粒子在电场作用下,带负电荷的粒子向电场的正极移动,带正电荷的粒子向电场的负极移动的现象。利用电泳现象将多组分物质分离、分析的技术叫做电泳技术(electrophoresis technique)。可以实现电泳分析技术的仪器称为电泳仪(electrophoresister)。电泳分析技术主要用于蛋白质和核酸的分离鉴定与定量,在生物化学实验技术中占重要地位。自1937年Arne Tiselius发明最早期的界面电泳以来,各种类型的电泳技术和电泳分析仪相继诞生,在生物化学、临床化学、药理学、免疫学等领域得到广泛的应用,已经成为临床检验和蛋白质分析研究中不可缺少的设备和技术。

知识拓展

电泳技术发展简史:1809年俄国物理学家Рейсе通过观察插在湿粘土中正、负电极外的玻璃管中水层浊度变化,就此发现了电泳现象。1909年Michaelis首次将胶体离子在电场中的移动称为电泳,并用不同的pH溶液测定了转化酶和过氧化氢酶的电泳移动和等电点。1937年瑞典Uppsala大学的Tiselius对电泳仪器做了改进,创造了Tiselius电泳仪,建立了研究蛋白质的移动界面电泳方法,并首次证明了血清蛋白由白蛋白及α、β和γ球蛋白组成,由于在电泳技术方面开拓性贡献,Tiselius获得了1948年的诺贝尔化学奖。1950年Durrum用纸电泳对各种蛋白质的进行分离后,开创了利用不同种类固体物质(如滤纸、醋酸纤维素薄膜、琼脂凝胶等)作为介质的区带电泳方法。1959年Raymond和Weintraub利用人工合成的凝胶作为支持介质,创建了聚丙烯酰胺凝胶电泳,极大提高了电泳技术的分辨率,开创了近代电泳的新时代。而80年代发展起来的毛细管电泳技术,是化学和生化分析检测技术的重要新发展。随着科技进步,设备自动化、智能化成为主流,电泳技术愈来愈受到人们的重视。

第一节 电泳基本原理与影响因素

一、基本原理

电泳的方式和方法虽有多种,但其基本原理是相同的。物质分子在正常情况下一般不带电,即所带正负电荷量相等,为电中性。但由于其自身的解离作用或者表面上吸附其他带电粒子而带正电荷或者负电荷,该物质在电场中会向正极或者负极泳动,带电颗粒种类很多,可以是离子,也可以是生物大分子,如蛋白质、核酸、病毒颗粒甚至细胞器等。

蛋白质是由氨基酸组成,氨基酸是典型的两性电解质,在溶液中可解离为带正电荷的氨基($—NH_3^+$)和带负电荷的羧基($—COO^-$)。蛋白质分子带电的性质和所带电荷的多少主要取决于其性质及溶液的离子强度和pH。在某一特定的pH条件下,蛋白质分子的正负电荷数正好相等,蛋白质分子所带的净电荷为零,此时溶液的pH即为该蛋白质的等电点(isoelectric point,pI)。当溶液的pH=pI时,蛋白质分子不带电荷,在电场中不移动;当溶液的pH>pI时,蛋白质分子带负电荷,向正极移动;当溶液的pH<pI时,蛋白质分子带正电荷,向负极移动。

核酸与蛋白质类似,也是两性电解质。DNA和RNA分子的多核苷酸链上既有酸性的磷酸基,又有碱性的碱基,但因其磷酸基的酸性比碱基的碱性强,故在中性或偏碱的溶液中,核酸分子通常表现为酸性，带负电荷，在直流电场中向正极泳动。

如溶液里一荷电量为 Q 的带电粒子，在场强为 E 的电场中以速度 v 移动，则 v/E 表示单位电场强度（1V/cm）下带电粒子运（泳）动速度，称为迁移率，用 u 表示。它与粒子半径（γ）、粒子的带电量（Q）、溶液的黏度（η）有如下关系：

$$u=\frac{v}{E}=\frac{Q}{6r} \qquad \text{（公式 7-1）}$$

公式 7-1 仅适用于球形粒子，许多生物大分子，如蛋白质链上带有可电离的基团，在溶液中离解后的离子并非球形，因而实际测得的大离子迁移率比按公式 7-1 计算的数字要小一些。粒子的电泳迁移率不仅与本身性质有关，即粒子本身所带净电荷的数量成正比，与颗粒的直径成反比，越接近球形，则在电场中电泳速度越快，同时迁移率还受到其他外界因素的影响，如与溶液的介质黏度成反比。与溶液 pH、离子强度及电渗有关。

设 d 为粒子电泳移动距离，t 为电泳时间，则移动速度

$$v=d/t \qquad \text{（公式 7-2）}$$

电场强度 E 为单位距离内的电压差（U），设 L 为两极间的距离，即：

$$E=U/L \qquad \text{（公式 7-3）}$$

则：$$u=v/E=\frac{d/t}{U/L}=\frac{dl}{tU} \qquad \text{（公式 7-4）}$$

设有 A 和 B 两种带电粒子，它们能否在电场中电泳分离，可由它们移动距离的差值来判断，设 A 和 B 的电泳移动距离分别为 d_A 和 d_B，则：

$$d_A=utU/Ld_B=utU/L \qquad \text{（公式 7-5）}$$

两粒子移动距离的差值为：

$$d=d_A-d_B=(u_A-u_B)tU/L \qquad \text{（公式 7-6）}$$

由公式 7-6 可知，物质 A 与 B 能否分离，决定于两者的迁移率。如果 A 和 B 的迁移率有足够大的差别，将能彼此分离。

二、影响因素

（一）样品

电泳速度与样品粒子本身特性相关，如电荷的正负和多少、粒子的大小和形状、解离趋势、两性性质、水化程度等。一般说来，粒子所带的净电荷愈多，颗粒越小，形状愈接近球形，则在电场中粒子运动速度越快；反之则愈慢。线状双链 DNA 分子不存在影响电泳速度的复杂构象，在凝胶电泳中，其相对分子量的常用对数与电泳速度成反比关系；但质粒 DNA 电泳的速度受分子空间构象的影响较大，相同分子量的质粒 DNA 电泳速度的相对快慢是：闭环型>线型>半开环型。而 RNA 分子是局部双螺旋结构的单链，故 RNA 分子的电泳速度不仅取决于其分子的大小，而且还取决于其空间构象。

（二）电场强度与焦耳热

1. 电场强度 电场强度（V/cm）指每厘米的电位降，也称电位梯度，它是描述电场强弱的物理矢量，简称场强。带电粒子在电场中移动速度与所加的电压有关。电场强度越大，带电粒子受到的电场力越大，泳动速度越快，反之亦然。如，低压电泳比较适合分离蛋白质、核酸等大分子物质，而高压电泳多用于分离氨基酸、多肽、核苷酸、糖类等小分子物质。

2. 焦耳热 自由电子在流动时受到电阻的阻碍，从而产生焦耳热。因体系存在电阻，电泳时电流通过必定会产生焦耳热，其值与电流强度的平方成正比。焦耳热会引起体系温度升高，产生温度梯度，造成的影响主要有：①致介质黏度和淌度的变化，黏度随温度升高呈指数下降，温度梯度使介质黏度在径向产生梯度，从而影响淌度及速度。一般来说，温度每变化 1℃，黏度或淌度变化 2%～3%。②柱效降低，分辨力下降。温度上升使分子运动加剧，产生的自然对流会使已分离样品区带重新混合，从而导致柱效降低。同时，温度梯度可能导致管内形成密度梯度，在径向扩散很慢的情况下，靠近管轴中心的溶质分子要比靠近管壁的分子迁移得更快一些，即存在径向速度梯度，也会造成谱带的展宽。③温度升高还可能引起生物大分子的结构和生物特性变化。④焦耳热过高时甚至还会烧毁滤纸、融化琼脂糖凝胶或烧焦聚丙烯酰胺凝胶支持介质等等。抑制焦耳热和温度梯度的几种方法：①降低电场强度。②降低缓冲液的离子强度或浓度。③用物理方法直接降温或恒温。④对于毛细管电泳可减少毛细管内径。

（三）溶液性质

1. 溶液 pH 电泳时必须采用缓冲液作为电极液，以保持稳定的溶液 pH。溶液的 pH 决定了带电粒子的解离程度，也决定了该物质所带电荷

数的多少。对蛋白质、氨基酸、核酸等两性电解质而言，缓冲液的 pH 距待分离物质的 pI 越远，粒子所带的电荷越多，电泳速度也越快；反之则越慢。因此，选择合适的 pH，使欲分离的物质所带的电荷数量有较大的差异，有利于电泳时彼此的分开。蛋白质电泳大多数采用 pH 为 8.2~8.8 的巴比妥或硼酸缓冲液，此时血清蛋白一般带负电。核酸电泳时常采用以下三种缓冲体系之一：TAE 缓冲液[氨丁三醇（Tris）-醋酸-乙二胺四醋酸（EDTA）]、TBE 缓冲液（Tris-硼酸）或 TPE 缓冲液（Tris-磷酸）。DNA 分子在这些缓冲液中带负电。

2. **溶液离子强度** 所有类型的离子所产生的净电力称为离子强度。离子强度的高低取决于离子电荷的总数，与其性质无关。溶液的离子强度对带电粒子的泳动有影响，强度越高，带电粒子泳动速度越慢；反之越快。其原因是带电粒子吸引带相反电荷的离子聚集于其周围，形成离子氛，离子氛降低了颗粒的带电量，增加了颗粒运动阻力，从而降低了电泳速度。而且离子强度太高，当大量的电流通过琼脂板时产生的热量可至水分大量蒸发，严重时可使琼脂板断裂而导致电泳中断；但离子强度太低，会降低缓冲液的总浓度及缓冲容量，不易维持溶液的 pH，从而影响颗粒的带电量，致使电流下降，扩散现象严重、电泳分辨力降低。电泳时一般选择溶液的离子强度为 0.02~0.20mol/L 较适宜。

3. **溶液黏度** 粒子的电泳迁移率与溶液的介质黏度成反比关系。因此，溶液的黏度过小或过大，都会影响电泳速度的快慢。

（四）支持介质

1. **吸附作用** 即介质对样品的滞留作用。介质的表面对样品具有一定的吸附作用，可以滞留待分离的物质而降低电泳速度，从而导致样品的拖尾现象，降低分辨率。纸的吸附作用最大，醋酸纤维素膜的吸附作用较小甚至没有。

2. **电渗作用** 电渗（electroosmosis）是电场中液体对于固体支持物的相对移动。当支持物不是绝对惰性物质时，常常会有一些离子基团如羧基、磺酸基、羟基等吸附溶液中的正离子，使靠近支持物的溶液相对带电，在电场作用下，此溶液层会向负极移动（电渗）；反之，若支持物的离子基团吸附溶液中的负离子，则溶液层会向正极移动。因此，当颗粒的泳动方向与电渗方向一致时，则加快颗粒的泳动速度；当颗粒的泳动方向与电渗方向相反时，则降低颗粒的泳动速度，电渗对电泳的影响见图 7-1。

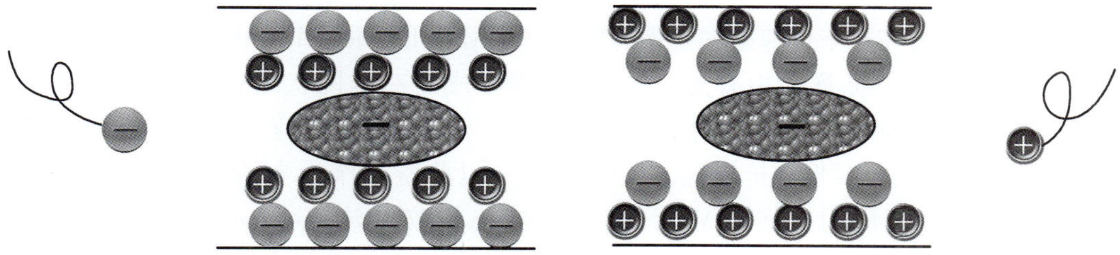

图 7-1 电渗对电泳的影响

（五）其他因素

1. **支持物筛孔** 支持物如琼脂和聚丙烯酰胺凝胶都有大小不等的筛孔，在筛孔大的凝胶中溶质颗粒泳动速度快。反之，则泳动速度慢。

2. **缓冲液** 电泳时使用新配制的缓冲液可以明显提高电泳效果。缓冲液多次使用之后，离子强度降低，pH 上升，缓冲性能下降，可能使 DNA 电泳产生条带模糊和不规则的迁移现象。

（金磊 龚道元）

第二节 电泳分类

目前电泳技术应用广泛，分类方法较多，除依据分离原理和载体介质这两种主要的分类方式外，还有根据支持载体装置形式或形状不同、用法不同、电泳系统的连续性不同及有无固体载体介质分类等。

一、根据分离原理分类

该分类是目前电泳技术分类的主要方法之一，包括区带电泳、移动界面电泳、等电聚焦电泳、等速电泳以及免疫电泳等。

1. **区带电泳** 是指有支持介质的电泳，被分离物质组分在支持介质上电泳分离成若干区带。常用的支持介质有多种，如滤纸、醋酸纤维薄膜、凝胶、聚丙烯酰胺凝胶等。通常在缓冲液润湿的介质中产生电场，使不同的带电粒子以一定速率向一定方向移动，进而使被分离组分得到分离。分离后的各组分固定在支持介质上，通过染色可以显示出不同的组分。

2. 移动界面电泳 移动界面电泳简称为移界电泳，是 Tiselius 最早建立的电泳方法，该方法只能对不同的离子成分部分分离，不适用于低分子量物质的研究。虽然曾取得过很大的发展，但由于设备复杂，操作时间长，不能完全分离混合物的各个组分等缺点，已逐渐被其他电泳技术取代。

3. 等电聚焦电泳 该方法是利用多种两性电解质缓冲液在凝胶中形成 pH 梯度，电泳时每种组分迁移到等于其等电点的 pH 处，形成一条很窄的区带。等电聚焦电泳操作简便，分辨率高，重复性好，目前在分子生物学和临床医学研究中应用广泛。

4. 等速电泳 等速电泳是需要添加一种高迁移率离子和一种低迁移率离子，样品加在高迁移率离子和低迁移率离子之间，在外电场作用下使不同离子进行移动。当电泳达到平衡后，达到完全分离，形成清晰的界面。

5. 免疫电泳 免疫电泳是将凝胶内的沉淀反应与蛋白电泳相结合的一种技术。在直流电场中，让抗原与抗体在电流作用下快速定向扩散，产生特异性的沉淀线，进而判断样品中有无与诊断抗体（或抗原）对应的抗原（或抗体）。该技术同时具备电泳分离技术的高分辨性和抗原抗体反应的高度特异性。目前广泛应用于临床 M 蛋白的鉴定。

二、根据有无固体载体介质分类

根据电泳是否在固体载体介质上进行，可以分为自由电泳（无固体支持介质）和支持物电泳（有固体支持介质），前者包括移界电泳、显微电泳（或细胞电泳）以及等速电泳等；后者包括纸电泳、醋酸纤维薄膜电泳、琼脂糖凝胶电泳和聚丙烯酰胺凝胶电泳等。

三、根据载体性质分类

1. 线电泳 也称为缘线电泳，尼龙丝、人造丝等多见，属于微量电泳技术。

2. 粉末电泳 以淀粉、纤维素粉、硅胶粉、玻璃粉电泳多见。

3. 滤纸或其他纤维膜电泳

（1）滤纸电泳：也称为纸电泳，以滤纸为支持介质。是在渗透了缓冲液的滤纸加上电场，使物质移动的一种电泳技术。该方法采用的设备简单，但耗时长，分辨率较低，近年逐渐被其他更简便快速、分辨率高的电泳技术代替。

（2）醋酸纤维薄膜电泳：是以醋酸纤维薄膜为支持介质的电泳。该方法分离速度快、电泳时间短，灵敏度高、样品用量少，并且醋酸纤维薄膜经染色处理后，可进行扫描定量和长期保存。临床广泛应用于血清蛋白、甲胎蛋白、组蛋白等滤纸电泳无法分离的蛋白质。

4. 凝胶电泳 常用的凝胶介质包括琼脂糖凝胶和聚丙烯酰胺凝胶，琼脂糖凝胶电泳分辨率稍低，适用于较大分子的分离；聚丙烯酰胺凝胶电泳分辨率高，适用于较小分子的分离。

（1）琼脂糖凝胶电泳：琼脂糖凝胶电泳是用琼脂糖做支持介质的一种电泳方法，琼脂糖凝胶中含有大量微孔所组成的网状结构，琼脂糖浓度决定了微孔孔径的大小，不同分子量大小的物质在通过微孔时所受到的阻力也不同。可进行定性或者定量检测，目前常用于血清蛋白、血红蛋白、糖蛋白、脂蛋白以及核酸的分离和鉴定。

（2）聚丙烯酰胺凝胶电泳：聚丙烯酰胺凝胶（polyacrylamide gel，PAG）是有多种物质聚合交联形成的三维网状结构的凝胶，这种网状结构同时具有浓缩效应、电荷效应以及分子筛效应，以此凝胶作为支持介质的电泳称为聚丙烯酰胺凝胶电泳（polyacrylamide gel electrophoresis，PAGE）。该电泳是目前能根据分子大小和净电荷多少这两种物理特性分离分子的较好方法。常用的聚丙烯酰胺凝胶电泳包括十二烷基硫酸钠-聚丙烯酰胺凝胶电泳、聚丙烯酰胺梯度凝胶电泳、聚丙烯酰胺凝胶等电聚焦电泳和聚丙烯酰胺凝胶双向电泳。

四、根据支持载体装置形式或形状不同分类

根据支持载体装置的不同，电泳一般可以分为水平式电泳、垂直板电泳、垂直盘状柱状电泳、毛细管电泳、U 形管电泳、连续流动电泳等。

五、根据用法不同分类

1. 双向电泳 双向电泳是等电聚焦电泳和

十二烷基硫酸钠-聚丙烯酰胺凝胶电泳的组合，是一种分析从细胞、组织或其他生物样本中提取蛋白质混合物的有力手段。其中等电聚焦电泳根据蛋白质的等电点差异将蛋白质分离，十二烷基硫酸钠-聚丙烯酰胺凝胶电泳利用蛋白质的相对分子量差异将蛋白质分离。因此，双向电泳可以将上千种不同的蛋白质分离，并得到每种蛋白质的等电点、表观分子量和含量等信息。

2. **交叉电泳**　是区带电泳和火箭电泳相结合的一种电泳分析技术，多用于抗原蛋白定量检测。分辨率较高，一次可对多种抗原蛋白进行定量，适用于比较各种蛋白组分、蛋白遗传多态性、微小异质性和不正常片段等。

六、根据电泳系统的连续性不同分类

1. **连续 pH 电泳**　电泳的全部过程中缓冲液 pH 保持不变。如纸电泳、醋酸纤维膜电泳。

2. **不连续 pH 电泳**　是一种区带电泳，其特征是支持物与凝胶中的缓冲液之间有不同的 pH，可以使分离物质的条带更加清晰，并且可以对微量的物质进行分离。

部分电泳分类如表 7-1 所示。

表 7-1　电泳分类

按分离原理	按有无支持物载体		电泳槽结构形式不同	按 pH 是否连续	其他
	无固体支持物载体	有固体支持物载体			
区带电泳	移界电泳	纸电泳			双向电泳
移界电泳	显微电泳（细胞电泳）	醋酸纤维薄膜电泳	水平板式	连续 pH	交叉电泳
等速电泳	等速电泳	薄层（粉末）电泳	水平柱形		转移电泳
等电聚焦	等电聚焦电泳	凝胶电泳	水平线丝	不连续 pH	
免疫电泳	密度梯度电泳	琼脂凝胶电泳	垂直板式		
		琼脂糖凝胶电泳	垂直柱状（圆盘电泳）		
		聚丙烯酰胺凝胶电泳			

（张吉才　龚道元）

第三节　醋酸纤维薄膜电泳技术与设备

采用醋酸纤维薄膜为支持物载体的电泳方法称为醋酸纤维薄膜电泳，属于区带电泳技术。临床上常用醋酸纤维薄膜电泳技术测定血浆（清）中各蛋白质组分的相对百分含量来诊断肝、肾疾病和多发性骨髓瘤等。

一、电泳原理

蛋白质为两性电解质，由于血浆（清）中各蛋白质等电点不同，在 pH8.6 缓冲液中，所带的负电荷数各不相同，加之它们的相对分子质量、立体构象等也有异，因而在电场中迁移率有差别。在醋酸纤维薄膜上，这些蛋白组分从正极端起被依次分出清蛋白、α_1 球蛋白、α_2 球蛋白、β 球蛋白和 γ 球蛋白区带 5 条主要蛋白质区带，见图 7-2。将薄膜染色后，将各区带剪下分别溶于一定的溶剂中进行光密度测定；或浸于透明液中使之透明，再直接用电泳光密度计测定，得出各蛋白组分相对百分含量，见图 7-3。

图 7-2　血清蛋白电泳图（氨基黑染色洗脱法）

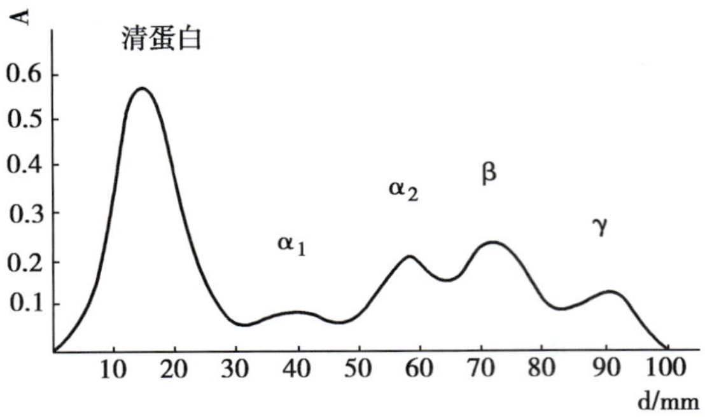

图 7-3 血清蛋白电泳光密度计扫描区带图谱

二、电泳装置

醋酸纤维薄膜电泳技术所用电泳装置主要由电泳仪电源、电泳仪及其附件组成。

(一) 电泳仪电源

电泳仪电源是专为进行电泳提供外加电场的直流电源。其输出电压或电流或功率要求相对稳定或按特定规律变化。见图 7-4。

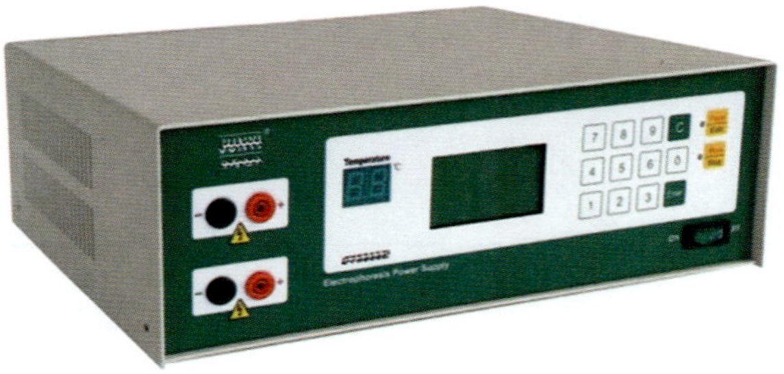

图 7-4 电泳仪电源

1. 常用电源分类

(1) 按输出电压额定值可分为:低压(<500V)、中压(500~<1 500V)、高压(1 500~5 000V)和超高压(5 000~10 000V)四种类型。醋酸纤维薄膜电泳技术所用电源一般为低压电源。

(2) 按输出方式可分为:稳压、稳流和稳功率三种类型。

2. 主要技术指标

(1) 连续工作时间:电泳仪电源连续工作时间应不小于 8h。

(2) 主要性能指标:电泳仪电源的主要性能指标应当符合表 7-2 的要求。

表 7-2 电泳仪电源的主要性能指标

序号	要求	稳压	稳流	稳功率
①	源电压效应	≤1%	≤1%	≤2%
②	负载效应	≤1%	≤2%	≤4%
③	时间漂移	≤3%		
④	温度系数	≤0.5%℃		

(3) 保护和报警功能:电泳仪电源必须有短路保护和报警功能以及开路(空载)报警和保护功能。

(4) 状态指示和定时装置:电泳仪电源在状态发生改变应当能作出明确的响应,即应具有稳定状态指示;且应当具有定时装置,其定时误差<1%。

(5) 安全要求:电泳仪电源应符合国家电气设备的安全要求。

(二) 电泳仪

1. 电泳仪组成 电泳仪原称为电泳槽,是进行电泳分离样品组分的部件。主要由槽体(缓冲液池、支架)、槽盖和电极组成,见图 7-5。根据不同要求还可有制胶、冷却、循环等附件。

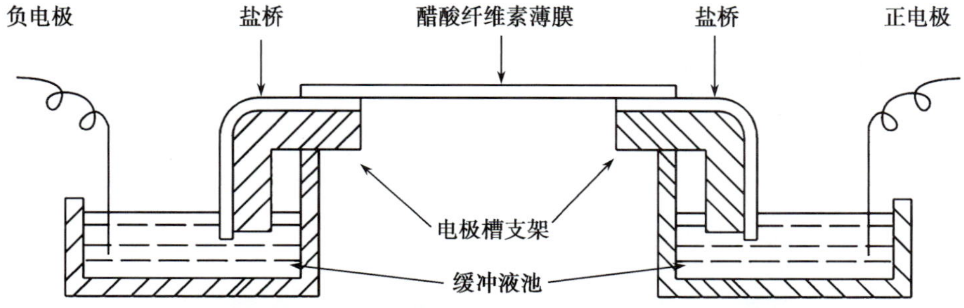

图 7-5 醋酸纤维素薄膜电泳仪示意图

2. 主要技术指标

(1) 连续工作时间:在正常的电泳实验条件下,电泳仪的连续工作时间应≥24h,不带冷却装置的电泳仪工作时间应≥8h,脉冲电泳仪的连续工作时间应≥240h。

(2) 电泳仪槽体:应采用耐腐蚀的绝缘材料制成(优先采用注塑成型),呈部分或全部透明状,不允许有直径大于 2mm 的气泡。应配有槽盖,槽盖的作用是防止缓冲液的蒸发以及避免人员触电。见图 7-6。

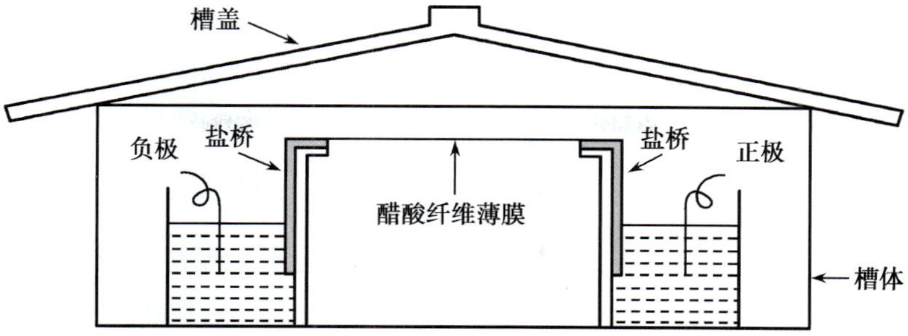

图 7-6 醋酸纤维薄膜电泳仪结构示意图

（3）电泳仪电极：应具有良好的导电性能，耐电解腐蚀、耐高温，不得焊接、绞接。要有适当保护，并便于清洗、维修和更换。常用材料有不锈钢丝、镍铬合金丝和铂金丝等，以铂金丝性能最佳。

（4）其他：电泳仪缓冲液池等不得出现渗漏现象。外接端与槽内电极之间的连接应当可靠，不能有接触不良和断路等现象。

三、其他器材或附属装置

1. **醋酸纤维薄膜** 醋酸纤维素是纤维素的羟基乙酰化所形成的纤维素醋酸酯，将它溶于有机溶剂（如丙酮、氯仿等）并涂布成均匀的薄膜，当溶剂蒸发后即成为醋酸纤维薄膜。醋酸纤维薄膜的厚度约为 120μm，具有泡沫状结构，有很强的通透性，对分子移动阻力很小。一般将薄膜剪成 2cm×8cm 的规格后使用。

2. **染色液** 应根据样品的特点选择适应的染液。①要求染料对被分离样品有较强的着色力且背景易脱色。②为防止醋酸纤维薄膜被醇溶性染料溶解，应采用水溶性染料。一般蛋白质染色使用氨基黑或丽春红染料。

3. **巴比妥缓冲液** 醋酸纤维薄膜电泳常需配制 pH8.6 巴比妥缓冲液，其浓度为 0.05～0.09mol/L。

4. **血清加样器** 可用盖玻片或 X 胶片或微量加样器进行加样。

5. **电泳图谱分析检测装置**

（1）光密度扫描仪：通过对电泳蛋白区带直接扫描，可得出各区带（组分）的相对百分比，或绘制出曲线图，通过计算区带相对面积得到各组分的相对量。

（2）照相设备：需要分辨率高的照相机，使用近焦镜头或近拍器，有时根据需要加装不同的滤光片。

四、操作流程

醋酸纤维薄膜电泳技术的操作流程基本相同，如图 7-7 所示：

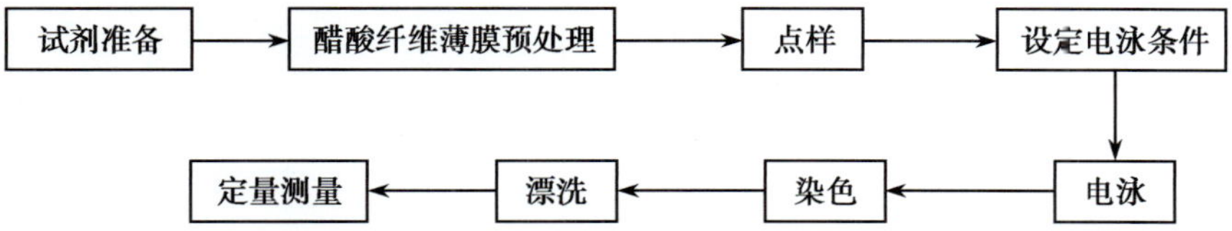

图 7-7 醋酸纤维薄膜电泳操作流程图

五、注意事项

1. **薄膜的选择与处理** 薄膜的选择与浸润是电泳成败的重要关键之一。电泳所用的醋酸纤维薄膜应当厚薄均匀、在缓冲液中能整块迅速润湿且吸水均匀，无油脂、灰尘等其他物质的沾染。另外，使用时注意分清薄膜的正（粗糙）面和反（光滑）面。

2. **缓冲液** 巴比妥缓冲液浓度不能过高或过低，否则会影响泳动速度，影响蛋白质条带的分离。电泳仪槽缓冲液的液面要保持一定高度，过低可能会出现电渗现象。同时，电泳槽两侧的液面应在同一水平面，以防止虹吸现象影响蛋白质分子的泳动速度。

3. **加样** 标本应新鲜，不得溶血；在薄膜正面点样。加样量不宜过多。点样时血清加样器一定要与薄膜边缘垂直，将血清“印”在其毛面上，动作应轻、稳，用力均匀。

4. 电泳 薄膜的正面朝下，点样区在负极端，电泳前要注意平衡 2～3min，但不宜静置太长时间，应尽快电泳以防血清样品扩散。电泳时必需盖上槽盖保证槽内湿度。

5. 染色 应控制好染色时间，必要时可进行复染。有多条薄膜同时染色时应注意不要重叠在一起，以免影响染色效果。血清总蛋白含量超过 80g/L 时不易染透，应将血清稀释后再点样。

6. 漂洗和洗脱 漂洗效果影响光密度法或电泳光密度计法的结果，故要求漂洗后背景漂尽、色带清晰分辨。洗脱用于比色法对蛋白区带的测定，洗脱效果直接关系到检验结果的准确性，因此要求洗脱后薄膜上蛋白区带染料完全融于洗脱液中，蛋白区带褪色。另外，洗脱液为 NaOH 溶液，具有强腐蚀性，操作时注意安全。

7. 透明及保存 用光密度扫描法时，要对薄膜行透明处理。为保证透明效果，薄膜应完全干燥、透明液应当用分析纯以上的试剂在临用配制以及控制好透明时间。透明后的薄膜需完全干燥后才能浸入石蜡中。

8. 生物安全 工作人员应具备生物安全意识，操作中要注意个人防护。所有接触到样本的实验材料或用具，如血清加样器、使用过的醋酸纤维素薄膜、盐桥所用到的滤纸或纱布、电泳缓冲液、染色液、洗脱液等，应在电泳完毕后或弃去前进行相应的消杀处理。

六、应用与评价

1. 应用 醋酸纤维膜电泳广泛应用如血清蛋白、血红蛋白、球蛋白、脂蛋白、糖蛋白、甲胎蛋白、类固醇、同工酶等的分离和分析中。

以临床上最常用的血清蛋白醋酸纤维膜电泳为例，其氨基黑 10B 染色洗脱法正常成人参考区间见表 7-3，但各实验室应根据自身条件确定参考区间。在表 7-4 所列出的几种疾病时，醋酸纤维膜电泳结果可出现较明显改变，有一定的临床意义。

表 7-3 氨基黑 10B 染色洗脱法参考区间

蛋白质组分	占总蛋白的百分数/%
清蛋白	55.8～66.1
α_1 球蛋白	2.9～4.9
α_2 球蛋白	7.1～11.8
β 球蛋白	8.4～13.1
γ 球蛋白	11.1～18.8

表 7-4 几种疾病时血清清蛋白醋酸纤维薄膜电泳的典型改变

疾病名称	区带				
	清蛋白	α_1 球蛋白	α_2 球蛋白	β 球蛋白	γ 球蛋白
肾病	↓↓	↑	↑↑	↑	↓
弥漫性肝损害	↓↓	↑	↓	↓	↓
肝硬化	↓↓	↓	↑	均↑，并整合形成 β-γ 桥	
原发性肝癌	↓↓	AFP	N	N	↑
多发性骨髓瘤	N	N	α_2 带-γ 带之间出现 M 蛋白区带		
慢性炎症	↓	↑	↑	N	↑
无人免疫球蛋白血症	N	N	N	N	↓↓
双清蛋白血症	双峰	N	N	N	N

注：①标志：表中“↑”表示轻度增加，“↑↑”表示显著增加，“↓”表示轻度减少，“↓↓”表示显著减少，“N”表示没有明显改变。②肝癌患者：甲胎蛋白（AFP）显著升高的肝癌患者，可在白蛋白与 α_1 球蛋白区带间出现一条清晰的 AFP 新区带。③多发性骨髓瘤患者：患者体内浆细胞异常增强会产生大量单克隆蛋白即 M 蛋白（为免疫球蛋白或其轻链或重链），电泳后在 γ 或 β 区、偶见于 α_2 区出现一条深染区带，称 M 蛋白带。④双清蛋白血症：此病症为较少见的常染色体遗传性白蛋白异常，以持续清蛋白区出现双峰为特征。另外，在经大剂量 β-内酰胺类抗生素治疗患者血清蛋白电泳也可出现双清蛋白峰，但为一过性，在停药后会逐渐消失，借以鉴别。⑤前清蛋白带：肝病早期患者的血清蛋白电泳图谱，在位于清蛋白前方有时可以观察到一个着色较浅的区带。

2. 评价　醋酸纤维薄膜电泳技术具有操作简单、电泳时间短、分离速度快、灵敏度高、样品用量少、对样品无拖尾、无吸附、区带清晰、便于照相或光吸收扫描并可长期保存等特点。醋酸纤维薄膜电泳技术的分辨力虽不如淀粉和聚丙烯酰胺凝胶电泳,但比纸电泳要强很多,临床上已基本取代了纸电泳。另外,由于醋酸纤维薄膜太薄,样品量少,不适合制备生物大分子。

（叶剑荣　阂迅）

第四节　琼脂糖凝胶电泳与设备

琼脂(agar)是从红海藻类植物中提取的一种胶体高分子多糖物质。琼脂糖经琼脂提纯而得,其基本结构是 D-半乳糖和 3,6-脱水半乳糖通过 β-1,4-糖苷键和 α-1,3-糖苷键连接交替构成的链状多糖,由于硫酸根较琼脂少,电渗现象少,分离效果较琼脂明显提升。常见的琼脂糖有两种:标准琼脂糖和低熔点琼脂糖。标准琼脂糖的熔化温度在 90℃左右,主要用于核酸、蛋白质等大分子物质的分离鉴定;低熔点琼脂糖的熔化温度在 62~65℃之间,主要用于 DNA 的快速回收。

一、原理

琼脂糖凝胶电泳是用琼脂糖作支持介质的一种电泳方法,其分析原理与其他支持物电泳最主要区别是:它兼有"分子筛"和"电泳"的双重作用。琼脂糖凝胶具有网络结构,物质分子通过时会受到阻力,大分子物质在泳动时受到的阻力大,因此在凝胶电泳中,带电颗粒的分离不仅取决于净电荷的性质和数量,而且还取决于相对分子质量和分子构型。

二、主要器材

1. 电泳支持物　根据分离、鉴定的目标物不同制备不同浓度琼脂糖凝胶。

2. 电泳仪设备　与醋酸纤维素薄膜电泳技术所用电泳装置基本相同。

三、操作流程

琼脂糖凝胶电泳操作流程大同小异,一般流程见图 7-8。

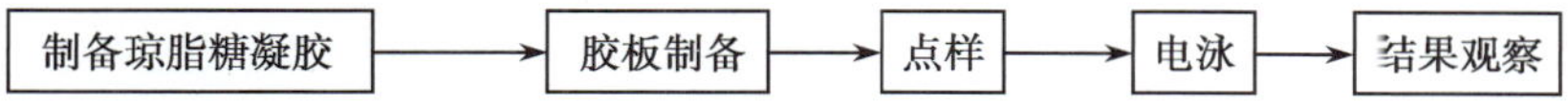

图 7-8　琼脂糖凝胶电泳操作流程图

四、注意事项

1. 凝胶浓度　浓度不同的琼脂糖可形成网孔大小不同的"分子筛",琼脂糖浓度通常在 0.5%~2%之间。低浓度的用来进行大片段核酸的电泳,高浓度的用来进行小片段分析。低浓度胶易碎,小心操作和使用质量好的琼脂糖是解决办法。值得注意的是,高浓度的胶可能使分子大小相近的 DNA 带不易分辨,造成条带缺失现象。

2. 电泳方法　琼脂糖凝胶电泳分辨力不高,仅可区分相差 100bp 的 DNA 片段,普通电泳对巨大 DNA 链亦不适合。对 bp 数相差不大或有巨大 DNA 链时,需改用其他电泳方法,如使用分辨力高的聚丙烯酰胺凝胶电泳或采用脉冲凝胶电泳来分离巨大 DNA 链。

3. 电压与温度　电场强度应<20V/cm;电泳温度应当<30℃。当电压和温度过高可导致条带不清晰和有不规则 DNA 带迁移的现象。特别是电压过大时,小片段易跑出胶板而出现缺带现象。

4. 核酸染色与结果观察　实验室常用溴化乙锭(EB)作为核酸染色剂,其毒性较大,操作时需作好防护。紫外灯下观察时应避免紫外线直接照射。

五、应用与评价

1. 应用　琼脂糖凝胶电泳应用广泛,可用于定性和定量。主要包括血清蛋白、血红蛋白、糖蛋白、脂蛋白及酶与同工酶分离和鉴定;同时也常用于核酸的分离和鉴定。DNA 样品经含荧光染料的琼脂糖凝胶电泳后,荧光染料可嵌入 DNA 双螺旋结构的碱基对之间,与 DNA 分子形成一种荧光络合物,在 254~365nm 的紫外光下可观察到 DNA 条带。

2. 评价　琼脂糖凝胶电泳具有以下优点:①琼脂糖不带电荷,琼脂糖凝胶电泳具有大量微孔,其浓度决定孔径大小。低浓度形成孔径大,高浓度形成孔径小。可以分析大到百万道尔顿分子量的生物大分子。②机械强度较高,在低浓度下仍然有筛分和抗对流的特性。③琼脂糖无毒,不会给操作者带来伤害。④结构均匀,含水量达98%~99%,近似自由电泳,对样品吸附极微,电泳图谱清晰、分辨率较高,重复性好。⑤透明度好,可直接或干燥成薄膜后进行染色。制成干胶可永久保存。由于琼脂糖支持层上的区带易于扩散,电泳后必须立即固定染色。⑥琼脂糖凝胶热可逆,低胶凝温度及低熔点的琼脂糖可以实现样品回收,用于制备,包括那些对温度敏感的样品。⑦生物中性,几乎不与其他生物分子相结合。⑧琼脂糖凝胶是高灵敏度放射自显影的理想材料。

(任伟宏 石青峰)

第五节 等电聚焦电泳和等速电泳与设备

一、等电聚焦电泳

等电聚焦电泳(isoelectric focusing electcrophoresis,IEF)是20世纪60年代建立起来的一种利用具有pH梯度的电泳介质来分离等电点(pI)不同的蛋白质的技术。这种利用被分离组分pI的不同分离物质的电泳方法称为等电聚焦电泳,是单相电泳中具有最高分辨率的技术,特别适合于分离相对分子质量相同但电荷不同的两性大分子。

(一) 基本原理

等电聚焦电泳时需要在一个连续而稳定的线性pH梯度介质中进行。在一定抗对流电泳支持介质(如凝胶)中加入两性电解质载体的混合物,在通直流电后,两性电解质载体带正电荷的流向负极,而带负电荷的流向正极,使正极端pH降低而负极端的pH升高,pH从正极向负极渐次增加,两性电解质载体中各组分分别停留在和自身等电点对应位置上,在两者之间形成一个稳定、连续和线性pH梯度。蛋白质样品加入该体系中,电泳开始后,各种蛋白质分子一旦到达它的等电点位置(即分子所带净电荷为0时)就不再迁移,它们的分离仅仅取决于各蛋白质的等电点。因此,不同等电点的蛋白质在与其本身pI相等的pH位置被聚焦成窄而稳定的区带而彼此分离,这就是所谓的等电聚焦过程,见图7-9。

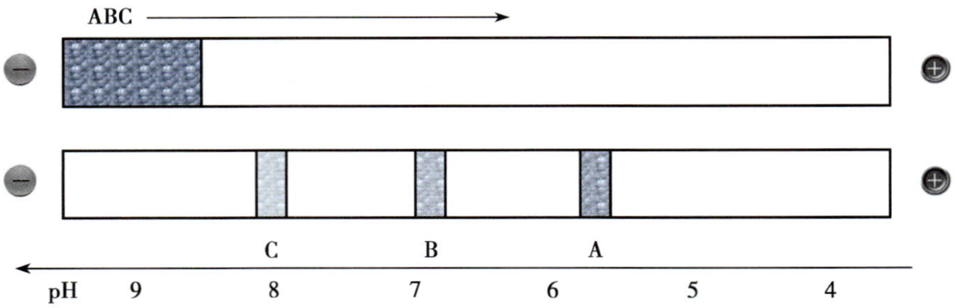

图7-9 等电聚焦电泳原理示意图

用迁移率对pH作图,对应于迁移率为0的pH就是蛋白质等电点(pI),可达到0.01pH单位,特别适合于测定混合物中各蛋白质的组分,它们将分布到各自pI的部位,从而得到清晰的分离图谱。

在等电聚焦电泳中产生pH梯度的方式有两种:一种是自然pH梯度,即用两种具有不同的pH的缓冲液相互扩散,在混合区形成pH梯度,由于缓冲液离子的电泳迁移和扩散使pH梯度不稳定,一般用于制备柱电泳;另一种人工pH梯度,即在凝胶中加入载体两性电解质,在电场作用下形成连续的pH梯度,凝胶有防对流和扩散作用使pH梯度保持稳定。

(二) 主要器材

1. **主要设备** 等电聚焦电泳的电泳仪基本组成包括电泳电源、电泳仪、电泳区带分析装置等。可有手工操作、半自动电泳分析仪、全自动电泳分析仪。

2. **主要试剂**

(1) 支持介质:多用聚丙烯酰胺凝胶(5%~8%,交联度约3%)和琼脂糖凝胶(1%)。前者具有化学稳定性好、透明度高,分辨率高,电渗小,不影响pH梯度的形成和蛋白质的分离。后者无毒性,操作简单,可分析分子量大至200万的大分子，而前者只能分析小于30万的蛋白质。

（2）两性电解质载体：等电聚焦技术的关键是形成pH梯度，一个良好的两性电解质载体需要具备以下特点：①各组分的等电点彼此十分接近，并在其等电点附近有良好的缓冲能力。②各组分的导电能力十分接近，使电泳介质中电位降分布均匀，以免聚焦时局部过热而影响分离或影响样品性质。③相对分子质量低，能与样品分离。④在280nm处紫外吸收值低，不干扰样品的定量分析和定性测定。

两性电解质载体是由不饱和酸（如丙酮酸）和多乙烯多胺（如五乙烯六酸）加合而成相对分子量为300~1 000的各种脂肪族多氨基多羧基酸（有商品试剂供应）。加合产物是性质比较接近的多异构物和同系物的混合物，它们含有不同数量的氨基和羧基。它们的pK和pI值不同，但接近，其pI分布在2.5~10之间，两性电解质载体的pH大约是该溶液pH范围的平均值。在制备电泳支持物介质聚丙烯酰胺凝胶时，将其混在凝胶中，在无电场时，所有两性电解质载体分子都带电荷，所带总的净电荷为0（图7-10A）。电泳时，在电场作用下，两性电解质载体分子中具有较低等电点单位的分子带有不同数量的负电荷，以不同速度向正极方向泳动，具有较高等电点单位的分子带有不同数量的正电荷，以不同速度向负极方向泳动。当它们到达净电荷为0的位置才停止。具有最低和最高等电点的分子带电荷最多，泳动速度最快，所以pI梯度的形成开始在正极、负极两端（图7-10B），然后不同pI的两性电解质载体分子逐渐到达它们自己的等电点位置而形成一个连续的pI梯度（图7-10C）。

根据两性电解质特性，在泳动过程中不断地与溶液交换质子，改变了周围溶液的pH，当达到平衡时，即两性电解质得失质子相等，不再出现质子交换，两性电解质载体达到等电点并停止在自己的pI区域，pI即此处溶液的pH。所以，随着两性电解质载体pI梯度的形成，环境溶液也形成连续的pI梯度。由于凝胶的防对流扩散作用，使pI梯度保持稳定不变，从而形成了从阳极到阴极逐渐增加的平滑而连续的pH梯度。聚焦结束后，按照冷却板上坐标格子从阴极到阳极每隔1cm用表面微电极测定凝胶的pH。

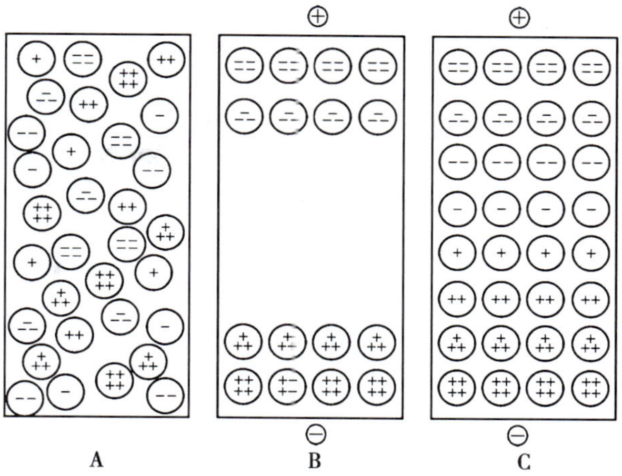

A：原始状态　B：pI梯度的形成过程　C：连续pI梯度的形成

图7-10　载体两性电解质在电场中形成pI梯度的模式图

（3）其他：包括蛋白质固定液（含甲醇、三氯醋酸及磺基水杨酸等）、染色液（考马斯亮蓝R-250）、脱色液（含酒精、冰醋酸等）

3. **样品**　等电聚焦标准品（由已知等电点的多种蛋白质组成）、待测蛋白质标本。

（三）操作流程

等电聚焦电泳的手工操作流程见图7-11。

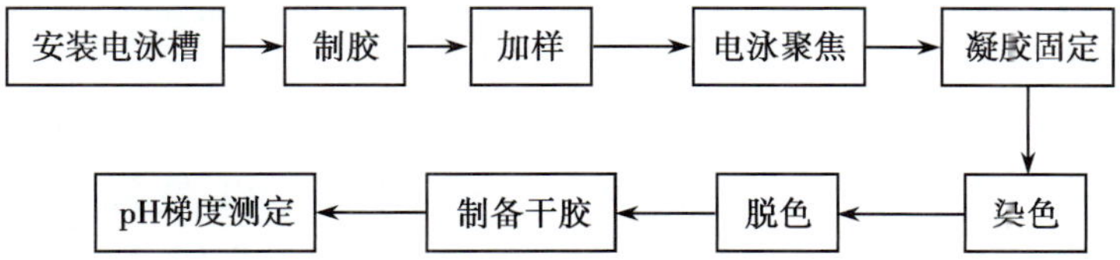

图7-11　等电聚焦电泳操作流程图

其中pH梯度测定可采用两种方法：①在凝胶固定前从胶板上顺电场方向切下一条窄条凝胶条，按0.5cm等距离切成小块，顺序放入小试管中，每管加入0.5ml双蒸馏水，浸泡10min，用精密pH试纸或微电极测定pH，或用表面微电极直接测定凝胶的pH梯度，绘制pH-cm图谱。②凝胶染色后根据已知pI的蛋白质标准品条带位置与其相应的pI做出pI-cm图谱，见图7-12。

（四）注意事项

1. **支持介质**　由于蛋白质分子的扩散、对流

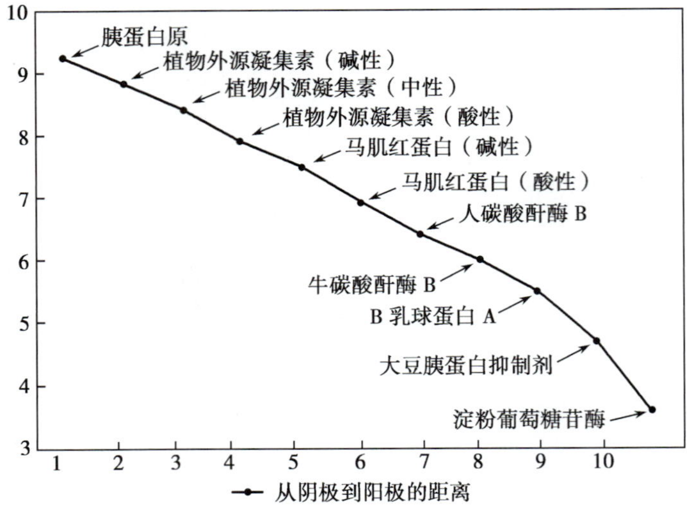

图 7-12 不同等电点蛋白质从阴极到阳极的泳动距离与等电点关系曲线

等作用，会使已聚焦分离的蛋白质区带重新混合。为了获得较好的等电聚焦分辨率，在电泳中必须有抗对流的支持介质以降低样品的扩散作用，一般采用的介质有聚丙烯酰胺、蔗糖等。

2. **试剂纯度** 应选用高纯度的试剂，Acr 和 Bis 中如含有丙烯酸，则会引起聚焦后 pH 梯度漂移。

3. **盐类干扰** 盐类可干扰 pH 梯度的形成，导致区带扭曲，含盐样品应先透析或用葡聚糖凝胶 G-25（Sephadex G25）等除盐。

4. **两性电解质及其浓度选择** 应根据被测物大概的 pI 范围选择所需的两性电解质载体。两性电解质在凝胶中的终浓度一般为 1%～3%。

5. **蛋白质变性** 此实验也可加样于凝胶面，即在凝胶聚合后，倾去水层，用滤纸条吸干玻管内壁的水滴，将样品加在胶面上，上面再覆盖一层保护液（两性电解质 0.1ml、400g/L 蔗糖 1ml、蒸馏水 0.9ml，混合均匀），然后在保护层上加上电极液。这种加样避免了凝胶聚合期间蛋白质可能变性的危险，但操作较复杂。

6. **安全操作** 应严格遵照电泳仪的使用说明书和注意事项进行操作，避免仪器使用和维护不当造成的电泳失败或者人身伤害。

（五）应用与评价

1. **应用** IEF 应用广泛，可用于测定蛋白质的等电点和分离分子量相近而等电点不同的蛋白质组分，也适用于中、大分子量（如蛋白质、肽类、同工酶）生物组分的分离分析。

（1）分析同工酶亚型：Sinaha 等报告的一种固相 pH 梯度等电聚焦电泳以聚丙烯酰胺为载体，用两性电解质制成固定的 pH 梯度凝胶，避免了由于不稳定的 pH 梯度而引起的所谓“阴极漂移”现象。该法可将等电点准确到小数点后两位，并把正常血清的 10 条酶带压缩在 pH3.90～4.79 范围内。Rosalki 等将等电聚焦电泳与亲和电泳技术相结合，利用麦胚植物血凝素（WGA）能特异地和骨型碱性磷酸酶结合形成 WGA-骨型碱性磷酸酶复合物，该复合物在电场中不泳动或泳动很慢，从而将骨、肝型碱性磷酸酶清楚地分开。

（2）测定基因多态性：如 apoE 遗传表型和基因多态性的测定。apoE 三种主要异构体 E2、E3、E4 分别由位于一个基因位点的 3 个等位基因 e2、e3、e4 编码，e3 为野生型，在人群中的频率最高，而 e2 和 e4 是点突变的结果。通过等电聚焦电泳分析 apoE 等位基因多态性，用以了解 apoE 各等位基因在不同人群中的分布频率，也可提示该等位基因可能是某种疾病的一种遗传易感因子。

2. **评价** IEF 优点有：①分辨率高：由于具有“聚焦效应”，IEF 最突出的优点是分辨率高，可分离等电点相差 0.01pH 单位的蛋白质。即使很小样品也能获得清晰、鲜明的区带界面。②具有浓缩效应：样品分离产生稳定而不扩散的狭窄区带，对于一步分离、纯化和鉴定蛋白质很有用。③其他：具有重现性好、样品容量大、只需要一般的电泳设备，操作简便及应用广泛等优点。

IEF 的缺点表现在：①要求使用无盐溶液，而无盐溶液可能会使蛋白质发生沉淀。②不适用于等电点沉淀或者发生变性的蛋白质样品。③普通等电聚焦凝聚电泳比较耗费时间和材料，完成操作往往需要几个小时，甚至 1 天。

二、等速电泳

等速电泳（isotachophoresis，ITP）是 20 世纪初发展起来的一种电泳技术，已广泛应用于生物医学领域。

（一）基本原理

等速电泳是采用两种不连续的电解质溶液介质，一种是迁移率较高的前导离子电解质溶液，称为前导电解质（leading electrolyte，LE），另外一种是迁移率较低的尾随离子电解质溶液，称为尾随电解质（terminating electrolyte，TE），待分离样品夹在两者之间，根据有效迁移率的不同而分离。当电泳达到平衡后，各组分的区带相随，形成清晰的界面，并以等速向前移动。

现举例说明等速电泳的原理，设前导离子 L^-，尾随离子 T^-，样品 A^-、B^-、C^- 的迁移率顺序为 $A^->B^->C^-$，样品加在 L^- 和子 T^- 之间（图 7-13A）。当加上电场在恒电流下电泳，由于各种离子迁移率不同，向正极泳动有快有慢，故电泳过程中，电泳池内电解质溶液将形成离子浓度梯度，由负极到正极增加。由于电位梯度与电导率成反比，故低浓度离子区即低电导区有较高的电位梯度，因此，电泳池内电解质溶液的电位梯度由正极向负极增加。由于离心迁移速率与电场强度成正比，故在电泳中 A^- 离子的迁移率逐渐减慢，而 C^- 离子的迁移率逐渐加快。随着电泳进行，A^-、B^-、C^- 三种离子必将以相等的速率泳动，即进入等速状态，此时形成紧紧相邻的 A^-、B^-、C^- 三个单组分区带，各区带彼此完全分离（图 7-13B）。

等速电泳常用校准曲线法定量，即用已知浓度标准样品测其区带长度，绘制区带长度-浓度校准曲线，然后在同一条件下测试区带长度，由校准曲线查出样品浓度。

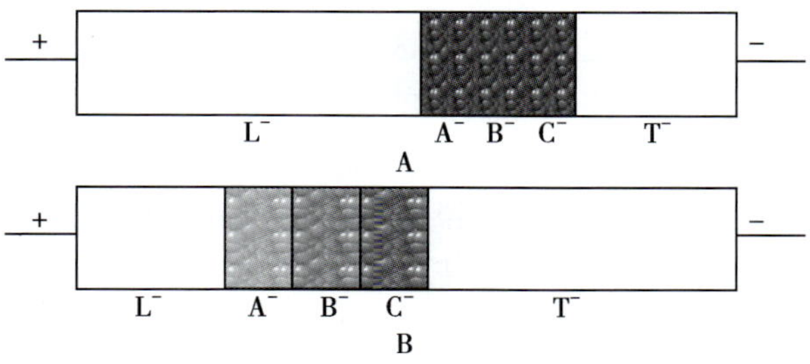

图 7-13　等速电泳原理示意图

（二）主要器材

等速电泳仪主要由液槽、毛细管、检测器、高压电源和电子控制器等部件组成（图 7-14）。其中检测器主要有紫外检测器、电导、电阻、电位及示差电位等检测器。

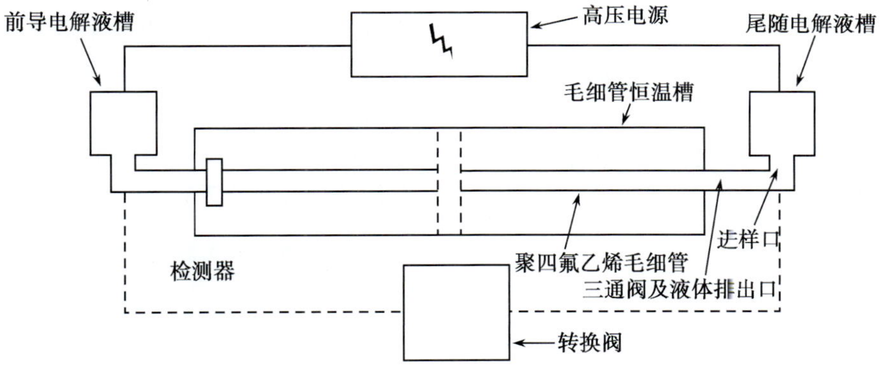

图 7-14　等速电泳仪结构示意图

（三）操作流程

等速电泳简要操作流程见图 7-15。

（四）注意事项

1. 等速电泳的首要条件是，前导电解质和尾随电解质构成不连续的电泳介质环境。如分离阴离子，则前导电解质阴离子的有效淌度应大于样品中所有溶质的有效淌度，尾随电解质的阴离子的有效淌度应小于样品中所有溶质的有效淌度。

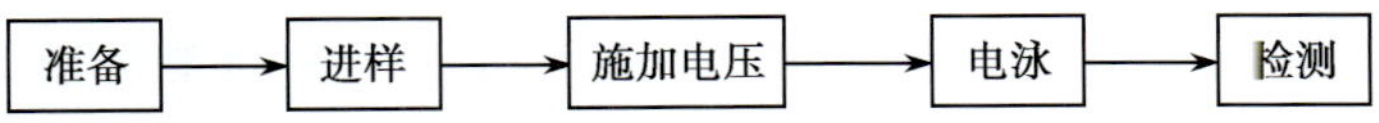

图 7-15　等速电泳操作流程示意图

2. 与样品离子电荷性质相反对离子具有 pH 调节能力。

3. 尾随电解质的离子强度要接近前导电解质的离子强度，样品的 pH 要与前导电解质的 pH 相近。

4. ITP 需要使用毛细管电泳仪，应注意仪器使用注意事项（见毛细管电泳注意事项）。

（五）应用与评价

1. 应用 ITP 可广泛应用于蛋白质、肽类、氨基酸、核酸、金属离子、无机离子和有机离子分离，但目前在这些方面的应用并不很多，主要应用于分离阴或阳离子。在 ITP 达平衡状态下，如果有离子改变速度进入相邻区带，由于它的速度和这一区带上主体组分离子的速度不同，它将被迫立即返回原先所处的区带，从而产生非常清晰的区带边界，称为区带锐化效应（zone sharpening effect），此效应为 ITP 最突出的优点。

2. 评价 ITP 技术具有分辨率高，重复性好，分离速度快、电泳时间短、样品用量少，便于自动化的特点。但还存在一些局限性，例如：①在大多数情况下，等速电泳的稳态实际上很难达到，相邻的谱带往往有一定的相互重叠。②ITP 在应用上的最大困难是适当的 LE 和 TE 类化合物的选择，两种化合物在缓冲体系中又能形成分离所需的 pH。在测定低淌度的溶质（如蛋白质）时，TE 很难确定。③该技术不能对样品中同时存在的正离子和负离子进行堆积分离。

（蒋洪敏　龚道元）

第六节　聚丙烯酰胺凝胶电泳与设备

聚丙烯酰胺凝胶电泳是以聚丙烯酰胺凝胶作为支持介质的电泳方法。聚丙烯酰胺凝胶因富含酰胺基，使凝胶具有稳定的亲水性。它作为电泳的支持介质有很多优点：在水中无电离基团，不带电荷，几乎没有吸附及电渗作用；具有化学惰性，不与样品或其他化学成分起反应；弹性强，机械强度较高，便于操作；凝胶透明，便于肉眼观察和仪器测定；分辨率高，重复性好等。

一、凝胶聚合原理

聚丙烯酰胺凝胶（PAG）是由丙烯酰胺（acrylamide，Acr）单体和交联剂甲叉双丙烯酰胺（N，N′-methylenebisacrylamide，Bis）在催化剂过硫酸铵（ammonium persulfate，AP）或维生素 B_2 即维生素 B_2 作用下，聚合交联成的三维网状结构的凝胶。常用的聚丙烯酰胺凝胶催化聚合方法有化学聚合和光聚合。

1. 化学聚合 在合成过程中加入加速剂 N，N，N′，N′-四甲基乙二胺（N，N，N′，N′-tetramethyl ethylenediamine，TEMED）促进聚合作用，其可以使 AP 立即产生硫酸自由基，硫酸自由基的氧原子激活 Acr 单体，使 Acr 单体双键打开，通过加成反应彼此连接形成多聚长链，即游离基丙烯酰胺。含有这种多聚体链的溶液尽管比较黏稠，但不能形成凝胶，只有当 Bis 存在时，相邻的两个链通过 Bis 桥交联起来形成具有三维空间网状结构的凝胶。其化学结构式见图 7-16。

催化反应主要受下列因素的影响：①酸碱度：催化反应需要在碱性条件下进行，如用 7% 的 Acr，在 pH8.8 时聚合完成约 30min 即可；而当 pH4.3 时，聚合很缓慢。②温度：温度与聚合速度成正比，如温度过低会延缓凝胶聚合。③氧和纯度：溶液体系内如有氧分子或不纯物质也会延缓凝胶聚合，为避免溶液中氧气的影响聚合，在反应前需对其进行抽气除氧。

2. 光聚合 维生素 B_2 在光照条件下，被还原成无色维生素 B_2，后者被痕量氧原子氧化成有自由基的黄素环，可以使 Acr 和 Bis 聚合成凝胶。用维生素 B_2 催化时，也可不加入 TEMED，但加入后可使聚合速度加快。聚合时间可以通过改变光照时间、强度进行调整。

制备聚丙烯酰胺凝胶的两种催化聚合方法各有优、缺点，见表 7-5，实验室可根据情况进行选择。

表 7-5 聚丙烯酰胺凝胶两种催化聚合方法的比较

	化学聚合	光聚合
孔径大小	小，适合制备小孔径凝胶	大，适合制备大孔径凝胶
稳定性	好	不太稳定，孔径随时间延长而逐渐变小
透明度	好	较差，呈乳白色
对结果的影响	残存于凝胶中强氧化剂 AP 使某些蛋白分子丧失活性或者产生畸变的电泳图	对分析样品无任何不良影响

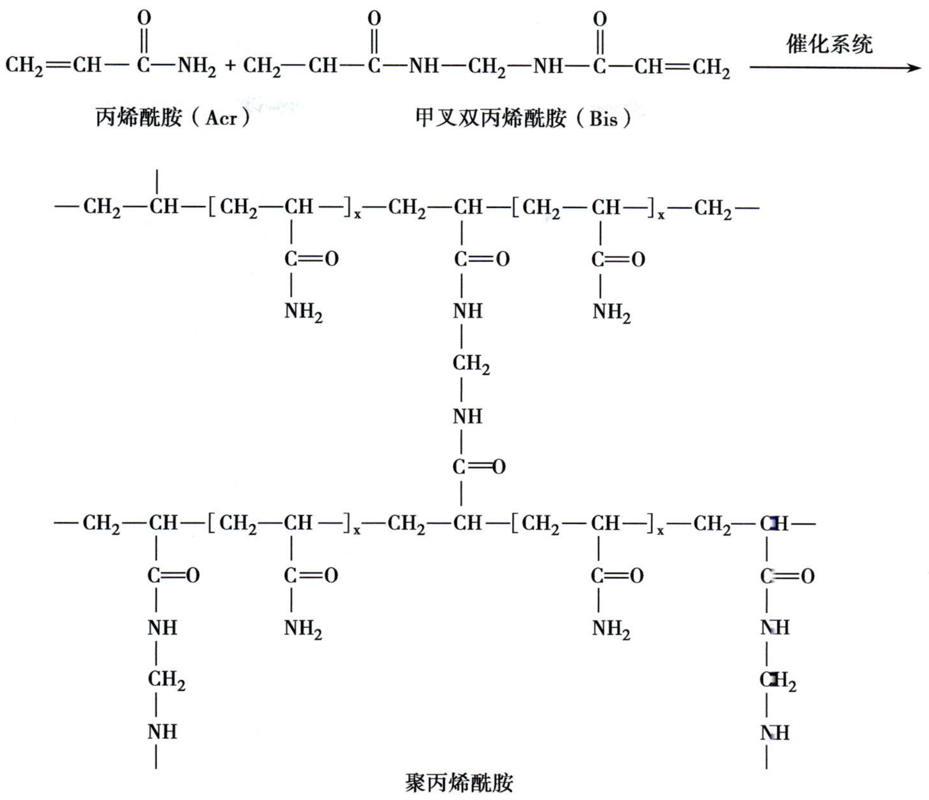

图 7-16 聚丙烯酰胺凝胶化学结构式

二、凝胶的机械性能及孔径

聚丙烯酰胺凝胶的性能包括凝胶有效孔径、机械性能、弹性、透明度和黏着度，不仅取决于凝胶总浓度也取决于单体 Acr 与交联剂 Bis 之比。

1. 凝胶的机械性能 用于电泳分离的聚丙烯酰胺凝胶应当透明且富有弹性，Acr 与 Bis 之比（a/b）非常关键，一般该比值控制在 20~40 左右。若该比值<10，交联度太高，凝胶呈乳白色，质地较硬，缺乏弹性且易碎；当比值>100 时，由于交联度过低，凝胶呈糊状，易断裂。

凝胶溶液中所含有 Acr 和 Bis 的总浓度计算公式如下：

$$T=(a+b)/m\times 100\% \quad （公式 7-7）$$

式中：T 为凝胶溶液中含有 Acr 和 Bis 的总浓度（g/100ml），a 为 Acr 的质量数（g），b 为 Bis 的质量数（g），m 为水或缓冲液的终体积（ml）。

交联度（C）是 Bis 在两个单体总量中所占的百分比，其计算公式：

$$C=b/(a-b)\times 100\% \quad （公式 7-8）$$

式中：C 表示交联剂 Bis 占 Acr 与 Bis 总克数的百分数，a 为 Acr 的质量数（g），b 为 Bis 的质量数（g）。

为获得高质量的 PAG，通常要求当 T 为 2%~5% 时，Acr 与 Bis 比值在 20 左右；而 T 为 5%~10% 时，a/b 应在 40 左右；如 T 为 15%~20% 时，a/b 则为 125~200。为此，Richard 等提出便于选择 T 和 C 的经验公式：C=6.5~0.3T。研究大分子核酸的凝胶 T 值多为 2.4%，为克服凝胶太软不易操作的缺陷，常加入 0.5% 琼脂糖以增加机械性能。

2. 凝胶孔径 凝胶孔径在电泳分离中是一个重要因素，它往往对电泳分离效果起决定作用。PAG 的有效孔径取决于凝胶浓度（T），通常当 T 越大时，其平均孔径越小（适用于分离分子量较大的物质），凝胶的机械强度也越强。当 T 不变、Bis 在凝胶中占 5% 时，凝胶孔径最小，Bis 高于或低于 5% 凝胶孔径相应变大。常以 T=7.5% 为标准胶，大多数蛋白质在此凝胶中电泳获得较满意的结果。分析不同分子量蛋白质时，凝胶 T 的选择见表 7-6。

表 7-6 分离蛋白质和核酸适用的凝胶浓度

物质相对分子量	适合的凝胶浓度/%
蛋白质$<10^4$	20~30
1×10^4~4×10^4	15~20
4×10^4~1×10^5	10~15
1×10^5~5×10^5	5~10
$>5\times10^5$	2~5
核酸$<10^4$	15~20
1×10^4~1×10^5	5~10
1×10^5~2×10^5	2~2.6

三、聚丙烯酰胺凝胶电泳分类

（一）按电泳槽及操作形式不同分类

聚丙烯酰胺凝胶电泳按电泳槽及具体操作可分为两类：

1. **平板型凝胶电泳** 有用水平方向、也有用垂直方向操作的，以垂直方向操作居多数。垂直方向是在垂直放置的、间隔 0.5mm 至数毫米的两块平行玻璃板中进行，得到的是垂直的平板凝胶。具有以下优点：①表面积大，容易冷却，便于控制温度。②电泳结束后，凝胶容易取出。③能在同一凝胶板上，相同操作条件下，同时点加多个样品，便于相互比较。④便于用各种方法鉴定。⑤平板电泳可作双向电泳。

2. **圆柱型凝胶电泳** 常使被分离的物质呈圆盘形区带而相互分离，故常称凝胶管盘状电泳或圆盘电泳。圆柱型凝胶电泳都是以垂直形式进行的，凝胶管或柱是垂直的直径约为 0.5cm（不超过 1cm）的玻璃管。圆盘电泳装置见图 7-17。

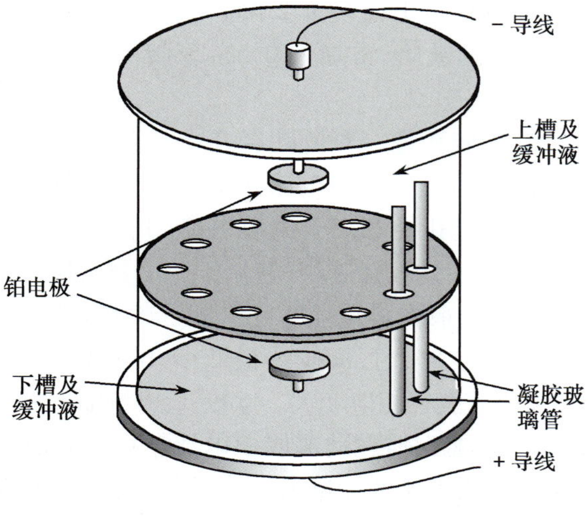

图 7-17 圆盘电泳装置示意图

（二）按介质和缓冲液是否均一分类

根据介质和缓冲液组成的凝胶系统是否均一，可分为连续凝胶电泳（均相）和不连续凝胶电泳（多相）。连续凝胶电泳在早期的 PAGE 技术被采用，电泳系统中凝胶孔径、缓冲液的离子成分及缓冲液的 pH 均相同。1963 年，Hjerten 将该系统改进为不连续电泳。两者分离蛋白质基本原理一样，不连续凝胶电泳系统主要区别是对起始区带的处理不同，从而将样品浓缩在一个极窄的起始带：①不连续电泳采用了电位梯度、缓冲溶液的成分与 pH，以及凝胶孔径不同；由于不连续性，可使样品很快形成一狭窄的起始区带。②连续系统具有分子筛效应和电荷效应。而不连续系统除了以上两种效应外，还有浓缩效应，故大大地提高分辨能力，特别适于稀溶液中蛋白质等的分离。

四、不连续聚丙烯酰胺凝胶电泳分离原理

不连续聚丙烯酰胺凝胶电泳系统包括三种不同的凝胶层：上层为样品胶，内含有待分离的蛋白质样品和 pH6.7 的 Tris-HCl 缓冲溶液；第二层为浓缩胶，缓冲溶液同上，这两层均为大孔径的凝胶，Acr 一般含 2%~3%。第三层为分离胶，缓冲液不同，为 Tris-HCl，pH 为 8.9 左右，分离胶层中的 Acr 一般为 5%~10%，孔径小。电泳管上下两电泳槽中充以 pH8.3 的 Tris-甘氨酸的缓冲液，电泳管上端电泳槽接电源负极，下端电泳槽接电源正极，如此在凝胶管中就形成了凝胶孔径和缓冲系统 pH 的不连续性，见图 7-18。

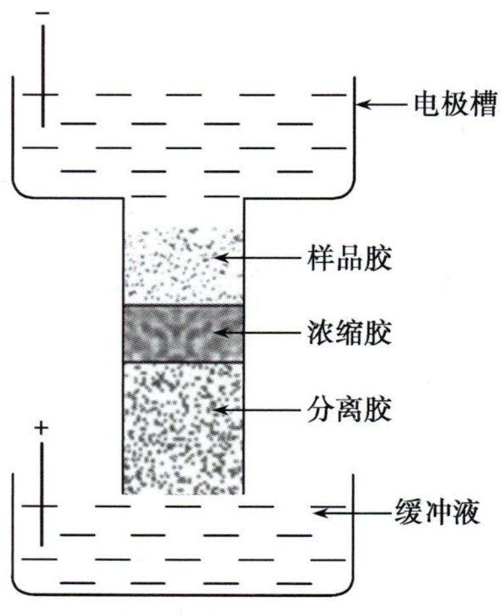

图 7-18 不连续聚丙烯酰胺凝胶电泳示意图

在不连续聚丙烯酰胺凝胶电泳过程中有浓缩效应、电荷效应和分子筛效应，其中浓缩效应发生

在样品胶和浓缩胶中，电荷效应和分子筛效应发生在分离胶中，三种效应的综合就是不连续聚丙烯酰胺凝胶电泳分离原理。

1. 浓缩效应

（1）缓冲体系的离子成分及 pH 的不连续性：缓冲体系存在着 Tris、甘氨酸（Gly）和 HCl 三种离子。Tris 起维持溶液的电中性及 pH 的作用，是缓冲平衡离子。离子迁移率与离子解离度呈正比，HCl 几乎全部解离出 Cl^-，其迁移率最快，泳动最快，称为前导离子或快离子；Gly 的 pI 为 6.0，在 pH 为 6.7 的样品胶和浓缩胶中离解度很小，迁移很慢，为尾随离子或慢离子。蛋白质分子在此缓冲体系中带负电荷，向正极移动，移动速度介于快、慢离子之间，于是夹在快、慢离子间的蛋白质阴离子的移动界面就在这个追赶中逐渐地被压缩、聚集成一条狭窄的起始区带。这种浓缩效应可使蛋白质浓缩数百倍。样品浓缩的程度与其本身无关，起关键作用的是氯离子浓度，当其浓度高时，样品浓缩程度也高，见图 7-19。

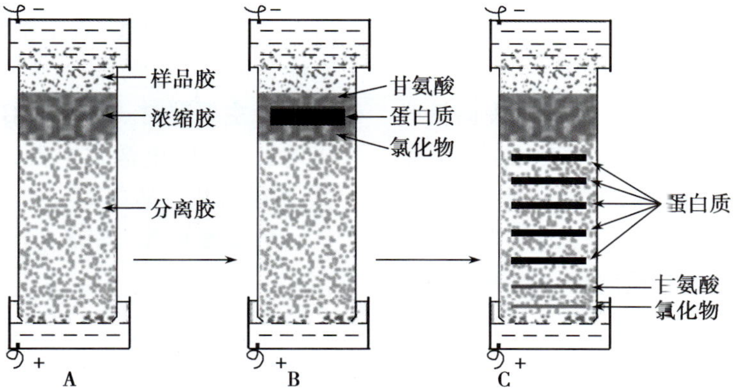

图 7-19 缓冲体系的离子成分及 pH 的不连续性浓缩效应示意图

A. 样品胶、浓缩胶和分离胶中有快离子，慢离子放在两个电极槽中，缓冲配对离子存在整个体系中；B. 电泳开始后，蛋白质样品夹在快、慢离子之间被浓缩成极窄区带；C. 蛋白质样品被分离成数个区带图

（2）电位梯度不连续性：电泳开始后，浓缩胶中氯离子很快移动到最前面，原来它停留的那部分地区则形成了低离子浓度区，即低电导（电导率）区。因为电位梯度与电导率成反比，所以低电导区具有较高的电位梯度（电位差）。因为电位梯度或电场强度（E）= 电场强度（I）/电导率，E 与电导率成反比，故低电导区就会产生较高的电位梯度，促使蛋白质样品和慢离子在低电导区加速移动，形成一个快速移动的界面。蛋白质的迁移率介于两者之间，因而被压缩为一个狭窄的小区带。

（3）凝胶孔径的不连续性：蛋白质样品在电场作用下先进入大孔径的浓缩胶，泳动时受到的阻力小，泳动速度快；随后进入小孔径的分离胶时，阻力大而泳动速度慢。在两层胶的界面处，因孔径的不连续使样品迁移受阻，样品被压缩成很窄区带。

2. 分子筛效应 当夹在快、慢离子间的蛋白质从浓缩胶进入分离胶时，凝胶 pH 和孔径突然改变（凝胶孔径变小，其 pH 由 6.7 变为 8.9）。凝胶 pH 与慢离子甘氨酸的 pKa 值（9.7 ~ 9.8）相近，使它的离解度大大增加，提高了有效迁移率，以致与快离子氯离子的有效迁移率相等，从而赶上并超过所有蛋白质阴离子，于是高电势梯度不复存在。蛋白质样品由此进入一个均一的电势梯度和 pH 条件的分离胶中。分离胶的孔径较小，相对分子质量或构型不同的蛋白质通过分离胶时，所受摩擦力不同、受阻滞的程度不同，而表现出不同的泳动率，即所谓的分子筛作用。即使净电荷相似、泳动率相等的蛋白质分子也会由于分子筛效应在分离胶中被分开。相对分子量小且形状为球形的蛋白质分子所受阻力小，电泳速度快；反之，相对分子量大且形状不规则的蛋白质分子所受阻力大，电泳速度慢。

3. 电荷效应 蛋白质样品在界面处被浓缩成一狭窄的高浓度蛋白质区带。进入分离胶后，由于各组蛋白质的净电荷和分子量不同，因而迁移率也不同而得到分离。表面电荷多，分子量小，则电泳迁移速度快，反之则慢。如组分分子量相同，则电泳后按组分电荷顺序一个一个地排列起来。

五、SDS-聚丙烯酰胺凝胶垂直板电泳

为消除净电荷和分子形状对蛋白质分子迁移率的影响，在整个电泳体系中加入一定浓度的十二烷基硫酸钠（sodium dodecyl sulfate，SDS）和 β-巯基酒精（β-mercaptoethanol，β-ME），使电泳迁移率主要依赖于蛋白质的相对分子质量，而与所带的净电荷和形状无关，这种电泳方法称为 SDS-聚丙烯酰胺凝胶电泳（SDS-PAGE），主要用于蛋白质相对分子量的测定。

1. 基本原理 SDS 是一种阴离子表面活性剂，当浓度达蛋白质量的 5～10 倍时，在还原剂（如巯基酒精、二硫苏糖醇等）的共同作用下，与蛋白质分子的疏水部分结合，导致蛋白质分子内的氢键及二硫键断裂，蛋白质解聚。解聚的蛋白质侧链与 SDS 充分结合形成带负电荷的蛋白质-SDS 复合物。由于蛋白质分子表面完全被负电荷所覆盖，也就掩盖或消除了不同蛋白质分子之间原有的电荷差异。不同的蛋白质-SDS 复合物在水溶液中的形状均类似于长椭圆棒，其短轴长度基本恒定，约为 18nm，而长轴长度则与蛋白质分子量的大小成正比。因此，蛋白质-SDS 复合物在 SDS-PAGE 系统中的电泳迁移率主要取决于椭圆棒的长轴长度即蛋白质分子量大小，而与蛋白质原有的电荷、形状等无关。可以根据已知标准蛋白质相对分子质量的对数和电泳迁移距离所得的标准曲线，查出被测蛋白质的相对分子质量。

2. 主要器材 SDS-PAGE 主要采用垂直板电泳装置，包括：电泳仪电源、电泳仪（槽）、染色装置、区带分析装置等。

3. 简要操作 SDS-PAGE 简易操作流程如图 7-20：

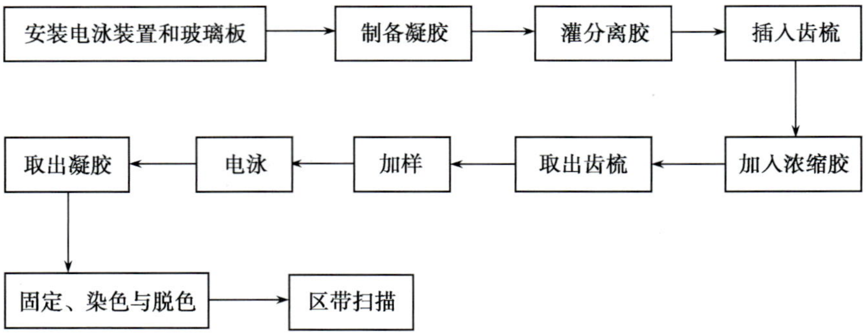

图 7-20 SDS-PAGE 简易操作流程图

4. 注意事项

（1）Acr 和 Bis 固态时比较稳定，但在溶液状态下不稳定。在溶液状态，单体在自然光、射线或超声波的引发下会发生聚合，因此，其母液应存放在低温、棕色瓶中避光保存，并在 1 个月内用完。

（2）丙烯酰胺是神经性毒剂，可经皮肤、呼吸道等吸收，但在形成凝胶后无毒，因而在实验操作时应尽可能避免直接接触和吸入。

（3）制备凝胶时应避免产生气泡，否则会影响分离效果。

（4）温度影响聚合速度，可根据实验时的温度对催化剂及加速剂的量作适当调整。

（5）10% AP 催化剂需临用前新鲜配制。

（6）空气中的氧气对凝胶聚合具有抑制作用，可加水层隔绝空气，注意滴加时需小心，以免破坏凝胶胶面。

（7）加样量需合适，太少将导致区带不清晰，而加样过多使区带过宽且易重叠。

5. 应用与评价

（1）应用：SDS-PAGE 主要用于蛋白质亚基分子量、多肽分子量的分析；变性蛋白质的分离；溶解在阴离子表面活性剂中的膜蛋白；用色谱方法分离的蛋白和酶的纯化控制。在临床实验室，常应用 SDS-PAGE 法分析尿蛋白来进行肾脏疾病诊断，见表 7-7。

表 7-7 肾病病变部位与尿蛋白相对分子质量的关系

病变部位	电泳区带
肾小球	中、高相对分子质量蛋白区带
肾小管	低相对分子质量蛋白区带
肾小球和肾小管	大、中、小各种相对分子质量区带

该技术不需预浓缩尿液，操作简便，分辨率高，区带清晰，仅需3h即可完成试验，通过光电扫描定量分析，其电泳图谱及扫描图形可作为资料记载，利于分析比较，该法检测低限为15mg/L。

（2）评价：SDS-PAGE测定蛋白质分子量具有样品用量少、操作简便、耗时短、分辨率高、重复性好等优点；其不足之处是电荷或结构异常的蛋白质，具有较大辅基的蛋白质（如糖蛋白）等测出的分子质量不太可靠。

六、其他聚丙烯酰胺凝胶电泳

（一）聚丙烯酰胺凝胶圆盘板电泳

聚丙烯酰胺凝胶电泳根据凝胶装置形式可分为盘状电泳和板状电泳。盘状电泳是在直立的玻璃管内进行，通常利用不连续的缓冲液、pH和凝胶孔径，使样品在不连续的两相间积聚浓缩成很薄的起始区带，然后再进行电泳分离。

盘状聚丙烯酰胺凝胶电泳过程存在前述的三种物理效应：浓缩效应、分子筛效应、电荷效应。通过这些分离效应，可以把血清蛋白质分出12~26条区带，可用考马斯亮蓝染色等方法显示蛋白质电泳区带。

（二）聚丙烯酰胺梯度凝胶电泳

SDS-PACE测定蛋白质相对分子质量时，使用SDS及β-巯基酒精将天然蛋白质解离为亚基或肽链，故不适用于天然蛋白质的相对分子质量的测定。准确测定天然蛋白质相对分子质量应采用聚丙烯酰胺梯度凝胶电泳（pore gradient PAGE，PG-PAGE），它采用孔径梯度的聚丙烯酰胺凝胶分离、鉴定蛋白质组分。

PG-PAGE是在梯度混合器及蠕动泵的作用下，将高浓度（16%或30%）与低浓度（2%或4%）的聚丙烯酰胺溶液混合，配制成从浓到稀排列的线性梯度聚丙烯酰胺凝胶。在pH>pI的缓冲液中，蛋向质分子带负电荷，从负极向正极移动，即向着凝胶浓度增加（孔径逐渐减小）的方向移动。蛋白质在凝胶中的迁移速度同样受其自身的净电荷和相对分子质量大小的影响：电荷密度愈高，相对分子量愈小，迁移速度愈快。当蛋白质分子遇到足够大的阻力时，则完全停止泳动。此时，大小相似的低电荷密度的蛋白质将赶上高电荷密度的蛋白质。大、中、小不同相对分子质量的蛋白质分子经过一段时间电泳后，分别停留在与分子大小相当的凝胶孔径中，形成大、中、小不同蛋白质区带。因此，在PG-PAGE中，蛋白质的最终迁移位置取决于其本身的分子大小，而与蛋白质本身的净电荷无关。

聚丙烯酰胺梯度凝胶电泳的优点为：①梯度凝胶的不连续性可使样品中各组分浓缩，对于浓度很低的蛋向质可多次点样。②可作为SDS-PAGE技术的补充，直接测定天然蛋白质相对分子质量。③可用于蛋白质纯度的鉴定。④一块凝胶可同时测定相对分子质量相差很大的蛋白质。

（三）聚丙烯酰胺凝胶等电聚焦

以PAGE作为支持介质，加入两性电解质载体，在电场的作用下，pI不同的各种蛋白质在pH梯度凝胶中泳动，当迁移至pI=pH处，则蛋白质不带电荷而不再泳动，被浓缩成狭窄的区带，这种分离蛋白质的方法称为聚丙烯酰胺凝胶等电聚焦电泳（isoelectrofocusing-PAGE，IEF-PAGE）。

两性电解质载体一般是一系列pI相近的多氨基多羧基的脂肪族混合物。在两性电解质载体正极端引入酸性溶液（如硫酸、磷酸或醋酸等），负极端引入碱性溶液（氢氧化钠、氨水等）。预电泳开始后，混合物中pI最低的分子所带负电荷最多，向正极移动最快，当移动至pH接近pI的酸性溶液界而时，此分子不再泳动而滞留于该区域。一段时间后，两性电解质载体依照pI的不同形成由正极到负极pI递增的线性pH梯度。此时，无论样品点样于凝胶的任何位置，各组分均迁移到各自的pI处而得到分离。

IEF-PAGE的特点为：①使用两性电解质载体，在电极之间形成稳定、连续、线性的pH梯度。②两性载体电解质对蛋白质具有“聚焦效应”，少量的样品也能获得清晰、鲜明的区带界面，可用于测定生物分子的pI。③样品可加于任何位置，电泳速度快，分辨率高。④适用于分离大、中分子量生物组分，如蛋白质、肽类、同工酶等。

（四）聚丙烯酰胺凝胶双向电泳

聚丙烯酰胺凝胶双向电泳（two dimensional electrophoresis，2-DE）又称二维电泳，是由两种不同的PAGE组合而成，样品经第一向电泳后，再以垂直方向进行第二向电泳。可根据生物分子间pI及分子量不同的特点，建立双向PAGE，第一向为等电聚焦电泳，第二向为SDS-PAGE电泳。经过双向电泳后，可以得到pI及相对分子质量的参数。聚丙烯酰胺凝胶双向电泳的图谱不是条带，而呈斑点状。染色后的电泳图谱需经图像扫描、计算机数字化处理，以分辨和确定蛋白质斑点的 pI 及相对分子质量。目前，聚丙烯酰胺凝胶双向电泳是所有电泳技术中分辨率最高、信息数量最多的一种电泳技术，已经成为蛋白质组学研究的重要工具。

（蒋洪敏　龚道元）

第七节　二维电泳与设备

二维电泳（two-dimensionnal electrophoresis，2DE）又称双向电泳，最早是在 1975 年由意大利生物化学家 O'Farrell 发明的。广义上讲二维电泳的定义是将蛋白质样品进行电泳后，为了不同的目的在它的直角方向再进行一次电泳。最常用的二维电泳是先将蛋白质根据其等电点在 pH 梯度胶内进行等电聚焦，也就是第一向电泳；然后按照它们的相对分子质量大小进行 SDS-PAGE 第二向电泳分离。二维电泳是推动蛋白组学研究和发展的核心技术之一，是蛋白质分离和分析不可缺少的工具。

一、基本原理

第一向（维）电泳即等电聚焦电泳（IEF）的基本原理是利用蛋白质分子等电点的不同对其进行分离，液相 IEF 由载体两性电解质形成 pH 梯度，在电极漂移中会引起基础蛋白丢失（如 IgG 重链和轻链）；固相 pH 梯度 IEF 则可以避免该现象发生，增加蛋白质分辨率；目前常使用预制胶条用于蛋白质的等电聚焦分离，将聚焦好的 IPG 胶条在含有 SDS 的缓冲液中平衡。见图 7-21A。

第二向（维）电泳即 SDS-PAGE 电泳的基本原理是在样品和聚丙烯酰胺凝胶中加入 SDS 和强还原剂，使电泳迁移率主要取决于蛋白质或亚基相对分子量大小。将在 IPG 胶条中经过第一向分离的蛋白质转移到 SDS-PAGE 凝胶上，根据蛋白质的相对质量或分子量（MW）大小与第一向相垂直的分离。沿垂直的方向进行 SDS-PAGE 电泳，按分子量大小进行分离。样品经过电荷和质量两次分离后，得到等电点和分子量的信息，见图 7-21B。

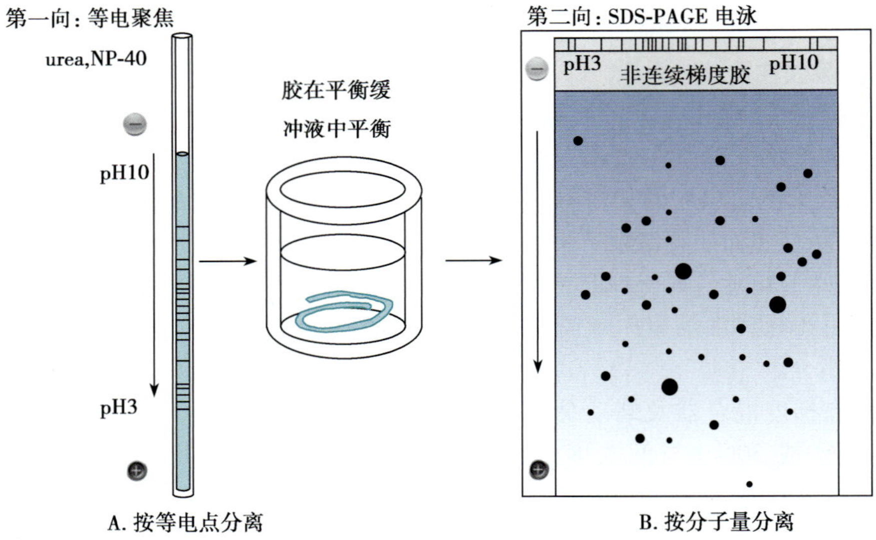

图 7-21　二维电泳原理示意图

二、二维电泳分类

按照蛋白质的类型和分离的目，二维电泳一般分为以下四类：

1. 非变性 2D-PAGE　两维均在非变性条件下进行，这样分离的蛋白质点的等电点和表观相对分子质量同生理条件下获得的这些蛋白的值是一样的。

2. 非变性/SDS-2D-PAGE　第一维采用非变性 IEF，之后在 2% SDS 溶液中进行平衡；第二维也在 SDS 存在的条件下进行。适于分析非共价键连接的蛋白-蛋白间的相互作用。

3. 非变性/还原/SDS-2D-PAGE　非变性条件下 IEF 聚焦，之后用 8mol/L 尿素+5% β-ME+2% SDS 进行平衡，再进行第二维 SDS-PAGE 电泳。此时分离的蛋白质点可进行点的切取、蛋白酶消化、基质辅助激光解吸电离飞行时间质谱分析鉴定，提供关于断裂二硫键连接的多肽的信息。

4. 变性2D-PAGE 样品先用2% SDS+5% β-ME,95℃变性5min,IEF在8mol/L尿素+1%乙基苯基聚乙二醇(NonidetP 40,NP-40)条件下进行,之后胶条用2% SDS+5% β-ME平衡,然后进行SDS-PAGE。该技术适于DNA序列和多肽结构的分析,或者分析被碳氢键连接和其他翻译后修饰所引起的多肽结构微异质性,但此方式显示的大于100kD的蛋白质点少于第三种方式。

三、主要器材

1. 第一相电泳 等电聚焦仪等。

2. 第二相电泳 垂直板电泳槽等。

3. 凝胶成像采集 凝胶成像采集仪器和计算机系统。

4. 双向电泳分析软件 主要是提取2DE图像中的蛋白质组图谱,分析得到试样中的各种蛋白质表达。

四、操作流程

二维电泳简要操作流程如图7-22所示:

其中染色、成像与软件分析主要作用是识别分离开来的蛋白质,如果要对感兴趣蛋白质鉴定

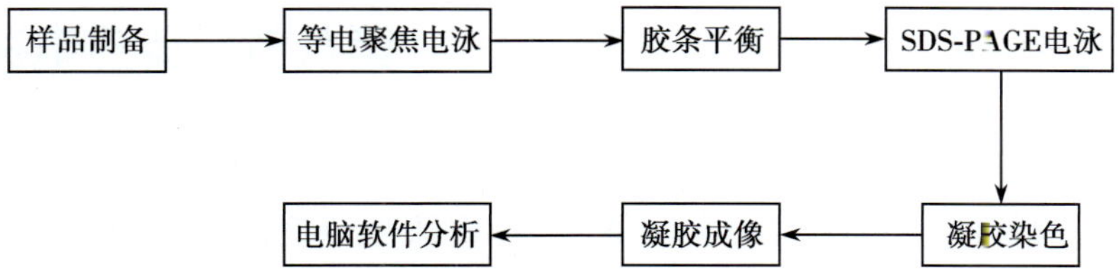

图7-22 二维电泳的基本操作流程

的话需要用凝胶蛋白切割机进行蛋白点切割后回收,然后进行质谱分析。常用的染色方法主要有考马斯亮蓝染色、银染色、锌-咪唑负染法、荧光染色;也可采用放射性核素标记技术。电泳凝胶进行分析之前,需要先将凝胶图像摄入并用数字化格式保存,常用的图像设备有光密度扫描、同位素磷屏成像仪及荧光扫描仪等。图像分析软件可对凝胶图像中的蛋白质点进行检测、定量和凝胶间的比较、统计分析以及建立数据库。

五、注意事项

(一)样品制备

样品制备是双向电泳中最为关键的一步,这一步处理的好坏将直接影响2-DE结果。样品处理的基本原则为:①尽可能地提高样品蛋白的溶解度,抽提最大量的总蛋白,减少蛋白质的损失。②减少对蛋白质的人为修饰。③破坏蛋白质与其他生物大分子的相互作用,并使蛋白质处于完全变性状态。

根据这些基本原则,样品制备需要四种主要的试剂:①离液剂(chaotrope),主要包括尿素(Urea)和硫脲(thiourea)。②表面活性剂(sufactant),也称去垢剂,早期常使用NP-40、TritonX-100等非离子去垢剂,近几年较多的改用如3-[3-(胆酰胺丙基)二甲氨基]丙磺酸内盐{3-[(3-cholamidopropyl) dimethylammonium]-1-propanesulfonate,CHAPS}与Zwittergent系列等双性离子去垢剂。③还原剂(reducing agent),最常用的是二硫苏糖醇(DTT),也有用二硫赤藓糖醇(DTE)以及磷酸三丁酯(TBP)等。④其他,如选择性的加入Tris,蛋白酶抑制剂以及核酸酶。处理方法必须根据不同的样品、所处的状态以及实验目的和要求来进行选择。

(二)染色方法的选择

如果双向电泳分离的蛋白质点需进行质谱鉴定,那么需要注意选择对质谱没有干扰的染色方法,如考马斯亮蓝法。

(三)重复性

重复性是双向电泳需要注意的问题之一,在操作过程中应保持试剂、操作过程、实验条件及样品制备方法的一致性,确保双向电泳的重复性,从而获得可靠的结果。

(四)去污剂的选择

蛋白质的溶解一直是研究者首先要解决的问题,虽然很多方法都可溶解蛋白,比如使用酚、醋酸、高浓度的尿素等,但用得最多的还是去污剂。除常见的阴离子去污剂如SDS和脱氧胆酸钠(sodium deoxycholate)以外,还有下列去污剂较常用。

1. 阳离子去污剂 高碱性蛋白如精蛋白和高酸性蛋白如铁氧化还原蛋白由于不能很好地结合SDS,在电泳时,前者产生沉淀,后者会出现异常行为,所以应该用十六烷基三甲基溴化铵

(cetyltrimethyl ammonium bromide, CTAB)来代替SDS,方法与SDS电泳基本相同,只是电泳方向是向阴极迁移。氯化十六烷基吡啶 cetylpyridinium chloride, CPC)是另一种可用于代替SDS的阳离子去污剂。

2. **无离子去污剂** 由于阳离子和阴离子去污剂都能引起天然分子结构的变化,并使蛋白变性,大部分酶失去活性,抗原抗体失去免疫特性。许多膜蛋白和酶可以用无离子去污剂溶解,如聚氧乙烯脱水山梨醇单油酸酯(Tween 80),聚乙二醇辛基苯基醚(TritonX-100)等。

3. **酸-尿素去污剂** 当蛋白质在低pH且有无离子去污剂时可进行阴离子电泳,蛋白质的迁移率取决于它们结合去污剂的能力以及去污剂和多肽链的疏水区之间的混合胶束的形成,也就是取决于蛋白质疏水区的特性,大小和净电荷。由于尿素的存在,去污剂的结合量被减少,电泳谱随着尿素和去污剂的改变而改变。

六、应用与评价

(一)应用

双向电泳的应用包括蛋白质组分析、细胞差异性分析、疾病标志检测、治疗检测、药物开发、癌症研究、纯度检测和微量蛋白纯化。双向电泳技术正在增长的一个大的应用领域是"蛋白质分析"。蛋白质组分析是"分析一个基因组表达的整个蛋白质集合"。分析包括对来自一个样品的大量蛋白质同时进行系统地分离、识别和定量。双向电泳是蛋白质组学,尤其是表达蛋白质组学的经典方法。另外,在鉴定转录后和共转录修饰的能力方面双向电泳也是独一无二的,这些修饰不能通过基因组序列预测。

双向电泳技术可以在一块凝胶上同时显示数百个基因的表达产物,借助一些灵敏的仪器以对双向电泳分离后的蛋白质进行质谱分析或氨基酸末端测序,从而得到该蛋白质的肽质量指纹谱或序列信息,因此双向电泳是对蛋白质进行化学检测和鉴定的理想技术。通过从凝胶上或免疫印迹膜上切下蛋白质点进行质谱分析就可以对蛋白质进行鉴定,适用于分子量为10~150kD的蛋白质。

(二)评价

1. **优点** 双向凝胶电泳是应用最广泛、最成熟的蛋白质分离方法,它能同时将数千种蛋白质分离与展示,其高分辨率、高重复性和兼具微量制备的性能是其他分离方法所无可比肩的。同时,该方法成本不高,是蛋白质组学研究中蛋白质分离的首选方法。

2. **缺点** 只能分析可溶性蛋白质,操作烦琐,工作量比较大,需要蛋白样品量较大。对于高分子量的蛋白质(>100kD)、低分子量蛋白质(<10kD)、极酸性、极碱性和疏水性强的蛋白质有效分离比较难。由于方法尚未实行标准化,导致二维电泳的重复性差。

(申超 龚道元)

第八节 免疫电泳与设备

免疫电泳是以琼脂糖凝胶为支持介质,将蛋白电泳与免疫沉淀反应相结合的检测技术,由Grabar和Williams于1953年建立。该技术是利用直流电流使凝胶中抗原和抗体快速定向扩散,根据有无特异性沉淀线(环、弧或峰)的产生,判断样品中有无与已知抗体(或抗原)对应的抗原(或抗体)。免疫电泳技术具有灵敏度高、分辨力强、反应快速和操作简便等特点。该技术种类较多,常用的有对流免疫电泳、火箭免疫电泳、免疫电泳、放射免疫电泳及双向定量免疫电泳等。下文将就前三种作简要介绍。

一、对流免疫电泳

对流免疫电泳(counter immunoelectrophoresis, CIEP)是双向免疫扩散与电泳相结合的定向加速的免疫扩散技术。其实验原理为:在碱性缓冲液中,蛋白质抗原带负电荷,在电场中向正极泳动,而作为抗体的IgG因其相对分子质量大,暴露的极性基团较少,离解也少,在电场中也向正极缓慢泳动,但电渗引向负极移动的速度超过了IgG向正极移动的速度,这就导致IgG向负极移动。

实验时在琼脂板上打两排孔,左侧负极端各孔加入待测抗原,右侧正极端孔内放入相应抗体,通电后在电场中做定向对流移动加速沉淀的形成。带负电荷的抗原向正极抗体侧泳动,而抗体由于电渗作用向负极抗原侧移动,在抗原和抗体间形成肉眼可见的沉淀线,当抗原过量时沉淀线接近抗体侧。常用于各种蛋白的定性和半定量测定。见图7-23。

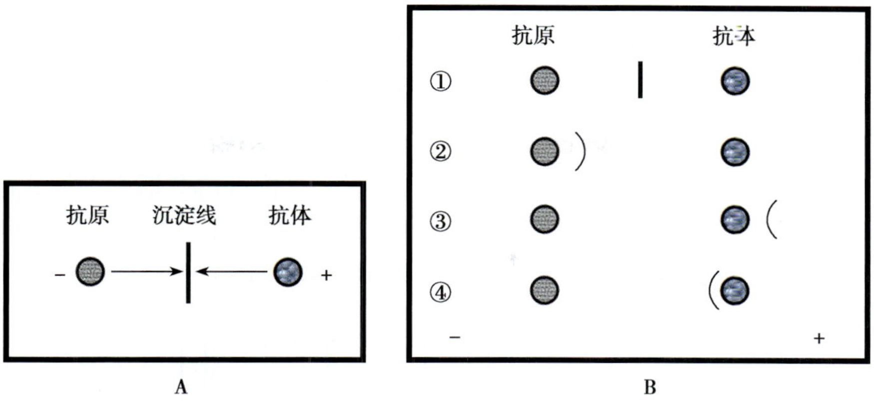

图 7-23　对流免疫电泳示意图(A)及应用(B)
注:①阳性。②弱阳性。③、④强阳性

二、火箭免疫电泳

火箭免疫电泳(rocket immunoelectrophoresis, RIE)是采用将电泳与单向免疫扩散相结合的一种免疫扩散技术。其实验原理为:在含抗体的琼脂板一端打一排抗原孔;加入待测标本后,将抗原置负极端,进行电泳。抗原泳向正极,在抗原抗体比例恰当处产生结合沉淀。此沉淀随泳动抗原的减少而逐渐降低,即随着泳动抗原的减少,抗原泳动的基底区越来越窄,抗原抗体复合物形成的沉淀线逐渐变窄,形成一个状如火箭的沉淀峰。经染色或采用发射自显影方法可用于定量测定。在实验中抗体浓度保持不变,峰的高度与抗原量呈正比,用不同稀释度 3 已知含量标准泳动后形成的沉淀峰为纵坐标,抗原浓度为横坐标,绘制标准曲线。待测样品浓度即可根据沉淀峰长度在标准曲线中计算获得。常用于各种蛋白的定性和半定量测定。见图 7-24。

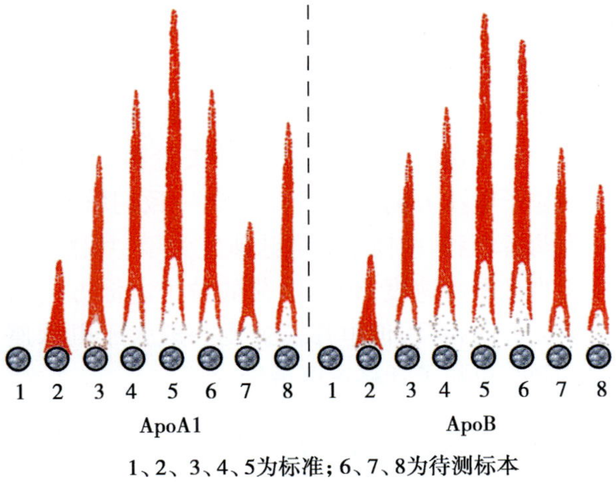

图 7-24　血清脂蛋白 ApoA1 和 ApoB 火箭电泳分析图谱

三、免疫电泳

免疫电泳(immunoelectrophoresis, IEP)是指利用凝胶电泳与双向免疫扩散两种技术结合的实验方法。在电场作用下标本中各组分因电泳迁移率不同而分成区带,然后再沿电泳平行方向将凝胶挖一沟槽,将抗体加入沟槽内,使抗原与抗体相互扩散而形成沉淀线。抗原含量越多,则反应沉淀线越接近抗体槽,形成较粗的沉淀弧线,反之,形成的沉淀线较细(图 7-25)。根据沉淀线的数量、位置及形状,分析标本中所含蛋白组分。此法在微量的基础上具有分辨率高,灵敏度高,时间短,是很理想的分离和鉴定蛋白质混合物的方法,常用于抗原、抗体定性和纯度的测定以及免疫性疾病的诊断等,如异常体液蛋白的识别,血清脂蛋白电泳。

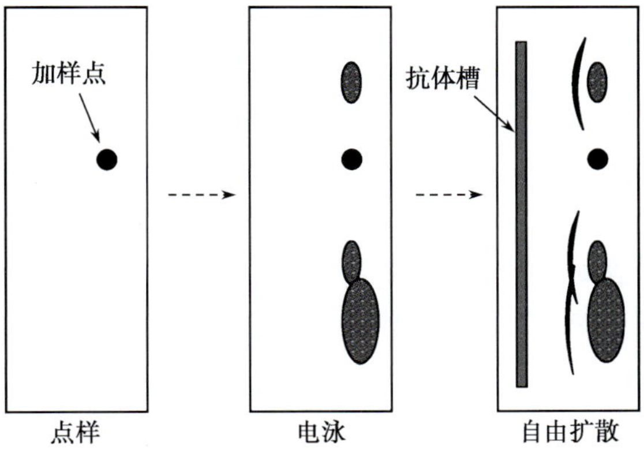

图 7-25　免疫电泳示意图

固相免疫电泳

固相免疫电泳(immunofixation electrophoresis, IFE)一种用于分析样品中特异性抗原的技术。即将蛋白质混合物在固相载体上进行区带电泳,再与特异性抗体反应，从而检出与抗体结合的相应抗原。可用于血清 IgG、IgM、IgA 等及 κ 轻链、λ 轻链的检测。其原理是将样本在琼脂平板上作区带电泳，分离后其上覆盖抗血清滤纸，滤纸分别含抗 κ 轻链、抗 λ 轻链，或抗各类重链抗血清，当抗体与某区带中的单克隆 Ig 结合，可形成免疫复合物沉淀，即固定，再通过漂洗与染色，呈现浓而窄的着色区带，即可判别单 Ig 的轻链和重链的类别。IFE 最常用于临床常规 M 蛋白的分型与鉴定。一般用于单克隆免疫球蛋白增殖病、本周蛋白和游离轻链病、重链病、多组分单克隆免疫球蛋白病、定位蛋白图谱中的寡克隆、多克隆免疫球蛋白病等多种免疫疾病的诊断和鉴别诊断。见图 7-26。

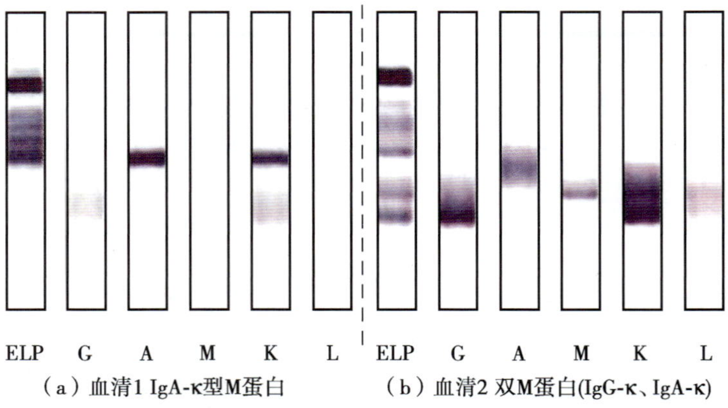

图 7-26 血清固相免疫电泳图

（任伟宏 龚道元）

第九节 毛细管电泳与设备

毛细管电泳（capillary electrophoresis，CE）又称高效毛细管电泳（high performance capillary electrophoresis，HPCE），是以内径 20~200nm 的柔性毛细管柱作为分离通道，以高压直流电场为驱动力，对各种小分子、大分子或细胞等进行高效分离、检测或微量制备等有关技术的总称。

近年来，毛细管电泳已经成为分析化学领域发展最快的技术之一，新技术、新方法不断出现，如胶束电动毛细管色谱、芯片毛细管电泳等，使毛细管电泳法在药品质量分析、单细胞分析、疾病早期诊断、组学分析和药物研发等方面得到广泛应用。

一、基本原理

毛细管电泳所用的石英毛细管柱，其表面含有大量的硅醇基（—Si—OH），在 pH>3 的溶液中硅醇基解离而使其内表面带负电荷（—Si—OH⁻）。随后，解离的硅醇基吸附溶液中的阳离子，聚集在液固相交界面形成双电层。在高压电场作用下，双电层中的水合阳离子带动管内液体向负极方向移动，产生了电渗流，见图 7-27。

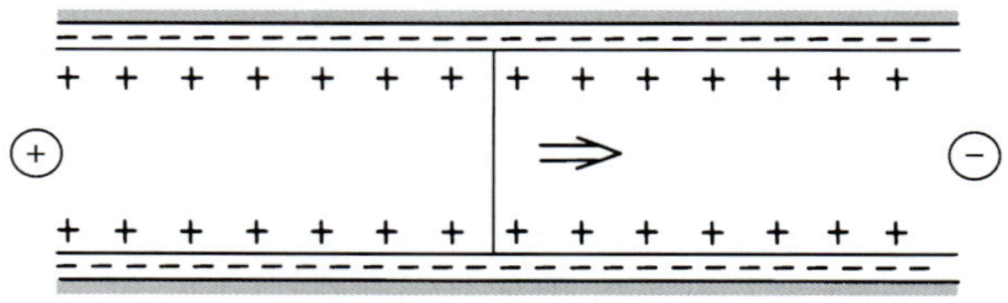

图 7-27 毛细管电泳电渗原理示意图

在毛细管电泳中，电渗流是推动流动相的驱动力，对物质的分离起着重要作用。一般情况下，电渗流是由正极向负极移动，待分离组分的迁移速度为电泳速度与电解质溶液的矢量和。带正电荷的粒子电泳方向与电渗流方向一致，其迁移速度为两者之和；中性组分电泳速度为零，其移动速度相当于电渗速度；带负电荷的粒子电泳方向与电渗流方向相反，但电渗流速度一般大于电泳速度，因此，负粒子迁移速度最慢。

二、毛细管电泳分类

按毛细管中填充物质的性状可分为自由溶液毛细管电泳法和非自由溶液毛细管电泳法；按分

离机制可分为电泳型、色谱型和电泳-色谱型三类。除凝胶电泳法和电色谱法需要填充型分离柱外，其余几种分离模式仅是使用运行缓冲溶液（也称背景电解质）不同而不同。常用毛细管电泳分离模式如下。

1. **毛细管区带电泳** 毛细管区带电泳（capillary zone electrophoresis，CZE）是基于各被分离组分在充满缓冲液的毛细管中随电渗流发生定向移动，依据被分离物质淌度的差异而实现分离。为目前应用最广泛的一种分离模式，具有分离方便、快速、样品用量小的特点，适用于蛋白质、氨基酸、多肽类、有机物、对映体拆分和离子的分析。

2. **毛细管凝胶电泳** 毛细管凝胶电泳（capillary gel electrophoresis，CGE）是将凝胶填充到毛细管中作为支撑物进行分离的区带电泳。被分离物在通过装入毛细管内的凝胶时，按照各自的分子的体积大小逐一分离，分子体积大的首先被分离出来。适用于生物大分子的分析，如常用于蛋白质、寡聚核苷酸、DNA 片段、RNA 片段和 PCR 产物分析。

3. **胶束电动毛细管色谱** 胶束电动毛细管色谱（micellar electrokinetic capillary chromatography，MECC）是电泳技术和色谱技术的结合。当表面活性剂在缓冲液中浓度超过临界胶束浓度时，这种表面活性剂的单体就结合在一起形成球体（胶束）。在 MECC 存在流动的水相和起到固定作用的胶束相这两个相，被分离物在两相之间分配，由于它们在胶束中具有保留能力而产生不同的保留时间。所用表面活性剂各类很多，但以十二烷基硫酸钠（SDS）胶束用的最为普遍。MECC 是目前唯一既能分离中性离子又能分离带电组分的 HPCE 模式，主要应用于小分子、中性化合物、手性对映体和药物的分离分析。

4. **毛细管电色谱** 毛细管电色谱（capillary electrochromatography，CEC）是将高效液相色谱法的固定相填充到毛细管中（或涂渍于管壁），兼具毛细管电泳及高效液相色谱法的双重分离机制，以电渗流或电渗流结合压力流为驱动力推动流动相的色谱过程。可用于生物活性肽分离、多糖成分分析、中草药成分分析、药物监控、手性分析等。

5. **亲和毛细管电泳** 亲和毛细管电泳（affinity capillary electrophoresis，ACE）是将抗原（抗体）加入缓冲液中或是涂布在毛细管壁上，相应的抗体（抗原）作为样品进行电泳；或在毛细管外进行抗原-抗体反应后，再进行电泳。对比受体和配体在发生亲和作用前后的电泳图谱变化，可获得有关受体和配体亲和力大小、结构变化、作用产物等方面的信息。可用于核酸、蛋白质、肽类、蛋白-配体相互作用研究、亲和常数测定、手性分离、药物研究等。

6. **非水相毛细管电泳** 非水相毛细管电泳（non-aqueous capillary electrophoresis，NACE）是用有机溶剂完全替代水作电液解，分析物在有机溶剂中进行电泳分离。使用非水相介质可增加方法的选择性，并有利于非水溶性物质的分离。主要用于药物及其代谢产物、手性分析、有机长链分子、弱酸、弱碱、无机小离子等的分离分析。

7. **集成芯片毛细管电泳** 集成芯片毛细管电泳（integrated chip-based capillary electrophoresis，ICCE）是在常规毛细管电泳的原理和技术的基础上，利用微电子刻蚀技术将样品制备、进样、分离和检测等过程微缩集成到平方厘米级大小的芯片上，达到高效、快速、低耗的分析目的。用于核酸测序、DNA 限制性片段分析、PCR 产物分析、氨基酸和蛋白质分析、细胞研究以及基因遗传诊断等。

8. **其他** 如毛细管等电聚焦电泳（capillary isoelectric focusing electrophoresis，CIEF）和毛细管等速聚焦电泳（capillary isotachophoresis，CITP），是将等电聚焦电泳和等速聚焦电泳原理和方法在毛细管中实现，用途与之基本相同。

三、主要器材

毛细管电泳仪的基本组成包括高压电源、电解液槽和进样系统，毛细管及其温度控制系统、检测器、记录和数据处理系统等，见图 7-28。

（一）高压电源

高压电源是毛细管电泳分离系统中的重要部分，毛细管电泳需要施加高电场强度与高电压，且电压的稳定性要求在 ±1% 以内。仪器必须接地，操作过程中必须注意高压安全保护。

（二）毛细管

毛细管是毛细管电泳的核心部件之一，理想的毛细管应是化学和电惰性的，可以透过紫外光和可见光，有一定的韧性，易于弯曲，耐用而且经济。毛细管可以由聚四氟乙烯、玻璃和石英制成，目前常用的是弹性熔融石英毛细管。石英毛细管表面的金属杂质极少，不会对溶质产生非氢键吸附，表面硅羟基使毛细管内产生电渗流，也会产生氢键吸附。

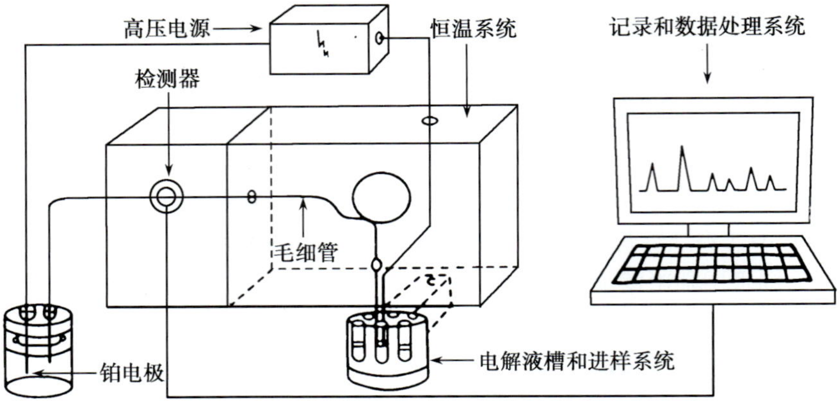

图 7-28 毛细管电泳系统

毛细管的内径一般为 25～100μm。常用 50μm 和 75μm 两种商品规格。细柱子能减小电流，减少自热，溶液径向变均匀，分离效率较高。但内径的变小使吸附加重，反压大，样品负载小，同时又会造成进样、检测和清洗等技术上的困难。在理想条件下，如果电场强度保持恒定，则理论塔板数随着柱长的增加而增加，但为了保持电场强度的恒定，在增加柱长的同时必须提高操作电压，但焦耳热也会增加。毛细管有效长度一般控制在 30～70cm，凝胶柱在 20cm 左右。

为了克服毛细管壁对蛋白质等的吸附作用，常需对毛细管壁进行改性处理，通常是采用物理涂敷、化学键合或交联等方法在毛细管内壁形成涂层，阻止蛋白质与管壁的相互作用。由于涂层改变了毛细管壁的状态，可能会抑制甚至反转电渗流。

（三）进样系统

毛细管柱内体积很小，所需样品溶液不过几纳升，所以不能采用色谱的进样方式，应采用无死体积的进样方法，让毛细管直接与样品溶液接触，然后由重力、电场力或其他动力来驱动样品流人毛细管中，通过控制驱动力的大小和时间长短可控制进样量。进样系统包括动力控制、计时控制、电极槽或毛细管移位控制等。目前常用的进样方式有以下 3 种。

1. 压力进样 压力进样也叫流体流动进样，它要求毛细管中的填充介质具有流动性。将毛细管的进样端插入样品瓶中，然后使毛细管两端产生一定压差并维持一定时间，此时样品溶液在压差作用下进入毛细管。最初，压差的实现靠虹吸作用，但该法重现性差，目前大多数商品仪器利用压缩气体实现正压进样，该装置能与毛细管清洗系统共用。

压力进样没有组分偏向问题，进样量几乎与样品基质无关，但选择性差，组分及基质都同时被引进管中，对后续分离可能产生影响。进样体积与样品黏度有关，而黏度不仅与样品基质有关，而且随温度变化而变化。因此，控制样品室和毛细管温度可提高进样重复性。

2. 电动进样 当把毛细管的进样端插入样品溶液并加上电场时，组分就会因电迁移和电渗作用而进入管内。电动进样对毛细管内的填充介质没有特别限制，样品基质对电泳分离的干扰小。不过电动进样对离子组分存在进样偏向，即表观迁移速度大者进样量多，反之则进样量少，这会降低分析的准确性和可靠性。另外，基质变化也会引起导电性和进样量的变化，影响进样的重现性。

3. 扩散进样 利用浓度差扩散原理将样品分子引入毛细管。当将毛细管进样端插入样品溶液时，由于组分在样品溶液浓度高而毛细管中浓度为 0，存在浓度差而向管内扩散。对于利用电动和压力进样的系统，设置电场或压力差为零，即可实现扩散进样。扩散进样动力属不可控制参数，进样量仅由扩散时间控制，一般在 10～60s。扩散进样对管内介质没有任何限制，属普适性进样方法。

扩散具有双向性，在溶质分子进入毛细管的同时，区带中的背景物质也向管外扩散，由此能抑制背景干扰，提高分离效率。扩散也与电迁移速度和方向无关，可抑制进样偏向，提高定性、定量的可靠性。

（四）冷却系统

焦耳热是由于电场下电流通过介质而产生

的。理论塔板数和分离度都要求尽可能地使用高电场强度，但是焦耳热的产生又使得高电场使用受到限制，焦耳热对电泳的影响可见本章第一节的第二点“影响因素”。因此，温度的控制非常重要。在电泳技术中，常用的冷却方式有：固体冷却、液体冷却和气体冷却三种。其中以液体冷却设备简单、效果也好。液体冷却剂的选择应当遵循以下几点：①不溶解样品，易去除。②与缓冲液互溶性小。③不爆炸。④蒸汽不能是剧毒物质。一般常用的冷却剂有甲苯、四氯化碳、液状石蜡、氯苯、正己烷、乙庚烷等，以甲苯冷却效率最高。

（五）检测器

检测器是毛细管电泳仪的关键部件，按其在毛细管柱的位置可分为柱上检测器和柱后检测器。柱后检测器以电化学检测器（包括电导检测器和安培检测器等）和质谱检测器较常见。毛细管内径极小，仪器死体积会使谱峰展宽，并可能使已分离组分重新混合，因此，为减少区带展宽，提高检测的灵敏度，通常采用柱上检测（on-column detection）的方法，紫外检测器和荧光检测器是目前使用最广的两种柱上检测器。

1. 紫外检测器 与高效液相色谱法用检测器相似，毛细管电泳仪中的紫外检测器有连续可变波长检测器和二极管阵列检测器。为提高检测灵敏度，多数商品紫外检测器在毛细管两侧放置聚焦球镜，使光束聚焦在毛细管上。为使紫外光透过毛细管实现柱上检测，需在毛细管的出口端适当位置上除去不透明的保护涂层，让透明部位窗口对准光路。聚酰亚胺涂层剥离长度通常控制在2~3mm。涂层剥离方法有硫酸腐蚀法、灼烧法、刀片刮除法等。

2. 荧光检测器 激光诱导荧光（laser induced fluorescence，LIF）检测器主要由激光器、光路系统、检测池和光电转换器等部件组成。进行柱上检测时，在窗口导入激光、引出荧光。入射激光的倾角应小于45°，以降低背景杂散光的强度。常用的连续激光器是氩离子激光器，主要输出谱线有238nm、257nm、488nm和514nm。激光的单色性和相干性好、光强高，能有效地提高信噪比，从而大幅度地提高检测灵敏度，其检测灵敏度可达10^{-12}~10^{-10}mol/L。对于有紫外吸收的有机和生物分子，特别是具有色氨酸和酪氨酸残基的蛋白质，可用紫外激光（如257nm）激发其天然荧光，无须衍生化；而对没有紫外吸收的物质则需进行荧光标记后才能检测。

四、操作流程

毛细管电泳仪由仪器主机及工作站组成，通过计算机进行控制。各种类型电泳仪的操作应按照仪器的操作规程进行，基本操作如图7-29。

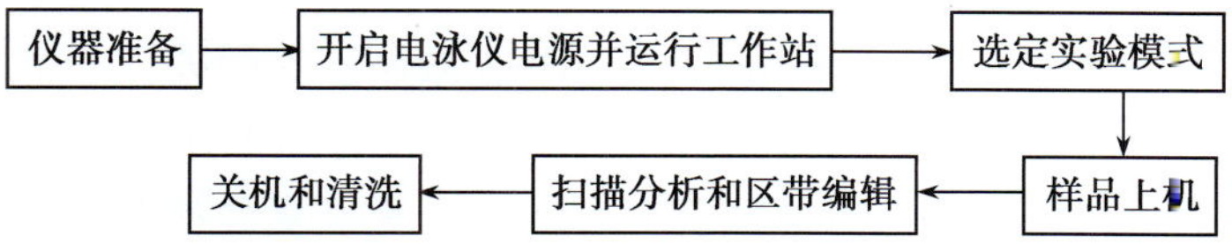

图7-29 毛细管电泳基本操作流程

五、注意事项

1. 区带增宽的因素 在毛细管区带电泳中，引起区带增宽的因素主要包括两个方面：柱内因素和柱外因素。

（1）柱内因素：有扩散、对流、焦耳热、电渗、吸附以及区带与周围缓冲液之间的电导差和pH差，其中特别是焦耳热、扩散和吸附影响较大。

（2）柱外因素：包括在进样和检测过程中引起的区带增宽因素。

2. 安全防护 在仪器使用过程中应注意安全防护，除了仪器内部的机械安全外，对于使用者来说应采取足够的保护措施以防护系统设计不能消除的相关危险，例如高压、机械损伤、抛弃性临床废物、生物危害的试剂和患者标本处理。

3. 毛细管的处理 对于从未用过的未涂渍柱，使用前宜用5~15倍柱体积的1mol/L NaOH溶液，5~15倍柱体积的水及3~5倍柱体积的运行缓冲溶液依次冲洗（已涂渍毛细管应按供应厂家的要求处理），或增加有机溶剂如甲醇清洗步骤，以除去管中的脂溶性吸附组分，然后再用运行缓冲溶液平衡。当改变缓冲溶液时，也需要用该缓冲溶液冲洗和平衡毛细管，使毛细管有足够时间与所使用的缓冲溶液建立平衡，否则难以取得重现的结果。

4. 高压放电影响 高压容易放电，尤其是在湿度高的地方。防止高压放电的方法包括：干燥、隔离或适当降低分离电压。商品仪器通常有保护装置，在漏电、放电、突发高电流或高电压等危险情况下，高压电源会自动关闭。

5. 毛细管的存放 未涂层的毛细管长时间不用，要先用水清洗，再用空气吹干。

6. 防尘和防潮 为保证仪器的准确性、精度和延长使用寿命，要注意防尘和防潮。长时间不使用的试剂不得存放于仪器托盘中，特别是盐酸，有可能造成仪器部件的腐蚀和仪器内的湿度增加。

六、应用与评价

（一）应用

毛细管电泳拥有多种分离模式（多种分离介质和原理），故具备多种功能，因此应用十分广泛，通常能配成溶液或悬浮溶液的样品（除挥发性和不溶物外）均能用 CE 进行分离和分析，小到无机离子，大到生物大分子和超分子，甚至整个细胞都可进行分离检测。它广泛应用于生命科学、医药科学、临床医学、分子生物学、法庭与侦破鉴定、化学、环境、海关、农学、生产过程监控、产品质检以及单细胞和单分子分析等领域。在医学检验中应用主要如下：

1. 蛋白质分析

（1）血清蛋白分析：血清电泳图谱可初步了解患者血清蛋白概况，帮助疾病诊断。采用 CE 分离血清蛋白质往往能获得满意效果，可准确计算出各蛋白质的相对浓度，避免了其他电泳法在染色、脱色过程中影响因素所带来的误差，用该法的分析结果重复性好，可信度高，且便于贮存和检索。①前清蛋白不仅是营养不良的指标，在恶性肿瘤、炎症、肝硬化、霍奇金病等疾病发生时含量也会降低，但多数电泳法难以分辨，而用 CE 法则很容易分离定量。②α_1 酸性糖蛋白和 α_1 抗胰蛋白酶在醋酸纤维薄膜或琼脂糖电泳中均分布在 α_1 区带，无法区分，而 CE 可以提供足够的分辨率，将 α_1 酸性糖蛋白与 α_1 抗胰蛋白酶分离。③CE 法对肾病综合征、慢性炎症、自身免疫病和肝硬化等多克隆免疫球蛋白的分析显示出明确的特征。

（2）血红蛋白的分析：用等电聚焦毛细管电泳和区带电泳可分离出十几种 Hb 变异链，对鉴别诊断血红蛋白病起重要作用。

（3）糖化血红蛋白分析：CE 具有比目前所用的 HbA_{1c} 检测方法更好的分离效果，它能分离出几种糖蛋白的糖基构型，将糖化血红蛋白 A1 与其他异构体相鉴别，从而排除血红蛋白变异体对 HbA_{1c} 检测结果的影响，对糖尿病的监控具有重要意义。

（4）脂蛋白分析：可将血浆脂蛋白分离出 14 个亚组分，如在分离缓冲液中加入表面活性剂，可在短时间内对两个主要组分：高密度脂蛋白和低密度脂蛋白进行定量。对低密度脂蛋白进一步分离为三个亚组分：低密度脂蛋白、中密度脂蛋白和极低密度脂蛋白，并对各组分的比例进行推算，从而对脂蛋白异常者提供不同脂肪代谢的信息。

（5）同工酶的分离：应用 HPCE 技术可对多种同工酶进行成功的分离。其原理是先将样品在毛细管中电泳分离，待形成同工酶分离区带后，切断电源，再加入含底物的液体缓冲液，酶可催化底物而显色，形成可检测的同工酶区带；再重新接通电源，继续电泳，使同工酶形成的染色区带先后通过检测器，测定最大吸收处的光密度值，因此被分离同工酶可被分析并测定。

2. DNA 片段和染色体分型 HPCE 分离 DNA 分子需多聚物交联剂如丙烯酰胺、聚乙二醇、甲基纤维素等材料添加到缓冲液中作为分子筛，可对窄范围 DNA 高效分离。有研究者将 HPCE 应用于 X 连锁隐形遗传病诊断，成功地对 DNA 限制性片段进行了基因多态性分析，结果表明 HPCE 有助于分析携带者及胎儿产前诊断。

3. 免疫复合物分析 CE 可将免疫复合物从结合的抗原抗体中迅速分离出来，应用荧光标记单克隆抗体，可用于混合液体中低浓度的免疫复合物鉴定。

4. 治疗药物浓度监测 能快速检测生物样品中各种药物成分，在药理学研究、法医学检查及临床毒理学等方面应用广泛。

5. 其他小分子/离子的检测 新生儿的遗传性有机酸尿毒症筛查中可检测 10 多种有机酸标记物，如丙酸、乳酸、尿黑酸等；能检测人体尿标本中造影剂含量、草酸盐、维生素 C 及十几种卟啉物质。

（二）评价

1. 优点 毛细管电泳的优点主要有：①高灵敏度、高分辨率。②所需样品量少（可达 pg 级），毛细管的内径很小（一般 $<100\mu m$），进样体积仅

为数纳升，样品浓度可低于 $10^{-5}mol/L$。检测速度快，分离操作可在 30min 内，最快仅需要数秒。③自动化程度高、操作简便、成本低。④热效应低：毛细管内径小，电泳时使用电流很小，产热较小，可有效防止热效应引起的扩散增加导致区带变宽的不足。

2. 不足　毛细管电泳存在的不足主要有：①由于进样量少，因而制备能力差。②由于毛细管直径小，使光路太短，用一些检测方法（如紫外吸收光谱法）时，灵敏度较低。③电渗会因样品组成而变化，进而影响分离重现性。

（蒋洪敏　龚道元）

第十节　其他电泳技术与设备

一、印迹技术

1975 年，E. Southern 将琼脂糖凝胶电泳分离的 DNA 片段在凝胶中进行变性使其成为单链，然后将硝酸纤维素（nitrocellulose，NC）膜平铺在凝胶上，膜上放置一定厚度的吸水纸，利用毛细管作用原理使凝胶中的 DNA 分子转移到 NC 膜上，使之固相化。载有 DNA 单链分子的 NC 膜就可以在核酸杂交反应液中与另一种带有标记的 DNA 或 RNA 分子进行杂交，具有互补序列的 RNA 或 DNA 就结合到存在于 NC 膜的 DNA 分子上，经放射自显影或其他检测技术就可以显现出杂交分子的区带。由于这种技术类似于用吸墨纸吸收纸张上的墨迹，因此称之为"blot"，译为印迹技术。这种印迹技术已经广泛用于 DNA、RNA、蛋白质的检测所以印迹技术又分为 DNA 印迹技术（Southern blot）、RNA 印迹技术（Northern blot）、蛋白质印迹技术（Western blot）。

1. DNA 印迹技术　DNA 印迹技术（DNA blot）为 E. Southern 首次应用，因此命名为 Southern blot。DNA 印迹技术的基本方法（图 7-30A）为：含 DNA 的样品经过限制性内切酶消化后，用琼脂糖电泳分离 DNA 片段，将含有不同大小 DNA 片段的凝胶置于变性溶液中，然后将凝胶中的变性 DNA 分子转移到 NC 膜上，完成转以后，将含有 DNA 片段的 NC 膜在 80℃ 的真空条件下加热或在紫外交联仪内处理，使 DNA 固定于 NC 膜上，使之固相化。DNA 印迹技术主要用于基因组 DNA 的定性和定量分析。

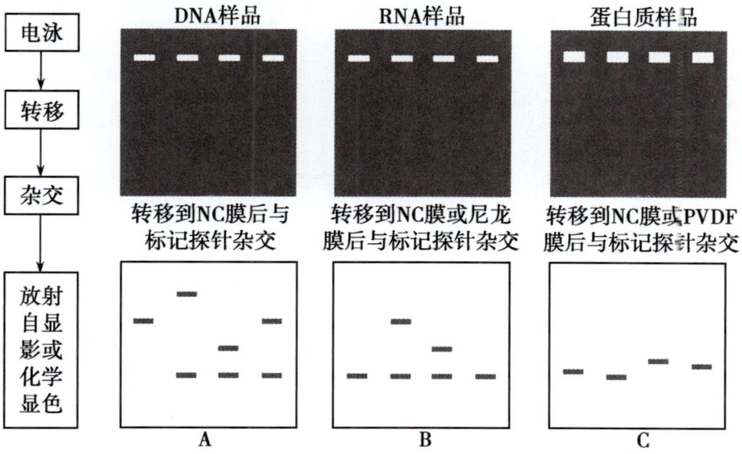

图 7-30　DNA 印迹、RNA 印迹和蛋白质印迹示意图

2. RNA 印迹技术　利用与 DNA 印迹技术类似的技术来分析 RNA 称为 RNA 印迹技术（RNA blot）。相对于 DNA 的 Southern blot，有人将 RNA 印迹技术称为 Northern blot，基本原理与 Southern blot 相同（图 7-30B）。RNA 的分子较小，在转移前无须进行限制性内切酶切割；RNA 变性方法与 DNA 不同，不能用碱变性，因为碱会导致 RNA 的水解。RNA 印迹技术主要用于检测组织或细胞中已知的特异 mRNA 和非编码 RNA 的表达水平，也可以用于比较不同组织和细胞中同一基因的表达情况。RNA 印迹技术检测 RNA 的敏感性较 PCR 法低，但是由于其特异性强，假阳性率低，所以仍然被认为是最可靠的 mRNA 和非编码 RNA 定量分析方法之一。

3. 蛋白质印迹技术　印迹技术不仅可用于检测 DNA 和 RNA，也可以用于蛋白质分析。蛋白质电泳后从胶中转移并固定在模型材料上，再与溶液中相应特定蛋白质相互结合进行定性和定量分析。最常用的特定蛋白质是抗体，因此也被称为免疫印迹（immunoblotting）。相对于 DNA 的 Southern blot，RNA 的 Northern blot，蛋白质印迹技术也称为 Western blot。

蛋白质印迹技术的基本方法为：需先将蛋白质样品经聚丙烯酰胺凝胶电泳按分子大小分离，再将蛋白质转移到 NC 膜或其他膜上。蛋白质转移方法以电洗脱或电转移最常用，而蛋白质的分析靠抗体来进行。特异性的抗体（称为第一抗体）先与转移膜上相应蛋白质结合，然后用碱性磷酸酶、辣根过氧化物酶标记或放射性核素标记的第二抗体（抗第一抗体的抗体）与之结合，再加入底物显色或放射自显影来检测蛋白质区带存在的信号，底物亦可与化学发光剂结合提高敏感度（图 7-30C）。蛋白质印迹技术用于检测样品中特异性蛋白质的存在，半定量以及用于蛋白质分子的相互作用研究等。

二、高压电泳

高压电泳（high voltage electrophoresis）是使用高压电场的电泳技术。高压电泳可提高电泳速度，短时间内就可达到分离目的。高压电泳广泛地用于核苷、核苷酸、氨基酸、多肽、糖、生物碱、有机酸等的分离，用凝胶电泳作核酸序列测定也常采用高电压。

高压电泳的工作原理同普通电泳。普通电泳的电压一般为 2~20V/cm，电泳时间需 1h 至数小时。但随着电泳时间延长，扩散现象越来越严重。因而，对于一些小分子的物质如核苷酸、氨基酸、多肽等在常压电泳中往往达不到分离的效果，高压电泳则能使分子量相近的物质充分地进行分离。在高压电泳中，电压可达到 50~200V/cm，高压电源达 1 500~10 000V，电流可达 50~400mA。电压越高，所需分离时间越短，在高压电泳中，一般只需较短的时间（数十分钟甚至数分钟）即可达到分离的目的。

高压电泳可提高电泳速度，但是电泳过程中产生大量焦耳热，所以需要减少发热量或增加散热方式保证高压电泳正常进行。减少发热量需要降低电流，会达不到分离的目的，一般可采用安装冷却散热装置的措施，降低热效应对电泳的影响。

（冷平　龚道元）

思考题

1. 电泳的影响因素有哪些？
2. 醋酸纤维薄膜电泳的注意事项有哪些？
3. 琼脂糖凝胶电泳的基本原理是什么？
4. 等电聚焦电泳的基本原理是什么？注意事项有哪些？
5. 聚丙烯酰胺凝胶聚合的原理是什么？
6. 不连续聚丙烯酰胺凝胶电泳的分离原理是什么？
7. 二维电泳的基本原理是什么？
8. 毛细管电泳的基本原理是什么？主要分为哪几类？常用的毛细管分离模式有哪些？
9. 毛细管电泳有哪些优缺点？
10. 印迹技术有哪些？

第八章

光谱分析技术与设备

物质与辐射能相互作用时，物质内部的电子、质子等粒子发生能级跃迁，记录由能级跃迁所产生的辐射能强度随波长（或相应单位）的变化，所得到的图谱称为光谱（spectra 或 spectrum）。由于原子和分子的结构不同，产生光谱的特征亦不相同，利用物质的光谱进行定性、定量和结构分析的方法称为光学分析（optical analysis）或光谱分析（spectral analysis）。

第一节　光的本质与光学分析的分类

光是能量的一种传播方式，是一种电磁波，在科学上的定义，是指从 γ 射线到无线电波的所有电磁波谱。

一、光的产生与传播

（一）光的产生

自身发光的物体称为光源。光源之所以发出光，是因为光源中原子、分子的运动。它的实质是原子核外电子得到能量跃迁到能级更高的轨道上，但其在这个轨道上不稳定，还要跃迁回来，电子跃迁回来释放出光子，即以光的形式向外释放能量；电子跃迁的能级不一致，释放出来的能量就不同，光子的波长会有差异，光的颜色也将不一样。光源中原子、分子的运动主要有三种方式：热运动、跃迁辐射（包括自发辐射和受激辐射），以及物质内部带电粒子加速运动时所产生的光辐射。

光源分类方式有很多。根据光源来源可分为自然光源（如太阳光）和人造光源（如激光）。依据发光原理可将光源分为热辐射发光、电致发光、光致发光、化学发光和生物发光等。如按照转换为光能的能量形式，可将光源分为冷光源和热光源，如由热能转化为光能的光源被称为热光源，而利用化学能、电能、生物能等激发出的光源称为冷光源。

（二）光的传播

光可以在真空、空气、水等透明的物质中传播，除真空外，光能通过的物质叫做（光）介质。光线在真空中或均匀介质中沿直线传播，在不均匀介质中如不均匀的空气、不同介质的界面处传播方向会发生改变。当一束光定位到物体上时，光会发生反射、折射、干涉以及衍射等现象。

光在真空或空气中传播速度为 3.0×10^8m/s，在其他介质中其传播速度小于在真空中传播的速度，如光在水中的速度为 2.25×10^8m/s。

二、电磁辐射与电磁波谱

（一）电磁辐射

光是一种电磁辐射（又称电磁波），是一种以巨大速度通过空间而不需要任何物质作为传播媒介的光量子流，它的基本单位是光子。光具有波动性和粒子性，即波粒二象性，既可把光看作是一种频率很高的电磁波，也可把光看成是一个粒子，如同波浪与水滴的关系。

1. **波动性**　光在传播中出现的反射、折射、干涉、衍射及偏振等现象表现为光的波动性。在描述光的波动性时我们经常用波长 λ（单位可为 m、cm、μm、nm 等）、波数 σ 和频率 v 来表示。波长 λ 是光在波的传播路线上具有相同振动相位的相邻两点之间的线性距离。波数 σ 是每厘米长度中波的数目，单位为 cm^{-1}。频率 v 是每秒内的波动次数，单位为赫兹（Hz）。波长、波数和频率的关系如下：

$$v=\frac{c}{\lambda}$$

$$\sigma=\frac{1}{\lambda}=\frac{v}{c}$$

式中：c 为光速，在真空中的传播速度为 3.0×10^8m/s

2. **粒子性**　光是一粒一粒以光速运动的粒子流，这种粒子称为光子或光量子。光的微粒性体现在吸收、发射、热辐射、光电效应、光压现象以及光的化学作用等方面。光子的能量与频率成正比，与波长成反比，具体关系如下：

$$E=h\nu=\frac{hc}{\lambda}=hc\sigma$$

式中：E 为光子的能量，单位常用焦耳（J）和电子伏特（eV）；h 是普朗克常数，其值为 $6.626\,2\times10^{-34}$ 焦耳秒（J·s）。

（二）电磁波谱

光是电磁波的一部分，从 γ 射线到无线电波都是电磁波，所有电磁波在性质上完全相同，仅波长或频率不同，即光子具有的能量不同。若把电磁辐射按波长顺序排列起来，就称为电磁波谱（electomagnetic spectrum），它包括了波长和能量的无限范围。表 8-1 表示电磁波谱辐射类型、波长范围、光谱类型及跃迁类型。

表 8-1 电磁波谱分区表

辐射类型	波长范围	光谱类型	跃迁类型
γ 射线	0.005～0.14nm	γ 射线光谱	核能级
X 线	0.01～10nm	X 线光谱	内层电子能级
远紫外光	10～200nm	真空紫外光谱	内层电子能级
近紫外光	200～400nm	紫外光谱	原子及分子的价电子或成键电子能级
可见光	400～760nm	可见光谱	原子及分子的价电子或成键电子能级
近红外光	0.76～2.5μm	红外光谱	分子振动能级
中红外光	2.5～50μm	红外光谱	分子振动能级和转动能级
远红外光	50～1 000μm	红外光谱	分子转动能级
微波	0.1～100cm	微波波谱	分子转动能级和电子自旋能级
无线电波	1～1 000m	磁共振波谱	磁场诱导核自旋能级

（三）电磁辐射与物质的相互作用

电磁辐射与物质之间的作用是多方面的，有物质与辐射之间的能量转移，有辐射速度的改变，也有辐射振动方向的改变等。运动着的分子、离子或原子依据各自的能级状态，能够吸收或辐射某些特定频率的辐射，也可能因受到某种方式激发后发射出一定频率的辐射。

1. 吸收与发射 当辐射通过固体、液体或其他透明介质时，如入射的电磁辐射能量正好与介质分子（或原子）基态与激发态之间的能量差相等，介质分子（或原子）就会选择性吸收这部分辐射能，从基态跃迁到激发态，该过程称为吸收；物质分子（或原子）从激发态跃迁至基态，并以光的形式释放出能量的过程，称为发射。

2. 光的反射、折射、衍射、干涉和拉曼散射 如入射的电磁辐射能量正好与介质分子（或原子）基态与激发态之间的能量差不相等，则电磁辐射不被吸收，分子（或原子）极化所需要的能量仅被介质分子（或原子）瞬间保留，然后被再发射，从而产生光的反射、折射、衍射、干涉、散射和拉曼散射等物理现象。

（1）光的反射与折射：光从介质 A 照射到介质 B 的界面时，一部分光在界面上改变方向返回到介质 A，称为光的反射；另一部分光则改变方向，以一定的折射角进入介质 B，此现象称为光的折射。

（2）光的衍射：当光波通过狭缝或者绕过障碍物时，将以 180° 向外辐射，波前进的方向发生弯曲，此现象称为衍射。

（3）光的干涉：在一定条件下，光波会发生相互作用，当其叠加时，将产生一个强度视各波的相位而定的加强或者减弱的合成波，称为干涉。当两个波长的光相位相差 180° 时，则发生相消干涉，如两个波的相位相同时，则发生最大相长干涉。

（4）光的散射：是指光子与介质分子之间发生弹性碰撞，在碰撞时没有能量交换，光的频率不变，但光的运动方向发生改变。

(5) 拉曼散射:是指光子与介质分子之间发生非弹性碰撞,在碰撞时有能量交换,光的频率发生改变,光的运动方向也发生了改变。

三、光学分析的分类

不同的能量的电磁辐射,与物质之间的相互作用机制不同,所产生的物理现象也不相同,由此建立了多种不同的光学分析方法(表 8-2)。

表 8-2　常用的光学分析方法

原理	分析方法
辐射的发射	①发射光谱法。②荧光光谱法。③火焰光度法。④放射化学法
辐射的吸收	①比色法。②分光光度法。③原子吸收法。④磁共振法。⑤电子自旋共振法
辐射的散射	①拉曼光谱法。②散射浊度法
辐射的折射	①折射法。②干涉法
辐射的衍射	①X 线衍射法。②电子衍射法
辐射的旋转	①偏振法。②旋光法。③圆二色谱法

(一) 光谱法与非光谱法

1. **光谱法光谱分析法**　是根据待测物质与辐射能发生作用时,测量由物质内部量子化能级之间的跃迁产生的吸收、发射和散射等辐射能的变化,如测量波长或强度的变化而进行定性定量和结构分析的方法。光谱分析法依据光谱特征分为吸收光谱分析法、发射光谱分析法和散射光谱分析法等基本类型。

2. **非光谱法**　是指当物质与辐射能相互作用时,不涉及物质内部能级的跃迁,即不以波长为特征信号,仅通过测量电磁波的某些基本性质如反射、折射、干涉、衍射和偏振等变化的分析方法。非光谱分析方法主要有折射法、旋光法、浊度法、X 线衍射法等。

(二) 原子光谱法与分子光谱法

1. **原子光谱法**　根据原子核外的电子在不同的电子能级间跃迁产生的原子光谱所建立起来的分析方法。原子光谱是由一条条明锐的彼此分离的谱线组成的线状光谱,每一条光谱对应于一定的波长。这种线状光谱只反映原子或离子的性质而与原子或离子来源的分子状态无关,所以原子光谱可以确定试样物质的元素组成和含量,但不能给出物质分子结构的信息。分析方法主要有原子吸收光谱法、原子发射光谱法、原子荧光光谱法、X 线荧光光谱法及穆斯堡尔光谱法等。药物分析领域常用的是原子吸收光谱法和原子荧光光谱法。

2. **分子光谱法**　根据分子中电子能级、振动能级和转动能级的变化产生的分子光谱所建立的分析方法。分子光谱是带状光谱,比原子光谱复杂得多,这是因为在分子中除了有电子运动外,还有组成分子的各原子间的振动以及分子作为整体的转动。分析方法主要有紫外-可见吸收光谱法、分子荧光光谱法、分子磷光光谱法、红外吸收光谱法等。

(三) 吸收光谱法、发射光谱法及散射光谱法

根据光的基本性质和它在传播能量过程中发生的变化和引起波长或传播方向的差异,将光谱分为吸收光谱、发射光谱和散射光谱三大类。

1. **吸收光谱法**　是根据物质的分子或原子吸收与其能级跃迁相应的能量后由基态或低能级态跃迁到高能态产生的吸收光谱所建立的分析方法。该类方法主要有分子吸收光谱法、原子吸收光谱法、磁共振波谱法等(表 8-3)。

表 8-3　常见吸收光谱法

方法名称	辐射源	作用物质	检测信号
穆斯堡尔(γ 射线)光谱法	γ 射线	原子核	吸收后的 γ 射线
X 线吸收光谱法	X 线 放射性核素	Z>10 的重金属原子的内层电子	吸收后透过的 X 线
原子吸收光谱法	紫外-可见光	气态原子外层电子	吸收后透过的紫外-可见光
紫外-可见吸收光谱法	远紫外光 5~200nm 近紫外光 200~360nm 可见光 360~760nm	具有共轭结构的有机分子外层电子和有色无机物价电子	吸收后透过的紫外-可见光

续表

方法名称	辐射源	作用物质	检测信号
红外吸收光谱法	近红外光 760~2 500nm（13 000~4 000cm^{-1}） 中红外光 4 000~400cm^{-1} 远红外光 50~500μm	低于 1 000nm 为分子价电子，1 000~2 500nm 为分子基团振动 分子振动 分子转动	吸收后透过的红外光
电子自旋共振波谱法	10 000~800 000MHz 微波	未成对电子	吸收
磁共振波谱法	60~900MHz 射频	原子磁共振量子	共振吸收

2. **发射光谱法** 根据物质的分子或原子吸收与其能级跃迁相应的能量后，由基态或低能级态跃迁到高能态，再返回到基态或低能态产生的发射光谱所建立的分析方法。根据发射光谱所在光谱区和激发方式不同，发射光谱分析法主要有分子发射光谱分析法、分子荧光光谱分析法、原子发射光谱分析法、原子荧光光谱分析法、化学发光分析法、γ 射线光谱法和 X 线荧光分析法等。化学发光分析法具有极高的灵敏度、选择性较好、仪器简单、分析速度快等优点，在临床上得到广泛应用，下面以它为例进行介绍。

化学发光是指在化学反应过程中，某些化合物（发光剂）吸收了反应过程中所产生的化学能后，从稳定的基态（较低能级）被激发到不稳定的激发态（较高能级），然后再返回到基态的过程中，多余的能量就以光子的形式释放出来。这一现象称为化学发光，利用化学发光现象对物质进行分析测定的方法称为化学发光分析法。一个化学反应要产生化学发光现象，必须满足以下条件：①该反应必须提供足够的激发能，并由某一步骤单独提供。②具备有利的反应过程，使化学反应的能量至少能被一种物质所接受并生成激发态。③激发态分子必须具有一定的化学发光量子效率释放出光子，或者能够转移它的能量给另一个分子使之进入激发态并释放出光子。

化学发光免疫分析法是将具有高灵敏度的化学发光测定技术与高特异性的免疫反应相结合所建立起来的分析方法，是继放射免疫分析、酶免疫分析、荧光免疫分析和时间分辨荧光免疫分析之后发展起来的一项新型免疫测定技术。根据化学发光方式不同，化学发光免疫试验分为直接化学发光免疫试验、化学发光酶免疫分析、电化学发光免疫试验和发光氧通道免疫试验等（表 8-4）。

表 8-4 四种不同种类化学发光免疫分析

	直接化学发光	酶促化学发光	电化学发光	发光氧通道
化学发光剂	吖啶酯	ALP/HRP	三联吡啶钌	感光颗粒
免疫反应模式	夹心法、竞争法	夹心法、竞争法	夹心法、竞争法	夹心法、竞争法
光信号	闪光	辉光	电激发闪光	激发光
反应速度	快速	较快速	快速	快速
影响结果的因素	少	较多	少	少
发光底物	$NaOH-H_2O_2$	金刚烷胺、鲁米诺	电激发	发光微粒
检测成本	高	低	高	低
均相/非均相反应	非均相	非均相	非均相	均相

化学发光分析测定的物质可以分为三类：第一类物质是化学发光反应中的反应物；第二类物质是化学发光反应中的催化剂、增敏剂或抑制剂；第三类物质是偶合反应中的反应物、催化剂、增敏剂等。这三类物质还可以通过标记方式用来测定其他物质，进一步扩大化学发光分析的应用范围。化学发光分析在临床上主要用于各种激素、肿瘤标志物、治疗性药物浓度检测、传染性疾病的筛查、出生缺陷的产前诊断、细胞因子等的临床测定。

3. **散射光谱法** 散射光是由于光子与物质分子之间相互碰撞使光子的运动方向发生改变而

产生的，光照射到物质上可发生弹性散射和非弹性散射。

（1）弹性散射：弹性散射的散射光是与激发光波长相同的成分，发生弹性散射的两个粒子仍保持原来的能量，如瑞利散射。

（2）非弹性散射：非弹性散射的散射光有比激发光波长长的和短的成分，发生非弹性散射的两个粒子中，能量高的粒子将部分能量传递给能量低的粒子，如拉曼散射。拉曼散射中频率减少的称为斯托克斯散射，频率增加的散射称为反斯托克斯散射。拉曼光谱技术以其信息丰富，制样简单，水的干扰小等独特的优点，在化学、材料、物理、高分子、生物、医药、地质等领域有广泛的应用。

（曹越　龚道元）

第二节　紫外-可见分光分析技术与仪器

在临床检验工作中，紫外-可见分光光度计法是历史悠久、应用最广泛的一种光学分析方法。它是利用被测物质对紫外可见光区辐射的吸收特征和吸收强度，对物质的组成进行定性和定量分析的一种分析方法，属于分子吸收光谱法。

一、单色光与复合光

一般人的眼睛所能接受的光的波长在 380~760nm 之间，即所谓的可见光范围。可见光振幅的大小产生明暗的变化，光波的长短产生光色的区别。不同波长的光呈现出的颜色各不相同，随着波长缩短和频率升高，依次为红、橙、黄、绿、青、蓝、紫。让一束白光射到玻璃棱镜上，光线经过棱镜折射以后就在另一侧面的白色屏上形成一条彩色的光带，其颜色的排列是靠近棱镜顶角端是红色，靠近底边的一端是紫色，中间依次是橙、黄、绿、青、蓝，这样的光带叫光谱，见图 8-1。光谱中只含有单一波长成分不能再分解出其他色光的光称为单色光。包含有两种或两种以上波长的光称为复色光，也称为复合光。自然界中的太阳光、日光灯和白炽电灯发出的光均是复色光。

白光（阳光、日光灯或白炽灯光等）是由不同颜色的光按一定强度比例混合而成的复合光。每种颜色的光具有一定的波长范围且呈渐变的带状光谱，如图 8-2。

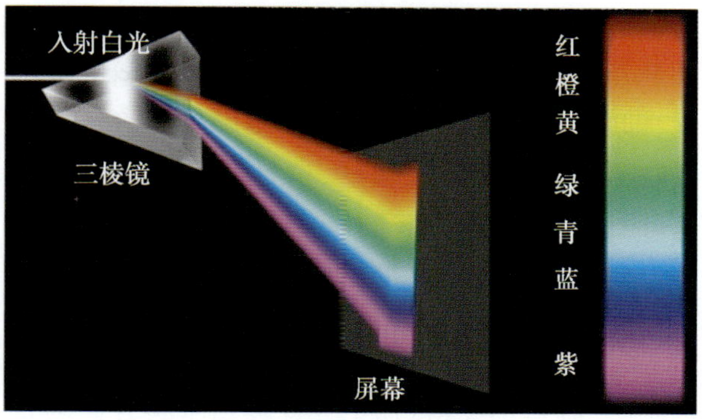

图 8-1　光的色散示意图

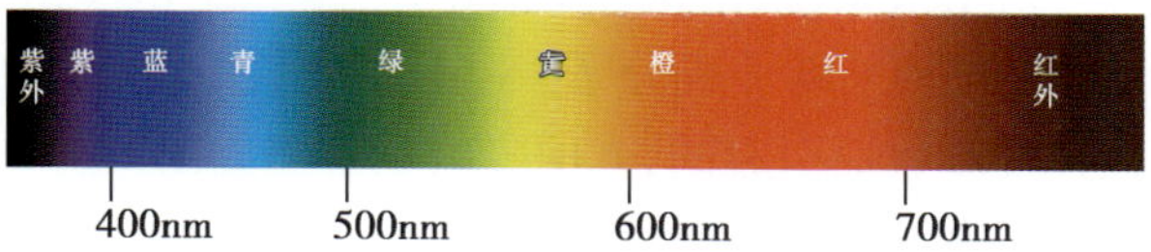

图 8-2　可见光光谱图

在光学中两种单色光以适当的比例混合而能产生白色感觉时，则这两种颜色就称为“互为补色”，例如蓝色光与黄色光是互补色光，将这两种光按一定强度和比例混合可得白色光。图 8-3 中，同一方向上对应的两种色光为互补色光。

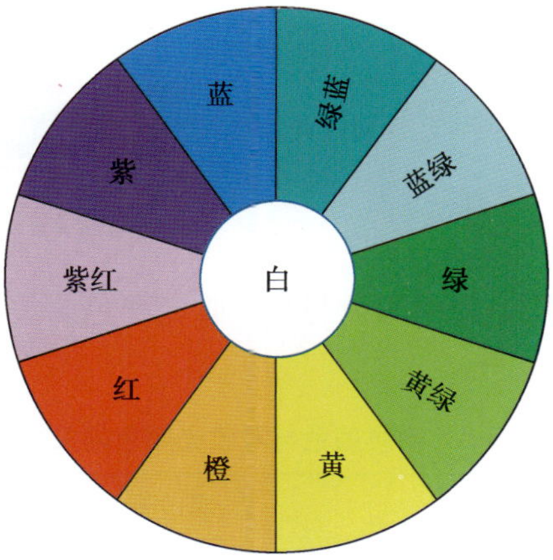

图 8-3　不同颜色的可见光及其互补色光

二、物质对光的选择性吸收与吸收曲线

（一）物质对光选择性吸收与物质颜色

物质的分子或离子团对可见光和紫外光区的光线具有选择吸收作用，即不同物质的分子能选择性地强烈吸收某一个或数个波带的光波，而对其他光波很少吸收或不吸收。这是由于分子、原子或离子的能级是量子化的、不连续的，只有光子的能量（$h\nu$）与被照射物质粒子的基态和激发态

能量之差相等时，才能被吸收。不同物质的基态和激发态能量差不同，选择吸收光子的能量也不同，即吸收的波长不同。因此，不同物质将选择性吸收不同能量的外来辐射，这是吸收光谱分析的基础。

对固体物质来说，当白光照射到物质上时，如果物质对各种波长的光完全吸收，则呈现黑色；如果完全反射，则呈现白色；如果对各种波长的光均匀吸收，则呈现灰色；如果选择性地吸收某些波长的光，则呈现反射或透射光的颜色。

对溶液来说，溶液呈现不同的颜色是由于溶液中的质点（离子或分子）对不同波长的光具有选择性吸收而引起的，光的吸收示意图如图 8-4。

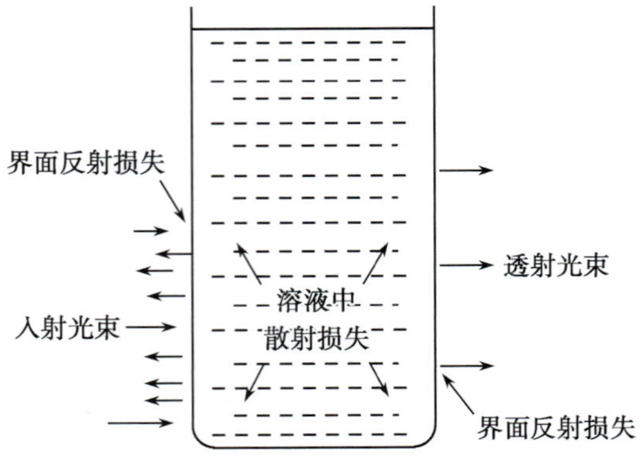

图 8-4 光的吸收示意图

若溶液选择性地吸收了白光中的一种或数种色光，则该溶液呈现吸收光的互补光。如 $CuSO_4$ 溶液选择性吸收了白光中的黄色光，故溶液呈蓝色。同理，当一束白色光通过溶液时，若溶液呈黑色，则表示溶液对白色光全部吸收；若溶液呈完全透明无色，则表示溶液对白光无吸收，所图 8-5 所示。

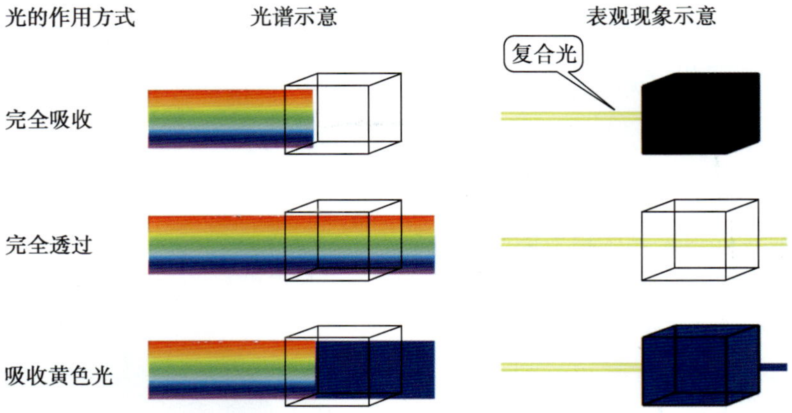

图 8-5 物质的颜色和光吸收关系示意图

物质呈现的颜色与其吸收光颜色的关系见表 8-5。

表 8-5 物质颜色与吸收光颜色的关系

物质颜色	吸收光	
	颜色	波长/nm
黄绿	紫	400~450
黄	蓝	450~480
橙	绿蓝	480~490
红	蓝绿	490~500
紫红	绿	500~560
紫	黄绿	560~580
蓝	黄	580~600
绿蓝	橙	600~650
蓝绿	红	650~750

（二）吸收曲线

有色溶液的颜色是被吸收光颜色的补色，对光吸收越多，则互补的颜色越深，比较溶液颜色深浅，实际上是比较溶液对光的吸收程度。任何一种溶液，对不同波长的光吸收程度是不等的，如果以不同波长的单色光作为入射光，测定某一物质的吸光度，然后以波长为横坐标，吸光度为纵坐标作图，可以得到一条曲线，即吸收光谱曲线，如图 8-6 所示。

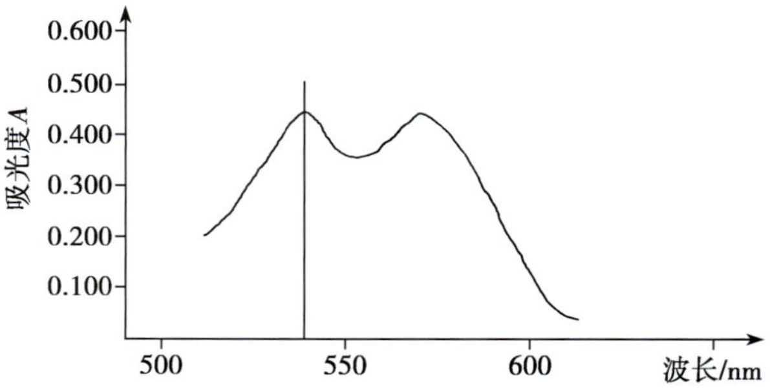

图 8-6 HbO_2 吸收光谱曲线

吸收光谱曲线的意义:①同一种物质对不同波长光的吸光度不同。吸光度最大处对应的波长称为最大吸收波长,用 λ_{max} 表示。②不同浓度的同一种物质,其吸收曲线形状相似,但 λ_{max} 不变。对于不同物质,它们的吸收曲线形状和 λ_{max} 则不同。③吸收曲线可以提供物质的结构信息,并作为物质定性分析的依据之一。④不同浓度的同一种物质,在某一定波长下吸光度 A 有差异,在 λ_{max} 处吸光度 A 的差异最大。此特性可作为物质定量分析的依据。⑤在 λ_{max} 处吸光度随浓度变化的幅度最大,所以测定最灵敏。吸收曲线是定量分析中选择入射光波长的重要依据。

三、紫外-可见吸收光谱的主要类型

分子的紫外-可见吸收光谱法是基于分子内电子跃迁产生的吸收光谱进行分析的一种常用的光谱分析法。分子在紫外-可见区的吸收与其电子结构紧密相关。紫外光谱的研究对象大多是具有共轭双键结构的分子。

(一) 有机化合物的电子跃迁和吸收带类型

1. 有机化合物电子跃迁　有机化合物的紫外吸收光谱,取决于分子中外层电子的性质。有机化合物分子中通常有三类电子,即形成单键的 σ 电子、形成不饱和键的 π 电子以及未参与成键的 n 电子(孤对电子)。处于基态的分子在吸收一定波长的光后,分子中的成键电子和非键电子可被激发跃迁至 σ^* 和 π^* 反键轨道。其跃迁类型主要有 $\sigma\to\sigma^*$、$n\to\sigma^*$、$\pi\to\pi^*$ 和 $n\to\pi^*$ 四种,其相对能量大小次序为:$\sigma\to\sigma^*>n\to\sigma^*>\pi\to\pi^*>n\to\pi^*$。此外有机化合物的电子跃迁还有电荷迁移跃迁。有机物最有用的吸收光谱是基于 $n\to\pi^*$ 和 $\pi\to\pi^*$ 跃迁而产生的。见图 8-7。

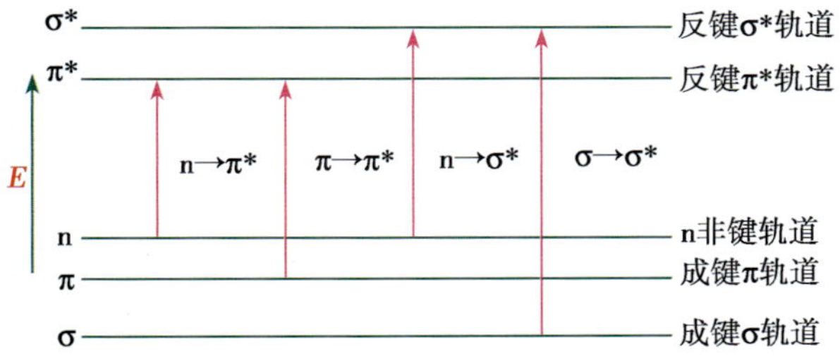

图 8-7　有机化合物吸收光谱能量跃迁轨道

(1) $\sigma\to\sigma^*$ 跃迁:所需能量最大,σ 电子只有吸收远紫外光的能量才能发生跃迁。饱和烷烃的分子吸收光谱出现在远紫外区(吸收波长 $\lambda<200$nm,只能被真空紫外分光光度计检测到),如甲烷的 λ_{max} 为 125nm,乙烷 λ_{max} 为 135nm。

(2) $n\to\sigma^*$ 跃迁:所需能量较大,吸收波长为 150~250nm,大部分在远紫外区,近紫外区仍不易观察到。含非键电子的饱和烃衍生物(含 N、O、S 和卤素等杂原子)均呈现 $n\to\sigma^*$ 跃迁,如一氯甲烷、甲醇、三甲基胺 $n\to\sigma^*$ 跃迁的 λ_{max} 分别为 173nm、183nm 和 227nm。

(3) $\pi\to\pi^*$ 跃迁:所需能量较小,吸收波长处于远紫外区的近紫外端或近紫外区,摩尔吸光系数 ε_{max} 一般在 10^4L/(mol·cm)以上,属于强吸收。不饱和烃、共轭烯烃和芳香烃类均可发生该类跃迁,如乙烯 $\pi\to\pi^*$ 跃迁的 λ_{max} 为 162nm,ε_{max} 为:1×10^4L/(mol·cm)。

(4) $n\to\pi^*$ 跃迁:需能量最低,吸收波长 $\lambda>200$nm。这类跃迁在跃迁选律上属于禁阻跃迁,摩尔吸光系数一般为 10~100L/(mol·cm),吸收谱带强度较弱。分子中孤对电子和 π 键同时存在时发生 $n\to\pi^*$ 跃迁,丙酮 $n\to\pi^*$ 跃迁的 λ_{max} 为 275nm,ε_{max} 为 22L/(mol·cm)(溶剂环己烷)。

2. 有机化合物的吸收带与分子结构的关系

(1) R 吸收带:R 带是由有机化合物的 $n\to\pi^*$ 跃迁产生的吸收带,它具有杂原子和双键的共轭基团,例如 C=O、—NO、—NO_2、—N=N—、—C=S 等。其特点是:$n\to\pi^*$ 跃迁的能量最小,处于长波方向,一般 λ_{max} 在 270nm 以上;但跃迁概率小,吸收强度弱,一般 $\varepsilon_{max}<10^2$L/(mol·cm)。

(2) K 吸收带:K 带是由共轭体系中的 $\pi\to\pi^*$ 跃迁产生的吸收带。其特点是:吸收峰的波长比 R 带短,一般 $\lambda_{max}>200$nm,但跃迁概率大,吸收峰强度大,一般 $\varepsilon_{max}>10^4$L/(mol·cm)。随着共轭体系的增长,π 电子云束缚更小,引起 $\pi\to\pi^*$ 跃迁需要的能量更小,K 带吸收向长波方向移动。K 吸收带是共轭分子的特征吸收带,借此可判断化合物中的共轭结构。K 吸收带是紫外光谱中应用最多的吸收带。

(3) B 吸收带:B 带是由苯环本身振动及闭合环状共轭双键 $\pi\to\pi^*$ 跃迁而产生的吸收带,是芳香族包括杂环芳香族的主要特征吸收带。其特点为:在 230~270nm 呈现一宽峰,且具有精细结构,$\lambda_{max}=255$nm,ε_{max} 约为 200L/(mol·cm),属于弱吸收,常用来识别芳香族化合物。需要注意的是,在极性溶剂中测定或苯环上有取代基时精细结构常常消失。

（4）E 吸收带：E 带也是芳香族化合物的特征吸收谱带，可以认为是苯环内三个乙烯基共轭发生时的 $\pi \to \pi^*$ 跃迁所产生的吸收带。E 带可分为 E_1 和 E_2 二个吸收带。E_1 带的吸收峰大约在 180nm［ε_{max}>10^4L（mol · cm）］；E_2 带约在 200nm［ε_{max}<7 000L/（mol · cm）］。E_1 和 E_2 带都属于强吸收。E_1 带是观察不到的，当苯环上有发色团取代且与苯环共轭时，E_2 带常常与 K 带合并，吸收峰向长波移动。例如苯乙酮的紫外分光光谱，见图 8-8：

- K 带：λ_{max}=240nm，ε_{max}=13 000L/（mol · cm）
- B 带：λ_{max}=278nm，ε_{max}=1 100L/（mol · cm）
- R 带：λ_{max}=319nm，ε_{max}=50L/（mol · cm）

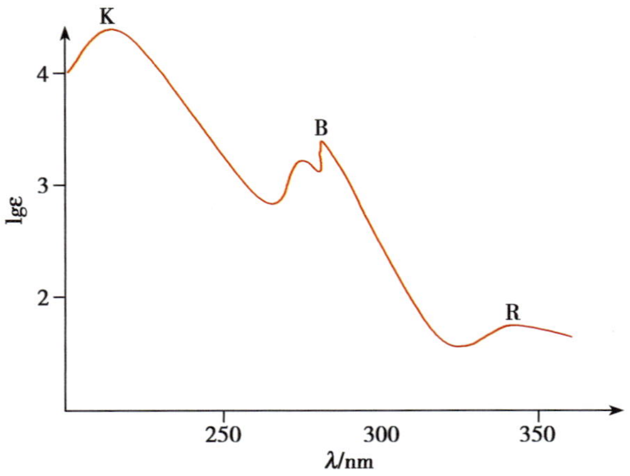

图 8-8 苯乙酮的紫外吸收光谱图（溶剂：正庚烷）

3. 常用术语

（1）生色团：在紫外和可见光区产生吸收带的基团称为生色团（chromophore）。因为只有由 $\pi \to \pi^*$ 和 $n \to \pi^*$ 跃迁才能产生紫外-可见吸收，而这两种跃迁均要求有机物分子中含有不饱和基团，所以这类含有 π 键的不饱和基团称为生色团。简单的生色团由双键或叁键体系组成，如乙烯基、羰基、亚硝基、偶氮基—N ═N—、乙炔基、腈基—C ≡N 等。

（2）助色团：有一些含有 n 电子的基团（如—OH、—OR、—NH_2、—NHR、—X 等），它们本身没有生色功能（不能吸收 λ>200nm 的光），但当它们与生色团相连时，就会发生 n-π 共轭作用，增强生色团的生色能力（吸收波长向长波方向移动，且吸收强度增加），这样的基团称为助色团（auxochrome）。如苯环的一个氢原子被一些基团取代后，苯环在 254nm 处的吸收带的最大吸收位置和强度就会改变。

（3）红移：某些有机化合物经取代反应引入含有未共用电子对的基团（—OH、—OR、—NH_2、—SH、—Cl、—Br、—SR、—NR_2）之后，吸收峰的波长将向长波方向移动，这种效应称为红移（red shift）效应。这种会使某化合物的最大吸收波长向长波方向移动的基团称为向红基团。

（4）蓝移（紫移）：在某些生色团如羰基的碳原子一端引入一些取代基之后，吸收峰的波长会向短波方向移动，这种效应称为蓝移（紫移）（blue shift）效应。这些会使某化合物的最大吸收波长向短波方向移动的基团（如—CH_2、—CH_2CH_3、—$OCOCH_3$）称为向蓝（紫）基团。

4. 影响吸收带的因素 吸收带的位置不是固定不变的，而是受分子中结构因素和测定条件等多种因素的影响，在较宽的波长范围内变动。其中分子结构的影响因素包括位阻效应和跨环效应，其核心是对分子中电子共轭结构的影响。而测定条件的影响因素包括溶剂的极性和体系的 pH。

（二）常见有机物紫外-可见吸收光谱

1. 饱和烃及其取代衍生物 饱和烃类分子中只含有 σ 键，因此只能产生 $\sigma \to \sigma^*$ 跃迁，即 σ 电子从 σ 成键轨道跃迁到 σ^* 反键轨道。饱和烃的最大吸收峰一般小于 150nm，已超出紫外、可见分光光度计的测量范围。

饱和烃的取代衍生物如卤代烃，其卤素原子上存在 n 电子，可产生 $n \to \sigma^*$ 的跃迁。$n \to \sigma^*$ 的能量低于 $\sigma \to \sigma^*$。例如，CH_3Cl、CH_3Br 和 CH_3I 的 $n \to \sigma^*$ 跃迁分别出现在 173nm、204nm 和 258nm 处，这些数据不仅说明氯、溴和碘原子引入甲烷后，其相应的吸收波长发生了红移，显示了助色团的助色作用。直接用烷烃和卤代烃的紫外吸收光谱分析这些化合物的实用价值不大，但是它们是测定紫外和/或可见吸收光谱的良好溶剂。

2. 不饱和烃及共轭烯烃 在不饱和烃类分子中，除含有 σ 键外，还含有 π 键，它们可以产生 $n \to \sigma^*$ 和 $\pi \to \pi^*$ 两种跃迁。$\pi \to \pi^*$ 跃迁的能量小于 $\sigma \to \sigma^*$ 跃迁。例如，在乙烯分子中，$\pi \to \pi^*$ 跃迁最大吸收波长为 180nm。

在不饱和烃类分子中，当有两个以上的双键共轭时，随着共轭系统的延长，$\pi \to \pi^*$ 跃迁的吸收带将明显向长波方向移动，吸收强度也随之增强。在共轭体系中，$\pi \to \pi^*$ 跃迁产生的吸收带又称为 K 带。

3. 羰基化合物 羰基化合物含有>C ═O 基团。>C ═O 基团主要可产生 $\pi \to \pi^*$、$n \to \sigma^*$、$n \to \pi^*$ 三个吸收带，$n \to \pi^*$ 吸收带又称 R 带，落于近

紫外或紫外光区。醛、酮、羧酸及羧酸的衍生物，如酯、酰胺等，都含有羰基。由于醛酮这类物质与羧酸及羧酸的衍生物在结构上的差异，因此它们 $n \rightarrow \pi^*$ 吸收带的光区稍有不同。

羧酸及羧酸的衍生物虽然也有 $n \rightarrow \pi^*$ 吸收带，但是，羧酸及羧酸的衍生物的羰基上的碳原子直接连接含有未共用电子对的助色团，如—OH、—Cl、—OR 等，由于这些助色团上的 n 电子与羰基双键的 π 电子产生 n-π 共轭，导致 π^* 轨道的能级有所提高，但这种共轭作用并不能改变 n 轨道的能级，因此实现 $n \rightarrow \pi^*$ 跃迁所需的能量变大，使 $n \rightarrow \pi^*$ 吸收带蓝移至 210nm 左右。

4. 苯及其衍生物　苯有三个吸收带，它们都是由 $\pi \rightarrow \pi^*$ 跃迁引起的。E_1 带出现在 180nm[ε_{max} = 60 000L/(mol · cm)]；E_2 带出现在 204nm[ε_{max} = 8 000L/(mol · cm)]；B 带出现在 255nm[(ε_{max} = 200L/(mol · cm)]。在气态或非极性溶剂中，苯及其许多同系物的 B 谱带有许多的精细结构，这是由于振动跃迁在基态电子上的跃迁上的叠加而引起的。在极性溶剂中，这些精细结构消失。当苯环上有取代基时，苯的三个特征谱带都会发生显著的变化，其中影响较大的是 E_2 带和 B 谱带。

5. 稠环芳烃及杂环化合物　稠环芳烃，如奈、蒽、芘等，均显示苯的三个吸收带，但是与苯本身相比较，这三个吸收带均发生红移，且强度增加。随着苯环数目的增多，吸收波长红移越多，吸收强度也相应增加。

当芳环上的—CH 基团被氮原子取代后，则相应的氮杂环化合物（如吡啶、喹啉）的吸收光谱，与相应的碳化合物极为相似，即吡啶与苯相似，喹啉与萘相似。此外，由于引入含有 n 电子的 N 原子的，这类杂环化合物还可能产生 $n \rightarrow \pi^*$ 吸收带。

（三）无机化合物的紫外-可见吸收光谱

在溶液中无机络合物的紫外-可见吸收光谱，其吸收带往往宽而少。一般由两类形式的跃迁所产生：配位场跃迁和电荷转移跃迁。

1. 配位体场吸收光谱/吸收带　配位体场吸收谱带指的是过渡金属水合离子或过渡金属离子与显色剂（通常是有机化合物）所形成的络合物在外来辐射作用下，由于吸收了适当波长的可见光（有时是紫外光），从而获得相应的吸收光谱。过渡金属络合物中，由于配位体的影响，中心离子的 d 轨道或 f 轨道能级发生分裂。当过渡金属络合物吸收了可见或紫外光区的某部分波长的光时，d 电子或 f 电子就可以从较低的能级跃迁到较高的能级，称为 d-d 跃迁或 f-f 跃迁，这种跃迁一般发生在可见光区。配位体场吸收光谱通常位于可见光区，强度弱，摩尔吸收系数 ε 约为 0.1～100L/(mol · cm)。

2. 电荷转移吸收光谱/吸收带　电荷转移吸收光谱指的是许多无机物（如：碱金属卤化物）和某些由两类有机化合物混合而得的分子络合物，它们在外来辐射激发下会强烈地吸收紫外光或可见光，从而获得的紫外-可见吸收光谱。在这一吸收过程中，实际上是发生了一个电子从体系的一部分（称为电子给予体）转移到体系的另一部分（称为电子接受体）的过程，因而这样获得的吸收光谱称为电荷转移吸收光谱。主要类型有：

（1）配位体→金属的电荷转移：例如 $[Fe(SCN)_6]^{3-}$ 呈深红色，在 490nm 附近有强吸收，这就是由于该络合物吸收了某波长的光，使一个电子从 SCN^- 的某一轨道跃迁到 Fe^{3+} 的某一轨道上。

（2）金属→配位体的电荷转移：产生这种电荷转移的必要条件是：①金属离子容易被氧化（处于低氧化态）。②配位体容易被还原，配位体具有空的反键轨道，可接受从金属离子转移出来的电子。

（3）分子络合物内部电荷转移：例如：在酒精介质中，将醌与氢醌混合，就可以得到美丽的醌氢醌暗绿色结晶，它的吸收峰在可见光区。

电荷转移吸收光谱的最大特点是：吸收强度大，摩尔吸收系数 ε 一般超过 10^4L/(mol · cm)。

3. 两种吸收谱带的区别　这类光谱一般位于可见光区。电荷迁移吸收产生的谱带较宽，吸收强度大，最大波长处的摩尔吸收系数 ε_{max} 可大于 10^4L/(mol · cm)。配位场跃迁产生的吸收谱带的摩尔吸收系数小，一般 $\varepsilon_{max}<10^2$L/(mol · cm)。

（四）影响紫外-可见吸收光谱的因素

1. 溶剂　同一样品的吸收峰峰位、吸收曲线形状在不同溶剂中可能不同，这可能是溶质与溶剂之间的相互作用引起的。溶剂选择的原则：①溶剂在选定波长范围内吸收要尽可能地小。②样品可以在溶剂中得到充分的溶解。③一般采用非极性溶剂（如：环已烷、四氯化碳和氯仿等），尤其是当吸收物质为极性分子时更应该如此。

2. 浓度　依据朗伯-比尔定律，它的适用范围是极稀的溶液（一般浓度<0.01mol/L）。

3. pH　它直接影响生成物的形成速率、结构和稳定性，故 pH 的变化不仅可以引起吸收峰的位移,还可以改变吸收曲线的形状。

4. 温度 显色反应与温度有很大关系,显色温度的确定,需要根据反应性质来加以选择。此外,温度对光的吸收和颜色的深浅均有影响,所以在绘制工作曲线和进行样品测试时,操作温度应尽量保持一致。

5. 共存离子的干扰

(1) 种类:①共存离子本身有颜色。②共存离子与显色剂反应生成有色化合物或沉淀。③共存离子与待测离子或显色剂作用,生成更稳定的无色络合物或发生氧化-还原反应,阻碍了待测离子与显色剂间的反应。

(2) 消除干扰的方法:①加入掩蔽剂。②改变干扰离子的价态。③选择最佳的显色条件以避免干扰。④选择适当的测定波长以消除干扰。⑤利用空白液抵消某些有色离子的干扰。⑥利用校正系数消除干扰。⑦预先分离被测离子与干扰离子。⑧利用被测物质(如:金属离子)能形成三元络合物的特点,提高显色反应的选择性。

6. 杂散光的影响 从单色器出口狭缝出来的单色光,除了所需要的单色光外,其他波长的光都叫杂散光。杂散光对测定结果的影响程度取决于光源的能量分布、试样的吸收特性以及检测器的波长灵敏特性。

四、朗伯-比尔定律与影响因素

朗伯-比尔定律(Lambert Beer)是吸收光谱法的基本定律,是说明物质对单色光吸收的强弱与吸光物质的浓度和厚度间关系的定律。Lambert定律说明吸光度与厚度间的关系,Beer定律说明吸光度与浓度的关系。

(一)朗伯-比尔定律

1. 透射比和吸光度 当一束平行的单色光透过任何均匀物质如溶液时,光的一部分被物质吸收,一部分透过溶液,一部分被器皿的表面反射。设入射光强度为I_0,吸收光强度为I_a,透射光强度为I_t,反射光强度为I_r,则:

$$I_0=I_a+I_t+I_r$$

在实际工作中,通常让强度为I_0的单色光在完全相同的条件下分别通过盛有样品液和空白溶液的吸收池,测定其透射光的强度。因为所用的吸收池的材料及厚度都是相同的,这样反射光强度I_r基本相同,其影响可以相互抵消,因此透光率与吸光度公式可简化为:

$$I_0=I_a+I_t$$

将透射光强度I_t与入射光强度I_0之比称为透光率或透光度,用T(transmittance)表示。

$$T=\frac{I_t}{I_0}$$

溶液的透光率越大,表示它对光的吸收越小;相反,透光率越小,表示它对光的吸收越大。物质对光的吸收程度,常采用"吸光度"(absorbance)表示,其定义为:

$$A=\lg\frac{1}{T}=\lg\frac{I_0}{I_t}$$

A值越大,表明物质对光的吸收越大,透光率和吸光度都是表示物质对光的吸收程度的一种量度,透光率以百分数表示,吸光度为无因次的常量。

2. 朗伯-比尔定律 实践证明,溶液对光的吸收程度与溶液的浓度、液层的厚度以及入射光的波长等因素有关。当入射光波长一定时,溶液对光的吸收程度只与溶液浓度和液层厚度有关。朗伯和比尔分别于1730年和1852年提出了光的吸收程度与溶液的浓度及液层厚度之间的定量关系,合并起来即成为Lambert-Beer(朗伯-比尔)定律。

(1) 朗伯定律:可表述为当用一种适当波长的单色光照射一固定浓度的溶液时,其吸光度与光透过的液层厚度成正比,即:

$$A=k'b$$

式中:b为液层厚度;k'为比例系数。朗伯定律对所有均匀介质都适用。

(2) 比尔定律:可表述为当用一种适当波长的单色光照射一溶液时,若液层厚度一定,则吸光度与溶液浓度成正比,即:

$$A=k''c$$

式中:c为溶液浓度,k''为比例系数。比尔定律并不是对所有的吸光溶液均适用,很多因素都可能导致吸光度不能严格地与溶液的浓度成正比。如果溶液的浓度和透光液层厚度是不固定的,就必须同时考虑c和b对吸光度的影响。

$$A=kbc$$

式中:k为吸光系数,与吸光物质的本性、入射光波长、溶剂及温度等因素有关。

表述为:当用一种适当波长的单色光照射一

溶液时，吸光度与溶液浓度及液层厚度的乘积成正比。适用于均匀、非散射介质，但不适用于非单色光和浓度大的溶液。

$$A=\lg\frac{1}{T}=\lg\frac{I_0}{I_t}=kbc$$

当溶液中有多种吸光物质时，总吸光度等于吸收介质内各吸光物质吸光度的总和，即吸光度具有加和性，这是进行多组分光度分析的理论基础。

3. **吸光系数** 吸光系数的物理意义是：吸光物质在单位浓度及单位厚度时的吸光度。在一定条件下（单色光波长、溶剂、温度等），吸光系数是物质的特性常数，同两个能级的跃迁概率有关。不同物质在同一波长的单色光照射下，具有不同的吸光系数，常作为定性分析的依据。当厚度一定时，吸光度与浓度呈线性关系，吸光系数就是斜率，这是定量分析的依据。吸光系数越大，灵敏度越高。

吸光系数常有三种表示方式：

（1）摩尔吸光系数 ε：当溶液浓度以 mol/L 表示时，液层厚度的单位为 cm 时，吸光系数表示为摩尔吸光系数 ε。摩尔吸光系数 ε 的意义是浓度为 1mol/L 的溶液，厚度为 1cm 时的吸光度。ε 的单位是 L/(mol · cm)。

$$A=\varepsilon bc$$

（2）吸光系数 a：当溶液浓度以 g/L 表示时，液层厚度的单位为 cm 时，吸光系数 k 表示为吸光系数 a。a 的单位是 $L\cdot g^{-1}\cdot cm^{-1}$。

$$A=abc$$

摩尔吸光系数 ε 与吸光系数 a 的关系为：

$$\varepsilon=M\times a$$

公式中：M 为被测物质的摩尔质量。

（3）百分吸光系数或称比吸光系数 $E_{1cm}^{1\%}$：其意义是指浓度为 1%（w/V）的溶液，厚度为 1cm 时的吸光度。$E_{1cm}^{1\%}$ 与 ε 和 a 的关系为：

$$E_{1cm}^{1\%}=10a=10\times\frac{\varepsilon}{M}$$

一般物质 ε 值大于 1×10^4 属于灵敏度较高，ε 值小于 1×10^3 属于灵敏度较低。

（二）偏离朗伯-比尔定律的因素

在一个均匀的体系中，当吸光物质的浓度不变时，吸光度 A 与液层厚度 b 之间的线性关系是普遍成立的。但在实际工作中，吸光度 A 和浓度 c 之间的线性关系有时会失效，它是一个有限的定律。引起朗伯-比尔定律发生偏离的因素主要有：

1. **吸光物质的浓度** 朗伯-比尔定律通常只适用于稀溶液。当浓度 $c>0.01$mol/L 时，吸光粒子间彼此靠近，粒子的电荷分布发生改变，从而影响每个粒子独立吸收特定波长光的能力，导致对比尔定律的偏离。当浓度 $c<0.01$mol/L 时，一般对分子间的相互影响可忽略不计。

2. **工作曲线** 根据朗伯-比尔定律，当波长和强度一定的入射光通过光程长度固定的有色溶液时，吸光度与有色溶液浓度成正比。通常在比色分析及可见光分光光度分析中，需要绘制标准曲线（工作曲线），即在固定液层厚度及入射光的波长和强度的情况下，测定一系列不同浓度标准溶液的吸光度，以吸光度为纵坐标，标准溶液浓度为横坐标作图，这时应得到一条通过原点的直线，该直线称为标准曲线或工作曲线。

在溶液浓度较高时，标准曲线不一定为直线，如图 8-9 所示。

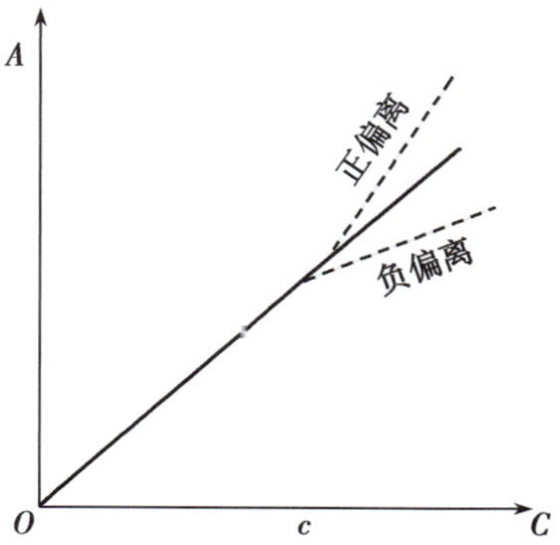

图 8-9 分光光度工作曲线

3. **非单色光引起的偏离** 朗伯-比尔定律是以单色光作入射光为前提推导出来的。在实际工作中，分光光度计是由滤光片或单色器从连续光谱中分离出来的一小段波长范围的复合光，这就可能造成对比尔定律的偏离。为了保证测定有较高的灵敏度，通常选择吸光物质的最大吸收波长 λ_{max} 作为分析用波长。在 λ_{max} 处，曲线一般较为平坦，吸光系数变化不大，对朗伯-比尔定律的偏离程度较小。

4. **光的散射** 当试样有胶体、乳浊液或悬浮物质存在时，入射光通过溶液后，有部分光会因散射而损失，使吸光度增大，导致对光吸收定律的偏离。质点的散射强度是与入射光波长的四次方成正比,所以散射对紫外光的测定影响较大。

5. **光的折射** 溶液的折射率随其浓度的变化而变化,而溶液的吸光系数和溶液的折射率有关。所以,当测定溶液浓度相差较大时,引起折射率明显变化,造成吸光系数随之而改变,导致偏离比尔定律。在实际工作中,当浓度 $c<0.01$mol/L 时,折射率基本不变,这一影响可以忽略。

6. **化学因素引起的偏离** 朗伯-比尔定律的基本假设,除要求入射光是单色光外,还假设吸收粒子是独立的,彼此之间无相互作用,因此稀溶液能很好地服从该定律。在高浓度时(通常 $c>0.01$mol/L)由于吸收组分粒子间的平均距离减小,以致每个粒子都可影响其邻近粒子的电荷分布,这种相互作用可使它们的吸光能力发生改变。另外,被测组分在测定试液中发生离解、缔合、光化学或互变异构等作用时,可能使被测组分的浓度发生变化,导致对比尔定律的偏离。

7. **仪器因素** 仪器光源不稳定、实验条件的偶然变动问题,都会给测定带来一定的误差,导致对光吸收定律的偏离。

五、紫外-可见分光光度计

紫外-可见分光光度计(ultraviolet-visible spectrophotometer)是在紫外可见光区任意选择不同波长的光来测定吸光度的仪器。

(一)基本结构

紫外-可见分光光度计商品仪器类型很多,质量差别悬殊,但基本原理相似。其仪器的组成如图 8-10 所示。光度计基本部件由:光源、单色器、吸收池、检测系统和信号显示系统构成。

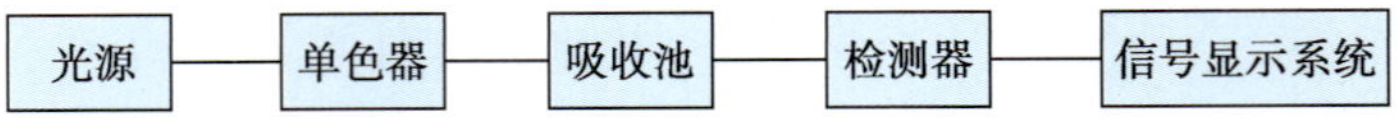

图 8-10 紫外-可见分光光度计结构示意图

1. **光源** 光源是提供入射光的装置。不同类型的分光光度计根据需要配有不同的光源,但对光源有两个基本要求:①在所需波长范围的光谱区域内发射连续光谱。②有足够的辐射强度并能长时间稳定。这通常需要用稳压电源对光源供电,所以在光源系统中也包含稳压电源装置。在紫外-可见分光光度计中,常用的光源有钨灯或卤钨灯、氢灯或氘灯、汞灯等多种。

(1) 钨灯和卤钨灯:是紫外-可见分光光度计使用最多的光源之一,其发出光的波长范围是 330~2 500nm,是连续光谱,需单色光器进行分光;由于紫外光区较窄,仅为 330~400nm,所以钨灯或卤钨灯不适用于紫外分析。钨灯和卤钨灯所用的电源是直流恒压电源,输出电压为 8~15V,输出电流为 2~3A。

1) 钨灯:钨灯的优点是造价低廉、使用寿命较长(10 000h)、容易更换;其缺点是钨丝在点燃时不断蒸发出钨原子,不但会使灯丝变细、寿命变短,还会沉积在灯泡内壁上,使灯泡透光率越来越弱,严重时,灯泡内壁发黑,无法使用。出现灯泡壁发黑时应及时更换,注意选用同型号灯泡,若无同型号的灯泡,更换后要调节灯座位置使焦距达到技术要求。

2) 卤钨灯:卤钨灯是在钨灯中加入适量的卤素或卤化物而制成,其发出光的波长范围与钨灯相同,但克服了钨原子的蒸发的缺点,使用寿命进一步延长。常见的卤钨灯有碘钨灯和溴钨灯,其稳定性较好,常用作可见分光光度计的光源。

(2) 氢灯和氘灯:是紫外-可见分光光度计的紫外光源,其发出光的波长范围是 150~400nm,是连续光谱,需用单色光器进行分光。氘灯的灯管内充有氢的同位素氘,其光谱分布与氢灯类似,但发光强度比氢灯高 3~5 倍。氢灯和氘灯的灯管没有石英玻璃窗,但有固定的发射方向,安装时必须仔细辨认,接触灯管时应戴手套以防留下污迹。氢灯和氘灯采用直流稳压电源供电,电源电压包括三部分:①预热电压,12V±1V。②触发电压,200~600V。③工作电压,75V±15V。

(3) 汞灯:汞灯发射的是离散线光谱,在 254~734nm 范围内产生一系列谱线,能量绝大部分集中在 253nm 波长处。汞灯主要用作紫外检测器或荧光分析仪的光源。在分光光度计中可利用汞灯的几条特征谱线来校正分光光度计单色器的波长精度。

2. **单色器** 单色器(monochromator)是将来自光源的复合光分解为单色光并分离出所需波段光束的装置,是分光光度计的关键部件。主要由入射狭缝、色散元件、准直镜和出射狭缝组成,见图 8-11。入射狭缝的作用是限制杂散光进入;色散元件的作用是将复合光分解为单色光,有棱镜和光栅两种;准直镜的作用是将来自色散元件的平行光束聚集在出射狭缝上;出射狭缝的作用是将固定波长范围的光射出单色器,可以限制通带宽度。单色器的性能直接影响射出光的纯度，从而影响测定的灵敏度和测定结果的准确性。单色器质量的好坏，主要取决于色散元件的质量。单色器光路示意图如图 8-11 所示。早期的仪器色散元件多采用棱镜，近年多用光栅，特别是采用激光全息技术生产的全息光栅质量更高，已得到普遍采用。

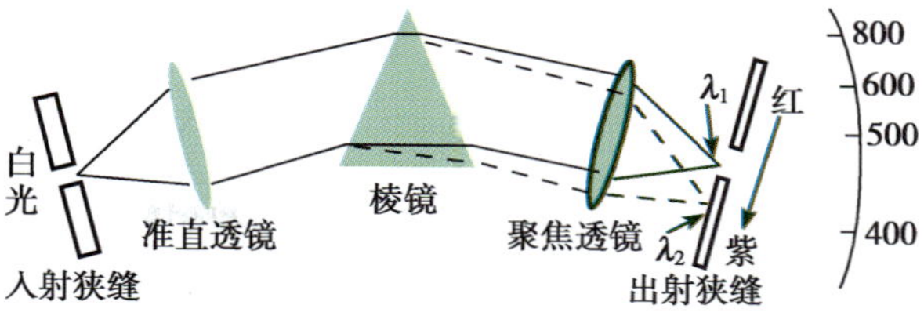

图 8-11 单色器光路示意图($\lambda_2>\lambda_1$)

知识拓展

光栅和全息光栅(holographic grating)：光栅是由大量等宽、等间距的平行狭缝(或反射面)构成的光学元件，根据原理分为投射光栅和发射光栅两种，按照制作方法可分为机制光栅和全息光栅两种。全息光栅是利用全息照相技术，将激光产生的干涉条纹在干板上曝光，经显影定影制成全息光栅。通常在 1cm 内刻有成千上万条透光狭缝，相当于多光束干涉，光栅形成的光谱线尖锐、明亮。

全息照相技术是 1948 年 Dennis Gabor 为了提高电子显微镜的分辨本领而提出的。“全息”是指物体发出的光波的全部信息：既包括波长(颜色)、振幅(光强)和相位(物点的位置)。全息照相技术是利用干涉和衍射的原理将物体发射的光波以干涉条纹的形式记录下来，再在一定的条件下再现，形成与原物体完全相似的空间像。由于全息照相不但记录了入射光波的强度，也记录了入射光波的相位，成像十分逼真并具有立体效果。

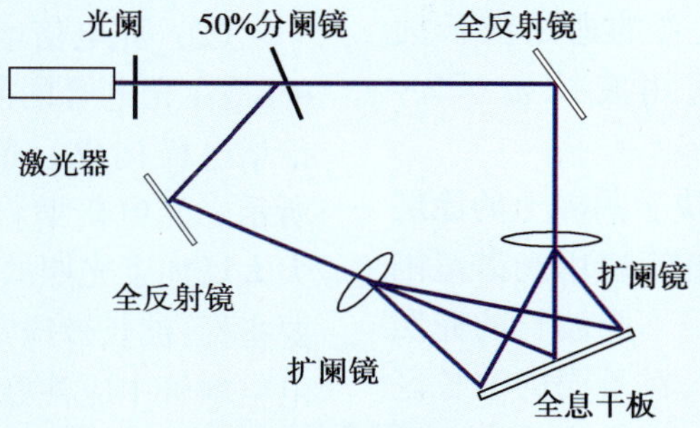

全息光栅光路图

3. 吸收池　吸收池(absorptioncell)又被称为比色皿、比色杯、样品池或液槽等，是用来盛放被测溶液的器件，同时也决定着透光液层厚度、特定波长光的透光度等多种参数，应具有良好的透光性和较强的耐腐蚀性。在可见光范围内，常用无色光学玻璃或塑料制作；在紫外区，需用能透过紫外线的石英玻璃或蓝宝石制作。

根据工作需要，吸收池可设计成不同几何形状，多数为四棱柱状，由两个相对的透光面和两个相对的非透光面组成，两透光面之间的距离称为吸收池光程。由于光程决定液层厚度，同一套吸收池的厚度应严格保持一致，其透光面的透射、反射、折射亦应保持一致，否则，将影响测定的准确度。对新启用的吸收池，应进行校正，使用同一种溶液在所选波长下测定，其透光度相差应在 0.5%之内。指纹、油污及池壁上的沉淀物都会影响吸收池的透光性能，使用前后必须清洗干净。

由吸收定律可知，被测物质的量一定时，被测量的体积越小(浓度越大)，光程越长，测得的吸光度越大。因此，可以通过改变吸收池的几何形状，使每单位光程所占的溶液体积尽可能小，即“光程/体积比”尽可能大。例如，采用微型吸收池或多光路吸收都可以提高“光程/体积比”。

多光路吸收池(multiple-path absorption cell)：为了从有限的被测溶液得到尽可能大的吸光度，在吸收池壁上装有反射镜，光线在吸收池中经过多次反射后才离开吸收池。由于增加了有效光程，因此大大提高了测定的灵敏度，如图 8-12 所示。

4. 检测器　把光信号转换为电信号的装置称为检测器，又称为光电转换器，要求具备下列基本条件：产生的电信号与照射到它上面的光强度有恒定的函数关系；接收光的波长范围大；灵敏度高；响应速度快，一般要求小于 10^{-8}s；产生的电信

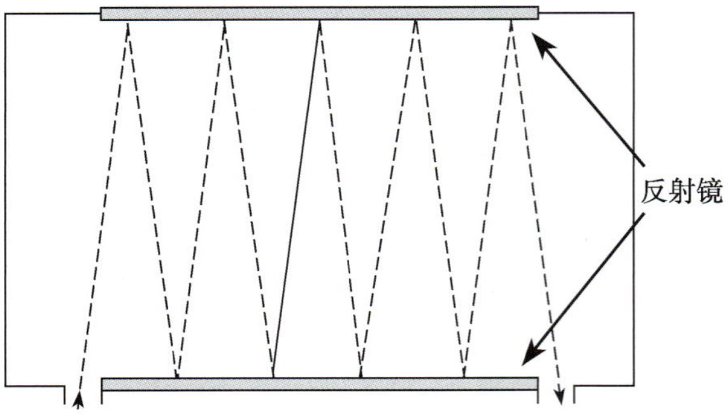

图 8-12 多光路吸收池

号易于检测、放大，噪声低。用于紫外-可见分光光度计上的检测器种类较多，有光电管、光电倍增管或光电二极管阵列等。

（1）光电管：光电管（phototube）是利用碱金属的外光电效应制成的光电转换元件，按电极结构不同可分为中心阳极式、中心阴极式和平行平板式；按管内充气与否又可分为真空光电管与充气光电管。按使用范围不同分为紫敏光电管和红敏光电管两种，紫敏光电管的适用波长为200～625nm，红敏光电管的适用波长为625～1 000nm。

光电管的光谱响应特性取决于阴极上的涂层材料，不同阴极材料制成的光电管使用光谱范围不同。即使是同一光电管，接受不同波长的光照射灵敏度也是不一样的。因此，在不同的波长区域测定光谱辐射应选用不同类型的光电管。

光线照射到阴极凹面上的对光敏感的碱金属或碱金属氧化物，这些金属物质即发射电子，如图8-13 所示。光强度愈大，发射电子愈多。电子被较高正电位的阳极所收集而产生电流。光电流的大小与光强度相关，而与所施加的电压无关。由于光电流太小，需经信号放大后才能测定。

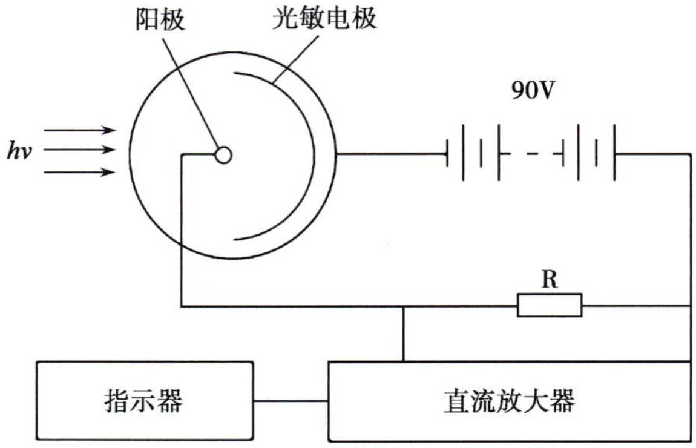

图 8-13 光电管示意图

（2）光电倍增管：光电倍增管（photomultiplier）是在光电管的阴极和阳极之间增加了若干个倍增电极构成。光电倍增管的原理图如图 8-14 所示。光电倍增管灵敏度比光电管高 200 多倍，大大增加了光照的灵敏度。光电倍增管有三个重要指标：波长效应、灵敏度和噪声水平。在使用光电倍增管中应注意合适的输出阻抗、性能优良的负高压电源、合适的工作环境及适当的工作状态。

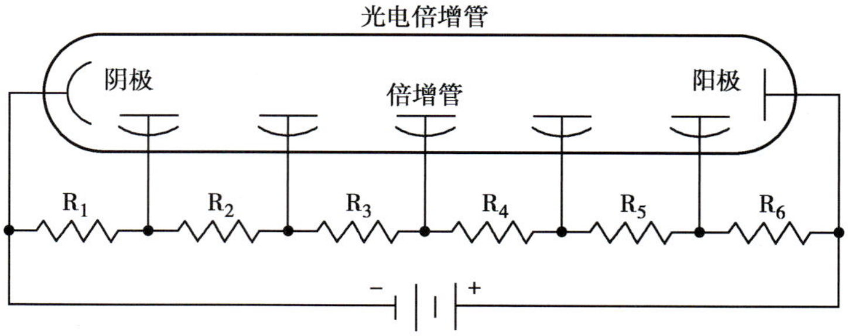

图 8-14 光电倍增管原理图

（3）光电二极管阵列：光电倍增管检测器只能一次检测一个波长的光强度，而光电二极管阵列（photodiodearay）检测器为多道光检测器，可同时检测多个波长的光强度。光电二极管阵列是由很多硅二极管并联而成，每一个二极管检测器只检测某一波长的光。

5. 信号显示系统 信号显示系统（signal aspect and indication）是把放大的信号以适当的方式显示或记录下来的装置。常用的信号显示装置有指针显示、LD 数字显示、VGA 屏幕显示和计算机显示四种类型。目前，许多紫外-可见分光光度计装配有计算机系统和相应的软件，既可以对分光光度计进行操作控制，也可将检测数据直接显示在显示屏上，并对数据进行记录、处理。可在打印机上直接打印，也可将数据传送至网络计算机。

（二）紫外-可见分光光度计类型

紫外-可见分光光度计可以按仪器的使用光波长分类，也可按仪器的光学系统分类。按使用波长分类可分为：紫外分光光度计（1~200nm）、可见分光光度计（360~800nm）、紫外-可见分光光度计（200~1 000nm）、紫外-可见-红外分光光度计（200~2 500nm）等。按光学系统分类可分为：单光束分光光度计、双光束分光光度计、双波长分光光度计、双波长-双光束分光光度计、动力学分光光度计等。根据目前分光光度计的应用情况，主要介绍单光束、双光束和双波长三种分光光度计。

1. **单波长单光束分光光度计** 该分光光度计的设计原理和结构具有以下特点：①单光束光路，从光源到试样至接收器只有一个光通道，使用中依次对参考样品和待测样品进行测定，再将两次测定数据进行比较、计算，获得最终结果。②只有一个色散元件，工作波长范围较窄。③通常采用直接接收放大显示的简单电子系统，用电表或数字显示。这类分光光度计有直读式和调零式（电位补偿式）两种。单光束直读式仪器是最简单的分光光度计型式。国内普遍使用的 721 型和 722 型分光光度计就属于本类型的仪器，波长范围为 360~800nm。见图 8-15。

这类分光光度计的特点是：结构简单，价格便宜。主要适用于定量分析，不适用于作定性分析。另外，结果受电源的波动影响较大。

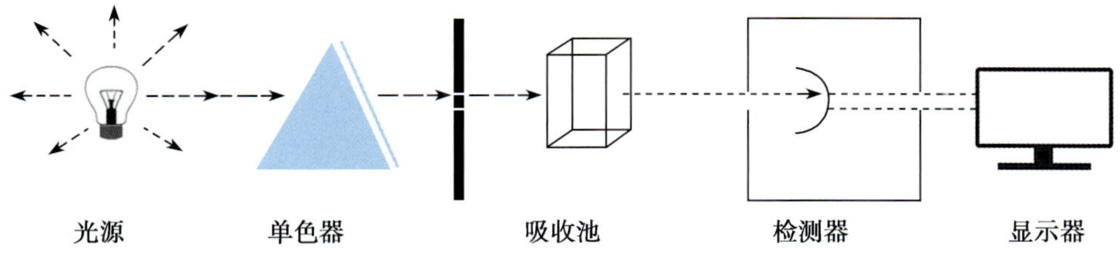

图 8-15 单波长单光束分光光度计结构示意图

2. **单波长双光束分光光度计** 双光束分光光度计在单色器的出射狭缝合样品吸收池之间增加了一个光束分裂器或斩波器，作用是以一定的频率将一个光束交替分成两路，使一路经过参比溶液，另一路经过样品溶液，然后由一个检测器交替接收或由两个检测器分别接收两路信号，以求能有效地提高分辨率和降低杂散光，还可自动补偿检测时因条件的随机变化（如温度变化、电源电压波动、放大器增益变化、仪器扫描和记录系统的间隙变化等）或样品中非测定组分的干扰所引起的影响，比单光束分光光度计使用更方便、准确，消除干扰减少误差，并可以做全波段光谱扫描，见图 8-16。

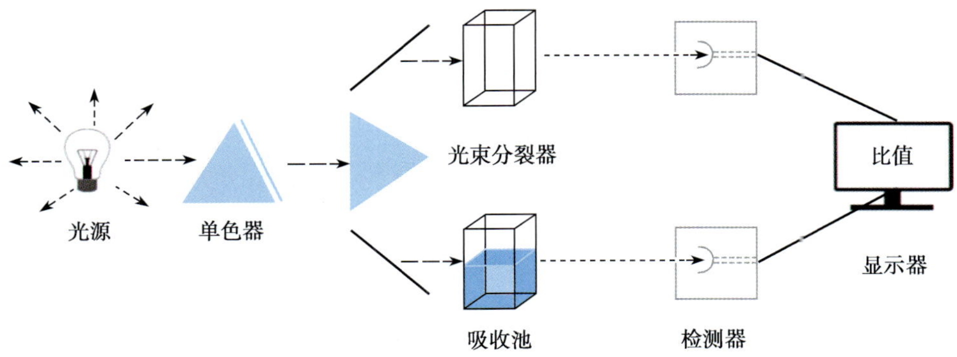

图 8-16 单波长双光束分光光度计结构示意图

单光束分光光度计每换一个波长都必须用空白进行校准，且对光源和检测系统的稳定性要求较高。而双光束分光光度计可自动比较透过参比溶液和样品溶液的光的强度，不受光源（电源）变化的影响。双光束分光光度计还能进行波长扫描，并自动记录下各波长下的吸光度，能快速得到试液的吸收光谱，所以能用于定性分析。这类分光光度计是目前国内外使用最多、性能较为完善的分光光度计。常见仪器有：国产 710 型、730 型、740 型、日立 340 型、岛津 UV-2501 型、PE 的 Lambda 系列、HP 的 8453 型等。

3. **双波长分光度计** 双波长分光光度计的基本工作原理：同一光源发出的光被分为两束，分别经两个单色器分光后得到两束不同波长（λ_1，

λ_2)的单色光,经切光器使两束光以一定频率交替照射同一样品,然后经过检测器显示出两个波长下的吸光度差值(ΔA)。当试样溶液混浊或背景吸收大或共存组分的吸收光谱相互重叠有干扰时,宜采用双波长分光光度法进行测定。双波长分光光度计光路如图 8-17 所示。

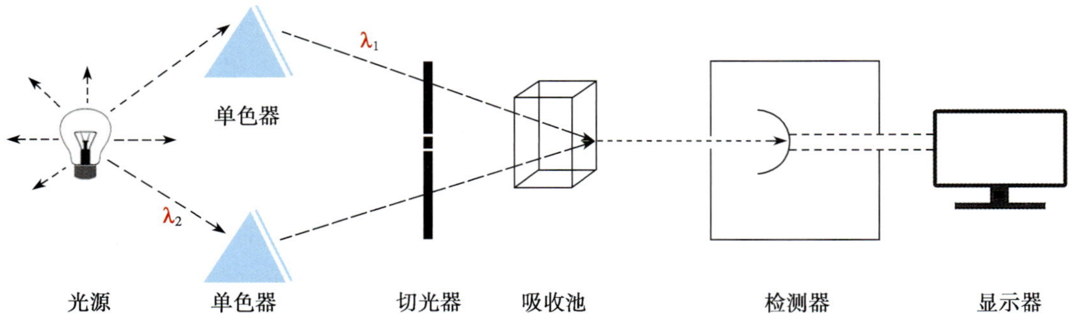

图 8-17 双波长紫外-可见分光光度计光路图

从光源发出的光经过单色器后得到不同波长的两束光,利用切光器使两束光以一定的频率交替通过同一吸收池达到检测器,由测量系统显示出两个波长下吸光度的差值。

双波长分光光度计常采用等吸收点法和系数倍率法等进行含有干扰组分在的定量分析。

双波长分光光度计不用参比溶液,只用一个待测溶液,能较好地解决由于非特征吸收信号(如试样的浑浊、吸收池与空气界面以及吸收池与溶液界面的折射差别等)影响而带来的误差,大大提高检测的准确度。可用于微量成分的测定,也可用于含有干扰的多组分混合物,不经分离可直接进行各组分的分析,对生物材料、医药、食品等试样的分析具有特殊重要意义。双波长分光光度计还可进行痕量分析、高含量测定、浑浊样品测定、多组分样品测定等。双波长分光光度计还设有工作方式转换机构,能很方便地转变成单波长双光束分光光度计。

(三) 主要光学性能指标与评价

1. 主要光学性能指标

(1) 波长范围:指仪器所能测量的波长范围,通常为 200~800nm。

(2) 波长准确度:波长准确度也称为波长精度,是指仪器波长指示器上所指示的波长值与仪器实际输出的波长值之间的符合程度,可用两者之差来衡量其准确性。

波长误差对测量结果有很大影响,可以造成定量分析的误差,使定性分析和结构分析出现判断错误。在仪器安装完毕或使用一段时间后要进行检查波长校正。波长校正应该覆盖整个波长范围的不同区域,不能只针对个别波长点进行校正。近年来生产的高档紫外-可见分光光度计通常都有自检和波长自动校准系统,可按仪器使用说明书规定的方法进行校正。

(3) 波长重复性:是指在对同一个吸收带或发射线进行多次测量时,峰值波长测量结果的一致程度,通常取测量结果的最大值与最小值之差来衡量。

(4) 狭缝或谱带宽:光谱带宽(spectral band width)是指从单色器射出的单色光(实际上是一条光谱带)最大强度的 1/2 处的谱带宽度,它与狭缝宽度、分光元件、准直镜的焦距有关,可以认为是单色器的线色散率的倒数与狭缝宽度的乘积。光谱带宽用测量钠灯的发射谱线如钠双线(589.0nm 和 589.6nm)宽度的方法来测量,由于元素灯谱线本身的宽度远小于单色器的宽度,故测得的光谱带宽可以认为就是单色器的光谱带宽。

(5) 分辨率:分光光度计的分辨率指仪器对于紧密相邻峰的可分辨的最小波长间隔,反映仪器分辨吸收光谱微细结构的能力,是衡量仪器性能的综合指标。单色器输出的单色光的光谱纯度、强度以及检测器的光谱灵敏度等是影响仪器分辨率的主要因素。

(6) 杂散光:杂散光是测量过程中的主要误差来源,会严重影响检测准确度,可用截止滤光器测定杂散光。截止滤光器对边缘波长或某一波长的光可全部吸收,而对其他波长的光却有很高的透光率,因此测定某种截止滤光器在边缘波长或某一波长的透光率,即表示杂散光的强度。

(7) 测光准确度:是指仪器在吸收峰上读出的透射率或吸光度与已知真实透射率或吸光度之

间的偏差，该偏差越小，光度准确度越高。目前已经有了许多检定光度准确度的测试方法和参考标准，主要有标准溶液法和滤光片法，标准溶液多采用酸性重铬酸钾溶液。

（8）测光重现性：测光重现性是指操作者在一次开机中连续重复测量某一吸收峰值的透光率（吸光度）的重复程度，一般为测光准确度误差范围的 1/2 左右。

（9）光度线性范围：是指仪器光度测量系统对于照射到接收器上的辐射功率与系统的测定值之间符合线性关系的功率范围，即仪器的最佳工作范围。只有在光度线性范围内测得的物质的吸光系数才是一个常数，此时仪器的光度准确度最高。

由于分光光度计测得的数据是相对于 100% 和 0% 而言的相对值，而 100% 和 0% 都是自由设定的。因此，如果分光光度计的光度系统响应在 0%～100% 范围内是线性的，就可以认为光度读数是正确的，可用溶液稀释法检查光度线性范围。配制适当浓度的溶液，按照一定的倍数逐步稀释，分别测定其吸光度，根据测得的吸光度计算吸光系数，以吸光度为横坐标，相应的吸光系数为纵坐标绘制吸光系数-吸光度曲线，曲线的平坦区域即为仪器的线性范围。

（10）基线稳定度：基线稳定度是指在不放置样品的情况下，扫描 100% T 或 0% T 时读数偏离的程度，是仪器噪声水平的综合反映，一般取最大的峰缝之间的值作为绝对噪声水平。如果基线稳定度差，光度准确度就低。

（11）基线平直度：是指在不放置样品的情况下，扫描 100% T 或 0% T 时基线倾斜或弯曲的程度，是仪器的重要性能指标之一。在高吸收时，0% T 线的平直度对读数的影响大；在低吸收时，100% T 线的平直度对读数的影响大。光学系统的失调、两个光束不平衡、仪器振动等都影响基线平直度。基线平直度不好，可使样品吸收光谱中各吸收峰间的比值发生变化，给定性分析造成困难。

2. 分光光度计的校正和检验

（1）波长校正：分光光度计常需要波长校正，检查仪器的波长刻度与实际波长是否能较好地保持一致，以减小误差。稀土玻璃（镨钕玻璃，钬玻璃）在相当宽的波长范围内有特征吸收峰，通常采用镨钕玻璃在 573nm 和 586nm 的双峰以及 741nm 和 808nm 等处的吸收峰来对分光光度计的波长刻度进行校正。一般情况下，可见分光光度计的波长误差允许在 ±3nm 范围内。也可以利用某些本身有较强特征谱线的光源也可对波长进行校正，如氘灯和汞灯广泛用于紫外线分光光度计的校正。此外，苯蒸汽在紫外区有很强的特征吸收峰，用它来校正波长也很方便。

（2）吸光度校正：在实际工作中，需要对仪器的吸光度标准进行检查和校正。校正的方法是将 0.030 3g 干燥的 $K_2Cr_2O_7$ 溶于 1L 浓度为 0.05mol/L 的 H_2SO_4 溶液中，使用 1cm 吸收池，在 25℃ 测定不同波长下的吸光度，见表 8-6。

表 8-6　重铬酸钾溶液吸光度

波长/nm	吸光度	投射比/%	波长/nm	吸光度	投射比/%
220	0.446	35.8	340	0.316	48.3
230	0.171	67.4	350	0.559	27.6
240	0.295	50.7	360	0.830	14.8
250	0.496	31.9	370	0.987	10.3
260	0.663	23.3	380	0.932	11.7
270	0.745	18.0	390	0.695	20.2
280	0.712	19.4	400	0.396	40.2
290	0.428	37.3	420	0.124	75.1
300	0.149	70.9	440	0.054	88.2
310	0.048	89.5	460	0.018	96.0
320	0.063	86.4	480	0.004	99.1
330	0.149	71.0	500	0.000	100.0

（3）杂散光检验：由于仪器光源表面可对光的线发生反射和散射，单色光中存在一定的杂散光。杂散光可影响摩尔吸光系数与吸光度之间的线性关系。在仪器的光路系统中，往往采用一定的措施避免杂散光的影响。如在721型分光光度计中装有保护玻璃片，以减少杂散光的影响。杂散光的检验是在较短波长（如220nm，360nm）下，测定NaI或$NaNO_3$溶液的透射比，其投射比应小于规定值。

（4）稳定性检验：稳定性检验方法如下：将仪器预热后，精确调节透射比为0%，在规定时间内观察其变化量是否符合要求。0% T稳定性是与暗电流有关的指标，在0% T检验合格后，再检验100% T稳定性。紫外-可见分光光度计应在紫外区和可见光各测一次。

（四）721型分光光度计操作流程及注意事项

1. 操作流程 721分光光度计操作流程见图8-18。

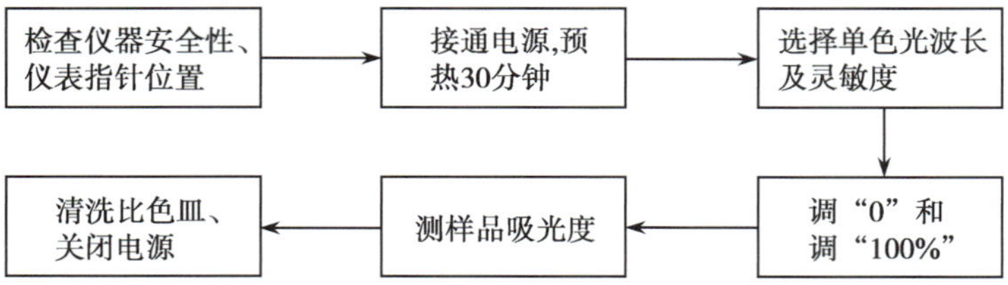

图8-18 721分光光度计操作流程图

2. 注意事项

（1）灵敏度：选择原则是在能使参比溶液调到T=100%处时，尽量使用灵敏度较低的挡，以提高仪器的稳定性。改变挡位灵敏度后，应重新调“0”和“100%”。

（2）比色皿：使用比色皿时，只能用手拿比色皿的毛玻璃面，必须用擦镜纸擦干透光面，以保护透光面不受损坏或产生斑痕。

（3）平衡时间：需要大幅度改变波长时，在调整T值为0%和100%之后，应稍等片刻（因钨丝灯在急剧改变亮度后，需要一段热平衡时间），待指针稳定后再调整T值为0%和100%。

（4）干燥筒：在仪器底部有两只干燥剂筒，应经常检查。发现干燥剂失效时，应立即更换或烘干后再用。比色皿暗箱内的硅胶也应定期取出烘干后再放回原处。

（5）稳定性：为了避免仪器积灰和沾污，停止工作后，应用罩子罩住仪器。仪器在工作几个月或经搬动后，要检查波长的准确性，以确保仪器的正常使用和测定结果的可靠性。

（6）工作环境：环境温度5～35℃；环境湿度≤85%；供电电压220V（±10%）、频率50Hz±1Hz；主机后侧离墙大于20cm；避免阳光直射，避免震动，避免尘埃，避免腐蚀性物质侵蚀。

（7）波长调节：调节波长时切勿用力过大，以免损坏限位机构。

（五）日常维护和保养

1. 光源 光源的寿命有限，为了延长光源使用寿命，应尽量减少开关次数，在不使用仪器时不要打开光源灯。在短时间的工作间隔内可以不关灯。刚关闭的光源灯不能立即重新开启。仪器连续使用时间不应超过3h，若需长时间使用，最好间歇30min。如果光源灯亮度明显减弱或不稳定，应及时更换新灯。更换后要调节好灯丝位置，不要用手直接接触窗口或灯泡，避免油污沾附。若不小心接触过，要用无水酒精擦拭。

2. 单色器 单色器是仪器的核心部分，装在密封盒内，不能拆开。选择波长应平衡地转动，不可用力过猛。为防止色散元件受潮生霉，必须定期更换单色器盒干燥剂（硅胶）。若发现干燥剂变色，应立即更换。

3. 吸收池 必须正确使用吸收池，应特别注意保护吸收池的两个光学面。

4. 检测器 光电转换元件不能长时间曝光，且应避免强光照射或受潮积尘。

5. 防尘防潮 为了避免仪器积尘和沾污，在停止工作时，应盖上防尘罩。高湿热地区要注意仪器防潮，久置不用时，最好每星期通电驱潮，也可以在罩子内置数袋防潮剂，以免灯室受潮、滤光片和反射镜镜面发霉或沾污，影响仪器指标。

6. 仪器的校验 紫外-可见分光光度计一般每年要进行检定，两次检定之间应当做期间核查，一旦发现某项技术指标有问题，必须进行排查找出原因并予以解决，如果找不出原因或找出原因无法解决则应及时联系工程师，使其性能符合指标要求。

六、定量分析方法

可见光做光源，测定有色溶液颜色深浅来确定有色溶液浓度的方法，称为可见光光度法或光电比色法或比色法。它可以使许多不吸收可见光的物质，通过显色反应变成有色物质，用光电比色测定，通过显色反应，还可以提高测定灵敏度和选择性。用紫外光作光源，测定无色物质的方法，称为紫外分光光度法。

（一）单组分定量分析法

单组分是指样品溶液中只含有一种组分，或者是在混合物溶液中待测组分的吸收峰与其他共存组分的吸收波长无重叠。在这两种情况下，都可选择在待测组分吸收峰波长处进行定量测定。如果一个物质有几个吸收峰，可选择吸光度值最大的一个波长进行测量，或者选择在吸收峰处吸光度值随波长变化较小的某个波长进行定量分析，且以选择波长较长的吸收峰为好，这样可以减少无色共存组分的干扰作用。

根据朗伯-比尔定律，物质在一定条件下的吸光度与浓度之间有线性关系。因此只要实验测得吸光度 A，就可用标准曲线法、标准对照法或吸光系数法等求算出待测物质的浓度。

1. 标准曲线法　根据朗伯-比尔定律，在液层厚度、测定波长和其他测试条件保持不变时，则在一定浓度范围内，测得的吸光度与溶液中待测物质的浓度成正比。因此，可以用标准曲线法（又称为校正曲线法或工作曲线法）进行定量分析。

标准曲线法是配制一系列不同浓度 c 的标准溶液，以不含被测组分的空白溶液作为参比，在相同条件下测定标准溶液的吸光度 A，绘制 A-c 曲线，这种曲线就是标准曲线。在相同条件下测定未知样品的吸光度，从标准曲线上就可找到与之对应的样品浓度，如图 8-19 所示。标准曲线法省时，节约试剂，但测量条件有改变（如更换光电池或光源以及不同批号试剂等）时应重做标准曲线。

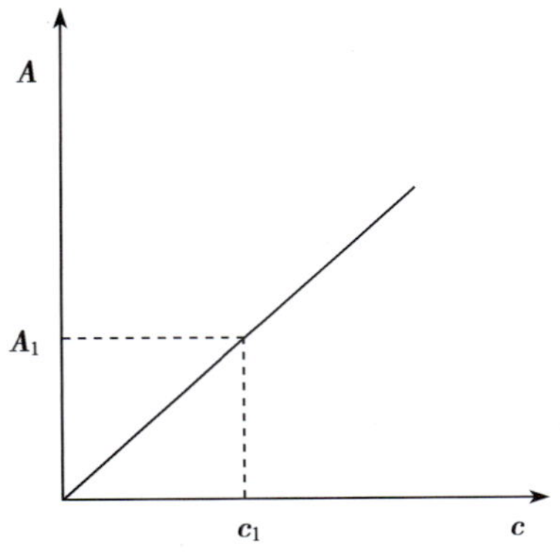

图 8-19　标准曲线法原理

2. 标准对照法　当标准曲线通过零点时，可在相同条件下测定样品溶液与标准溶液的吸光度值 A_s 和 A_x，再根据公式计算出样品的含量。

$$c_x = \frac{c_s \times A_x}{A_s}$$

公式中 c_s、c_x 分别代表标准溶液浓度和样品溶液浓度。这种方法比较简单，误差比标准曲线法大，只有在测定的浓度区间内溶液完全遵守朗伯-比尔定律，并且 c_s 和 c_x 比较接近时，才能得到较为准确的结果。

3. 标准加入法　标准加入法，又名标准增量法或直线外推法，是一种被广泛使用的检验仪器准确度的测试方法。这种方法尤其适用于检验样品中是否存在干扰物质。

当配制与样品溶液相似的标准溶液很困难，或样品中基质成分很高、而且变化不定或样品中含有固体物质而对吸收的影响难以保持一定时，采用标准加入法是非常有效的。将一定量已知浓度的标准溶液加入待测样品中，测定加入前后样品的浓度。加入标准溶液后的浓度将比加入前的高，其增加的量应等于加入的标准溶液中所含的待测物质的量。如果样品中存在干扰物质，则浓度的增加值将小于或大于理论值。标准加入法的优点是可以适用于标准溶液和样品的基质不同的情况。缺点就是速度很慢，适合样品数量少时用。

4. 吸光系数法　根据朗伯-比尔定律，$A = \kappa cb$，只要知道某物质的摩尔吸光系数（ε），就可以用 $c = A/\varepsilon b$ 公式直接计算物质的含量。在给定条件下（单色光波长、溶剂、温度等）下，吸光系数是表示物质特性的常数。ε 值与入射光波长、溶液的性质等因素有关。如 NADH 在 260nm 时的 ε 为 15 000L/（mol·cm），在 340nm 时 ε 为 6 220L/（mol·cm）。许多脱氢酶活性的测定以及用脱氢酶指示酶的代谢物测定大多采用这种方法。

5. 差示法　分光光度法中，样品中被测组分浓度过大或过小（吸光度过高或过低）时，测量误差均较大。为克服这种缺点而改用浓度比样品稍低或稍高的标准溶液代替空白试剂来调节仪器的 100% 透光率（高浓度）或 0% 透光度（稀浓度）以提高分光光度法的精密度、准确度和灵敏度的方法，称为差示法。该法的实质是相当于将透光率标度放大，尤其是对高浓度溶液，更适合用差示法。差示法原理如图 8-20 所示。

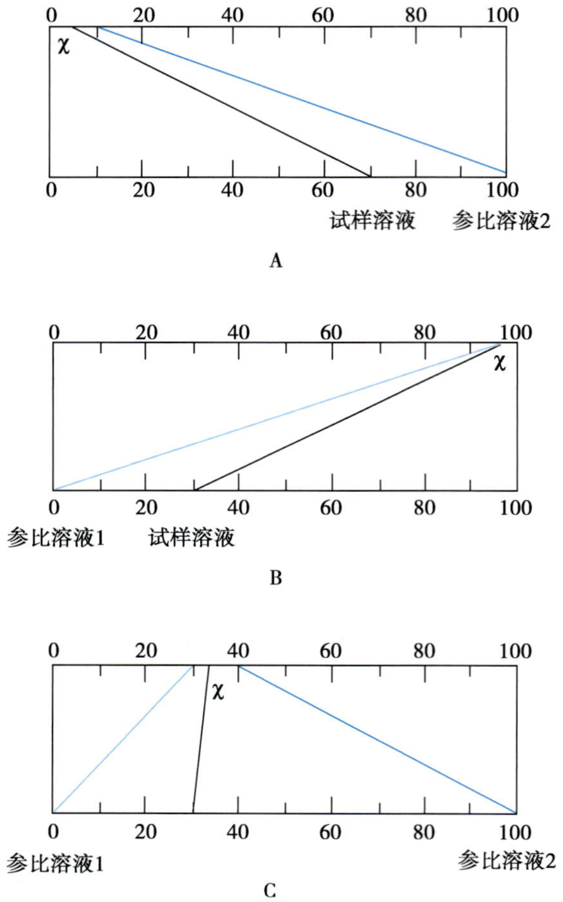

图 8-20 差示法原理示意图

（1）高吸收法：高吸光法在测定高浓度溶液时使用。选用比待测溶液浓度稍低的已知浓度溶液作标准溶液，调节透光率为 100%。

（2）低吸收法：低吸收法在测定低浓度溶液时使用。选用比待测溶液浓度稍高的已知浓度溶液作标准溶液，调节透光率为 0%。

（3）最精密法：最精密法是同时用浓度比待测浓度稍高和稍低的两份已知溶液作标准溶液，分别调节透光率为 0% 和 100%。

6. 增量法 把未知试样溶液分成体积相同的若干份，除其中的一份不加入待测组分的标准物质外，在其他几份中都分别加入不同量的标准物质。测定各份试液的吸光度并绘制吸光度对加入的标准物质的浓度（增量）作图，绘制标准曲线。由于每份溶液中都含有待测组分，因此，标准曲线不经过原点。将标准曲线外推延长至与横坐标交于一点，则此点到原点的长度所对应的浓度值就是待测组分的浓度。

（二）多组分的定量分析方法

在含有多种组分的溶液中，如果要测定多个组分，可以根据情况的不同，采用不同的方法来进行测定。

1. 吸收光谱互不重叠 如果各组分的吸收峰不重叠（图 8-21A 所示），可按照单组分的测定方法在各自的最大吸收波长处进行测定，即在 λ_1 处测定 a 组分，在 λ_2 处测定 b 组分。

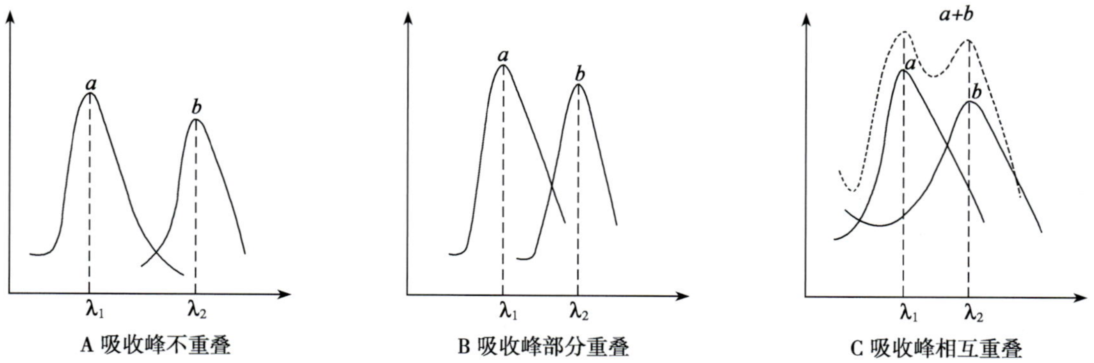

图 8-21 混合组分的吸收光谱

2. 吸收光谱单向重叠 如果各组分的吸收峰部分重叠（图 8-21B 所示），在 a 组分的吸收峰 λ_1 处 b 组分无吸收，而 b 组分的吸收峰 λ_2 处 a 组分有吸收，则可在 λ_1 处测定 a 组分的吸光度 A_1 而后求出相应的浓度 c_a，在 λ_2 处测定 a 与 b 组分的混合吸光度 A_2。若液层厚度为 b cm，则根据公式求出 c_a、c_b 值。

$$A_1=\varepsilon_1^a\times b\times c_a$$

$$A_2=A_2^a+A_2^b=\varepsilon_2^a\times b\times c_a+\varepsilon_2^b\times b\times c_b$$

3. 吸收光谱多向重叠 如果混合物中两组分的吸收曲线在测定波长处有重叠，如图 8-21C 所示，可根据吸光度的加和性原则，分别在不同波长处 λ_1 和 λ_2 处测定混合物样品溶液的吸光度 A_1

和 A_2。按比尔定律有

$$\left.\begin{aligned} A_1 &= A_1^a + A_1^b = \varepsilon_1^a \times b \times c_a + \varepsilon_1^b \times b \times c_b \\ A_2 &= A_2^a + A_2^b = \varepsilon_2^a \times b \times c_a + \varepsilon_2^b \times b \times c_b \end{aligned}\right\}$$

求解联立方程，可得：

$$c_a = \frac{\varepsilon_2^b A_1 - \varepsilon_1^b A_2}{(\varepsilon_1^a \varepsilon_2^b - \varepsilon_1^b \varepsilon_2^a)b}$$

$$c_b = \frac{\varepsilon_2^a A_2 - \varepsilon_2^a A_1}{(\varepsilon_1^a \varepsilon_2^b - \varepsilon_1^b \varepsilon_2^a)b}$$

对于多组分的测定与上述方法相似，可列出相应的联立方程进行求解。

上面讨论的方法，对于多组分混合物的定量分析，必须进行一些实验处理和数学运算，操作繁杂，计算麻烦，测定误差较大。对于生物组织等混浊样品或背景吸收较大的样品，由于其组成复杂和化学不均匀性，存在着散射和非特征吸收，特征吸收有时被“淹没”在其中，这样用经典方法就很难找到合适的参比溶液来抵消这种影响。

4. 双波长分光光度法　双波长分光光度法可消除样品散射、其他物质的干扰以及光源的波动等，不需要空白溶液，简化了分析过程，提高了方法的选择性和灵敏度，也扩大了紫外-可见吸收光谱分析的应用范围。其使用的仪器可用双波长分光光度计，亦可用单波长分光光度计，基本原理相同。

双波长分光光度法的原理是：利用两束不同波长的单色光 λ_1 和 λ_2，在单位时间内交替照射同一样品溶液，测量并记录两个波长的吸光度差值 ΔA，即：

$$\left.\begin{aligned} A_{\lambda_1} &= A_{\lambda_1}^{样品} + A_{\lambda_1}^{干扰} + A_{\lambda_1}^{背景} = \varepsilon_{\lambda_1} bc_{样品} + A_{\lambda_1}^{干扰} + A_{\lambda_1}^{背景} \\ A_{\lambda_2} &= A_{\lambda_2}^{样品} + A_{\lambda_2}^{干扰} + A_{\lambda_2}^{背景} = \varepsilon_{\lambda_2} bc_{样品} + A_{\lambda_2}^{干扰} + A_{\lambda_2}^{背景} \end{aligned}\right\}$$

当两个波长 λ_1 和 λ_2 相距接近时，可以认为背景吸收相同。若选择两个适当的波长，在此二波长处干扰组分具有相等的吸光度，则上式可改写为：

$$\Delta A = A_{\lambda_1} - A_{\lambda_2} = A_{\lambda_2}^{样品} - A_{\lambda_1}^{样品} = (\varepsilon_{\lambda_2} - \varepsilon_{\lambda_1}) bc_{样品}$$

公式中 ΔA 与被测组分的浓度 c 成正比。这就是双波长分光光度法进行定量分析的理论依据。如果 λ_1 和 λ_2 选择适当，就能将共存的干扰组分的吸收消除，而不必采用分离、掩蔽等手段，就能对混合物组分分别进行定量测定。一般采用的方式有等吸收波长法和系数倍率法两种。

（1）等吸收波长法：如测定血液中铋的含量，可以采用二硫腙与铋反应形成配合物的机制进行测定。铋-二硫腙配合物的吸收光谱如图 8-22 中的 a 所示，但二硫腙自身的吸收光谱与配合物的吸收光谱相互重叠。为了消除二硫腙的吸收干扰，可以采用双波长法。

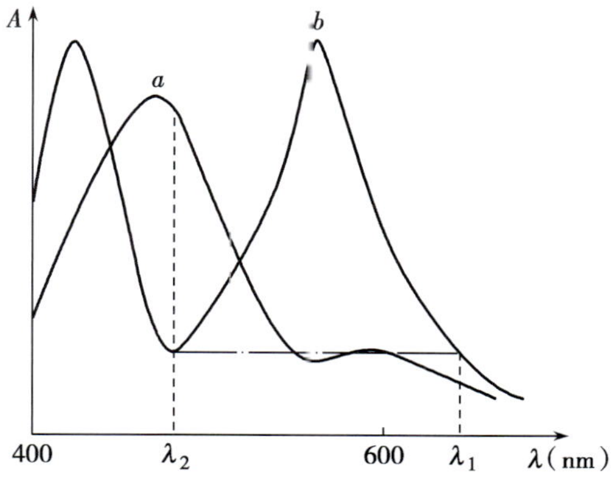

图 8-22　双波长分光光度法测定血铋

方法是：在干扰组分的吸收光谱上，选择两个吸光度相等的波长 λ_1 和 λ_2 对混合物进行测定。波长 λ_1 和 λ_2 的选择应满足以下两个条件：①干扰组分在两个波长处应具有相同的吸光度值；②待测组分在这两个波长的吸光度差值 ΔA 应尽可能大，以保证有足够的测定灵敏度。在设定条件下，干扰组分在两个波长的吸光度差值 ΔA 是 0。

$$\Delta A = A_2^b - A_1^b = 0$$

在实际测定中，仪器在波长 λ_1 和 λ_2 处测得的吸光度分别为 A_1 和 A_2 是：

$$\left.\begin{aligned} A_1 &= A_1^a + A_1^b = \varepsilon_1^a \times b \times c_x + A_1^b \\ A_2 &= A_2^a + A_2^b = \varepsilon_2^a \times b \times c_x + A_2^b \\ \Delta A &= A_2 - A_1 = (\varepsilon_2^a - \varepsilon_1^a) \times b \times c_x + (A_2^b - A_1^b) \end{aligned}\right\}$$

在设定条件下，干扰组分在两个波长的吸光度差值 ΔA 是 0，可得出

$$\Delta A = (\varepsilon_2^a - \varepsilon_1^a) \times b \times c_x$$

也就是说，选择合适的波长 λ_1 和 λ_2，可以消除干扰组分的影响，而且被测组分 a 在两波长处的 ΔA 值越大，越有利于测定。

（2）系数倍率法：对于某些样品，干扰组分的曲线只有陡坡而无吸收峰，等吸收波长法就无

法应用，此时需要用系数倍率法进行测定。

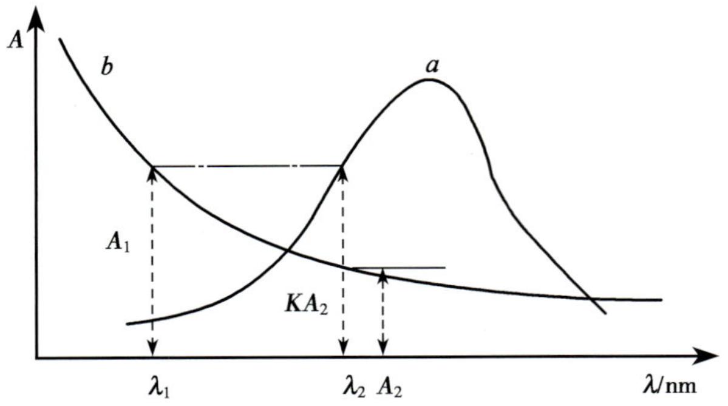

图 8-23 系数倍率法示意图

如图 8-23 所示，a 为被测组分，b 为干扰组分，在波长 λ_1 和 λ_2 的吸光度不相等：

$$A_1/A_2=K$$

可用仪器中的函数发生器使组分在波长 λ_2 的吸光度值放大 K 倍。使干扰组分在波长 λ_1 和 λ_2 发出相等信号，即：

$$\Delta A_b=KA_2^b-A_1^b=0$$

实际工作中，选波长 λ_1 和 λ_2 对样品进行测定，测试仪器可测得的吸光度分别为 A_1 和 A_2，则：

$$A_1=A_1^a+A_1^bA_2=K(A_2^a+A_2^b)$$

$$\Delta A=A_2-A_1=K(A_2^a+A_2^b)-(A_1^a+A_1^b)=$$

$$(K\varepsilon_2^a-\varepsilon_1^a)bc_x=kbc_x$$

在两波长的吸光度差值 ΔA 与待测组分的浓度 c_x 成正比，与干扰组分的浓度无关，这样就消除了 b 组分干扰的影响。

5. **导数光谱法** 导数光谱法也称微分光谱，是解决干扰物质与被测物质的吸收光谱互相重叠，消除胶体和悬浮物散射影响以及背景吸收干扰，提高光谱分辨率的一种技术。通常采用双波长法、电子微分法和数值微分法等不同的实验方法可以获得各阶导数光谱，但随着阶数的增加，分辨率虽有所提高，灵敏度却随之降低，因而以一阶和二阶导数光谱的应用较多。根据朗伯-比尔定律：

$$A=\lg\frac{I_0}{I_t}=\varepsilon bc$$

将上公式对波长进行微分处理，可得：

$$\frac{dI}{d\lambda}=e^{\varepsilon bc}\frac{dI_0}{d_\lambda}-I_0e^{\varepsilon bc}bc\frac{d\varepsilon}{d\lambda}$$

在整个波长范围内，I_0 可控制为恒定值，即：

$$\frac{dI_0}{d\lambda}=0$$

则有：

$$\frac{dI}{d\lambda}=-Ibc\left(\frac{d\varepsilon}{d\lambda}\right)$$

上述公式表明：

（1）导数光谱法的一阶导数信号与浓度成正比例，不需要通过对数转换为吸光度。

（2）测定灵敏度决定于摩尔吸光系数在特定波长处的变化率 $\frac{d\varepsilon}{d\lambda}$，在吸收曲线的拐点波长处 $\frac{d\varepsilon}{d\lambda}$ 最大，灵敏度最高。

一般具有导数光谱测量装置的分光光度计都将信号进行对数转换，利用吸光度进行微分处理。在双波长分光光度计中，当两个单色器分出的单色光的波长差 $\Delta\lambda=1\sim2$nm 时，让两波长同时进行扫描，即可获得一阶导数光谱。双波长扫描法获得的一阶导数信号与待测组分的浓度成正比，其缺点是基线不平直，且不能获得二阶以上的导数光谱。

6. **动力学分光光度法** 分光光度法是在溶液中发生的化学反应达到平衡后测量吸光度，然后根据吸收定律算出待测物质的含量。而动力学分光光度法则是利用反应速率与反应物、产物或催化剂的浓度之间的定量关系，通过测量与反应速率成正比例关系的吸光度，从而计算待测物质的浓度。根据催化剂的存在与否，动力学分光光度法可分为非催化和催化分光光度法。当利用酶作为催化剂时，则称为酶催化分光光度法。由反应速度方程式及吸收定律方程式可以推导出动力学分光光度法的基本关系为：

$$A=Kc_c$$

公式中 K 为常数，c_c 为催化剂的浓度。测定 c_c 的方法常有固定时间法、固定浓度法和斜率法三种。

动力学分光光度法的优点是灵敏度高，选择性好（有时是特效的）、应用范围广（快速、慢速反应，有副反应，高、低浓度均可）。缺点：影响因素较多，测量条件不易控制，误差经常较大。

7. **胶束增溶分光光度法** 胶束增溶分光光度

度法是利用表面活性剂的增强、增敏、增稳、褪色、折向等作用，以提高显色反应的灵敏度、对比度或选择性，改善显色反应条件，并在水相中直接进行光度测量的分光光度法。

表面活性剂（有阳离子型、阴离子型、非离子型之分）在水相中有生成胶体的倾向，随其浓度的增大，体系由真溶液转变为胶体溶液，形成极细小的胶束，体系的性质随之发生明显的变化。体系由真溶液转变为胶束溶液时，表面活性剂的浓度称为临界胶束浓度，常用 cmc 表示。由于形成胶束而使显色产物溶解度较大的现象，称为胶束增溶效应。由于胶束与显色产物的相互作用，结合成胶束化合物，增大了显色分子的有效吸光截面，增强其吸光截面，增强其吸光能力，使 ε 增大，提高显色反应的灵敏度，称为胶束的增敏效应。胶束增溶分光光度法比普通分光光度法的灵敏度有显著的提高，ε 可达 10^6L/(mol·cm)。近年来，这种技术得到很广泛的应用。

七、分析条件和影响因素

在分析工作中，要使分析方法具有较高的灵敏度和准确性，就要选择最佳的测试条件，这些条件包括仪器测量条件、实验反应条件等。

（一）仪器测量条件选择

1. 仪器条件的选择

（1）入射光波长的选择：在被测物质的有色化合物的吸收曲线中，应用“最大吸收原则”，即选择被测物质有色化合物的最大吸收波长（λ_{max}）的光作为入射光。其特点是：①在此波长下测定，吸光系数大，可以得到最大的测量灵敏度。②当最强吸收峰的峰形比较尖锐时，往往选用吸收稍低、峰形稍平坦的次强峰或肩峰进行测定。③当有干扰物质存在不可能选择 λ_{max} 作为入射光时，则可根据“吸收尽可能大，干扰尽可能小”的原则来选择入射光波长，灵敏度虽然稍差，但仍可得到相当准确的满意结果。

（2）狭缝宽度的选择：精密的紫外-可见分光光度计的狭缝宽度都是可调的。狭缝宽度影响测定的灵敏度和校正曲线的线性范围。如狭缝宽度过大，入射光的单色性变差，会使灵敏度下降，校正曲线偏离朗伯-比尔定律。但狭缝宽度过小，则光强度太小，灵敏度低。一般来说，狭缝宽度约是试样吸收峰半宽度的 1/10。

（3）吸收池的选择：测定时吸收池的厚度应一致，透光性能要好，对于吸光度 $A<0.2$ 的溶液，应选用厚的吸收池；相反，$A>0.65$ 的溶液，应选用薄的吸收池，使吸光度 A 控制在 0.20~0.65 范围内，从而减少测定的光度误差。

2. 选择适当的吸光度范围 对同一台仪器，ΔT 为一定值。一般来说，当吸光度读数落在 0.20~0.65 范围内，测定结果的相对误差较小。如果分析样品浓度太低或浓度太高，吸光度值超越了合适的范围，需调节测定溶液的浓度使其吸光度落在 0.20~0.65 范围内。

3. 选择适当的参比溶液 测量吸光度时，通常利用参比溶液来调节仪器零点，这样可以消除由于吸收池壁及溶剂对入射光的反射和吸收带来的误差。如果参比溶液选择不当，会使标准溶液不通过原点或不成直线。在临床检验工作中，由于样品的组成非常复杂，更应该注意选择恰当的参比溶液，以消除样品溶液中的干扰。

（1）溶剂参比：使用溶剂作为参比溶液，称为溶剂参比。要求：除待测化合物外，所加试剂及样品溶液中的其他成分本身以及与显色剂作用生成的化合物均无颜色。

（2）试剂参比：如显色剂或其他试剂有颜色时，可按与显色反应相同的条件在不加样品的条件下，同样加入所需试剂和溶剂作为参比溶液，简称试剂参比。

（3）试样参比：如试样基体溶液有颜色，显色剂也不与试样基体显色时，可按与显色反应相同的条件，取相同量的样品溶液，但不加显色剂作为参比溶液。

（4）平行操作参比：用不含待测组分的样品溶液，在与样品分析的相同条件下与待测样品同时进行处理，测定时以前者作为参比溶液，称平行操作参比。如正常人的肌肉、血样、脑脊液等不含待测组分的样品按相同的分析条件进行操作所得的溶液即可作平行操作参比。

（5）不显色参比：在有的显色反应中，如改变试剂加入顺序或改变操作条件（如应加热改为不加热），可使显色反应不发生，这样配制的参比溶液中有样品溶液或试剂的颜色，但待测组分未能显色（由于条件改变）即称为不显色参比。

（二）显色反应条件选择

1. 显色反应和显色剂 在分光光度分析中，很少利用金属水合离子本身的颜色进行光度分析，因为它们的吸光系数值都很小。一般都是选适当的试剂，利用显色反应把待测组分转变为有色化合物，然后进行测定。

将待测组分转变为有色化合物的反应叫显色反应，与待测组分形成有色化合物的试剂称为显色剂。对显色反应的要求：①应有较高的灵敏度与选择性。②形成的有色配合物应组成恒定、性质稳定。③显色条件易于控制。④有色化合物与显色剂之间的颜色差别要大。

显色剂主要分为无机显色剂和有机显色剂两大类：

（1）无机显色剂：无机显色剂在比色分析中应用不多，主要原因是生成的络合物不够稳定，灵敏度和选择性也不高。目前应用较多的主要有硫氰酸盐，钼酸铵和过氧化氢。

（2）有机显色剂：大多数有机显色剂与金属离子生成极其稳定的螯合物，而且具有特征的颜色，因此，选择性和灵敏度都较高。不少螯合物易溶于有机溶剂，可以进行萃取比色，这对进一步提高灵敏度和选择性很有利。

有机显色剂大多是含有生色团和助色团的化合物。在有机化合物分子中，一些含有不饱和键的基团，它们能吸收大于200nm波长的光，这种基团称为广义的生色团。某些含有孤对电子的基团，它们与生色团上的不饱和键相互作用，可以影响有机化合物对光的吸收，使颜色加深，这些基团称为助色团。

有机显色剂的种类极其繁多，这里简单介绍几种：①邻二氮菲：属于NN型螯合显色剂，是目前测定Fe^{2+}较好的试剂。②二硫腙（即二苯硫腙）：属于含S的显色剂，是分光光度分析中最重要的显色剂，是目前萃取比色测定Cu^{2+}、Pb^{2+}、Zn^{2+}、Cd^{2+}、Hg^{2+}等很多重金属离子的重要试剂。③二甲酚橙：二甲酚橙属三苯甲烷显色剂，是配位滴定中常用的指示剂，也是光度分析中良好的显色剂。在酸性溶液中能与多种金属离子生成红色或紫红色的配合物。④偶氮胂Ⅲ（又称为铀试剂Ⅲ）：属偶氮类螯合显色剂。它可以在强酸性溶液中，与Th（Ⅳ）、Zr（Ⅳ）、U（Ⅳ）等生成特别稳定的有色络合物。在此酸度下金属离子的水解现象可不考虑，因而简化了操作过程，提高了测定结果的重现性和可靠性。目前偶氮胂Ⅲ已广泛用于矿石中铀、钍、锆以及钢铁和各种合金中稀土元素的测定。⑤铬天蓝S（也称铬天青S，简称为CAS）属于三苯甲烷类螯合显色剂，是测量铝的良好试剂。

（3）影响显色反应的因素

1）显色剂用量：生成有色配合物的显色反应一般可用下式表示：

$$M+R \rightleftharpoons MR$$

被测离子显色剂有色配合物

对稳定性较高的配合物，只要加入稍过量的试剂，显色反应即能定量进行。对于有些显色反应，显色剂如果加入太多，有时反而会引起副反应，对测定不利。必须严格控制试剂的用量。

2）溶液的pH：酸碱度对显色反应的影响主要体现在三个方面。

①配合物的组成和颜色：对于某些生成逐级配合物的显色反应，酸度不同，配合物的配位比不同，其颜色也不同。例如：磺基水杨酸与Fe^{3+}的显色反应，在不同酸度条件下，可能生成1∶1，1∶2，1∶3三种颜色不同的配合物，故测定时应控制溶液的酸度，见表8-7。

表8-7 pH与显色反应的关系（磺基水杨酸与Fe^{3+}的显色反应）

pH范围	络合物组成	颜色
1.8~4.0	FeR	紫红色
4.0~7.0	FeR_2	棕褐色
8.0~10.0	FeR_3	黄色
>12.0	$Fe(OH)_3$	沉淀

②被测离子的存在状态：例如酸度对铝离子水解的影响：

$$Al(H_2O)_6^{3+} \rightleftharpoons Al(H_2O)_5OH^{2+}+H^+$$

$$2Al(H_2O)_5OH^{2+} \rightleftharpoons Al_2(H_2O)_6(OH)_3^{3+}$$

③显色剂的平衡浓度和颜色：很多显色剂本身就是酸碱指示剂，酸度不同时，它们的颜色不同，如果控制不好酸度，就会使显示剂颜色与有色化合物的颜色相近而影响测定。例如：用二甲酚橙为显色剂，它与金属离子形成的配合物为红色，它本身在pH<6.3时为柠檬黄色，而在pH>6.3时为红紫色。

pH选择原则为A-pH曲线中吸光度较大且恒定的平坦区，即如图8-24所示，$pH_1<pH<pH_2$。

2. 显色时间 不同的显色反应颜色达到最大的吸收强度所需时间不同，且保持颜色稳定的

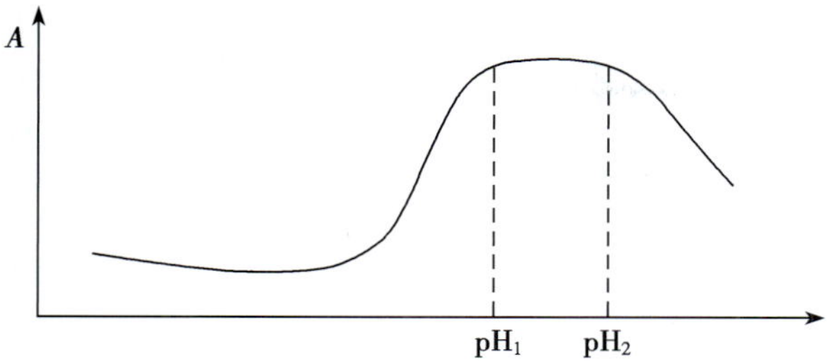

图 8-24 吸光度 *A*-pH 曲线

时间范围也不同的。为保证测得准确的结果,应在保持颜色稳定的时间内测定吸光度。

3. 温度的影响 显色反应的进行与温度有很大关系,对不同的显色反应应选择其适宜的显色温度,但大多显色反应在室温下即可进行。由于温度对光的吸收及颜色的深浅都有影响,因此在绘制标准曲线和进行样品比色时,温度应保持一致。

4. 溶剂的影响 有机溶剂会降低有色化合物的解离度,从而提高显色反应的灵敏度。同时,有机溶剂还可能提高显色反应的速度以及影响有色配合物的溶解度和组成。

5. 干扰离子的影响

(1) 干扰离子的存在对光度测定的影响大致有以下三种情况:①干扰离子本身有颜色,在被测物所选用的测定波长附近有明显的光吸收,但不因加入试剂而改变。②干扰离子(不论本身有无颜色)能与显色剂生成有色化合物。③干扰离子阻止被测离子与显色剂的反应,致使显色反应进行不彻底,而产生负干扰。

(2) 消除干扰作用一般有以下几种方法:①控制酸度。②选择适当的掩蔽剂。③利用生成惰性络合物。④选择适当的测量波长。⑤选用适当的参比溶液。⑥分离干扰离子。

八、临床应用与评价

紫外-可见分光光度法是一种应用范围很广的分析技术,在医药、化工、食品、农业、临床医学等众多领域,特别是医学检验领域发挥着重要作用。

临床应用

1. 定性分析 利用紫外-可见分光光度法进行化合物的定性鉴别,一般采用对比法。将试样的吸收光谱特征与化合物标准品的吸收光谱特征进行比较,也可以利用文献记载的紫外-可见标准图谱进行核对。如果两者完全相同,则可能是同一种化合物;如果两者差别明显,则肯定不是同一种化合物。

(1) 对比吸收光谱特征数据:最常用于鉴别的光谱特征数据是吸收峰所在的波长(λ_{max})。若一个化合物中有几个吸收峰,并存在谷或肩峰,应该同时作为鉴定依据。具有不同或相同吸收基团的不同化合物可有相同的 λ_{max} 值,但它们的摩尔质量一般是难以相同的,因此它们的 ε 或 $E_{1cm}^{1\%}$ 值常有明显差异,所以吸光系数值也常用于化合物的定性鉴别。

(2) 对比吸光度(或吸光系数)的比值:不只一个吸收峰的化合物,可用在不同吸收峰处(或峰与谷)测得吸光度的比值作为鉴别的依据。

$$\frac{A_1}{A_2}=\frac{E_1}{E_2}$$

因为用的是同一种浓度的溶液和同一厚度的吸收池,取吸光度比值也就是吸光系数比值,可以消除浓度与厚度的影响。

(3) 对比吸收光谱的一致性:用上述几个光谱数据做鉴别,不能发现吸收光谱曲线中其他部分的差异,必要时需将试样与已知标准品配制成相同浓度的溶液,在同一条件下分别绘制吸收光谱,核对其一致性。若光谱曲线有差异,则可发现试样与标准品并非同一物质。

2. 定量分析 在临床生物化学检验的方法学研究中,应用分光光度法进行定量分析是非常可靠的方法。方法研究成熟后,可以用同样的条件转移到全自动生化分析仪上实现自动化分析。定量分析主要包括比色分析法测定和消光系数法测定。

(1) 比色分析法:比色分析原理主要依据朗伯-比尔定律,即待测溶液在一定浓度范围内吸光度值的大小与浓度成正比。只要测出待测溶液的吸光度值和标准溶液的吸光度值,将待测溶液的吸光度值与标准溶液的吸光度值进行比较,便可知道待测溶液的浓度,可以计算出溶液中溶质的含量。在可见光区的比色分析中,主要考虑溶液的颜色与单色光的互补性,只有选择最佳的互补单色光才能得到准确的测定值。比色分析中,多数溶液是有色溶液,用可见光分析就可以;对于某些无色溶液,由于具有一些特殊的化学基团而能吸收紫外光,也可以进行比色分析。

(2) 消光系数法:根据 Beer 定律 $A=kbc$,若 b

(厚度)和吸光系数 ε 或 $E_{1cm}^{1\%}$ 已知,即可根据测得的 A 求出被测物的浓度。通常 ε 或 $E_{1cm}^{1\%}$ 可以从手册或文献中查到。

3. **纯度鉴定** 一种物质在一定的条件下、一定的波长范围内,它的吸收光谱是一定的。根据它们的吸收光谱找到最大吸收峰的位置或吸收峰形状和数量,可以判断该物质的纯度。例如,在核酸提取过程中,经常会混有蛋白质。利用核酸的最大吸收峰是 260nm,蛋白质的最大吸收峰是 280nm 这一特性,用 A_{260}/A_{280} 和 A_{260}/A_{230} 的比值,就能合理判断样品的纯度。

(申超 曹越)

第三节 原子吸收分光光度分析技术与设备

原子吸收分光光度法(atomic absorption spectrophotometry,AAS)是一种基于待测元素的基态原子蒸气对特征光谱的吸收建立起来的元素分析法,又称原子吸收光谱法(atomic absorption spectroscopy)。它具有准确度高、检测限低、选择性好、分析速度快等优点,是生物试样、环境试样、化工产品、土壤、食品及药品中金属元素含量测定的最主要的方法之一。

一、基本原理

(一) 原子吸收线与共振线

原子结构理论认为,原子是由原子核和绕核运动的电子所组成。这些电子按其能量的高低分层分布,而具有不同能级,因此一个原子可具有多种能级状态(图 8-25)。在正常状态下,原子处于最低能态(这个能态最稳定)称为基态(E_0),处于基态的原子称为基态原子。一般来说,离核较近的电子具有较低的能量,随着电子层数的增加,电子的能量越来越大。当基态原子受外界能量激发(如光照、加热、电场等)吸收能量时,最外层的电子可跃迁到能量较高的能级,此时原子处于激发态(E_n),称为激发态原子。激发态原子很不稳定,约在 10^{-8}~10^{-7}s 后跃迁返回至基态,并放出能量。原子能级间的跃迁伴随着能量的吸收和发射。

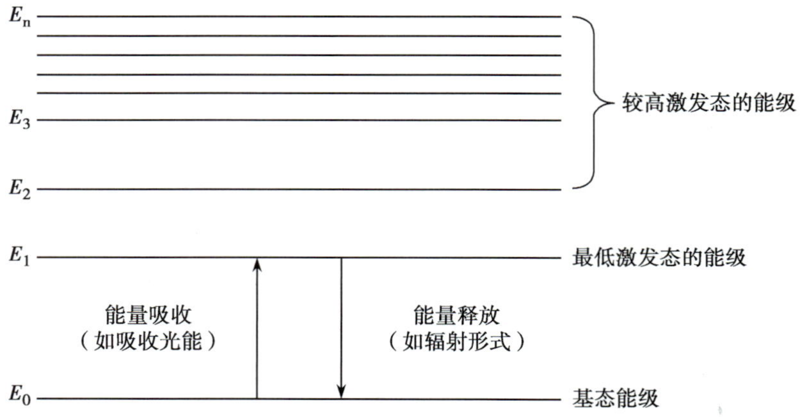

图 8-25 原子光谱的吸收和发射示意图

原子由基态跃迁到第一激发态(E_1)时,所吸收的一定波长的辐射线称为共振吸收线,再跃迁返回基态时,则发射相同波长的辐射线,称为共振发射线。由于同种原子相应的共振发射线和共振吸收线的波长是相同的,故简称为共振线(resonance line)。不同元素的原子结构和外层电子排布各不相同,从基态跃迁至第一激发态所需的能量不同,其共振线也不相同,因而共振线被称为元素的特征谱线。由于从基态跃迁至第一激发态所需的能量最低,这种跃迁最易发生,对于大多数元素而言,该谱线吸收最强,所以共振线是元素最灵敏的谱线。原子吸收光谱分析法就是利用处于基态的待测原子蒸气对从光源发射的共振发射线的吸收来进行分析的,因此元素的共振线又称为分析线。

(二) 原子吸收谱线轮廓与谱线宽度

从理论上讲,原子对光的吸收和发射是核外电子在一定能级间跃迁的结果。而原子的能级是量子化的,因此原子的吸收谱线在波长上应该是单一的,即锐线谱线。由于受多种因素的影响,实验测定的原子吸收光谱线并不是一条严格的几何线,而是在一定的频率范围内,具有一定宽度的谱线,即原子对一定波长范围内的光波有不同程度的吸收。原子吸收谱线的强度按频率或波长的分布曲线通常称为谱线轮廓，其形状如图 8-26 所示。

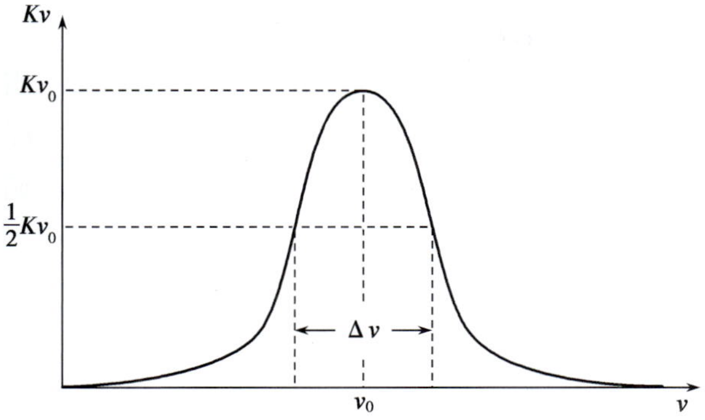

图 8-26　原子吸收谱线轮廓

原子吸收谱线轮廓有一极大值，其极大值对应的频率为吸收谱线的中心频率(v_0)，称为特征频率。中心频率处的吸收系数 Kv_0 称为峰值吸收系数，不同频率的光波，原子的吸收程度不同。在中心频率 v_0 处，原子有最大的吸收值。

谱线的宽度常用半宽度来表示，谱线的半宽度是指最大吸收值一半处的频率宽度($K_0/2$ 高度处吸收线轮廓上两点之间的频率差)，用 Δv 表示，简称为谱线的宽度。原子吸收谱线的轮廓变宽说明原子吸收变得分散，对原子吸收光谱法分析的灵敏度、准确度和选择性都有影响。引起谱线变宽的原因主要有两个方面：一是原子的内部因素引起的，包括自然变宽和同位素效应；二是外界因素的影响所而造成的，如热变宽、碰撞变宽、场致变宽和自吸变宽等。

1. 自然变宽　根据量子力学，在无任何外界因素影响时谱线仍具有一定宽度，这种宽度称为自然宽度(natural width)。它是由原子发生能级间跃迁时在激发态停留的时间(又称激发态原子的寿命)决定的，原子在激发态停留的时间越短，谱线的自然宽度就越大。不同的原子谱线具有不同的自然宽度。一般而言，谱线的自然宽度约为 10^{-5}nm 数量级，不是谱线变宽的主要因素。

2. 多普勒变宽　多普勒变宽(doppler broadening)指的是多普勒效应的一种表现形式，由于原子的热运动而引起的变宽，又称热变宽。基态原子作无序热运动时，各原子的运动方向和运动速度不相同。当吸光原子向着光源(即背向检测器)方向运动时，相对于该基态原子而言，光源辐射的频率变低即波长变长，因此基态原子将吸收较低的频率或较长的波长，称为“红移”；当原子背向光源(即向着检测器)运动时，基态原子吸收的频率变高即波长变短，称为“紫移”。这样，由于原子的无规则热运动而使吸收谱线变宽，这种效应称为多普勒效应。多普勒变宽与绝对温度 T 的平方根成正比，与待测元素的摩尔质量 M 的平方根成反比，温度越高，谱线越宽，但中心频率保持不变。热变宽一般可达到 $10^{-3}\sim10^{-2}$nm 数量级，比自然宽度约大两个数量级，是引起谱线变宽的主要因素之一。

3. 压力变宽　是由待测元素激发态原子与同种原子或其他元素的原子、分子等粒子相互碰撞而引起的谱线轮廓变宽。压力变宽分共振变宽和劳伦茨变宽两种。

(1) 共振变宽：由同种原子碰撞产生的变宽称为共振变宽，也称赫鲁兹马克变宽(Holtsmark broadening)，它随待测元素浓度或原子蒸气压增大而增大。一般情况下，待测元素的原子蒸气压力低于 133.3Pa，共振变宽的效应很小，可以忽略不计。

(2) 劳伦茨变宽：由待测元素激发态原子与蒸气中其他元素的原子、分子等粒子相互碰撞而引起的谱线轮廓变宽称为劳伦茨变宽(Lorentz broadening)。它可随原子区内总原子蒸气压力增大而增大，温度升高而增大，还会引起谱线轮廓变化、不对称、中心频率或波长位移。这种影响会随其他元素气体的性质不同而不同，是谱线变宽的又一主要因素。

除上述因素外，还有场致变宽、塞曼效应变宽、自吸变宽等影响谱线变宽的因素。但在现有原子吸收分析条件下，多普勒变宽和劳伦茨变宽是引起谱线变宽的主要因素，其他引起变宽的因素可以忽略不计。

(三) 原子吸收值与原子浓度的关系

1. 原子吸收值测量

(1) 积分吸收(integrated absorption)：当辐射光通过基态原子蒸气时，其中大部分吸收了中心频率的光，其余部分分别吸收其他不同频率的光，将所有频率处的吸光系数累加，称为积分吸收。积分吸收与单位体积原子蒸气中吸收辐射的基态原子数成线性关系，若能准确测得积分吸收值，即可计算出待测元素的原子浓度。由于原子吸收线的半宽度很小，约为 0.001～0.005nm，积分吸收的测定非常困难，若要准确测量，就必须准确地对吸收线轮廓进行精密扫描，这就要求单色器的分辨率在 50 万以上，目前光谱仪达不到这样高的要求，故积分吸收未能用于实际测定。

（2）峰值吸收（peak absorption）：即基态原子蒸气对入射光中心频率线的吸收。由于在目前的技术条件下无法测量积分吸收，可以用峰值吸收代替积分吸收，但前提条件是需采用锐线光源，即发射线的半宽度比吸收线的半宽度窄得多（一般为吸收线半宽度的 1/5～1/10），且发射线中心频率与吸收线中心频率相一致的光源。峰值吸收系数与吸收辐射的基态原子数成正比，经与标准比较后即可求得原子的浓度。

2. 原子吸收值与待测元素浓度的关系 当某特定频率的光通过原子蒸气时，原子吸收情况如图 8-27 所示，其透光强度与厚度的关系遵循 Lambert-Beer 定律，即：

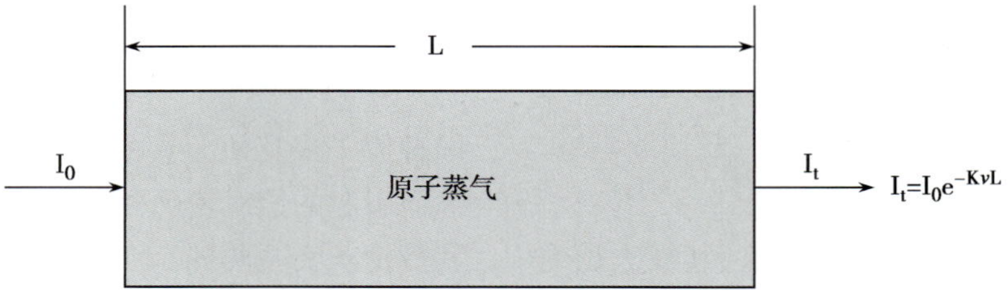

图 8-27 原子吸收示意图

式中，I_0 和 I_t 分别为入射光和透射光的强度，L 为原子蒸汽的厚度，$K\nu$ 为吸收系数。当使用锐线光源时，锐线光源的中心频率与原子吸收谱线的中心频率一致，可用中心频率处的吸收系数 K_0 来表征原子蒸气对入射光的吸收特征，所以：

$$I_t=I_0e^{-K\nu L}$$

根据吸光光度法的定义，吸光度可表示为：

$$A=\lg I_0/I_t=0.434\,3K_0b$$

峰值吸收系数 K_0 与单位体积原子蒸气中待测元素吸收光的原子数成正比，而在通常的原子吸收测定条件下，样品中待测元素的浓度（c）与原子数也成正比，因此在一定实验条件下，吸光度与待测元素在试样中浓度的关系可表现为：

$$A=Kc$$

K 为与实验条件有关的常数。此式表明，在一定实验条件下，通过测定基态原子的吸光度，即可求出样品中待测元素的含量。

二、原子分光光度计

（一）仪器基本结构

原子分光光度计主要由光源系统、原子化系统、分光系统、检测系统和数据处理系统五个部件组成（图 8-28），另有背景校正系统和自动进样系统等。

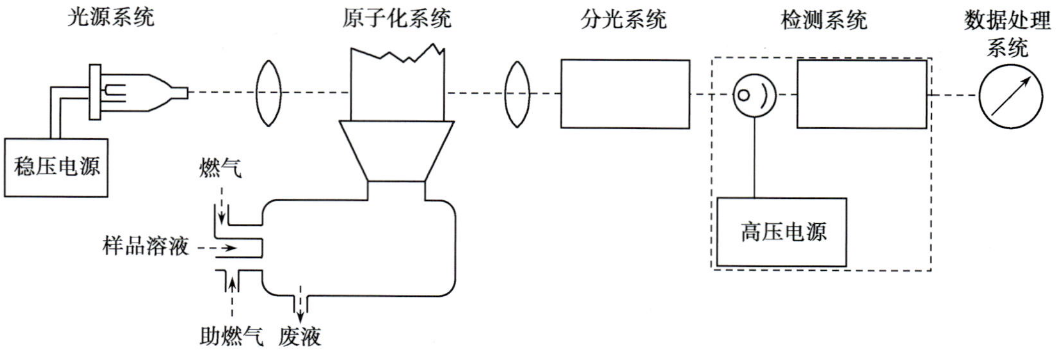

图 8-28 原子分光光度计示意图

1. 光源系统

（1）光源灯：用于分析的光源，其作用是发射被测元素基态原子所吸收的特征共振线，即锐线光源。对光源的基本要求是发射线轮廓的半宽度明显窄于吸收线轮廓的半宽度，辐射强度大，背景信号低（低于共振辐射强度的 1%），灯的使用寿命长等。常用的有空心阴极灯和无极放电灯等类型。

1）空心阴极灯：它是一种低压气体放电管，灯管壳由硬质玻璃制成，一端为石英光学窗，管内抽成真空后充入低压（100～500Pa）惰性气体（如氦、氖、氩、氙等）。管内密封一个由绕有钽或钛丝的钨棒制成的阳极和一个由待测元素金属做成的空心圆筒状阴极，空心阴极腔的内径约为2mm，作用是保证放电集中在较小的空间内，以得到足够高的辐射强度。其结构如图8-29所示。当两极施加300～500V电压时，空心阴极灯开始辉光放电，阴极发出的电子，在高速飞向阳极的途中与惰性气体分子碰撞使之电离。产生的带正电荷的离子在电场的作用下高速飞向阴极，向阴性内腔壁猛烈撞击，将阴极表面的待测元素原子从晶格中溅射出来。溅射出来的金属原子大量聚集在空心阴极管内，再次与飞行中的其他粒子（包括电子、惰性气体的分子或离子）发生碰撞而被激发，在返回基态时发射出待测元素的特征谱线。

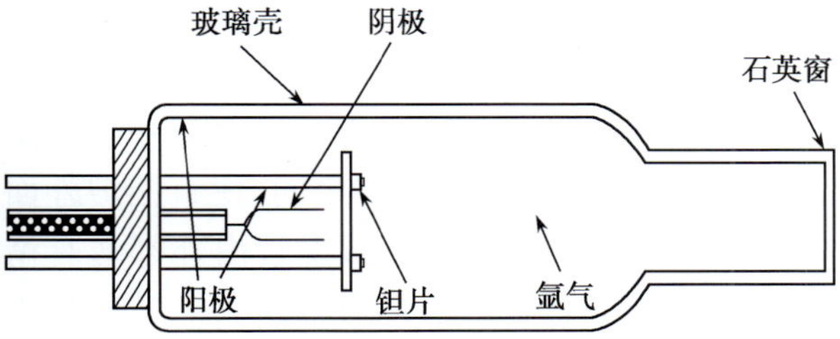

图8-29　空心阴极灯构造

空心阴极灯的工作电流较小，一般为几毫安至20毫安，故阴极温度和气体放电温度很低，谱线的多普勒变宽很小；而且灯内气体压力很低，劳伦兹（前面部分用的劳伦茨，因是音译过来的，建议叫法统一）变宽也很小，两者可忽略不计。因此，空心阴极灯可以发射很窄的特征谱线，是一种理想的锐线光源。缺点是测一种元素需换一个灯，使用不便。

2）多元素空心阴极灯：指灯管内阴极表面含有两种或多种元素，通电时，阴极负辉区能同时辐射两种或多种元素的共振线，只要选择并更换相应元素的波长，就能在一个灯上同时进行几种元素的测定。缺点是辐射强度、灵敏度和使用寿命都不如单元素灯。组合的元素越多，光谱的特异性越差，谱线的干扰越大。

3）无极放电灯：在一个密封的椭圆形或圆形真空石英管（直径5～9mm，长25～35mm）内，充入低压惰性气体并充填少量待测元素卤化物，将石英管置于高频线圈中心，两者之间牢固固定，再安装于绝缘套内（图8-30）。在高频电场作用下，管内气体产生放电，并激发管内惰性气体原子。随着放电的进行，石英管的温度升高，使金属卤化物蒸发和解离。待测元素原子与激发态惰性气体原子之间发生碰撞而被激发，继而发射特征谱线。

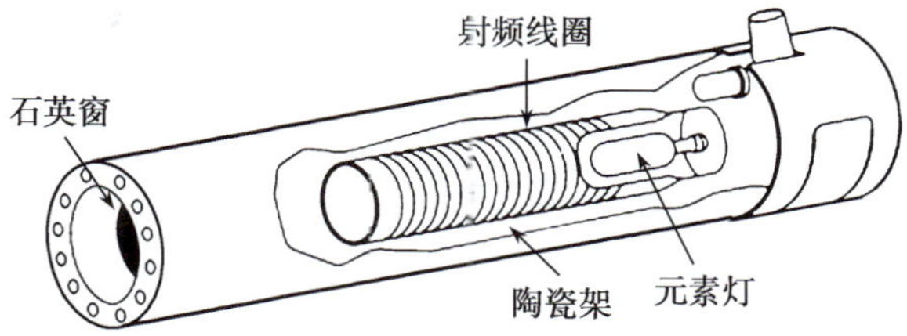

图8-30　无极放电灯构造

无极放电灯专用于砷、硒、锡、铅、铋、锗和碲等易挥发元素的分析，要求管内温度为200～400℃时，待测元素至少具有133Pa的蒸气压。无极放电灯的预热时间短，发射的特征谱线强度比空心阴极灯强，且谱线宽度窄、自吸变宽小、光谱纯度好，可改善分析灵敏度和检出限。但一般稳定性及寿命不如空心阴极灯。

（2）连续光源：用于背景校正的光源，是使用特制的高聚焦短弧氙（氘）灯作为光源。它属于气体放电光源，灯内充有高压氙（氘）气，在高频高电压激发下形成高聚焦弧光放电，发射波长范围为190～900nm的强连续光谱。这种短弧氙（氘）灯发射的是高强度复合光，可保证经色散后仍具有足够光强度，由高分辨率双单色器色散后，能符合发射线宽度大大窄于吸收线宽度的要求；采用氙（氘）灯同时进行波长定位和动态校正，可确保中心频率与元素共振线相同。

2. 原子化系统　其作用是提供能量使样品中的待测元素转变为基态原子蒸气，这一过程也称为原子化过程。常用的装置有火焰原子化器、石墨炉原子化器、氢化物发生原子化器和冷蒸气发生原子化器等。

（1）火焰原子化器（flame atomization）：将试液雾化成气溶胶后，再与燃气混合，进入燃烧器产生的火焰中，利用物质燃烧释放的能量使被测元素形成基态原子。应用最广泛的是预混合型火焰原子化器，它由雾化器、雾化室和燃烧器三部分组成，其结构如图8-31所示。

1）雾化器（nebulizer）：其作用是将试液雾化。目前普遍采用的是同心双管型气体雾化器，外管接高压助燃器（空气或氧化亚氮等），内管用

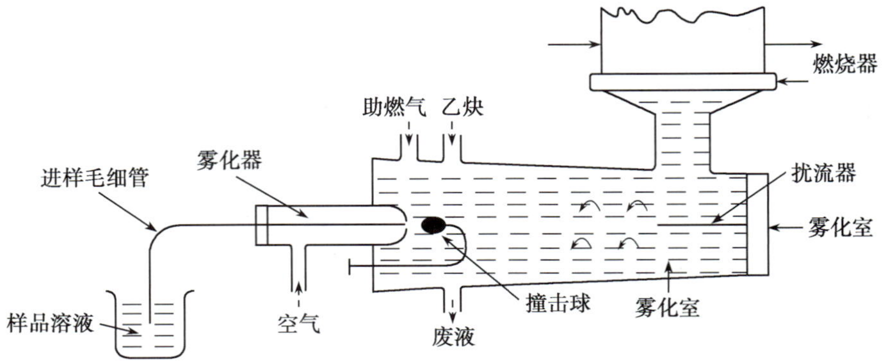

图 8-31 预混合式火焰原子化器示意图

毛细管连接并吸入试液，以使试液形成微米级的气溶胶。当高压助燃气自气体导管中高速通过时，在中心毛细管出口处会形成负压，使试液经毛细管入口吸入，并在出口处分散成雾滴，再经撞击球撞击后分散成细雾进入雾化室。雾化器通常由不锈钢、聚四氟乙烯或玻璃材料制成。中心毛细管多由铂-铱（或铑）合金制成，以增加抗腐蚀性。雾化器的雾化效率是影响火焰原子化器灵敏度和检出限的主要因素，因此要求雾化器喷雾稳定，产生的雾滴细而均匀，雾化效率高。

2）雾化室：又称预混合室，其主要作用：①使未被细化的雾滴试液在内壁快速沉降并凝结为液珠及时从废液口排出，以免试样或组分沉积。②使已雾化的试液细滴与燃气（如乙炔、丙烷、氢气等）、助燃气等充分混合形成气溶胶进入燃烧器。③具备缓冲和稳定混合气气压的作用，使燃烧器产生稳定的火焰。

3）燃烧器（burner）：其作用是产生火焰，使进入火焰的试样气溶胶蒸发、离解和原子化。燃烧器多由不锈钢或金属钛等耐腐蚀、耐高温材料制成。喷口一般做成长狭缝式，这种形状可获得原子蒸气较长的吸收光程，提高方法的灵敏度，不易“回火”，并且喷口不易因试样沉积而被堵塞，噪声低。有单缝合三缝两种类型，最常用的是单缝燃烧器。

燃气与助燃气的组成不同可得到不同种类的火焰，不同种类的火焰的温度和性质也不尽相同，在测定时不仅需要根据不同元素选用适当的火焰种类，同时还应根据实验条件选择燃气和助燃气的最佳流量，得到最佳的火焰状态。原子吸收光谱分析中，最常用的是乙炔-空气火焰，它能为 35 种以上元素充分原子化提供最适宜的温度，最高火焰温度约为 2 600K。

火焰原子化系统重现性好，操作简便。但缺点是原子化效率低，原子在光路中滞留时间短以及燃烧气体的膨胀对基态原子产生稀释，限制了其应用。

（2）石墨炉原子化器（graphite furnace atomizer）：其原理是将石墨管作为一个电阻发热体，在通电时温度迅速升高，可达 2 000～3 000℃，使待测元素原子化。石墨炉原子化器主要由炉体、石墨管和电、水和气供给系统组成（图 8-32 所示）。石墨管长 28～50mm，内径约 5mm，两端用铜电极夹住。管上有一孔径为 1～2mm 的进样孔，试样用微量注射器直接由进样孔注入石墨管中。石墨管置于有水冷却的两石墨锥之间，使石墨炉外面的温度保持在 60℃ 以下。石墨管内外都通有惰性保护气体氩气或氮气，以有效地去除实验过程中产生的溶剂蒸汽和基体及残渣废气，同时也保护已发生原子化的原子不再被氧化。

石墨炉原子化通电升温过程需要经过干燥、灰化、原子化和净化四个步骤。①干燥：在溶剂沸点温度下蒸发掉样品中所含溶剂并由惰性气体带走。②灰化：在较高温度（350～1 200℃）下使样品中低沸点的无机物及有机物发生分解和气化而被除去，减少基体干扰。③原子化：待测元素在原子化温度（1 000～3 000℃）进行原子化，静止（停止吹气）加热数秒钟，同时测量和记录吸收峰值。④净化：使温度高于原子化温度 100～200℃ 以去除残留物，为下一次进样做准备。

石墨炉原子化法在充有惰性保护气体的强还原性石墨介质中进行，有利于难熔氧化物的分解和原子化；该法试样用量少（固体样品 0.1～10mg，液体样品 1～100μl），基态原子在测定区有效停留，样品全部蒸发并参与光吸收，原子化效率接近 100%，灵敏度较火焰法高；某些样品无须前处理直接测定，尤其适用于生物试样的分析。但由于取样量少，受样品组成的不均匀性影响，测定的重现性差；分析成本高；设备较复杂，操作亦不够简便。

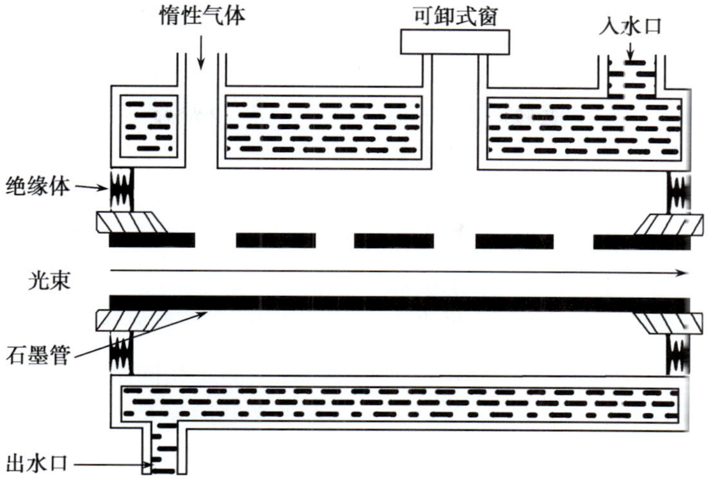

图 8-32 石墨炉原子化器构造示意图

(3) 氢化物发生原子化器：有一些元素，如 Ge、Sn、Pb、As、Sb、Bi、Se 和 Te 等，采取液体进样时，用火焰原子化和石墨炉原子化均不能得到较高的灵敏度。但在酸性介质中，这些元素能与强还原剂硼氢化钠（钾）反应生成气态氢化物，这些氢化物在较低的温度下就能分解为气态原子。氢化物发生原子化器灵敏度高，选择性好，基体干扰和化学干扰较少，目前主要用来检测砷、硒、锑、铋、锗、锡、铅、镉、铟及铊等十一种元素。

(4) 冷蒸气发生原子化器：专用于测定汞。样品中的含汞化合物（Hg^{2+} 或 Hg_2^{2+}）很容易被还原为金属汞。在还原器中加入样品和氯化亚锡还原剂，发生氧化还原反应，反应产生的单质汞具有极强的挥发性，通入氮气能将汞原子蒸气带出，并经干燥管干燥后进入石英吸收池，在室温下测定吸光度，灵敏度和准确度都较高，可检出 0.01g 汞。

3. 分光系统 分光系统的作用是将待测元素的共振吸收线与邻近的谱线分开。由于采用的是锐线光源，入射光的单色性好，无须再单色化。所以，单色器设置在原子化器之后，以避免火焰的发光干扰。其构造包括狭缝、色散元件和准直镜等，其中色散元件多采用光栅，刻痕数在每毫米 600~2 800 条之间，波长范围一般为 190~900nm。

4. 检测系统 检测系统主要由检测器、放大器、对数变换器和显示装置等部分组成。检测器由光电倍增管和负高压电源组成，工作波段一般为 190~900nm。检测器将单色器透过的光信号经光电倍增管转换成电信号，由放大器放大，对数器将吸收前后的光强度变化与试样中待测元素的浓度关系进行对数转换，再由显示装置显示或记录器记录打印。

5. 数据处理系统 通过原子吸收分析软件系统可以设置仪器测量条件、样品参数，检测仪器稳定性、检出限、精密度和工作曲线的线性范围等，能储存并打印测量结果、分析报告、分析条件、标准曲线和原始数据等。

(二) 仪器类型与评价

目前常用的原子吸收分光光度计按光束分为单光束和双光束型原子吸收分光光度计，还有同时测定多元素的多波道型原子分光光度计。

1. 单波道单光束原子吸收分光光度计 这类仪器由一个空心阴极灯提供锐线光源，外光路只有一束光，一个单色器和一个检测器，只能同时测定一种元素。仪器光路系统结构简单，性能较好；共振线在外光路损失少，单色器能获得较大亮度，故有较高灵敏度；价格较低，便于推广。其缺点是：不能消除光源波动所引起的基线漂移，对测定的精密度和准确度都有一定影响。在测定过程中需经常校正零点，以补偿基线的不稳。而且为了获得较为稳定的光输出，空心阴极灯需预热 20~30min，导致分析时间长。

2. 单波道双光束原子分光光度计 由光源发射的共振线被旋转切光器分成两个强度相等、波长相同的光束，一束为样品光束，直接通过原子化器（如火焰）；另一束是参比光束，不通过原子化器。两光束在另一个切光器处相会，并交替进入单色器，得到了与切光器同步一定频率的样品脉冲和参比脉冲。检测系统将接收到的两束脉冲信号进行同步检波放大，并经运算、转换，最后由读数装置显示出来。由于两光束均由同一光源辐射，检测系统输出的信号是这两光束之差或强度之比，因此，来自光源的任何波动都能由光束的作用得到补偿，给出一个稳定的输出信号，提高了仪器的信噪比，消除了基线漂移，检出限和精密度都有所改善。缺点是仍不能消除原子化系统的不稳定和背景吸收的影响，仪器结构复杂，价格较贵。

此外，还有双波道或多波道双光束原子吸收分光光度计及多元素同时测定原子吸收分光光度计，但仪器结构复杂，价格昂贵，推广应用较困难。

（三）主要仪器性能指标

在微量、痕量甚至超痕量元素分析中，灵敏度和检出限是评价分析方法与仪器性能的重要指标。

1\. **灵敏度** 原子吸收分光光度法的灵敏度定义为校正曲线 $A=f(c)$ 或 $A=f(m)$ 的斜率 S。$S=\frac{dA}{dc}$ 或 $S=\frac{dA}{dm}$，它表示待测元素浓度或含量改变一个单位时吸光度的变化量。以浓度单位表示的灵敏度为相对灵敏度，以质量单位表示的灵敏度为绝对灵敏度。在火焰原子吸收法中是溶液进样，采用相对灵敏度较为方便；而在石墨炉原子吸收法中，吸光度取决于进入石墨管的待测元素的绝对量，采用绝对灵敏度更为方便。灵敏度用特征浓度和特征质量表示。

（1）特征浓度：用于火焰原子吸收法中，定义为能产生 0.004 4 吸光度时所对应的待测元素的浓度（μg/ml）。计算公式为：$S_c=\frac{0.0044\times c_x}{A}$（μg/ml）

（2）特征质量：用于石墨炉原子吸收法中，定义为能产生 0.004 4 吸光度时所对应的待测元素的质量（g 或 μg）。计算公式为：$S_m=\frac{0.0044\times m_x}{A}$（g 或 μg）。

灵敏度不仅受待测元素的性质影响，还与实验操作条件的选择、仪器的性能（包括单色器的分辨率，光源的特性，检测器的灵敏度和仪器的噪声等）密切相关。在定义特征浓度（或特征质量）和灵敏度时，没有考虑测定时仪器的噪声，而实际上一个有用信号能否被检出，与噪声的大小有密切关系，因此特征浓度（或特征质量）和灵敏度不能用于衡量一种元素被检出的最小量。因此，应采用检出限来表征一种元素能被检出的最小量。

2\. **检出限** 在给定的分析条件下和适当置信度下可检出待测物的最小检出浓度（c_L）或最小检出质量（ml）。计算公式为：

$$c_L=\frac{KS_b}{S}$$

$$ml=\frac{KS_b}{S}$$

式中 S_b 是对基体与样品相似的空白溶液在与样品测定相同条件下测量多次（一般 20 次）所得吸光度测定值的标准偏差；S 是校准曲线 $A=f(c)$ 或 $A=f(m)$ 的斜率；K 是根据所需置信度选定的置信因子，一般取 $K=3$；测量误差为正态分布时，理论置信水平为 99.6%，而在低浓度区域内，有限次数测量误差并非正态分布，所以实际的置信水平仅有 90%。

检出限比灵敏度有更明确的意义，这是因为检出限考虑了测量时的噪声，明确地指出了检出限值的可信度。这一数值不仅表示各元素的测定特性，也表示仪器噪声大小。由此可见，降低噪声，提高精密度是改善检出限的有效措施。

3\. **其他仪器性能指标** 除上述两个重要的仪器性能指标外，仪器性能要求还包括：波长示值误差、波长重复性、分辨力、基线稳定性和边缘能量等。

（四）简要操作流程

1. 火焰原子吸收法

打开乙炔气，调压→开空气压缩机→开主机电源→运行软件，设置参数→安全检测并确认→点火→待显示数据稳定后，点“自动调零”→点“空白”测空白值→测标准样品→测待测样品→用蒸馏水冲洗进样管→关闭软件→关乙炔钢瓶，排气→关空压机，给空压机排水、放气→关主机。

2. 石墨炉原子吸收法

打开主机、石墨炉及循环水系统电源→打开氩气阀门，确认输出压力→自检→选择待测元素及方法→用移液枪加样，点“开始”键→测定标准品和样品→测定完毕，空烧一次去除残留物→关闭软件→关闭氩气、30A 电源、循环水及石墨炉、主机电源。

（五）注意事项

1\. **操作规程** 仪器使用前，工作人员一定要熟读仪器使用说明书，并能按操作规程熟练操作。

2. 乙炔气体的使用

（1）乙炔气瓶应单独放置在仪器室附近的房间或防爆柜内，严禁在乙炔气源附近存放有明火、过热物品。存放乙炔气瓶的房间还应保持空气流通，并标有防火标志。

（2）应经常检查乙炔气瓶与减压阀的连接是否牢固、有无泄漏。一旦出现异味，需立即切断电源，并关闭乙炔气瓶主阀。

（3）点火前要先开空气后开乙炔气，熄火时要先关乙炔气后关空气，防止回火事故的发生。

3. 气瓶更换 当乙炔钢瓶的压力小于0.5MPa、氩气钢瓶的压力小于1MPa时，需更换新的气瓶。

4. 雾化器的使用

（1）样品溶液不得有气泡，如果进样管内有气泡应及时去除。

（2）仪器室室内温度不能低于10℃，防止由于喷口的降温作用而造成结冰堵塞的可能。

（3）雾化室必须定期清洗。

5. 原子化器的使用

（1）原子化器在使用后温度很高，严禁用手触摸，也不可将易燃物品放在仪器上。

（2）火焰原子化器应当保持燃烧头清洁，燃烧头狭缝上不应有任何沉积物。

（3）带石墨炉的仪器一定要注意用电安全。如果使用380V动力电，加热瞬间将产生很大电流，因而在石墨炉处于工作状态时不要直接触碰炉体部分，以防发生意外。

6. 废液排放 废液管必须接在液封盒下排液口上，排液必须通畅。上通气口必须与大气相通。废液管下端不能插入废液中，应与液面保持一定距离。

（六）保养与维护

1. 元素灯的保养 空心阴极灯供电电压较高，更换元素灯时，一定要先断开电源再进行更换，较低的灯电流有利于延长灯的使用寿命。长期不用的元素灯每隔3~4个月通电2~3个小时，以避免因漏气、零部件放气影响灯的寿命。

2. 定期检查 检查废液管并及时倾倒废液；乙炔气路的定期检查和试漏；空压机及空气气路保养及维护。

3. 火焰原子化器的保养与维护

（1）雾化器：每次测定完成后，在火焰点燃状态下喷雾去离子水5~10min清洗，然后停止喷雾，待水分烘干后再关闭乙炔。

（2）雾化室：定期取下燃烧器用去离子水或蒸馏水清洗。清洗时可先取下燃烧器，用少量去离子水或蒸馏水从雾化室上口灌入，让水从废液管排走。多次冲洗即可。

（3）燃烧器：保持燃烧缝口清洁，对黏在缝口的积炭用刀片刮除。

4. 石墨炉原子化器的保养

（1）石墨锥：内部有残留物时需用吸耳球将可吹掉的杂物清除，再用酒精棉擦拭清洁。

（2）石英窗：取下后先用酒精棉擦拭干净后再用擦镜纸清洁后安装复位。

（3）冷却水：天气过热时冷却水温度不宜过低，以免产生水雾凝结在石英窗口。

三、干扰及其消除办法

1. 光谱干扰 是指在单色器的光谱通带内，除了有待测元素的分析线外，还存在与其相邻的其他谱线所引起的干扰。常见光谱干扰及消除办法见表8-8。

表8-8 常见光谱干扰及消除办法

干扰类别	消除办法
吸收线重叠干扰	一般可通过另选灵敏度较高而干扰少的分析线抑制这种干扰，否则需采用‘化学分离方法”除去干扰元素
非吸收线干扰	可通过适当减小狭缝宽度来分开非吸收线以抑制这种干扰
再发射线干扰	仪器生产厂家多采用光源与检测器同步脉冲供电的方法消除这种干扰

2. 电离干扰 是指在高温原子化过程中，待测元素原子吸热后发生电离，造成参与原子吸收的基态原子数目减少，测定结果偏低。

加入过量的消电离剂（如钾、钠、铯等）可以有效地抑制和消除电离干扰。常用的消电离剂有氯化铯、氯化钾、氯化钠等。

3. 化学干扰 是指待测元素在溶液或气态中与其他共存物质之间发生化学反应，生成了难挥发或难离解的稳定化合物，从而降低了待测元素的原子化效率，使测定结果偏低。它是原子吸收分析中主要的干扰来源。

消除化学干扰的主要方法包括加入释放剂、加入保护剂、提高火焰温度，此外还可经化学分离方法使待测元素与干扰元素分离。溶剂萃取分离法应用最广，但分离过程比较复杂。

4. **物理干扰** 是指试样溶液和标准溶液在处理、转移、蒸发和原子化过程中，由于物理性质（如黏度、表面张力、蒸气压、相对密度及温度等）的变化引起吸光度下降的效应。

火焰原子化法和石墨炉原子化法的物理干扰都是非选择性干扰，对溶液中各元素的影响基本相似。消除物理干扰最常用的方法是配制与待测溶液组成相似的对照品或采用标准加入法。

5. **背景吸收干扰** 是一种非原子吸收干扰，包括分子吸收、光散射及折射等。其主要消除办法见表 8-9。

表 8-9 背景吸收干扰及消除办法

干扰类别	亚类	消除办法
分子吸收干扰	金属盐类分子吸收	可通过高温离解，以减少吸收
	无机酸分子吸收	当选用分析波长小于 250nm 时，样品处理一般用 HNO_3、HCl，而不用 H_2SO_4、H_3PO_4
	火焰气体吸收	可采用零点扣除的办法解决
光散射及折射	/	利用空白溶液进行校正，配制与待测溶液基体相同的空白溶液，它将产生与待测溶液相同的背景吸收。用样品溶液的吸光度减去空白溶液的吸光度，就可得到待测元素的真实吸光度

原子吸收分析法中普遍存在背景吸收，根据它表现出的波长特征、时间特征和空间特征，可设计相应的方法进行背景校正。目前商品化仪器用于背景校正的方法主要有氘灯连续光源背景校正、塞曼效应背景校正和空心阴极灯强脉冲自吸背景校正等。

四、定量分析方法

1. **标准曲线法** 根据试样中待测元素的含量，配制合适的系列标准溶液，用空白溶液作参比，按浓度由低到高的顺序依次测量吸光度，绘制吸光度-浓度标准曲线，或建立标准曲线的直线回归方程。在相同条件下测定样品溶液的吸光度值，由标准曲线查出样品溶液中待测元素的浓度，或根据线性回归方程进行计算。

标准曲线法的特点是简便快速，适合组成简单的大批量样品分析，但不适用于基体复杂的样品。当仪器的工作条件不能完全重现时，可能导致标准曲线的斜率改变。而待测元素浓度较高时，因有热变宽、压力变宽和共振变宽等因素影响，标准曲线会向浓度坐标偏离。火焰中各种干扰效应如光谱干扰、化学干扰和物理干扰等也可导致偏离。为了保证测量的准确度，在测定前或测定完数份样品后需用标准溶液对标准曲线进行检查和校正。

2. **标准加入法** 当试样组成复杂或组成不确定时，将难以配制与待测试样组成相似的标准溶液，这时就需要使用标准加入法。在实际工作中标准加入法多采用作图法，亦称为标准增量法或直线外推法。取 n 份（要求 $n \geqslant 4$）等量待测试样于 n 支比色管中，从第二份开始加入含不同量待测元素的标准溶液。加入后标准溶液的浓度分别为 0、$1c_0$、$2c_0 \cdots\cdots nc_0$（c_0 为标准溶液的浓度），再用同种溶剂稀释至相同的体积，依次测量各溶液吸光度，以吸光度 A 对加入的待测元素的含量 m 绘图得到校正曲线（图 8-33）。

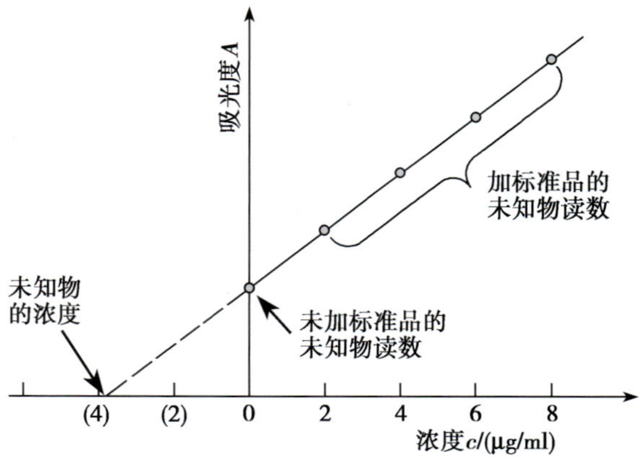

图 8-33 标准加入法图解

如果试样中不含待测元素时，扣除背景之后，校正曲线应通过原点；反之，如果 A-m 曲线不通过原点，说明这试样中含有待测元素。显然，校正曲线在 Y 轴上的截距所对应的吸光度正是由试样中的待测元素所引起的结果。将校正曲线外延，其延长线与 X 轴相交，原点与交点间的距离所对应的质量即为所取样品溶液中待测元素的含量。

由于标准加入法保证了各管溶液的基体基本相同，所以能消除基体干扰（或物理干扰），但不能消除化学干扰、电离干扰和背景吸收等，也不适用于测量含量低的元素。

3. 内标法 使用双波道或多波道原子吸收分光光度法时，可以采用内标法进行定量分析。在被测物的标准溶液和试样溶液中分别加入一定量样品中不存在的第二元素作为内标元素，同时测定这两种溶液的吸光度，并计算吸光度比值：$A_s/A_{内}$和$A_x/A_{内}$（A_s、$A_{内}$分别为标准溶液中待测元素和内标元素的吸光度，A_x为样品溶液的吸光度），然后以$A_s/A_{内}$为纵坐标，以标准溶液中待测元素的浓度 c 为横坐标，绘制 $A_s/A_{内}$-c 标准曲线。再根据试样溶液的 $A_x/A_{内}$，从标准曲线中即可求出样品中待测元素的浓度。

在原子化过程中内标元素应与被测元素具有相似的特性。内标法可以消除在原子化过程中由于实验条件（如燃气与助燃气的流量、基体组成、表面张力等）变化而引起的误差，故测定的准确度较高。

五、分析条件选择

原子吸收光谱分析时的影响因素很多，为获得重现性好、灵敏准确的结果，对分析条件的选择和控制十分重要。

1. 分析线 通常选择共振线作为分析线以获得最大灵敏度。但当待测元素的共振线受到其他谱线干扰或待测元素含量过高时，就不宜选择共振线作为分析线。对于微量元素的测定，就必须选用最强的共振吸收线。确定最佳的分析线的实验方法是：首先扫描空心阴极灯的发射光谱，了解有哪几条可供选用的谱线，然后吸入样品溶液，察看这些谱线的吸收情况，选用不受干扰而吸收值适度的谱线作为分析线。

2. 狭缝宽度 狭缝宽度的选择主要根据仪器的色散能力、谱线轮廓和受干扰的情况而定。确定最佳狭缝宽度的实验方法是，将试液喷入火焰中，由小至大调节狭缝宽度，并测定在不同狭缝宽度时的吸光度，达到某一宽度时，吸光度趋于稳定，为最佳狭缝宽度。对于谱线简单的元素（如碱金属、碱土金属）通常可选用较大的狭缝宽度；对于多谱线元素（如过渡金属、稀土金属）要选择较小的狭缝，以减少干扰，改善线性范围。

3. 空心阴极灯工作电流 空心阴极灯的辐射强度和使用寿命与空心阴极灯的工作电流有关。一般商品空心阴极灯均标有最大工作电流和使用电流范围，通常以其标明的最大工作电流的 1/2～2/3 作为工作电流。一般情况下，在保证有足够强度且稳定的光输出前提下，尽量选用较低的工作电流，以延长灯的使用寿命。使用前空心阴极灯需预热 5～20min，以保证发射强度稳定。

4. 原子化条件选择

（1）火焰原子化法：本法的火焰的选择和调节是保证原子化效率的关键之一。对于分析线在 200nm 以下的短波区的元素如 Se、P 等，由于烃类火焰有明显吸收，宜选用氢火焰。对于易电离元素如碱金属和碱土金属，不宜采用高温火焰。反之，对于易形成难离解氧化物的元素如 B、Be、Al、Zr、稀土金属等，则应采用高温火焰，最好使用富燃火焰。火焰的氧化还原性明显影响原子化效率和基态原子在火焰中的空间分布，因此，调节燃气和助燃气的流量及燃烧器的高度，可获得最高的测定灵敏度。

（2）石墨炉原子化法：这种方法的测量过程需经过干燥、灰化、原子化和净化四个步骤，合理选择干燥、灰化和原子化温度及持续时间十分重要。①干燥时的温度应比溶剂的沸点温度稍低，以防止在溶剂挥发过程中产生样品飞溅。②灰化时，在保证待测元素没有明显损失的情况下将试样加热到尽可能高的温度。③原子化阶段，应选择达到最大吸收信号的最低温度作为原子化温度，此阶段应停止载气流动，以降低基态原子逸出速度，提高基态原子在石墨炉中的停留时间和密度，有利于提高分析方法的灵敏度和改善检出限。④净化温度应高于原子化温度约 100～200℃，以有效去除残渣。不同试样各阶段加热时间不同，需通过实验来确定。

5. 样品处理 对于固体样品和组成复杂的液体样品（如血样等）须经消化处理配制成溶液；清洁的地下水和地面水，不经处理可直接测定；浑浊的地面水及轻度污染废水可用浓硝酸消化；污染严重的废水须用混合酸消化处理。

6. 进样量 火焰原子化法中若进样量过小，则信号太弱；进样量过大又会对火焰产生冷效应。所以，应该在保持燃气和助燃气比例一定以及总气体流量一定的条件下，测定吸光度值随喷雾量的变化，达到最大吸光度的试样喷雾量就是应当选取的试样喷雾量。对于石墨炉原子化法，也应通过实验测定吸光度值和进样量的变化关系来选择合适的进样量。

六、临床应用与评价

（一）临床应用

目前，临床上主要应用原子吸收分光光度法测定锌、铁、锰、钙、镁、铜、铅和镉八种微量元素。微量元素是指含量不足人体总重量万分之一的元素，按其功能可分为必需微量元素和毒性微量元素。必需微量元素是维持人体正常功能或结构所必需的元素，如锌、铁、钙等，毒性微量元素是指在较低浓度就能使人体产生毒性反应的元素，如铅、隔、汞等。测定人体微量元素可作为健康保健、疾病诊断和疗效观察的可靠依据。

（二）应用评价

原子吸收分光光度法，具有选择性强、测定快速简便、灵敏度高、分析范围广、抗干扰能力强和精密度高等特点。在常规分析中大多元素检测能达到 10^{-6} 级，若采用萃取法、离子交换法或其他富集方法还可进行 10^{-9} 级的测定。目前可测定元素多达 73 种。常规低含量测定时，精密度的变异系数为 1%～3%，若采用自动进样技术或高精度测量方法，其相对偏差小于 1%。

原子吸收分光光度法也有其局限性，它不能对多元素进行同时分析，对难溶元素的测定灵敏度也不十分理想，对共振谱线处于真空紫外区的元素还无法测定。另外，标准工作曲线的线性范围窄，给实际工作带来不便，对于某些复杂样品的分析，还需要进一步消除干扰。

（张家忠　曹越）

第四节　荧光发光分析技术与仪器

光致发光如果按分子激发态的类型可分为荧光和磷光两类。分子荧光分析技术是根据物质的分子荧光光谱进行定性，以荧光强度进行定量的一种分析技术。本节主要介绍荧光发光分析的原理、荧光分光光度计及临床应用。

一、荧光发光分析原理

（一）分子荧光和磷光的产生

1. 分子能级与跃迁 分子能级较原子能级复杂，其每个电子能级上又包含一系列振动能级和转动能级，如图 8-34 所示。

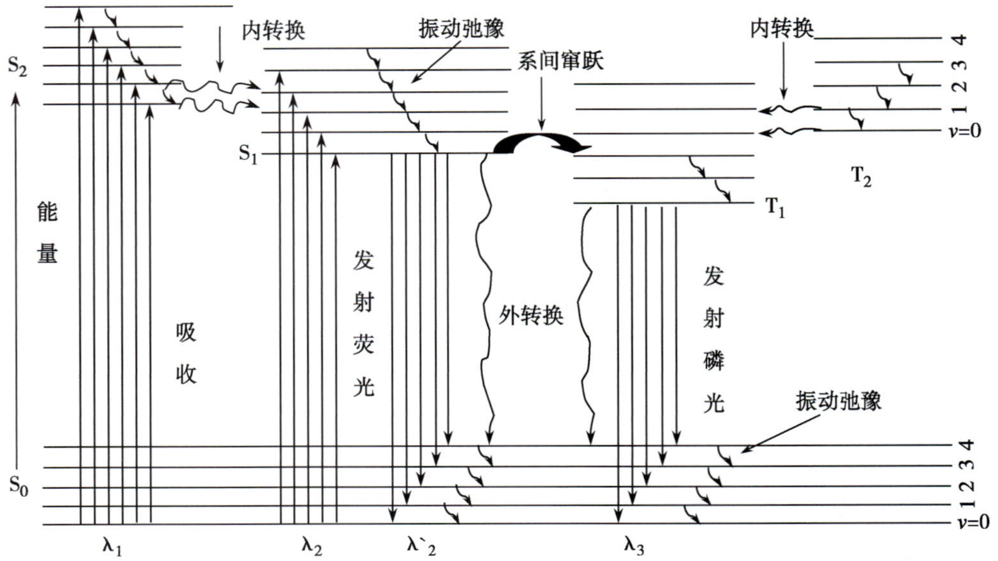

图 8-34　分子的部分电子能级示意图

物质受到激发光照射时，光子的能量在一定条件下被物质的基态分子所吸收，分子中的价电子发生能级跃迁而处于电子激发态。在光致激发和去激发光中，分子中的价电子可以处于不同的自旋状态，常以电子自旋状态的多重性来描述。当一个分子所有的电子自旋是成对的，则这个分子所处的电子能态为单重态，用 S 表示。基态为单重态的分子具有最低的电子能态，用 S_0 表示，当基态分子的一个电子吸收光辐射而跃迁到第一电子激发态，且保持自旋不变，则形成第一激发单重态，用 S_1 表示；当受到更高能量的光激发且不改变自旋方向，就形成第二激发单重态，用 S_2 表示。如果电子在跃迁过程中改变了自旋方向，即分子具有两个自旋平行（不配对）的电子，此时分子所处的电子能态称为三重态，用 T 表示。T_1、T_2 分别表示第一、第二激发三重态。

2. 电子激发态的多重性　电子激发的多重性用 $M=2S+1$ 表示，S 为电子自旋量子数的代数和（0 或 1），根据泡利不相容原理（Pauli exclusion principle），分子中占据同一轨道的两个电子必须具有相反自旋方向，即自旋配对。若分子中所有电子都是自旋配对的，则 $S=0$，此时 $M=1$，即该分子处于单重态。大多数有机物分子的基态处于单重态。当分子吸收能量后，如果电子在跃迁过程中不发生自旋方向的改变，则分子处于激发的单重态，如能级 S_1、S_2 等；如果电子在跃迁过程中伴随自旋方向的改变，这时分子便具有两个自旋平行的电子，即 $S=1$，$M=3$，分子处于激发的三重态，用 T 表示，如 T_1、T_2 等（图 8-35）。根据洪特规则，处于分立轨道上的非成对电子，自旋平行要比自旋配对更稳定些，故三重态能级比相应单重态能级略低。

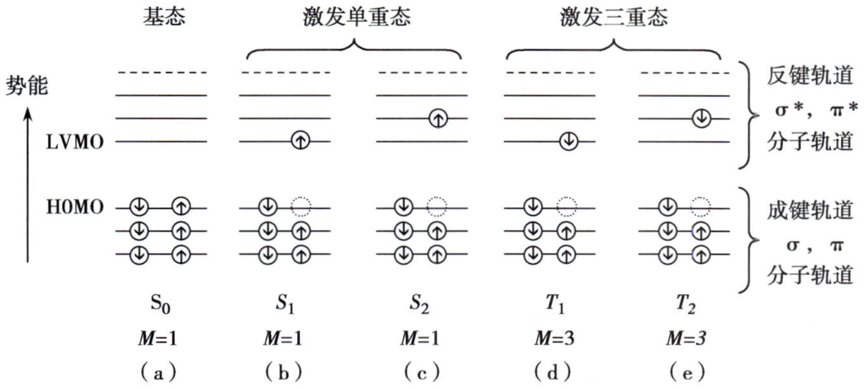

图 8-35　单重态与多重态电子分布示意图

在室温下，大多数分子处于单重态，即处于基态的最低振动能级，且电子自旋配对。当分子吸收一定频率的光辐射发生能级跃迁时，可跃迁至不同激发态的各个振动能级，但其中大部分分子跃迁到第一激发单重态。处于激发态的分子是不稳定的，它可通过辐射跃迁或无辐射跃迁等去活化过程（丧失多余的能量）返回基态，其中以速率最快、激发态寿命最短的途径为主。激发态的分子的去活化过程如图 8-36。

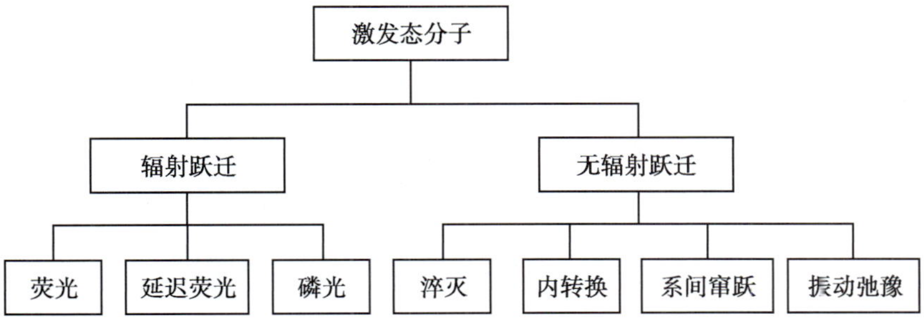

图 8-36　激发态的分子的去活化过程示意图

（1）振动弛豫：激发态的分子在液相或压力足够高的气相中，分子间碰撞概率很大，激发态分子可能将过剩的振动能量以热能形式将多余的能量传递给周围环境，而自身从激发态的高振动能级失活，跃迁至同一激发态的最低振动能级，这种现象称为振动弛豫。振动弛豫过程的速率极快，在 10^{-14}~10^{-12}s 内即可完成。

（2）内转换：同一多重态的不同电子能级间无辐射去活过程叫内转换，内转换的实质是激发态分子将激发能转变为热能下降至低能级的激发态或基态，如 $S_1 \rightarrow S_0$，$T_2 \rightarrow T_1$ 等。内转换过程的速率在很大程度上取决于相关能级之间的能量差。相邻激发单重态之间能级较近，其振动能级常发生重叠，内转换很快。因此，通常不论分子被激发到哪一个电子激发态，都会在 10^{-13}~10^{-11}s 内经内转换和振动弛豫跃迁到相应电子激发态的最低振动能级上。基态（S_0）和第一电子激发单重态（S_1）之间的能量差较大，因而 $S_1 \rightarrow S_0$ 内转换的速率相对要小得多，使得第一电子激发态有相对较长的寿命。

（3）系间跨跃：不同多重态的两个电子能态之间的无辐射跃迁叫系间跨跃。发生系间跨跃时电子自旋需要换向，故比内转换困难，需要 10^{-6}s。系间跨跃易在 S_1 和 T_1 间进行，发生系间跨跃的主要原因在于各电子能级中振动能级非常接近，势能面发生重叠交叉，如 S_1 的较低电子能级与 T_1 的较高振动能级有重叠，为 $S_1 \rightarrow T_1$ 的系间跨跃提供了可能。

（4）外转换：外转换是指溶液中的激发态分子与溶剂分子或其他溶质分子之间相互碰撞而失去能量，并以热能的形式释放，常常发生在第一激发单重态或激发三重态的最低振动能级向基态转换的过程中。外转换常常会使荧光或磷光减弱，甚至“淬灭”。

（5）荧光：电子由第一激发单重态（S_1）的最低振动能级跃迁到基态（S_0）的任一振动能级而发射的光量子为荧光，发光的时间约为 10^{-9}~10^{-7}s。S_0 分子跃迁至 T_1 态后，因相互碰撞或通过激活作用又回到 S_1 态，经振动弛豫到达 S_1 态的最低振动能级再发射荧光，这种荧光被称为延迟荧光。

（6）磷光：当受激分子降至 S_1 的最低振动能级后，经系间跨跃至 T_1 态，电子由 T_1 态最低振动能级跃迁到基态（S_0）的任一振动能级而发射的光量子为磷光。分子在三重态的最低振动能级上可以存活一段时间，发光时间约为 10^{-4}~10s。

（二）激发光谱和发射光谱

任何荧（磷）光物质都具有激发光谱与发射光谱这两种特征光谱，可用于鉴别荧光（磷光）物质，也可作为进行荧光或磷光定量分析时选择合适的激发波长和测定波长的依据。

1. 激发光谱 固定荧光的发射波长（即测定波长），通过不断改变激发光（即入射光）波长，以所测得的发射波长下的荧光强度对激发光波长作图，即得到荧光（磷光）化合物的激发光谱。

2. 发射光谱保持 激发光的强度和波长固定不变（通常固定在最大激发波长处），测定不同发射波长下的荧光强度，即得到发射光谱，也称为荧光或磷光光谱。菲的激发光谱和发射光谱如图 8-37 所示。

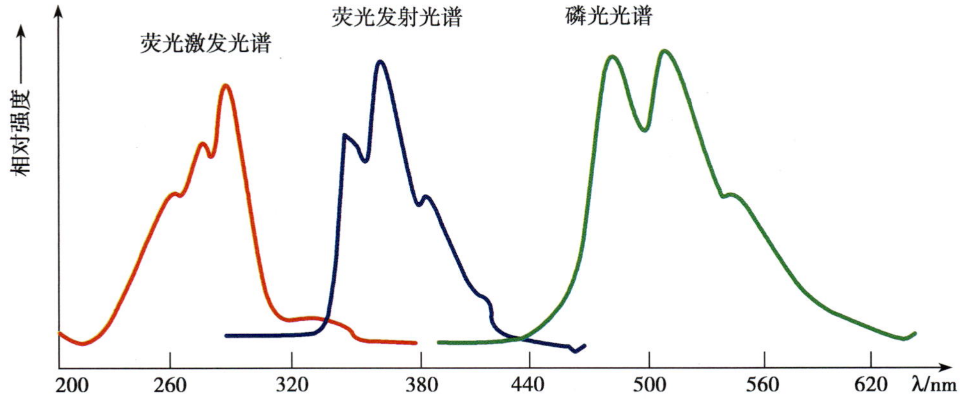

图 8-37 室温下菲的乙醇溶液的荧（磷）光光谱图

3. 激发光谱与发射光谱的特点

（1）斯托克斯位移：在溶液的荧光光谱中，荧光波长总是大于激发光的波长，这种波长移动的现象称为斯托克斯（Stokes）位移。产生 Stokes 位移的主要原因包括：①激发分子在发射荧光前，通过振动弛豫和内转换去活化过程损失了部分激发能。②辐射跃迁可能使激发分子下降到基态的不同振动能级，然后通过振动弛豫进一步损失能量。③溶剂与激发态分子发生碰撞导致能量损失，这些能量损失会进一步加大 Stokes 位移。

（2）发射光谱的形状与激发波长无关：电子跃迁到不同激发态能级，吸收不同波长的能量，产生不同吸收带，但均需回到第一激发单重态的最低振动能级再跃迁回到基态，产生波长一定的荧光，其形状只与基态振动能级的分布情况和跃迁回到各振动能级的概率有关，而与激发波长无关。

（3）镜像关系：通常荧光发射光谱与它的吸收光谱（与激发光谱形状一样）呈镜像对称关系。因为吸收光谱的形状取决于第一电子激发态的各振动能级的分布，而发射光谱的形状取决于基态各振动能级的分布。由于基态和第一激发态的各振动能级分布极为相似，所以吸收光谱与发射光谱常呈镜像对称，常见如蒽的酒精溶液的荧光光谱和吸收光谱（图 8-38）。

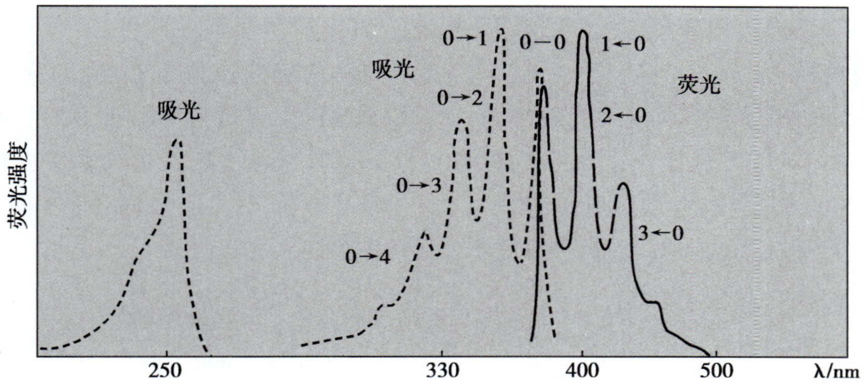

图 8-38　蒽的乙醇溶液的荧光光谱（右）和吸收光谱（左）图

（三）荧光效率

分子产生荧光必须具备的条件：①具有合适的结构，能吸收激发光，如含有苯环或稠环的刚性平面结构的有机分子。②吸收了与其本身特征频率相同的能量后，具有一定的荧光量子产率。

荧光效率（fluorescence efficiency）即荧光量子产率，是指荧光物质吸收光后发射出的荧光光量子数与其所吸收激发光光量子数之比，即：

$$荧光效率(\phi_f)=\frac{发射荧光的量子数}{吸收激发光的量子数}$$

荧光效率在 0～1 间，荧光效率越高，辐射跃迁概率就越大，物质发射的荧光也就越强。荧光效率低的物质可能有强的紫外吸收，但所吸收的能量主要以无辐射跃迁的方式释放，不出现荧光发射。

（四）荧光与分子结构的关系

通常，强荧光分子都具有大的共轭 π 键结构、给电子取代基和刚性平面结构等，而饱和的化合物及只有孤立双键的化合物，不呈现显著的荧光。

1. 共轭效应　物质只有能够吸收紫外-可见光，才有可能发射荧光。要吸收紫外-可见光，分子中必须含有共轭双键。当发射荧光的物质分子含有共轭双键，且共轭体系越大，π 电子的离域性便越强，越易被激发而产生荧光。实验证明，大多数能发射荧光的物质为含芳香环或杂环的化合物。随着芳环的共轭性增大，荧光效率提高，且荧光光谱向长波长方向移动。如表 8-10 所示，几种线状多环芳烃的荧光效率随苯环数目的增加而增大，且荧光波长增长。

表 8-10　几种线状多环芳烃的荧光

化合物	分子结构	ϕ_f	λ_{ex}/nm	λ_{em}/nm
苯	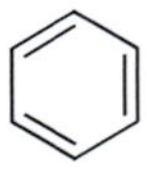	0.11	205	278
萘	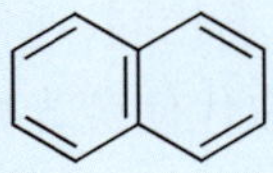	0.29	286	321

续表

化合物	分子结构	ϕ_f	λ_{ex}/nm	λ_{em}/nm
蒽	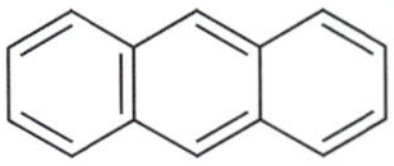	0.46	365	400
并四苯	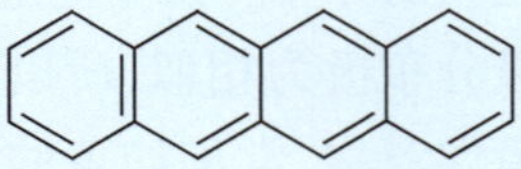	0.60	390	480
并五苯	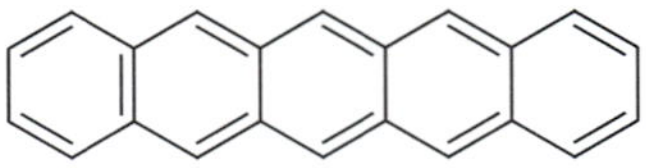	0.52	580	640

2. 刚性平面结构

（1）刚性平面结构的有机分子荧光效率高：由于具有刚性平面结构的有机分子与溶剂或其他溶质分子间的相互作用比较小，通过碰撞去活化的可能性较小，有利于荧光的发射，故具有刚性平面结构的有机分子具有较强的荧光。如荧光黄和酚酞虽然结构相似，但荧光黄在 0.1mol · L^{-1} NaOH 溶液中的荧光效率高达 0.92，而酚酞由于没有氧桥，其不易保持刚性平面结构，从而不易产生荧光。

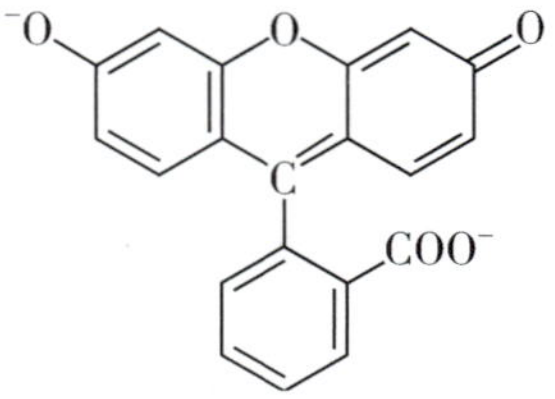

荧光黄（f_f=0.92）

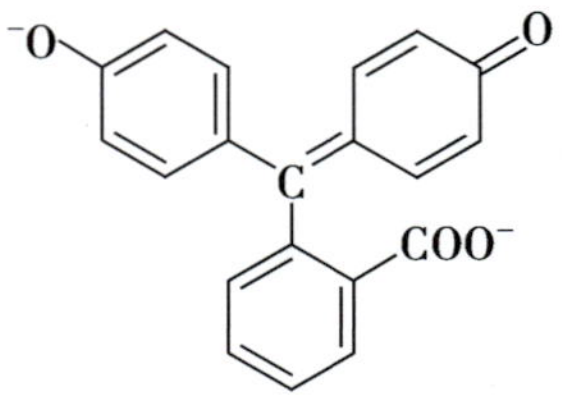

酚酞

（2）螯合物形成刚性平面，分子荧光效率高：一些有机配位剂与金属离子形成螯合物后荧光大大增强，如 8-羟基喹啉本身荧光很弱，但当它与 Mg^{2+} 形成螯合物后则变为强荧光化合物；又如，滂铬 BBR 本身不发射荧光，但当它与 Al^{3+} 在 pH=4.5 时结合形成的螯合物则发出红色荧光。

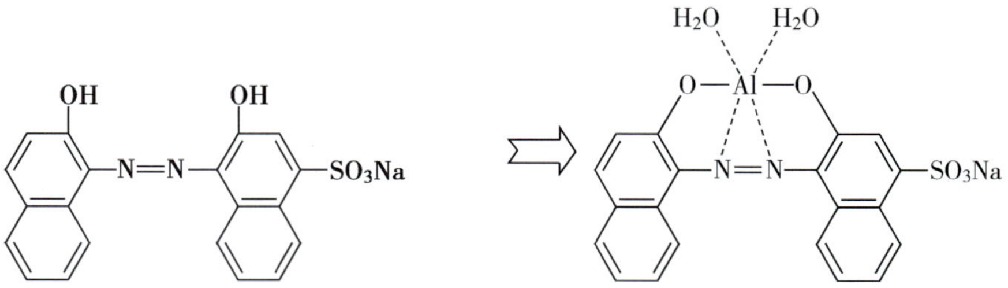

滂铬 BBR 无荧光　　Al^{3+} 滂铬 BBR 红色荧光

3. 取代基效应 芳香族化合物的芳香环上因取代基不同，导致物质的荧光光谱和荧光强度也不同。

（1）给电子取代基：如—OH、—NH_2 和—OR 等可使共轭体系的共轭程度增大，导致荧光增强。这是由于产生了 p-π 共轭效应，增强了 π 电子共轭程度，使得最低激发单重态与基态之间的跃迁概率增加，导致荧光强度增强。

（2）吸电子取代基：如—COOH、—NO、—NO_2、卤素离子等，将减弱甚至会淬灭荧光。如，苯胺和苯酚的荧光较苯强，而硝基苯为非荧光物质。

（3）重原子效应：卤素取代基随卤素原子序数的增加，物质的荧光减弱，而磷光增强，这是由于重原子中能级交错现象严重，容易发生自旋轨道偶合作用，使 $S_1 \rightarrow T_1$ 的系间跨跃显著增加所致。

（4）空间取代基效应：对于不同的发光物质，同类取代基所处的位置不同所表现出的荧光强弱的变化规律也不相同，通常邻位、对位取代使荧光增强，而间位取代使荧光减弱。

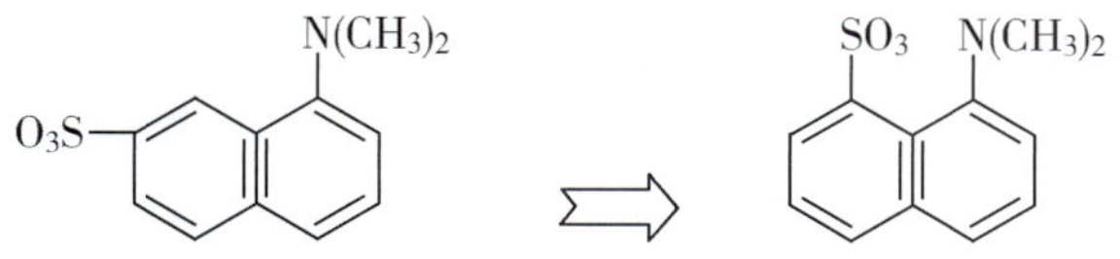

$\phi_f = 0.75$　　　　$\phi_f = 0.03$

（5）立体异构现象：对荧光强度有显著的影响。

4. 电子跃迁类型

（1）$\pi \rightarrow \pi^*$ 跃迁：不含氮、氧、硫杂原子的有机荧光体多发生 $\pi \rightarrow \pi^*$ 类型的电子跃迁，这是电子自旋允许的跃迁，摩尔吸收系数大，荧光辐射强。

（2）$n \rightarrow \pi^*$ 跃迁：含有氮、氧、硫等杂原子的有机物如喹啉和芳酮类物质都含有未键合的非键 n 电子，多发生 $n \rightarrow \pi^*$ 跃迁，摩尔吸收系数小，荧光很弱或不发射荧光，而磷光较强。

（五）荧光强度

1. 荧光强度和荧光物质浓度的关系　根据荧光效率的定义，荧光强度 I_f 应为所吸收的辐射强度 I_a 与荧光效率 ϕ_f 的乘积，即：

$$I_f = k\ \phi_f\ I_a = \phi_f(I_0 - I)$$

因 $A = \lg \dfrac{I_0}{I}$，所以 $I = I_0 \times 10^{-A}$，代入上式可得

$$I_f = k\ \phi_f\ I_0(1 - 10^{-A})$$

当荧光物质浓度较低，吸光度 $A<0.05$ 时，上式可简化为

$$I_f = 2.3\phi_f\ I_0 A = 2.3\phi_f\ I_0 kbc$$

可见，当 $A<0.05$ 时，荧光强度与物质的荧光效率、激发光强度、物质的摩尔吸收系数和溶液的浓度成正比。对于一给定物质，当激发光波长和强度一定时，荧光强度只与荧光物质浓度有关，即：

$$I_f = Kc$$

上式为荧光定量分析的基本依据。以荧光强度对荧光物质的浓度作图，在低浓度时，呈现良好的线性关系。当荧光物质的溶液浓度较高时，荧光强度同浓度之间的线性关系将发生偏离，有时甚至随溶液浓度增大而降低。

2. 影响荧光强度的因素

（1）溶剂的影响：在不同溶剂中的同一种荧光物质，其荧光光谱的位置和强度也可能存在差异。一般荧光峰的波长随着溶剂极性的增大而向长波方向移动，这可能是由于在极性大的溶剂中，荧光物质与溶剂的静电作用显著，从而稳定了激发态，使荧光波长发生红移。但苯胺萘磺酸类化合物在戊醇、丁醇、丙醇、酒精和甲醇五种溶剂中，随着醇极性的增大，荧光强度减小，荧光峰蓝移。

除一般溶剂效应外，溶剂的极性、氢键、配位键的形成都将使化合物的荧光发生变化。

（2）温度的影响：荧光强度和荧光效率对温度变化敏感。在较高温度下时，分子的内部能量有发生转化的倾向，且溶质分子与溶剂分子的碰撞频率增大，使发生振动弛豫和外转换去活化的概率增加，故温度增加，溶液的荧光强度和荧光效率降低。不同温度下邻菲绕啉的荧光光谱如图 8-39 所示。

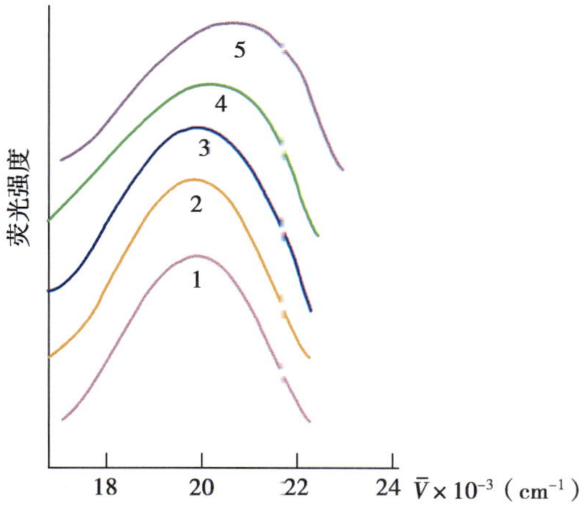

图 8-39　不同温度下邻菲绕啉在邻甲苯胺中的荧光光谱

（3）溶液的 pH：带有酸性或碱性官能团的大多数芳香族化合物，其荧光强度与溶液的 pH 有关。这是由于在不同 pH 条件下，荧光物质的存在型态不同，不同型态的分子与其离子在电子构型上有所不同，而其基态的激发态所表现出来的酸、碱性也有差别，因而荧光强度将发生改变。对于无机荧光物质，由于 pH 会影响其稳定性，因而也可使其荧光强度发生改变。

（4）荧光淬灭：荧光物质分子与溶剂分子或其他溶质分子相互作用引起荧光强度降低或消失的现象称为荧光淬灭。能引起荧光强度降低的物质称为淬灭剂。荧光淬灭的形式很多，主要包括

碰撞淬灭、静态淬灭、氧的淬灭作用、自淬灭和自吸收等。

1）碰撞淬灭（也称动态淬灭）：指处于激发单重态的荧光分子与淬灭剂分子碰撞后，以无辐射跃迁方式返回基态，产生淬灭作用，是荧光淬灭的主要类型之一。

2）静态淬灭：指基态荧光物质与淬灭剂反应生成非荧光的化合物，导致的荧光淬灭。

3）氧的淬灭作用：指溶液中的溶解氧对荧光产生的淬灭作用。其机制可能是由于顺磁性的氧分子与处于单重激发态的荧光物质相互作用，促使形成顺磁性的三重态荧光分子，加速荧光物质激发态分子系间跨跃，导致荧光淬灭。

4）自淬灭：指当荧光物质的浓度较高时会使荧光强度降低，导致荧光强度与浓度不成线性关系。自淬灭可能原因有：①荧光物质分子之间的碰撞导致能量损失，实际上是能量的外部转移形式。②荧光物质分子的缔合，某些荧光体分子处于基态时会形成二聚体或多聚体，或者激发态分子与基态分子形成激发态二聚体，形成的聚合物与荧光单体一般都会具有不同的荧光特性，有的使荧光强度降低甚至不发射荧光，有的使光谱发生变化。

5）内滤作用和自吸收现象：当溶液中存在着能够吸收激发或荧光物质所发射光能的物质，就会使荧光减弱，这种现象称为荧光"内滤作用"。而化合物的荧光发射光谱的短波长端与其吸收光谱的长波长端重叠，会产生自吸收，称为自吸收现象。

二、荧光分析仪器

荧光计和荧光分光光度计通常由激发光源、单色器、样品池、检测器和信号记录系统五部分组成。荧光分析仪器有两个单色器，一个是激发单色器，置于样品池前，用于获得单色性较好的激发光；另一个是发射单色器，置于样品池和检测器之间，用于分出某一波长的荧光，消除其他杂散光干扰。荧光分析仪器的基本装置如图 8-40 所示。

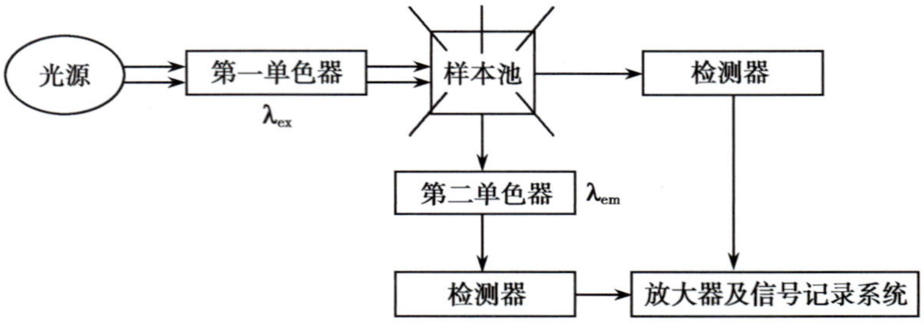

图 8-40 荧光分析仪器的基本装置示意图

1. 光源 一般要求荧光测量中的激发光源比吸收测量中的光源有更大的发射强度。荧光计常使用高压汞灯，荧光光度计常使用氙弧灯。

（1）高压汞灯：高压汞灯是利用汞蒸气放电发光的光源，其光谱略呈带状，常使用 365nm、405nm 和 436nm 三条谱线，以 365nm 的谱线为最强。高压汞灯平均寿命约为 1 500~3 000h。

（2）氙弧灯：氙弧灯是一种短弧气体放电灯，工作时，在相距约 8mm 的钨电极间形成一强电子流，氙原子与电子流相撞而解离为正离子，氙正离子与电子复合而发光，在 250~800nm 范围内呈连续光谱。氙弧灯的寿命大约为 2 000h。

2. 单色器 荧光分析仪具有两个单色器，荧光计的单色器是滤光片，只能用于定量分析，不能获得光谱。荧光分光光度计的单色器是光栅，光栅具有较高的灵敏度和较宽的波长范围，既可获得激发光谱，又可获得荧光光谱。光栅的主要缺点是杂散光较大，存在不同级次的谱线干扰，可通过增加前置滤光片予以消除。

3. 样品池 测定荧光用的样品池需用低荧光的材料（常用石英玻璃）制成，形状以四面透光的方形或长方形为宜，用手取放时应拿捏棱角处。

4. 检测器 荧光的强度一般较弱，要求检测器具有较高的灵敏度，检测器位置与激发光成直角。荧光计采用光电管作检测器，荧光分光光度计采用光电倍增管作为检测器。

5. 信号记录系统 信号记录系统包括记录仪、阴极示波器和显示器等。

三、荧光定量分析方法

荧光定量分析方法常采用直接比较法和标准曲线法，多组分混合物的荧光分析可采用联立方程法。

1. 直接比较法　先测定已知浓度标准溶液的荧光强度，然后在同样的条件下测定待测溶液的荧光强度。由标准溶液的浓度和两种溶液的荧光强度的比值，求得待测溶液中荧光物质的含量。计算公式：

$$c_x = \frac{F_x}{F_s} \times c_s$$

式中：c_x 为待测溶液荧光物质的浓度，c_s 为标准溶液荧光物质的浓度，F_x 为待测溶液的荧光强度，F_s 为标准溶液的荧光强度。

荧光强度前面部分用的 I_f，这里用的 F，建议全部统一用 F。

2. 标准曲线法　当荧光强度和溶液浓度不完全呈线性关系时，可采用标准曲线法。其方法是配制一系列浓度的标准溶液，测定其荧光强度，以荧光强度 F 对标准溶液浓度绘制标准曲线，再在相同条件下测定待测样本的荧光强度，由标准曲线求出待测样本中的荧光物质含量。

四、荧光分析法临床应用与评价

荧光分析法具有灵敏度高、特异性好、操作简便、试样量少、样品可进行无损分析等优点，已在生物医学、药学及环境科学等领域中得到广泛应用。

1. 临床应用

（1）无机离子的分析　无机离子除了铀盐等少数以外，一般不发射荧光，但通过与具有 π 电子共轭结构的有机化合物形成荧光配合物后能进行荧光分析的元素有近 70 种。常见无机物的荧光测定见表 8-11。

表 8-11　常见无机物的荧光测定

元素	荧光试剂	激发波长/nm	荧光波长/nm	灵敏度/(μg/ml)
铝	桑色素	430	500	0.1
银	四氯荧光素	540	580	0.1
铅	曙红+1,10-二氯杂非	540	580	0.1
锌	8-羟基喹啉	365	520	0.5
氯	荧光素+$AgNO_3$	254	505	0.002

（2）有机化合物的测定　有机化合物的荧光测定应用较多，如糖类、胺类、甾族化合物、DNA 与 RNA、酶与辅酶以及维生素等，常见有机化合物的荧光测定见表 8-12。

表 8-12　常见有机化合物荧光测定

待测物	试剂	激发波长/nm	荧光波长/nm	灵敏度/(μg/ml)
蛋白质	曙红 Y	紫外	540	0.06
氯基酸	氧化酶等	315	425	0.01
核酸	溴化乙啶	360~365	580~590	0.1
肾上腺素	乙二胺	420	525	0.01
维生素 A	无水酒精	345	450	0.001
NAD(P)H	自身为荧光物质	340	450	10^{-6}mol/L

2. 评价　荧光分析方法的优点是：①灵敏度高，较比色法和分光光度法高 2~3 个数量级。②选择性强，利用不同荧光物质的激发波长和发射波长差异，达到选择性测定的目的。③试样量少，方法简单。该方法的局限性主要是：具有天然荧光的物质不多，多数试样需进行标记或衍生化处理。

随着荧光分析技术研究发展，涌现出许多新的分析技术，如激光荧光分析、时间分辨荧光分析、显微荧光分析、同步荧光分析、胶束增敏荧光分析、荧光检测与高效液相色谱法（HPLC）联用、荧光检测与离子色谱联用等，极大地扩展了荧光分析技术在医学检验、环境监测、稀土元素分析、冶金以及化工等领域的应用。

（胡志坚 曹越）

思考题

1. 列举临床上常用的光学分析方法。
2. 光的基本性质和朗伯-比尔定律的意义是什么？
3. 紫外-可见光光度计按其光学系统可分为哪几类，各有何特点？
4. 朗伯-比尔定律的偏离因素有哪些？
5. 原子吸收分光光度法中，为什么常常选择共振吸收线作为分析线？
6. 什么叫积分吸收？什么叫峰值吸收？为什么原子吸收分光光度法常采用峰值吸收而不应用积分吸收？
7. 原子吸收测量中锐线光源应符合哪些条件？
8. 简述空心阴极灯的工作原理及特点。
9. 原子吸收法中存在哪几类干扰？分别在什么情况下出现？如何抑制或消除这些干扰？
10. 简述荧光与分子结构的关系。
11. 简述荧光强度和荧光物质浓度的关系。
12. 影响荧光强度的因素主要有哪些？
13. 简述荧光分析仪器的基本结构。
14. 荧光定量分析方法主要有哪些类型？
15. 简述荧光分析方法的主要特点。

第九章

流式细胞分析技术与设备

第一节 流式细胞分析仪分类和基本原理

流式细胞术(flow cytometry,FCM)是一种集细胞生物学、抗体标记技术、激光技术、流体力学、计算机分析于一体的分析技术。流式细胞术能对细胞、生物颗粒的生物物理、生理、生化、免疫、遗传、分子生物学性状及功能状态等进行定性或定量检测,并可以分类收集或分选的多参数细胞检测、分析技术,所使用的仪器称为流式细胞仪(flow cytometer)。

知识拓展

流式细胞仪的发展历程

1930 年:Casperrsson 和 Thorell 开始进行细胞计数方法的研究

1934 年:Moldaven 设想细胞检测自动化,采用光电仪测定流过毛细管的细胞数量

1940 年:Coons 提出用结合荧光素的抗体去标记细胞内的特定蛋白

1953 年:Croslannd Taylor 应用分层鞘流原理,成功设计出红细胞光学自动计数器;Parker 和 Hutcheon 描述一种全血细胞计数器装置,成为流式细胞仪的雏形

1965 年:Kamemtsky 等提出设想:(1)用分光光度计定量细胞成分;(2)结合测量值对细胞进行分类

1967 年:Kamemtsky 和 Melamed 在 Moldaven 的方法基础上提出细胞分选的方法

1972 年:Herzenberg 研制出改进型细胞分选器,能够检测出经荧光抗体染色的细胞中较弱的荧光信号

1980 年:北京师范大学引进国内第一台流式细胞仪 FACS Ⅱ

1990 年:20 世纪 90 年代,流式细胞仪向多色发展,出现 8 色、11 色、17 色、30 色至更多

2004 年:美国 Purdue 大学 J. Paul Robinson 及同事提出了功能性光谱流式细胞仪概念

2010 年:美国 Amnis 公司推出的 Image Stream 流式细胞成像技术,融合显微成像技术和流式细胞术

2013 年:美国 DVS Sciences 公司研发第二代质谱流式细胞仪 CyTOF2,对单细胞进行多参数检测

一、流式细胞分析仪分类

根据功能和主要用途不同,流式细胞仪可分为分析型和分选型两大类。前者以分析细胞生物物理和生物化学成分参数为主,其特点为仪器光路调节系统固定,自动化程度高,主要用于临床检测,又称为临床型流式细胞仪。后者以分选、纯化细胞为主,可将特定性质的细胞快速分选并纯化出来,后续可用于单细胞培养、核酸提取、PCR 扩增及原位杂交等,又称为科研型流式细胞仪。

根据结构不同,流式细胞仪可分为普通流式细胞仪和狭缝扫描流式细胞仪。前者提供的激光光束形成的光斑为椭圆形,光斑直径稍大于被检细胞直径,不能获得细胞形态和亚细胞形态的信息。后者分辨率高,其激光光束形成一条线状扁平光斑,光斑直径(3~5μm)小于被检细胞直径,细胞通过光束时各部分可被依次扫描,根据荧光信号的先后,可得到一维的细胞轮廓图,据此可计算出细胞直径、核直径、核质比等一系列的形态学参数。

近年来流式细胞仪测试标本的范围有所扩大,除细胞及生物颗粒外,还可以测定体积非常微小的细胞外泌体、液体中可溶性的蛋白质类大分

子物质，等等。

二、流式细胞分析仪工作原理

（一）分析型流式细胞仪工作原理

流式细胞仪的液流系统包括鞘液流和单束细胞流。鞘液流在外围包绕并推动单束细胞悬液形成稳定的同轴流，单束细胞在轴心位置。液流速度越快，单位时间内通过检测装置的细胞就越多，测试的速度就越快。光学系统提供多种不同波长的激发激光源，检测液流中央的每一个体细胞。细胞的大小不同、内部复杂性不同以及所结合荧光抗体多少的差异以散射光和荧光强度信号形式作为细胞特征被收集系统逐一记录并储存（图9-1），借助专用的流式细胞术分析软件将采集到的成千上万细胞特征以直方图、散点图、密度图的形式展现并图形化分析，所获得的信息经过整理、综合得到测试标本内细胞构成情况以及细胞、生物颗粒的性质。

（二）分选型流式细胞仪工作原理

分选型流式细胞仪是在分析型流式细胞仪的基础上，通过分离含有单细胞的液滴而实现。如采用电荷式细胞分选技术，将符合某种特征的细胞液滴充以电荷，因不同性质的细胞带有不同电荷和电量，在细胞经过的高压电场作用下发生偏转，落入相应收集容器中，从而达到将特定目标细胞从混合细胞群中分选、纯化出来的目的（图9-2）。

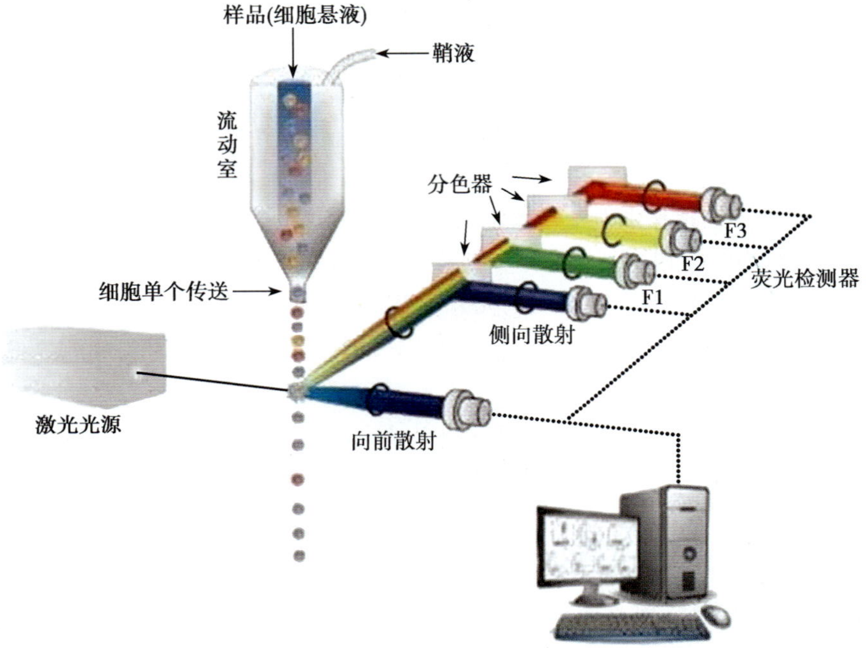

图9-1 分析型流式细胞仪工作原理示意图

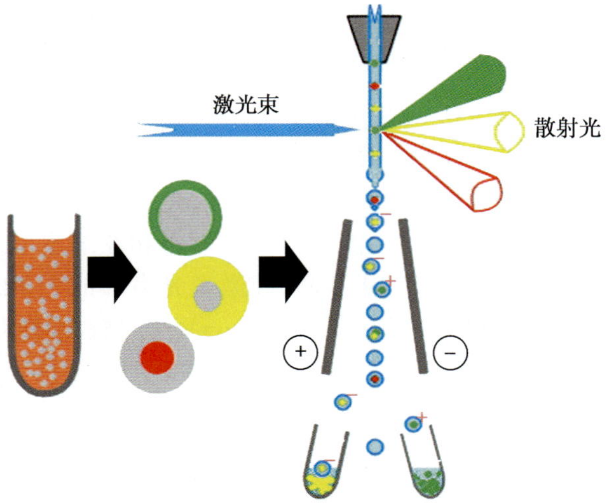

图9-2 分选型流式细胞仪工作原理示意图

（岳保红 龚道元）

第二节　流式细胞仪基本结构

流式细胞仪的基本结构主要分为鞘流系统、光学系统、信号检测接收系统三个部分，分选型流式细胞仪还包括细胞分选系统。

一、鞘流系统

鞘流系统包括流动室、液流驱动系统、鞘液流和样品流组成，其作用是将被测样品管中的细胞通过液体流传递至流动室，并形成单细胞流通过激光检测装置（图 9-3）。流动室是仪器的核心部件，由石英玻璃制成，在石英玻璃中央开有一个很小的长方形孔，供单个细胞通过，激光照射区在小孔的中心或下方。鞘液在液流驱动系统的压力作用下经专门的管道流入流动室，同时样品悬液在大于鞘液流的压力下经另一特定管道进入流动室，两种液流在流动室会合。由于两种液流的压力不同而形成层流，样品流在中间，鞘液流在外围。样品流在鞘液流的包绕下形成流体力学聚焦，使待测样品里的细胞不会脱离液流的轴线方向，并且保证每个细胞通过激光照射区的正确位置，从而得到准确的光信号。

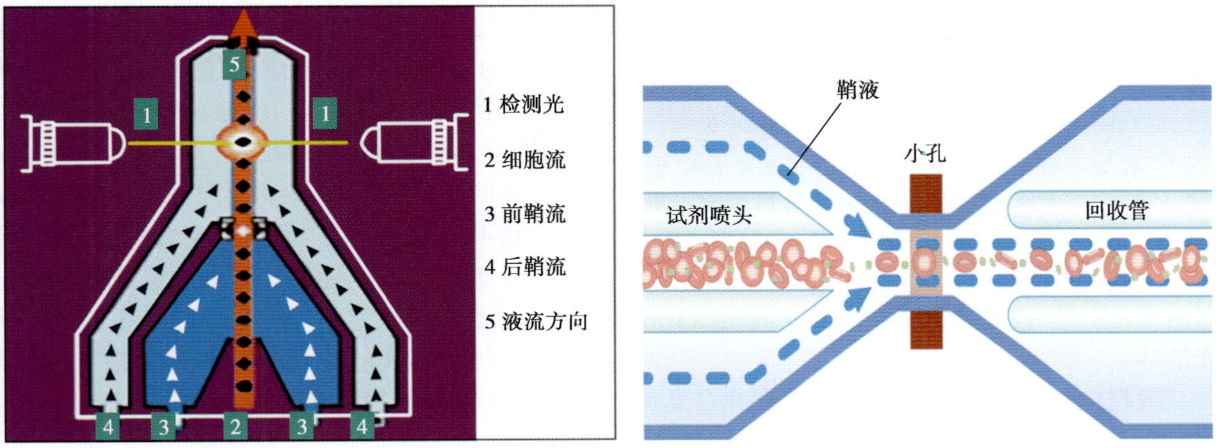

图 9-3　鞘流系统原理示意图

二、光学系统

流式细胞仪是基于检测激光束照射到细胞后细胞自身对光的反应、细胞与荧光抗体结合状态所产生的荧光信号来实现的，FCM 的光学系统包括光激发系统和光信号收集系统。

1. **光信号激发系统**　由激光器和透镜组成。激光器常采用气体激光器（如氩离子激光器）或半导体激光器，它能产生单波长、高强度和高稳定的激光。透镜使激光束成形并聚焦，形成稍大于细胞直径的椭圆形光斑，使激光束固定于检测点上。样品流中的细胞经激光照射后会产生散射光（scatter），如果细胞已特异性结合有荧光抗体，而抗体所标记的荧光素若可以被特定波长的激光激发的话，还会发射出荧光信号。

（1）散射光信号：为细胞的生物物理参数。样品流中的单个细胞经激光照射后产生不同角度的散射光，包括正对激光光源方向接收到的低角度散射光即前向散射光（forward scatter，FSC）和与入射激光束夹角较大的高角度散射光即侧向散射光（side scatter，SSC）。

FSC 信号是入射光遇到细胞外缘后产生一个很小角度的折射，光线继续前行，强度与被测细胞的大小有关，即反应细胞的直径或大小。

SSC 信号是入射光过入细胞后遇到胞核或颗粒等阻挡物产生的散射光信号，强度与细胞内部复杂性呈正相关，即有无细胞核、核弯曲程度、胞内颗粒大小、多少有关，反映细胞内的精细结构和颗粒性质等信息。FSC 和 SCC 信号都来自原激光束，其波长与入射激光的波长相同。

根据 FSC、SSC 这两个参数，可将全血中的红细胞和血小板区分，或者将裂解红细胞后的碎片与粒细胞、淋巴细胞和单核细胞互相区分开（图 9-4，表 9-1）。

（2）荧光信号：当激光照射被检细胞后一般会产生两种类型的荧光信号。一种是细胞自身在激光照射下发出的微弱荧光信号，称为细胞自发荧光。另一种是特异性结合在细胞上的抗体所偶

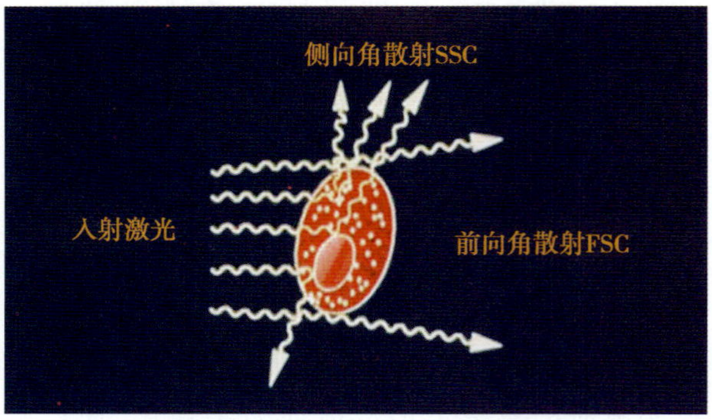

图 9-4 散射光信号产生示意图

表 9-1 流式细胞仪散射光及荧光信号

光信号	反映的生物学特征	外周血细胞及血小板排序
前向散射光,FSC	与细胞的体积大小呈正相关	粒细胞、单核细胞、(原始细胞)、淋巴细胞、成熟红细胞、血小板
侧向散射光,SSC	与细胞内部复杂性呈正相关	粒细胞、单核细胞、血小板、淋巴细胞、(原始细胞)、成熟红细胞

联的荧光素受入射激光激发而产生的特定波长荧光信号。

细胞自发荧光:几乎所有细胞都存在自发荧光现象,由细胞内的还原型辅酶 I(NADH)、维生素 B_2 等成分所引起的,可被蓝色激光激发,发射光波谱大约 500～700nm 范围,与常用的荧光素 FITC、PE 等发射波谱有一定的交叉。死亡细胞碎片会增加自发荧光强度,这种荧光在流式细胞检测中会成为干扰项,应尽可能除掉。

特异性抗体荧光:针对不同抗原的荧光抗体与细胞表面或胞内、核内相应成分特异性结合后,荧光素被特定波长的激光激发产生荧光。荧光信号越强,表示细胞结合荧光抗体越多。荧光信号的强弱由被标记细胞所含抗原分子数多少和荧光素发光效率综合决定,因此可用于判断细胞上某抗原的相对含量。特定的荧光信号及强度反映了膜上或胞内抗原(多为蛋白或糖蛋白类的功能性分子)的表达量。多种荧光抗体组合进行测定,所获得的信息可反映细胞的生物学特征,用于分析、鉴别、分选细胞或生物颗粒。

不同荧光素的分子结构不同,其激发光谱和发射光谱不尽相同,因此选用哪种荧光素标记抗体要考虑所使用的仪器配备的激光器类型或光源波长。另一方面,也要注意多个荧光素同时标记以检测多个指标时,所选用的不同荧光素的发射波长不能太接近,以免信号间的相互干扰(表 9-2)。

表 9-2 流式细胞仪常用荧光素激发光和发射荧光的波长

英文缩写	荧光素名称	激发激光波长	发射荧光峰值
FITC	异硫氰酸荧光素	488	525
PE	藻红蛋白	488	575
PreCP	多甲藻叶绿素蛋白	488	677
Alexa Fluor488	N-羟基琥珀酰亚胺酯	488	518
ECD	藻红蛋白-得克萨斯红	488	610
7-ADD	7-氨基放线菌素 D(结合 DNA、RNA)	488	617
PI	碘化丙啶(结合 DNA、RNA)	488	630
AO	吖啶橙	488	650
PE-Cy5	藻红蛋白-吲哚双羰花青衍生物	488	670
PE-Cy5. 5	藻红蛋白-吲哚双羰花青衍生物	488	694
PE-Cy7	藻红蛋白-吲哚双羰花青衍生物	488	785
APC	别藻青蛋白	633	660
APC-Cy7	别藻青蛋白-吲哚双羰花青衍生物	633	785
AmCyan、BV510	青蓝色荧光蛋白	405	506
Pacific Blue	太平洋蓝	405	450

2. 光信号收集系统　由收集透镜、分色滤镜、滤光片及光电倍增管(photomultiplier tube, PMT)组成。收集透镜收集激光激发后细胞发出的光信号,包括 FSC、SSC 及荧光信号。收集透镜收集 FSC、SSC 后,光信号直接被送至 PMT 转换成电流并记录。荧光信号由收集透镜收集后,经过分色镜和滤光片实现光信号分离和方向改变后进入不同的光电倍增管转换成电流并记录(图 9-5)。进行细胞信号的同步多色分析时,可利用多个分色滤镜与不同滤光片的组合来实现各种特定波长光信号的分离和采集。

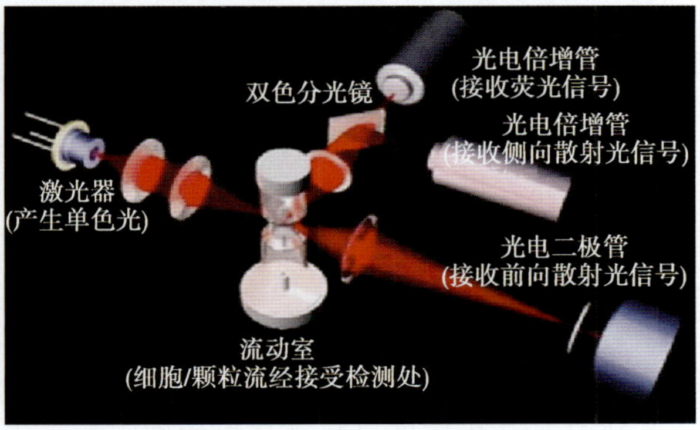

图 9-5　流式细胞术检测通道和光信号收集系统

三、信号波形特征与参数

流式细胞仪中细胞所产生的信号为波形脉冲信号,经模数转换为数字信号被流式细胞仪获取、接收、记录并用于后续分析和解读。流式细胞仪记录的每一个细胞或生物颗粒的散射光和荧光信息实际是一个个波状脉冲信号。每一个脉冲信号有三个参数,H 是波峰的高度(Height),代表信号的强度;W 是波峰的宽度(Width),代表细胞通过激光束所用时间;A 是波峰的面积(Area),代表信号强度和细胞大小的关系(图 9-6)。三者都能反映细胞或生物颗粒物的特征,但又有差别,根据实验目的要求和标本分析时的需要选择使用。

四、细胞分选系统

分选型流式细胞仪的细胞分选系统包括液滴形成、液滴充电和偏转三部分。

1. 液滴形成　流动室中的压电晶体在高频信号的控制下产生振动,使经过的液流随之产生同频振动,从喷嘴喷出后断裂形成液滴,稳定的液滴形成是提高细胞分选质量的首要条件。振动频率保持稳定,液滴则会保持特定的间隔形成。振动频率 $f=v/4.5d$(v 是液体流速,d 是喷嘴直径)。当喷嘴直径为 50μm、流速为 8~10m/s 时,压电晶体的振动频率为 40kHz,即每秒可产生 4 万个液滴。如果每秒流经 1 000 个细胞,则每 40 个液滴中只有一个液滴含有细胞,其他均为空液滴,这样可以保证单细胞分选。

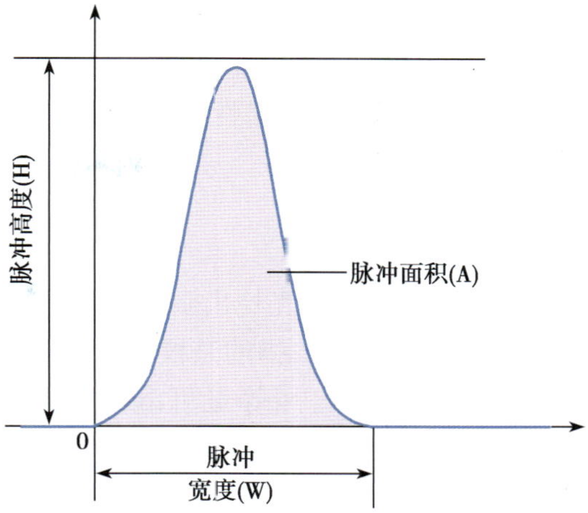

图 9-6　流式细胞仪记录光信号的波形脉冲和相关参数

2. 液滴充电　当细胞经过检测区时,FCM 根据检测到的细胞参数判断是否符合分选条件,如果满足条件控制电路就会产生一个信号,驱动脉动发生器产生电脉冲,在液滴即将断开形成前对它充电。细胞通过检测区至液滴形成时的间隔时间称为延迟时间。精确的延迟时间是保证高质量分选的关键,它受系统压力、喷嘴直径、液流速度和激发区域位置等多方面因素的影响。

3. 液滴偏转　断裂后下落的液滴经过一个由平行板电极形成的静电场时,带正电荷的液滴向负极偏转,带负电荷的液滴向正极偏转,不带电的液滴垂直下落,这样就可以分类收集细胞达到细胞分选和纯化的目的。如果给液滴以不同的电量充电,从而调整液滴的偏转角度,可实现多路细胞分选或分类收集。

(刘洪波　岳保红)

第三节　流式细胞仪主要性能指标

流式细胞仪在基础医学研究和临床实验诊断中的应用越来越普及,为了保证其检测结果的准确性和可靠性,需要合理评价仪器的性能。流式细胞仪的主要性能指标包括检出限、线性、分辨率、表面标志物检测准确性和重复性、分析速度、携带污染率、仪器稳定性以及分选相关指标等。

一、检出限

1. 荧光检出限 荧光检出限是衡量 FCM 检测荧光信号的重要指标，指的是仪器能检测到某荧光素的最少分子数，用等量可溶性荧光分子（molecules of equivalent soluble fluorochrome, MESF）表示。FCM 对 FITC 的荧光检出限应不大于 200MESF，对 PE 的荧光检出限应不大于 100MESF，对其他激光器（如红激光、紫激光、紫外激光、绿激光）所对应通道荧光素（每种激光器至少选择一种荧光素）的荧光检出限应符合制造商声称的要求。

2. FSC 检出限 FSC 检出限是指 FCM 能够检测到的最小颗粒大小，以 FSC 能检测到的最小颗粒直径表示，应不大于 1μm。目前的 FCM 的 FSC 检出限为 0.2~0.5μm。

二、线性

FCM 的线性包括荧光线性和倍体分析线性。荧光线性是以 FCM 测量标准微球获得的各峰 MESF 数（y）和平均荧光强度（x）所建立的回归方程的相关系数（r）来表示，要求 r 不低于 0.98。倍体分析线性是进行二倍体细胞周期分析时 G_2/M 与 G_0/G_1 的平均荧光强度比值，要求其范围在 1.95~2.05 之间。

三、分辨率

分辨率是衡量 FCM 测量精度的指标，包括仪器分辨率和散射光分辨率。

1. 仪器分辨率 仪器分辨率通常用变异系数（coefficient of variation, CV）来表示，是 FSC 和各荧光通道测定标准微球计算出全峰宽的 CV 值，$CV=\Delta/\mu\times100\%$，式中 Δ 为分布的标准差，μ 为分布的均值。一般要求 FSC、FITC 和 PE 通道的 CV 值不大于 3%，其他荧光通道达到制造商声明的要求。

2. 散射光分辨率 对散射光分辨率的要求是通过 FSC 和 SSC 可将外周血中的红细胞和血小板分开以及全血溶血后的白细胞三群细胞（淋巴细胞、单核细胞、粒细胞）分开。

如果一组含量完全相等的样本用 FCM 来测量，理想的情况下 CV 应该为零，但是在整个检测过程中会带入各种误差，包括样本含量误差、样本进入流动室时照射激光的微弱变化以及仪器本身的测量误差等，实际上 CV 很难等于零。CV 值越小，曲线分布越窄、越集中，测量误差越小。

四、表面标志物检测准确性与重复性

FCM 最基本也是最重要的一个功能就是进行细胞表面标志物的检测，因此对细胞表面标志物检测的准确性和重复性评价也非常重要。在准确性方面，通过重复 5 次测定荧光标记的 CD_3、CD_4、CD_8、CD_{16}/CD_{56} 和 CD_{19} 的质控血样品，各表面标志物的百分比均值应在给定的范围内。在重复性方面，通过质控血样品的重复 10 次检测计算出各表面标志物阳性百分比的 CV 值，当阳性百分比≥30% 时，CV 值应不大于 8%；当阳性百分比<30% 时，CV 值应不大于 15%。

五、分析速度

FCM 的分析速度以每秒分析的细胞数来表示。如果细胞流经测量区的速度超过 FCM 的响应速度时，将不能收集到该细胞的信号，这段时间称为仪器的死时间（dead time）。死时间越短，仪器处理数据的速度就越快。目前，FCM 的分析速度一般可达到 5 000~10 000 个细胞/秒，大型机每秒可分析数万甚至十万个以上细胞。

六、携带污染率

FCM 的携带污染率是指分析物被仪器由一个检测样品带到下一个样品的携带量，可导致下一个被测样品分析物浓度的增加。FCM 的携带污染率应不大于 0.5%。

七、仪器稳定性

FCM 的仪器稳定性是通过在环境温度变化不超过设定温度的 5% 时，FCM 在 8h 内检测 FSC 和所有荧光通道峰值的波动情况来评价，要求波动范围不超过±10%。

八、分选指标

分选指标主要包括分选速度、分选纯度和分选收获率。

1. 分选速度 一般 FCM 的分选速度大于

1 000 个细胞/秒，高性能的 FCM 最高分选速度能达到数万个细胞/秒。由于分选后细胞还要进行后续研究，所以在分选中应尽可能保持细胞活性。分选速度是影响细胞活性的一个重要因素，分选速度的控制比分析速度的控制更严格，在保证分选纯度和收获率的前提下，应尽可能在最短时间内完成分选。另外，不同的分选模式要求的分选速度也不相同，如采用单细胞模式分选，不应超过最高分选速度的 30%。

2. 分选纯度　分选纯度是指 FCM 分选的目标细胞占分选出细胞的百分比，是评价分选型流式细胞仪性能及纯化模式优劣的重要指标。分选纯度主要与分选细胞和其他细胞间有无相似的生物学特性以及仪器本身的性能有关，一般 FCM 的分选纯度可以达到 99% 以上。

3. 分选收获率　分选收获率是指被分选出的细胞占原来溶液中该细胞的百分比，一般 FCM 的分选收获率可达 95% 以上。通常情况下，分选纯度与分选收获率互相影响，两者不可能同时达到最佳，纯度提高则收获率降低，反之亦然。分选收获率是评价富集模式分选的重要指标。

（刘洪波　岳保红）

第四节　流式细胞仪使用

流式细胞仪的使用包括标本的处理、仪器操作和后续的流式数据分析，其中数据分析是流式细胞分析技术中最复杂和最占时间的一环，最终获得测定结果。流式细胞仪属于精密检测仪器，标本的前处理、仪器使用前的设置和参数调整直接影响结果的准确性，测定完毕后仪器的保养和维护也影响仪器的性能，因此实验室应事先建立流式细胞仪使用 SOP 文件，使用者要熟悉影响仪器性能和测定数据的因素。

一、操作流程与数据分析

（一）待检标本处理流程

流式细胞术待检标本需事先经过荧光抗体标记、结合后的单细胞悬液，以抗凝全血或骨髓液为例，其标本处理及测定流程见图 9-7。

（二）仪器使用操作流程

按照流式细胞仪操作程序仪器，包括开机、调整、使用和关机。综合多种品牌和类型流式细胞仪，仪器使用和操作步骤见图 9-8。

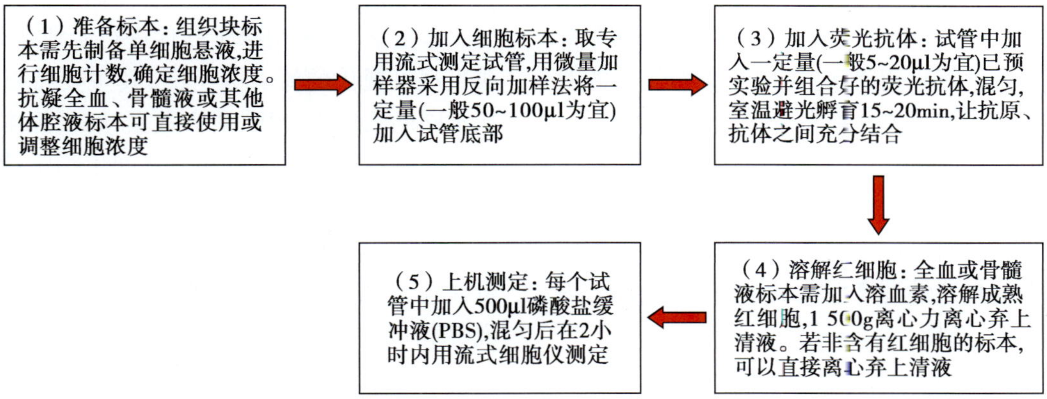

图 9-7　流式细胞术待测标本处理流程

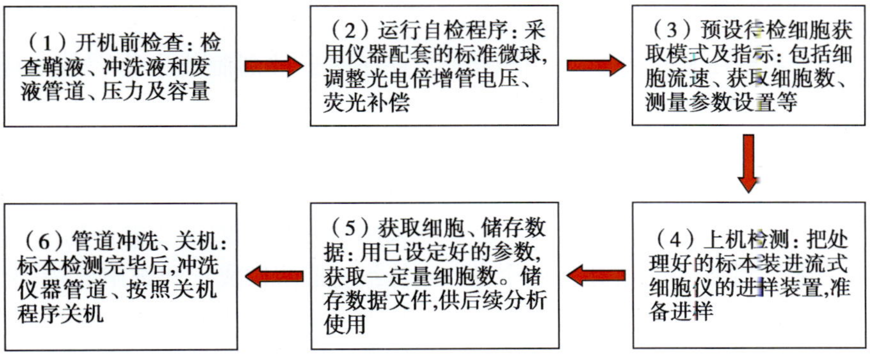

图 9-8　流式细胞仪使用操作流程

（三）流式细胞术的数据分析

流式细胞仪每秒钟能测定上万个细胞，对荧光抗体标记的细胞而言，仪器会检测并获取每一个细胞的散射光（FSC、SSC）信号和多个荧光信号。因此，要测定一万个细胞，每个标本会有几十万甚至上百万个数据被收集、储存。这些庞大的数据量需要用专业的流式细胞术分析软件进行解析，通过流式细胞图的形式进行显示、从生物医学和临床疾病的角度对分析结果予以解释。常用的流式细胞术显示图形有单参数直方图，双参数的散点图、密度图等、高线图和新近开始应用的多维图。

1. 流式图

（1）单参数直方图：反映某个指标条件下存在的细胞或生物颗粒的数量，相当于某个参数检测结果的频度分布图，只能显示待测细胞或生物颗粒的一个指标参数。横轴 X 表示某个参数指标，可以是散射光通道的 SSC、FSC 信号或某个荧光通道中的荧光强度信号，其中 SSC 可以是线性算术值（line），也可以用对数值（log）；FSC 因为是描述细胞或生物颗粒的大小，宜用线性算术值做变量。纵轴 Y 表示细胞数量，为线性的算术值。

荧光强度信号由于从低到高的跨度可以非常大，不宜用线性算术值表示，需用有压缩作用的对数或双对数表示（图 9-9 上左）。

SSC 值用对数表示在直方图上可以使波峰比较尖锐。在散点图上 SSC 值用对数可以使细胞或生物颗粒的成团性比较好，缺陷是对于一群细胞来说，其内部复杂性逐渐变化的细节不能显示，因此需根据情况选择。

（2）双参数散点图：能同时显示同一个细胞或生物颗粒的两个指标参数的信息及参数之间的相互关系。横轴 X 和纵轴 Y 各代表一个指标参数组成了二维图形。散点上的每一个点代表一个细胞，符合某些特征会出现在坐标某位置，当积累足够多的点时，密集的点聚在一起形成不同群落（population），实际就是不同特征细胞群或生物颗粒群，同时反映符合某种指标特征的细胞数量占比。

双参数散点图用“十字线”可划分为四个象限，以区分阴性细胞、单阳性细胞以及双阳性细胞。左上象限 Q1（UL）为 Y 轴单阳性细胞，右上象限 Q2（UR）为双阳性细胞，左下象限 Q3（LL）为双阴性细胞，右下象限 Q4（LR）为 X 轴单阳性细胞（图 9-9 上右）。

（3）双参数密度图：能比较直观显示符合某些特征的细胞或生物颗粒的数量，数量密度的差异用不同颜色代表，低到高颜色由灰-粉红-蓝-绿-红逐渐过渡，密度最高的区域为红色。密度图可以显示细胞或生物颗粒群落的数量密度分布状况，形成热图（图 9-9 中左）。

（4）双参数等高线图：能较清晰展示符合某些特征的细胞或生物颗粒的群落（population）状况，用于突出显示散点图中不易区分的细胞群。纵、横坐标是两种参数的抗体荧光强度，相同荧光强度的细胞或生物颗粒用类似地图等高线形式连在一起，群落中心周围的等高线会比较密集，荧光强度以粉红-蓝-绿-红由外到内依次递增。有些细胞由于其数量不多，在散点图中不易看出是一种细胞群，等高线图可清晰反映待测标本里有几种类型的细胞或生物颗粒群（图 9-9 中右）。

（5）多参数多维图：现代新型的流式细胞仪如质谱流式、全光谱流式可对细胞或生物颗粒同时测定十多个甚至数十个指标，使被测细胞或生物颗粒得到全方位的描述，数据整合在一起会形成巨大数据量的多维流式图形。由于参数过多图形非常复杂，需采用降维软件进行专业化处理，形成直观可视化的流式分析图，其主要特点是可以从不同的角度去分析、研究数据，解析标本中细胞或生物颗粒构成状况及相互之间生物学特征的关联性（图 9-9 下）。

在实际工作中，对流式细胞术检测标本的分析往往是几种图形综合运用，取长补短。一般来说，散点图更有利于显示“特定细胞或生物颗粒”的之间关系与数量，密度图和等高线图更有利于展示“特定细胞或生物颗粒”分布在图中哪个位置。对于稀有细胞或生物颗粒，等高线图的轮廓容易展示出来。多维图更容易展示标本中存在的多种细胞或生物颗粒之间的关联性（表 9-3）。

2. 数据分析 流式细胞术的数据分析是通过连续的参数之间排列组合，借各种流式细胞图，采用多种形式设门、观察待测抗原表达的变化、计算细胞群落构成比和细胞数量、配合细胞的生物物理特征来完成的。对于来自人体血细胞而言，流式细胞术数据分析的目的是鉴别出检测样本中的细胞构成及是否存在异常细胞。

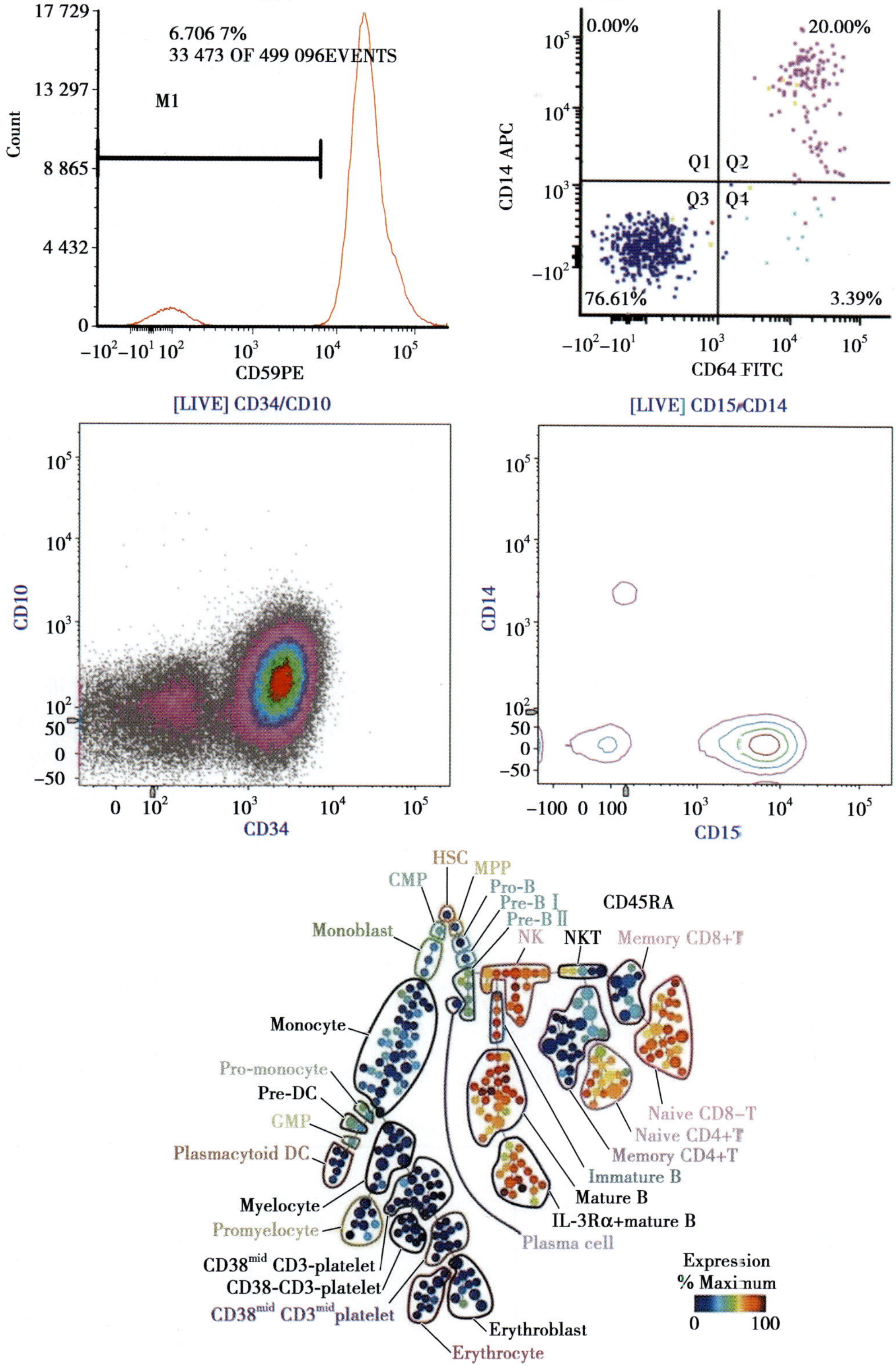

图 9-9 流式细胞术使用的分析图：单参数直方图（上左）、双参数散点图（上右）、双参数密度图（中左）、双参数等高线图（中右）、多参数多维图（下）

表 9-3 流式细胞术显示图形特点与主要应用比较表

流式图	特点	主要应用
直方图	指标单一,类似频度分布图	反映符合某一特征的细胞或生物颗粒数量,区分阴性、阳性
散点图	双参数二维图,可以将细胞或颗粒亚群分开设门,最常用	反映不同特征细胞群或生物颗粒群之间关系、数量,获得细胞群的重要信息
密度图	双参数二维图,直观显示数量密度,常与散点图结合使用	显示符合某些特征的细胞或生物颗粒的数量,了解标本内群落的数量密度分布状况
等高线图	双参数二维图,纵、横坐标均是抗体荧光强度	清晰展示符合某些特征的细胞或生物颗粒的群落,突出散点图中不易区分的稀有数量细胞群
多维图	多参数,大数据量,立体可旋转,新近应用	多角度去分析、研究数据,解析标本中多种细胞或生物颗粒构成及生物学特征的关联性

在流式细胞术二维分析图上可观察到相同性质的细胞聚集形成“群落”的趋势。用专用的流式细胞术分析软件依据一定条件划定“某种特征细胞群”的方法称为设门(gating)。通过“设门”,可圈出“感兴趣的细胞”尤其是异常细胞。即在流式图上先确定所要分析的区域“设门”,再对“门内”的细胞进行多参数、多指标的定性、定量分析。

(1)散射光设门:应用反映细胞大小(FSC)和内部复杂性(SSC)两个物理参数,将流式图上FSC、SSC特定细胞群落确定为一个待分析区域即设门。

1)FSC-H/FSC-A 或 FSC-W/FSC-A 设门去除细胞粘连体:细胞粘连体是指两个细胞紧贴着或多个细胞聚团通过检测装置的入射激光光路,通过光路所用时间的 FSC-W 值会增加,同时 FSC-A 和 FSC-H 均增大,但 FSC-A 的增大幅度高于 FSC-H 和 FSC-W。因此细胞粘连体的脉冲宽度(W)、脉冲高度(H)与脉冲面积(A)比出现异常(图 9-10 左),反映到 FSC-H/FSC-A 或 FSC-W/FSC-A 坐标图上,就会显示细胞粘连体偏离了 H/A 或 W/A 线性范围的轨道(图 9-10 中)。在流式细胞仪检测过程中虽然仪器的一些技术会控制单个细胞之间距离不致产生细胞粘连体,但仍然还有机会出现,从而影响最终的分析结果,特别是在细胞 DNA 倍体和细胞周期测定时,因此在软件分析层面需要把他们剔除。

2)FSC/SSC 设门去除死细胞碎片:在流式细胞术检测样品中的死亡细胞易产生细胞碎片,同时自发荧光强度增加,还容易非特异、无选择结合荧光抗体导致背景信号增加。另外,实际检测中标本里出现死亡细胞也是不可避免的,因此流式细胞术数据分析应只选活体细胞进行分析,否则会影响测定结果的真实性和可靠性。FSC/SSC 组合设门可在数据分析层面通过软件剔除死亡细胞碎片,排除其对结果的干扰(图 9-10 右),主要依据是 FSC 值与体积大小正相关,细胞碎片要明显小于完整细胞体积,因此可有效去除。

3)FSC/SSC 设门用于外周血白细胞分群:溶解成熟红细胞并去除血小板后的人外周血细胞 FSC/SSC 散点图上,每一个点表示一个细胞,按照细胞大小和内部复杂性分为三群。正常淋巴细胞体积最小(FSC 值较小)且细胞核形规则、细胞质

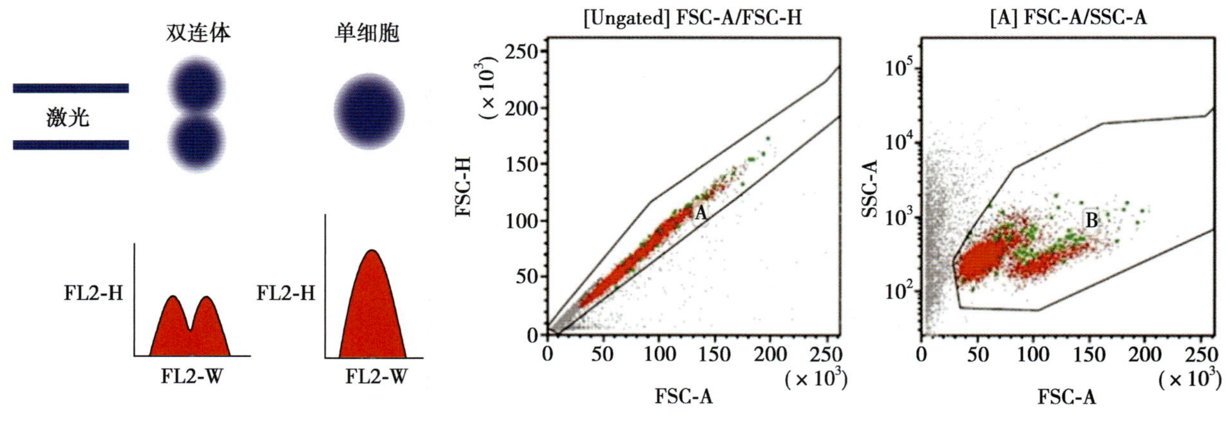

图 9-10 细胞粘连体的波状信号及散射光设门:去细胞粘连体(左)、去死细胞碎片(右)

内无颗粒(SSC 值较小),而粒细胞体积较大(FSC 值大)且含有大量颗粒(SSC 值大),单核细胞介于两者之间(图 9-11)。

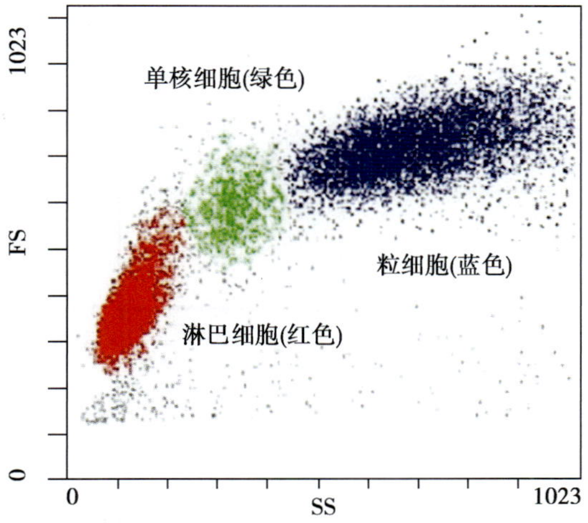

图 9-11　FSC-SSC 设门应用于外周血白细胞分群

(2) 散射光和抗体荧光强度参数组合设门:将 FSC、SSC 物理参数和抗体荧光强度参数组合在一起的设门方法。如 CD45 荧光抗体表达强度与 FSC、SSC 组合设门等。CD45 是白细胞共同的抗原,但不同细胞表达强度不一样,依次是:淋巴细胞>单核细胞>幼粒和成熟粒细胞>原始细胞。红细胞(包括幼稚和成熟红细胞)、巨核细胞、血小板等不表达 CD45,浆细胞 CD45+/CD45-均可出现。

CD45/SSC 设门分析适合复杂的骨髓造血细胞分群。由于骨髓中存在不同发育阶段即过渡期细胞,细胞构成和形态复杂,单纯应用 FSC/SSC 设门分析无法将各个细胞亚群完全区分开。CD45/SSC 设门是国际上通行的分析白血病/淋巴瘤标本的设门策略。依据白细胞表达 CD45 强弱不同和细胞内部复杂性的差异化,将骨髓细胞依次分为成熟淋巴细胞群、单核细胞群、中性粒细胞群、嗜酸性粒细胞群、原幼细胞群、幼稚红细胞等多个群落,不同类型细胞在 CD45/SSC 坐标图上有相对固定的位置(图 9-12)。

(3) 抗体荧光强度参数组合设门:血液疾病的骨髓标本成分较复杂,需要应用很多抗体组合分析来检测并区分正常和异常的细胞群落,检测内容可包括细胞膜、细胞内的各种抗原、受体、酶等成分。数据分析时,需要用抗体荧光信号设门圈定某种特征细胞进行大量分析、确定特定的细胞群的性质,可采取连续设门、多重设门、逻辑设门、反向设门等方式分析、评估血细胞的抗原表达情况(图 9-13)。

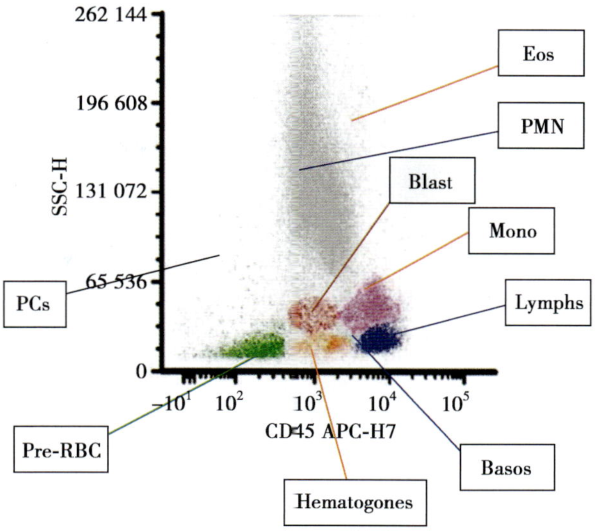

图 9-12　CD45/SSC 设门分析骨髓造血细胞的构成群落

注(按字母排序):①Basos:嗜碱性粒细胞区;②Blast 原始细胞区,该位置集中的是髓系原始细胞;③Eos:嗜酸性粒细胞区;④Hematogones:B 祖细胞区,该位置集中的是原始、幼稚 B 淋巴细胞;⑤Lymphs:成熟淋巴细胞区;⑥Mono:单核细胞区;⑦PCs:浆细胞区;⑧PMN:多分叶核中性粒细胞;⑨Pre-RBC:幼红细胞区

通过"设门"分析这种手段,获得的血细胞抗原表达信息汇总在一起就称为免疫表型(immunophenotype)。经过与正常血细胞表达谱系进行比较,就可以判断细胞系列、分化程度、是否正常及相应数量等,为淋巴细胞亚群分析、血液肿瘤的免疫学分型、疾病的诊断与鉴别诊断、疗效观察和预后判断等提供依据。

(4) 平均荧光强度(mean fluorescence intensity, MFI):指流式细胞术检测样品整体或部分选定的具有某种特性的群中平均每个细胞或生物颗粒的荧光强度,与每个细胞或生物颗粒上所测定的目标分子个数或某种物质的表达量呈正相关,在定量分析的比较中意义较大。荧光强度是细胞或生物颗粒上抗原密度的反映,荧光强度除了与细胞抗原密度有关,还与荧光素及它所结合的抗体性质有关。

一般来说,流式细胞术测定和分析中,如果有明显阴性细胞群和阳性细胞群,可以采用计算百分比,表示方法可以是阴、阳性细胞占总细胞数百分比($\%_{total}$)或门内细胞数百分比($\%_{gate}$)。如果无明显分群或直方图为单峰,要反映某种抗原分

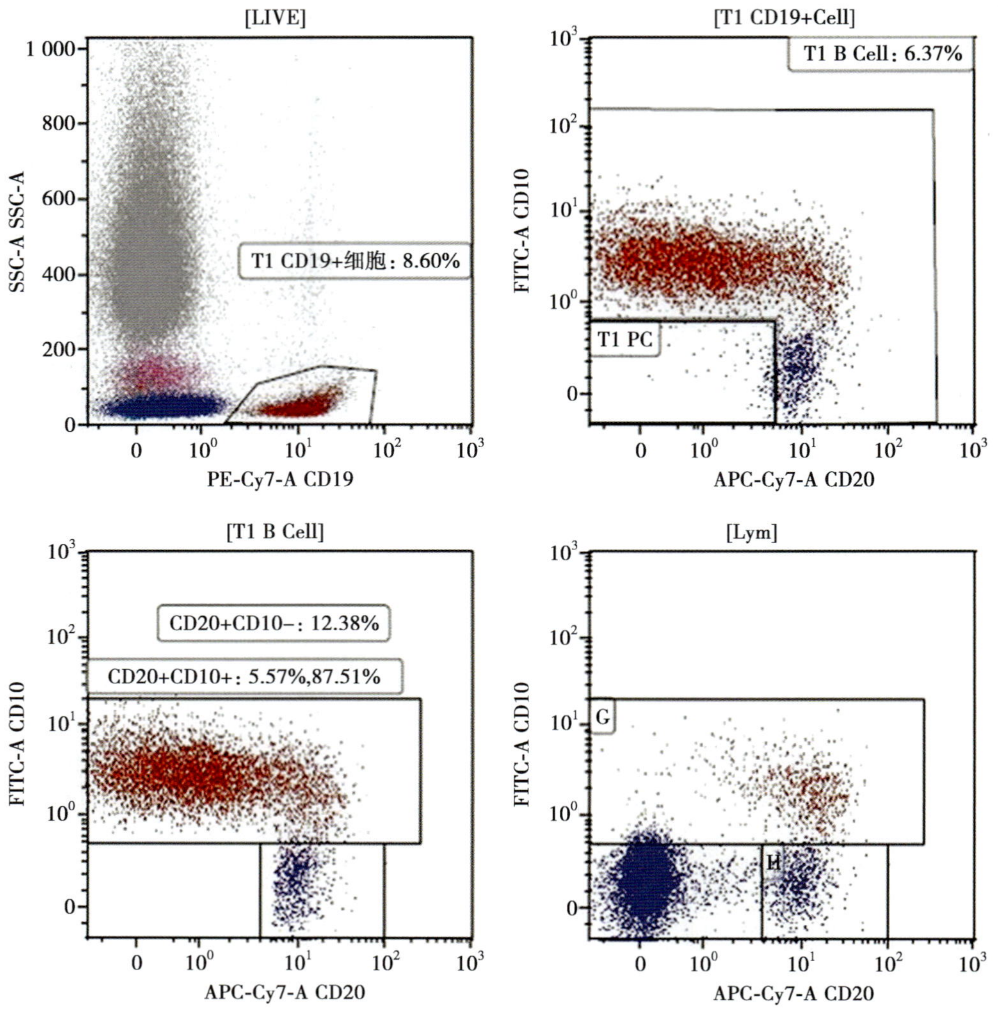

图 9-13 通过散射光/抗体荧光强度、抗体荧光强度组合连续设门获得 B 淋巴细胞信息

子表达量或干预前后的变化可以用 MFI。另一方面百分比作为统计值,适用于衡量荧光强度表达较强的抗原。若检测样本中某抗原的荧光强度不是很强,属于弱表达,用百分比统计就有可能失去一部分弱阳性的数据。

二、注意事项

流式细胞术在医学临床、生命科学研究中目前已有广泛的应用,准确的实验结果需要高质量的设备、试剂和熟练操作的技术人员和知识丰富的后期流式数据分析有序配合。标本的规范制备、仪器状态良好是质量控制的基本保证条件。

(一) 标本处理和测定时注意事项

1. **细胞浓度** 尽量保证标本上机检测时细胞浓度为 $1*10^6$/ml,细胞浓度过低会增加仪器获取足够量细胞时间。如果浓度低且标本量少会影响细胞获取量和后续分析时数据统计学价值。

2. **非特异结合** 必要时使用蛋白封闭剂,封闭非特异结合位点,尤其在间接免疫荧光标记时必不可少,常用的蛋白封闭剂为 0.5% 牛血清白蛋白和 1% 胎牛血清。

3. **离心速度或离心力大小** 荧光抗体染色后充分洗涤,注意混匀和离心速度,减少重叠细胞和细胞碎片。

4. **本底误差** 设置对照样品,采用与抗体来源同型匹配的无关对照和荧光抗体的本底对照。判定结果时,应注意减去本底荧光,为使免疫荧光的定量分析更精确,应用计算机程序软件,用拟合曲线方法从实验组的曲线峰值中减去对照组的曲线峰值,可以得到更准确的免疫荧光定量结果。

5. **荧光保护** 加入荧光抗体后放置时要避光,保证细胞免疫荧光的稳定。

(二) 流式细胞仪操作的注意事项

1. **仪器状态** 流式细胞仪在整个工作过程中处于最佳状态,保证定量检测的准确性和检测精度。

2. **精密度评价**　评价仪器精密度的重要指标是仪器的变异系数(CV),对于校准样品,其CV值越小越好,CV值越小,说明仪器校正的精密度越高。

3. **仪器校准**　定期使用荧光微球和生物细胞校准品(如人淋巴细胞)调整或校准仪器。

(三)流式细胞仪使用环境注意事项

不适当、不适宜的环境条件也会影响流式细胞仪使用时性能的发挥和仪器的寿命,仪器使用时对环境的要求见表9-4。

表9-4　流式细胞仪使用时的环境要求

条件	注意事项
室内温度:	1～40℃
操作温度	15～30℃
操作相对湿度	5%～80%(不形成水滴)
噪声	≤62dBA
墙壁预留间隙	左右墙壁30cm

三、保养与维护

按照流式细胞仪的使用手册和实验室制订的SOP文件,定期做流式细胞仪的保养与维护是仪器工作状态保持在最佳状态的前提。保养与维护分定期和不定期两种情况。

1. **定期保养和维护**　定期保养指以固定时间为单位,定期对流式细胞仪进行保养与维护,可以保持仪器良好的性能和指标,延长仪器使用寿命(表9-5)。

表9-5　流式细胞仪的定期保养和维护内容

保养与维护内容	推荐的保养与维护频率
开机保养	每天
日常关机保养	每天
更换容器	每天检查液面水平,如需要时换容器
冲洗	无论何时,更换容器时或做其他保养时液体管道与液流车断开,要执行该保养程序
清空废液桶	每天检查废液的液面水平,如需要倒空废液桶
清洗液路过滤器	每周
清洁液路系统	每月
更换空气过滤器	每年
更换液路过滤器	每年

2. **不定期保养和维护**　不定期保养和维护指仪器使用中发现问题即停下正在进行的工作,进行临时性特定保养与维护,解决问题后再继续工作(表9-6)。

表9-6　流式细胞仪的不定期保养和维护内容

维护内容	维护项目
仪器维护,包括:	排除流动室气泡 清洗流动室 清洗气泡过滤器 更换密封圈 重新连接液流管路 重新设定仪器的断路器
流动室的维护,包括:	重新连接液流管路 去除空气体栓塞 更换液路过滤器 更换液面感应器

(岳保红　龚道元)

第五节　常见影响因素

流式细胞术是一个精细化、多步骤的实验、测试过程,标本取材、样品处理、上机测定到数据分析,存在一系列影响最终结果的因素。工作人员必须充分了解这些因素才能有效避免,从而达到获得准确结果的目的。

一、标本的影响因素

外周血、骨髓、组织块、体液、培养细胞等标本均可用于流式细胞术检测。

1. **抗凝剂的影响**　不同来源的标本对抗凝剂有选择性要求,不同的抗凝剂对标本的稳定性也有影响。血液标本(外周血、骨髓血)可选择EDTA-K_2、ACD或肝素抗凝。体腔液标本(脑脊液、胸腔积液等)宜用肝素(1U/ml)抗凝。

2. **细胞活性影响检测结果**　待测标本内应有足够的活细胞存在才适合流式细胞术测定。死细胞自发荧光增强且易产生细胞碎片,还会增加与多种抗体的非特异性结合。EDTA抗凝标本在常温(15～25℃)下12～24h可保持稳定细胞活性;肝素钠和葡萄糖枸橼酸钠(ACD)抗凝标本48h内可保持细胞活性稳定。标本若不能及时处理，可保存于4℃冰箱中，但仍要尽快检测。

3. **组织块标本的影响因素** 组织块标本主要指淋巴结活检物、骨髓活检物、手术切除物，用生理盐水、PBS液或细胞培养液可短暂保存，需尽快使用。组织块标本需要用机械法处理成单个细胞悬液再进行荧光抗体标记。甲醛、酒精固定后或用酶、表面活性剂处理过的标本细胞已死亡，不能再进行流式细胞术测定。

4. **单细胞悬液样品质量** 单细胞悬液制备过程中，尽可能减少不相关杂质，避免引起干扰，并注意尽可能减少损伤细胞。每个测试管的单细胞悬液以$(0.2\sim2.0)\times10^6$个细胞、每管体积100μl为宜。密度过大，细胞之间易发生粘连，导致测定的异常。

二、荧光抗体的影响

1. **荧光素的成分和特性的影响** 流式细胞术的关键是荧光抗体染色标记，荧光素特性、荧光抗体质量。荧光抗体加入待测样本后需一定时间的孵育，保证与抗原充分结合，孵育期间要避光，减少荧光素性能减弱。

复合串联荧光素也是现代流式细胞术常用的抗体耦合荧光素，由供体、受体两个荧光基团组成，利用Förster共振能量转移原理使受体分子发光。长时间光暴露、温度升高等因素会信号衰减，使复合荧光素中的供体基团APC或PE发光，称为荧光“溢漏(spillover)”，导致APC或PE通道假阳性或阳性假性增强。不适当的固定剂也会造成复合串联荧光素出现荧光“溢漏”增加。因此在允许的情况下减少串联荧光素使用，使用高质量或专用固定剂也可以减少荧光“溢漏”现象。

2. **抗体的特异性和效价关系的影响** 依据不同的检测目的，选择合适的抗体组合和抗体用量。最适的抗体加入量和细胞数的量效关系需要预实验进行滴定曲线确定。针对同一抗原，不同克隆号、亚型的不同，抗体的质量和标记效果都有差别，都会对流式细胞术检测结果产生影响，因此每批新抗体都需要进行预实验。另外温度、pH、溶血剂、固定剂、防腐剂等均会影响荧光染色的效果。

三、细胞自身生物学性质的影响

1. **抗原的非专一性或非均质性表达** 很多待检测抗原并非特异性的仅表达于一种细胞，一般需联合使用多种抗体组合来辨别标本中某群细胞的性质、有无病理改变。另外细胞所处的分化、发育阶段不同，某些抗原蛋白在细胞质内细胞膜还会有迁移性变化。因此流式细胞术检测需要设立完整的对照系统，包括：①阳性对照。②阴性对照。③空白对照。④同型阴性对照。

同型对照(isotype对照)就是使用相同荧光素标记、相同免疫球蛋白亚型的非特异性抗体，采用与待测标本相同的细胞标记、处理、操作步骤，流式细胞术测定中可以消除自发荧光、Fc受体介导的抗体结合和非特异性抗体结合等影响因素。

2. **死亡细胞碎片对检测结果的影响** 死细胞及碎片的自发荧光会增加，增加非特异结合荧光抗体的程度，影响测定结果的真实性。

四、流式细胞仪工作状态的影响因素

1. **电压的影响因素** 电压调整指对接收散射光和荧光信号的光电倍增管(PMT)增幅大小进行调整。每一个通道都有自己的光电倍增管用于接收光信号并放大，足够大的电压才能将阴性、阳性信号区分开，但过大会加大背景噪声。流式细胞仪使用时需要预先分别设定FSC、SSC和荧光通道的电压且相互之间协调一致，以使分析结果时坐标散点图达到最佳状态。

2. **补偿的影响因素** 流式细胞仪光学系统激发出的多色荧光由于波长之间的重叠，会被相邻荧光通道检测器接收并造成信号强弱的误差，理论上必须减掉额外增加的误差才能得到某个通道的真实的荧光信号强度，纠正的过程称为补偿(compensation)。如在564~606nm范围内的FITC的荧光信号会被PE通道探测到部分(即波长重叠区域)，这部分进入PE通道的FITC的信号就称为溢出信号(图9-14左，图中的三角形斜线部分)，额外增加的信号会造成PE通道的假阳性结果。将PE通道中混进的FITC溢出的信号扣除而获得PE真实荧光强度的过程，即对PE通道的补偿(图9-14右)。

五、流式细胞仪性能的影响因素

1. **流式细胞仪的性能影响** 流式细胞仪属精密仪器，每天均需按开机程序和SOP文件要求

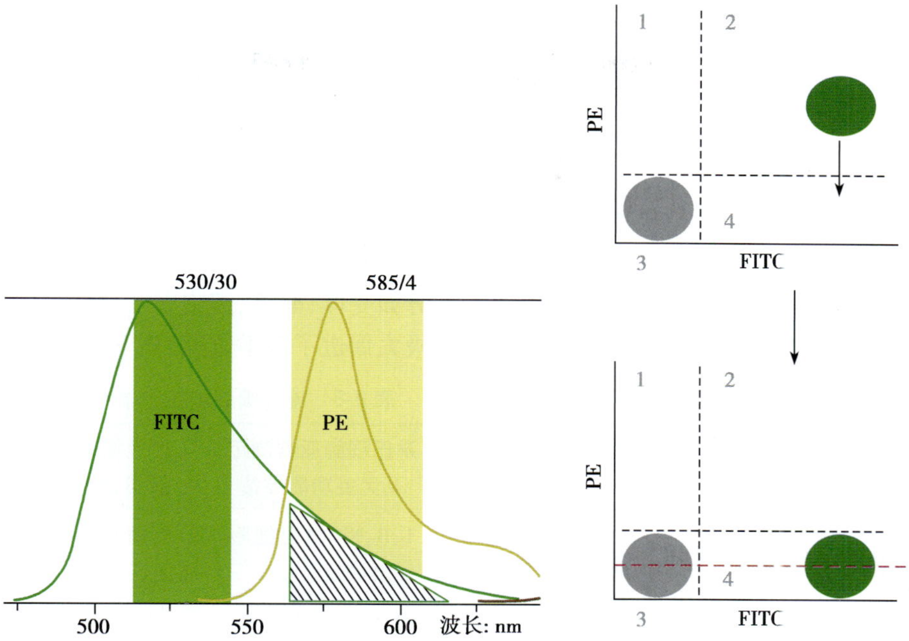

图 9-14　不同荧光通道之间补偿：产生原理（左）、PE 通道扣除 FITC 溢出信号（右）示意图

调整参数至最佳状态，再上机测试标本。光电倍增管电压、荧光补偿的调节是影响仪器性能和检测结果的决定性因素。补偿和电压既独立，又相互关联。补偿会受电压的影响，即使之前已调整荧光补偿至最佳，当电压改变后，荧光补偿也需再相应调整。

2. 激光光源的稳定性影响　激光器的光束稳定性及光斑质量是流式细胞仪技术上的关键性因素之一。流式细胞仪要保证光斑内激光能量成正态分布，使通过激光检测区的细胞受照强度一致。激光光束要打到流动的、直径小于 100μm 的细胞或生物颗粒上，必须保证探测器和光源具有非常好的功率和位置稳定性，任何轻微位置移动或激光功率降低，获取的荧光信号就会变差。激光光源易受自身温度、环境和电磁干扰等因素的影响，激光光束的方向性会产生漂移，影响测定结果的准确性。

3. 单细胞束流速的稳定性影响　流速稳定的单细胞束，保证细胞通过激光检测区时受照时间一致。过高的流速会出现细胞轴流和轴心不稳定可能。

4. 环境对流式细胞仪性能的影响　实验室的温度、湿度、电磁条件和空气漂浮物不符合要求会影响仪器性能，导致仪器信号不稳、光路异常、激光光源不稳等，最终影响检测数据和结果。

（岳保红　龚道元）

第六节　应用与评价

一、应用

目前流式细胞术（flow cytometry，FCM）已经成为细胞学分析方面无可替代的重要方法和技术，广泛应用在生物学、免疫学、遗传学、药理学、肿瘤学、血液学、医学检验及其他生命科学和医学等领域。在临床医学实践已广泛应用，用于评估机体免疫状态和一些疾病诊断、疗效观察提供依据。

（一）流式细胞术基于细胞层面可检测的内容

流式细胞术基于细胞层面可检测的内容表 9-7。

表 9-7　流式细胞术基于细胞层面可检测的内容

细胞结构方面	细胞功能方面
细胞大小	细胞表面/胞质/核的特异性抗原
细胞内部复杂性	细胞活性
细胞表面积	细胞内细胞因子
核浆比例	细胞酶活性
DNA 含量	激素结合位点
RNA 含量	细胞受体

1. **细胞周期检测** 细胞周期是指细胞分裂结束开始到下一次细胞分裂形成子细胞为止的过程，一个细胞周期过程可以分为 G_0 期、G_1 期、S 期、G_2 期和 M 期。由于不同期 DNA 含量不同，利用非特异性核酸荧光素如吖啶橙染色后，通过测定细胞群体中每个细胞的 DNA 含量，得出 DNA 含量分布曲线，可计算出细胞周期各时相细胞占整个细胞群体的百分数。细胞周期的检测对研究细胞增殖、分化和肿瘤发生有重要意义。

2. **细胞染色体检测** 用流式细胞术测定细胞染色体 DNA 含量，可得到染色体频率分布图，称为流式染色体核型分析。同类型染色体出现一个峰，流式染色体核型分析技术不仅能快速分析核型，而且能分选出不同类型的染色体，做成人类每条染色体的 DNA 文库，可用于人类基因组研究、遗传病和癌症的诊断等研究。

3. **淋巴细胞亚群比例测定** 细胞表面表达有多种抗原，不同类型细胞具有特征性的抗原组合，结合免疫荧光方法，流式细胞术可辨认和计数带有不同表面特异性抗原的细胞。例如，B 淋巴细胞上表达有特异的膜表面免疫球蛋白(sIg)，而成熟的 T 淋巴细胞表面表达特异的 CD3 分子。T 淋巴细胞又可进一步按其表达的不同表面标志细分成不同的亚群，如 $CD4^+CD8^-$ 和 $CD4^-CD8^+$ 亚群。因此，可由这些特征性的表面标志，将细胞分为不同的群或亚群。免疫细胞 CD 分子的改变与细胞的活化、功能及临床疾病的病理变化关系密切。此外，不同免疫细胞群间比例对机体的免疫功能也具有重要的影响，因此通过流式细胞仪计数和淋巴细胞亚群分析对于了解机体的免疫状态，同时通过研究和分析疾病与特异性淋巴细胞亚群表面标志的关系，对临床免疫相关性疾病的诊断、治疗和疗效观察等有着重要的临床意义。

4. **细胞因子检测** 细胞因子可以反映特定的淋巴细胞群体抗原的应答能力，从而确定该细胞群体在免疫应答中的生物学功能。通过细胞因子荧光抗体对细胞进行胞内染色，同时结合淋巴细胞表面标志物染色，通过流式细胞仪检测可以分析确定某淋巴细胞群体分泌细胞因子及其相对含量。当然也可以针对某个群体分析其所表达的多个细胞因子，检测淋巴细胞内不同细胞因子的含量。

（二）流式细胞术在医学临床和研究领域的应用

流式细胞术在医学临床和研究领域应该非常广泛，同过表型特征的测定和分析可以使血细胞达到精细的分群或分类从而对一些原本难以诊断的临床疾病做出确诊。流式细胞术已成为一种非常方便的技术和手段对特定细胞某种的蛋白类成分如受体、配体、细胞因子、功能性分子进行测定，极大促进了医学研究(表 9-8)。

表 9-8 流式细胞术在医学临床和研究领域的应用

淋巴细胞亚群测定及免疫功能评估	血液相关疾病分析	其他
T、B、NK 淋巴细胞亚群测定	白血病和淋巴瘤免疫分型	T 细胞膜 HLA-B27 检测
CD4 绝对计数(AIDS 诊断)	微量残留病监测	细胞因子测定
活化 T 细胞测定	造血干细胞计数	树突状细胞测定
Treg 计数	PNH 克隆测定	细胞凋亡测定
记忆淋巴测定	血小板膜糖蛋白分子的表达	凋亡相关蛋白的分析
初始淋巴细胞	血小板活化测定	多药耐药蛋白检测
效应淋巴细胞测定	网织血小板测定	精子功能检测

1. **感染性疾病中的应用** AIDS 是由人类免疫缺陷病毒(human immunodeficiency virus，HIV)感染人体后，经历一定的潜伏期后，Th 细胞中的 HIV 大量转录复制，通过直接和间接途径杀伤 Th 细胞，导致 T 淋巴细胞绝对数量减少，T 细胞亚群 $CD4^+T/CD8^+T$ 比例倒置，免疫功能全面受损，发生严重感染，最终全身衰竭而死。AIDS 早期 Th 细胞绝对数显著下降，而 Tc 细胞数量可正常或相对增加，晚期 $CD4^+T$ 细胞和 $CD8^+T$ 细胞都明显下降。NK 细胞减少或活力下降，B 淋巴细胞群则处于正常范围。在流式细胞仪检测时应特别注意，不仅要观察淋巴细胞的相对比例，更要关注绝对数量的检测。

流式细胞术检测中性粒细胞表面的 CD64 在诊断感染性疾病中具有更高的敏感性和特异性。在机体感染 4~6h 时中性粒细胞表面 CD64 分子即可升高，诊断感染性疾病时敏感性和特异性都比较高（90%~100%），显示了很好的诊断优势。

2. 血液系统疾病中的应用 白血病是造血系统的肿瘤，其肿瘤细胞都是处于不同分化阶段的血液系统的细胞，因此都携带有血液系统不同阶段和各类同谱系特征性标志。1985 年，法国-美国-英国（French-American-British，FAB）协作组确定了依据形态学（morphology，M）、免疫学（immunology，I）和细胞遗传学（cytogenetics，C）的白血病 MIC 分型标准，其中免疫学分析主要依赖 FCM 分析。FCM 对外周血和骨髓细胞表面抗原、DNA 倍体、细胞周期和细胞凋亡检测分析，在血液系统疾病的诊疗和预后判断中起着重要作用，FCM 已成为白血病、淋巴瘤、骨髓瘤等血液肿瘤实验诊断、分型的重要手段之一，其优势还体现在快速上。另外，造血干细胞移植时 CD34+细胞的定量测定，血液肿瘤是微量残留病（MRD）监测、阵发性睡眠性血红蛋白尿症（PNH）的诊断和定性，流式细胞术发挥巨大的作用。

3. 自身免疫性疾病中的应用 自身免疫病的发病机制往往与遗传、免疫细胞功能失衡有密切关系，因此自身免疫病的临床分析除了自身抗体分析以外，主要针对淋巴细胞及其产生的细胞因子进行分析。部分自身免疫病与 HLA 有关，因此某些与自身免疫病具有特定关联的 HLA 也是自身免疫病的检测标志，最具有代表性的是 HLA-B27，是诊断强直性脊椎炎的重要标志。FCM 检测 HLA-B27，无须分离淋巴细胞，操作简单，灵敏度高，特异性好，重复性好。

4. 肿瘤性疾病中的应用 肿瘤细胞一般都含有异常数量的 DNA，在大多数实体瘤和急性白血病中都发现有非整倍体的细胞，由于流式细胞术样品制备方法简单，测定结果精确，能快速得到有关 DNA 倍数的信息，因而能提供有价值的诊断数据。如果在测量 DNA 含量的同时，再结合其他参数（如蛋白质含量、细胞大小、核质比等）则可进一步提高诊断的可靠性。流式细胞术可在实验和临床中评价肿瘤化疗和放疗的作用，现在根据流式细胞术和细胞动力学数据来监视肿瘤治疗的工作已经在实际工作中开展起来。

5. 优生优育中的应用 传统的精液常规分析作为男性生育力的基本指标，是评估男性生育力的重要和首要的实验室检测项目。精液常规分析只能反映常规的精液质量，不能反映所有的精子功能方面的异常。尤其对于临床上某些原因不明的低生育力男性患者，其常规精液分析结果往往正常或接近正常。单纯依靠精液常规分析的结果来判断男性不育患者的真正原因和预测男性生育状况仍然是不完全准确的。将多种荧光染料与流式细胞术相结合，可在生物化学，超微结构和功能水平等多个方面进行精子功能与质量分析。流式细胞术对精子功能的检测包括精子凋亡、质膜完整性和顶体完整性检测等。随着新的荧光探针和染色方法的不断开发和改进，这一新的检测技术在生殖健康的基础研究和人类辅助生殖技术方面也展现出更加广阔的应用前景。

6. 机体免疫状态评估 通过流式细胞术方法测定精细淋巴细胞亚群、淋巴细胞活化指标、特定淋巴细胞分泌活性因子、纯真、记忆、耗竭淋巴细胞亚群状态及淋巴细胞的免疫检查点表达状况测定可对机体免疫状态进行详细的评估和预测，在疾病的诊疗、健康体检中发挥积极的作用。

二、评价

流式细胞仪是多学科交叉融合的产物，是集光学、化学、材料学、流体力学、自动化控制、光电测量、细胞生物学、生物化学、免疫学和计算机图像分析等技术于一体的现代化新型分析仪器。作为一种先进的微粒（细胞）定性和定量分析仪器，具有检测速度快（每秒可测量数万个细胞）、灵敏度高、特异性强、准确性高、重复性好、可以多参数分析，既可定性又可定量等优点。但流式细胞仪由于价格昂贵、使用及维护成本高、对实验室环境及人员素质要求苛刻等限制了其目前在临床的大规模使用。近年来，随着流式细胞仪的普及，学科的交叉和融合，新型流式细胞仪不断面世，新型荧光标记物的发现、软件开发等推动流式分析和分选方法的日臻完善，FCM 已成为当今生命科学研究和实践中不可或缺的重要手段。流式细胞术正在向高灵敏、高速度、多参数测量、获取形态学信息等方面发展，获得越来越广泛的应用。

（杨军平　岳保红）

习 题

1. 分析型和分选型流式细胞仪的工作原理是什么？
2. 流式细胞仪的基本结构包括哪几部分？各部分的作用是什么？
3. 什么是流式细胞仪的前向散射光(FSC)和侧向散射光(SSC)？能反映细胞或生物颗粒的什么特征？
4. 流式细胞仪收取的光信号的波形特征和参数有哪些？
5. 流式细胞术待测标本的处理流程有哪些步骤？
6. 流式细胞术中所使用的分析图形有哪些类型？分别有什么特点和意义？
7. 什么是流式细胞术分析中的设门(gating)？设门类型有哪些？
8. 什么是流式细胞术中的“补偿”？为什么需要调整？
9. 流式细胞仪使用有哪些影响因素？
10. 流式细胞术在医学临床和医学基础研究中有哪些应用？

第十章

色谱分离分析技术概论

色谱分析法简称色谱法(chromatography),又称层析法,是利用物质在作相对运动的两相之间进行反复多次的“分配”过程中产生差速迁移,从而实现混合组分分离、分析的方法。

随着色谱技术的不断发展,色谱分离与在线检测手段相结合,构成了现代色谱分析法,作为多组分混合物最重要的分离分析技术,并广泛应用于医药、化工、材料和环境等许多领域。

知识拓展

色谱技术的发展:色谱分析法是在 1906 年由俄国植物学家 Tswett 首先系统地提出,1931 年 Kuhn 和 Leaerer 又成功地应用该方法分离了植物的色素,才使这一方法得到公认和广泛应用。1935 年人工合成了离子交换树脂后,为离子交换色谱的广泛应用提供了物质基础。前苏联的 Izmailo 等 1938 年创立了薄层色谱法用于药物分析。1941 年 Martin 和 Synge 首先介绍了分配色谱法,并将蒸馏塔板理论应用于色谱分离中,使色谱方法在理论上向前推进了一步。1944 年 Consden, Cordon 和 Martin 首先发明了纸色谱法, Martin 和 Synge 并用此法成功地分离了氨基酸的各种组分,获得 1952 年的诺贝尔奖。1952 年 Martin 和 Games 开创了气-液色谱的新领域。20 世纪 60 年代末,法国的 G. Aubouin 和美国的 Scott 等人同时各自创立了高效液相色谱法,它与分光光度、库仑、电导、荧光等方法联用,可使分离和检测实现自动化。到目前为止,各种色谱法还在不断发展,色谱设备日益完善,操作技术不断突破,色谱分析法已成为近代化学中最重要的分离分析手段之一。

第一节　色谱分离技术分类

一、按流动相与固定相的物态分类

在色谱法中流动相可以是气体、液体和超临界流体等,这些方法相应称为气相色谱法(gas chromatography, GC)、液相色谱法(liquid chromatography, LC)和超临界流体色谱法(supercritical fluid chromatography, SFC)。按固定相为固体(如吸附剂)或液体,气相色谱法又可分为气-固色谱法(gas-solid chromatography, GSC)与气-液色谱法(gas-liquid chromatography, GLC);液相色谱法又可分为液-固色谱法(liquid solid chromatography, LSC)及液-液色谱法(liquid liquid chromatography, LLC)。

二、按操作形式分类

色谱法按操作形式分类可分为柱色谱法(column chromatography)、平面色谱法(planar chromatography)、逆流色谱法(countercurrent chromatography)等。

柱色谱法是将固定相装于柱管中组成色谱柱,流动相通过重力或加压作用流经固定相。按分离的规模及柱子尺寸不同,柱色谱法又可分为制备柱色谱法、常规柱色谱法、毛细管柱色谱法等。按固定相填充情况,柱色谱法则可分为填充柱色谱法、整体柱色谱法、开管柱色谱法等。

平面色谱法是将固定相涂布于平面的载板上或附着在纸纤维或基质膜上,流动相通过毛细或加压作用流经固定相。平面色谱法又分为纸色谱法(paper chromatography)、薄层色谱法(thin layer chromatography, TLC)和薄膜色谱法(thin film chromatography)等。

逆流色谱法是将液体的固定相装入螺旋柱管内,流动相通过加压作用泵做旋转运动的螺旋柱管内,与固定相形成逆向对流,是一种不用固态支撑体的全液体色谱方法。逆流色谱法又可分为液滴逆流色谱法、旋转小室逆流色谱法、离心逆流色谱法、高速逆流色谱法。

三、按分离原理分类

色谱法按分离原理可分为分配色谱法（partition chromatography）、吸附色谱法（adsorption chromatography）、离子交换色谱法（ion exchange chromatography）、分子排阻色谱法（molecular exclusion chromatography）、化学键合相色谱法（chemically bonded phase chromatography）、亲和色谱法（affinity chromatography）、手性色谱法（chiral chromatography）等类型。

四、按流动相的驱动力分类

色谱法按流动相的驱动力可分为气相色谱法（GC）、液相色谱法（LC）、毛细管电泳法（capillary electrophoresis，CE）、毛细管电色谱法（capillary electrochromatography，CEC）等类别。气相色谱法依靠气压驱动流动相，液相色谱法依靠液压或毛细作用驱动流动相，毛细管电泳法依靠电压驱动流动相，毛细管电色谱法依靠电压和/或液压驱动流动相。在液相色谱法中，按流动相的压力（以及固定相的规格），又可分为经典液相色谱法、高效液相色谱法（high performance liquid chromatography，HPLC）和超高效液相色谱法（ultra high performance liquid chromatography，UPLC），经典液相色谱法为常压输送流动相，高效液相色谱法和超高效液相色谱法为高压输送流动相。

色谱法的简单分类见图 10-1。

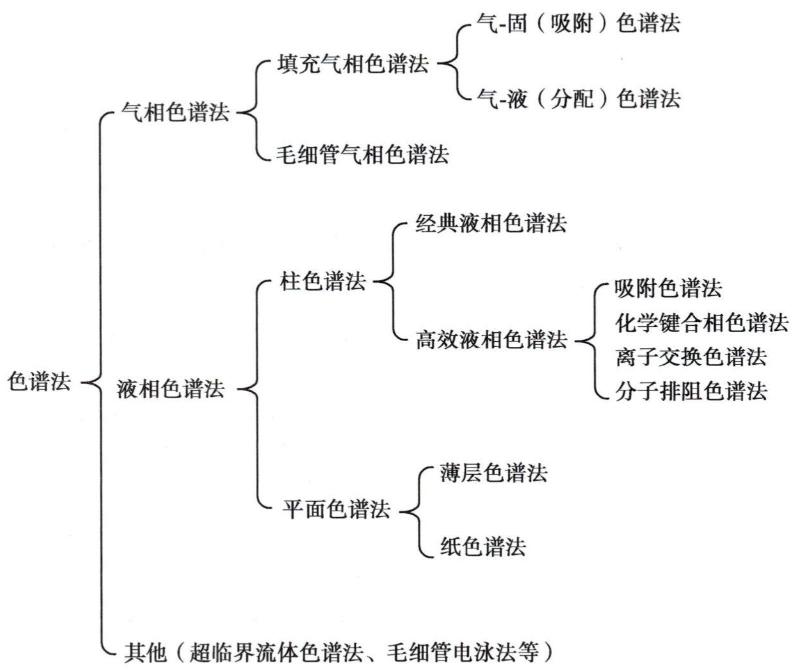

图 10-1 色谱法分类

（黄泽智 黄作良 龚道元）

第二节 色谱过程和色谱流出曲线

一、色谱过程

混合组分随流动相经过固定相时，会与固定相发生相互作用。由于结构和性质的不同，各组分与固定相作用的类型、强度也不同，在固定相上滞留的程度也不同，即被流动相携带向前移动的速度不等，产生差速迁移，从而实现混合组分的分离。

现以填充柱色谱为例说明色谱分离过程。如图 10-2 所示，把含有 A、B 两组分的样品加到色谱柱的顶端，A、B 均被吸附到固定相上。然后用适当的流动相冲洗，当流动相流过时，已被吸附在固定相上的两种组分又溶解于流动相中而被解吸，并随着流动相向前移行，已解吸的组分遇到新的吸附剂颗粒，又再次被吸附。如此在色谱柱上不断地发生吸附、解吸、再吸附、再解吸……的过程。

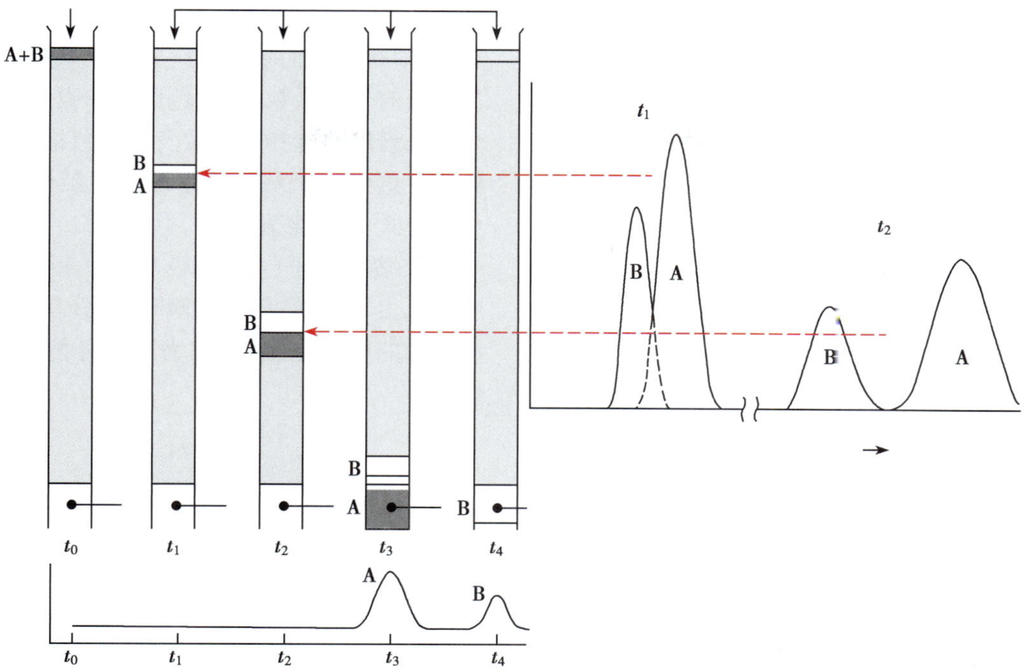

图 10-2　色谱过程示意图

若两种组分的结构和理化性质存在着微小的差异，则它们在吸附剂表面的吸附能力和在流动相中的溶解度也存在微小的差异，吸附力较弱的组分，则随流动相移动较快（图 10-2 中的 A）。经过反复多次的重复，使微小的差异积累起来就变成了大的差异，其结果就是吸附能力弱的 A 先从色谱柱中流出，吸附能力强的 B 后流出色谱柱，从而使各组分得到分离。

二、色谱流出曲线

样品中各组分经色谱柱分离后，从柱后流出依次进入检测器，检测器将各组分浓度或质量的变化转变为可测量的电信号，记录此信号强度随时间变化的曲线，称为色谱流出曲线，又称为色谱图（chromatogram），如图 10-3 所示。

1. 基线（base line）　没有组分流出、仅有流动相进入检测器时产生的响应信号曲线称为基线。基线反映检测系统的噪声随时间变化的情况，稳定的基线是一条平行于横轴（时间轴）的直线。

2. 色谱峰（peak）　是组分从色谱柱流出进入检测器后，由检测器输出的信号大小随时间变化所形成的曲线上突起部分称为色谱峰。正常色谱峰为对称形正态分布曲线，曲线有最高点，以此点的横坐标为中心，曲线对称地向两侧快速、单调下降。不正常色谱峰有两种：拖尾峰（tailing peak）和前延峰（leading peak）。拖尾峰前沿陡

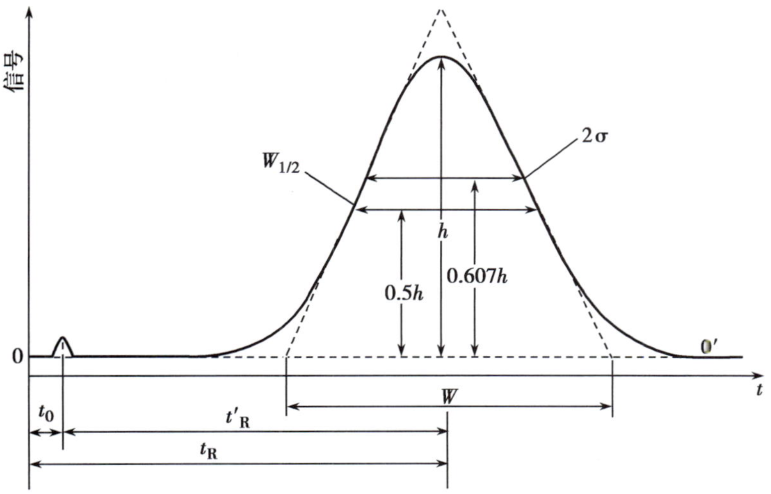

图 10-3　色谱流出曲线

峭，后沿平缓；前延峰前沿平缓，后沿陡峭。

3. 峰高(peak height，h) 色谱峰顶点与基线之间的垂直距离。

4. 标准差(standard deviation，σ) 色谱峰两侧拐点间距离的一半称为标准差。标准差是可用来衡量组分被洗脱出色谱柱的分散程度的参数，其值越大，流出组分越分散；反之越集中。对于正常色谱峰，σ 大小为 0.607 倍峰高处的峰宽的一半。

5. 半峰宽(peak width at half height，$W_{1/2}$) 峰高一半处的峰宽称为半峰宽。半峰宽与标准差的关系为：

$$W_{1/2}=2.355\sigma$$

6. 峰宽(peak width，W) 通过色谱峰两侧拐点作切线，在基线上所截得的距离称为峰宽，也称为基线宽度。峰宽与标准差或半峰宽的关系为：

$$W=4\sigma \text{ 或 } W=1.699W_{1/2}$$

7. 峰面积(peak area，A) 色谱峰曲线与基线间包围的面积称为峰面积。正常色谱峰的峰面积与峰高和半峰宽的关系为：

$$A=1.065h\times W_{1/2}$$

(黄泽智 黄作良 龚道元)

第三节 色谱参数

一、相平衡参数

色谱分离是基于样品中各组分在两相之间平衡分配的差异。这种平衡分配过程常用分配系数和容量因子来描述。

1. 分配系数(partition or distribution coefficient，K) 又称分配平衡常数，指在一定温度和压力下，组分在两相中达到分配平衡后，其在固定相与流动相中的浓度之比。即：

$$K=\frac{C_s}{C_m}$$

式中，C_s 和 C_m 分别为组分在固定相和流动相中的浓度。分配系数仅与组分、固定相和流动相的性质及温度有关。在一定条件(固定相、流动相、温度)下，分配系数是组分的特征常数。各组分分配系数的差异，是实现色谱分离的先决条件，分配系数相差越大，越容易实现分离。

公式 10-4 是对液-液分配色谱法分配系数的定义，即狭义分配系数。广义分配系数包括：分配色谱法的分配系数、吸附色谱法的吸附系数、离子交换色谱法的选择性系数及凝胶色谱法的渗透系数等。这些分配系数的物理意义虽然各异，但都可用公式 10-4 来表示。

2. 容量因子(capacity factor，k) 在一定温度和压力下，达到分配平衡时，组分在固定相和流动相中的质量之比，又称为质量分配系数或分配比，即：

$$k=\frac{m_s}{m_m}$$

式中，m_s 和 m_m 分别为组分在固定相和流动相中的质量。

若用 V_s 和 V_m 分别表示色谱柱中固定相和流动相的体积，则有：

$$k=\frac{c_s V_s}{c_m V_m}=K\frac{V_s}{V_m}$$

二、保留值(定性参数)

1. 保留时间(retention time，t_R) 从进样开始到某组分在柱后出现浓度极大值时，即到达色谱峰顶点所用的时间。保留时间是色谱法的基本定性参数，主要用于柱色谱法。

2. 死时间(dead time，t_0) 不被固定相保留的组分从进样到其在柱后出现浓度极大值时所用的时间，称为死时间。

3. 调整保留时间(adjusted retention time，t'_R) 某组分由于与固定相发生作用而被固定相保留，比不被固定相保留的组分在色谱柱中多停留的时间称为调整保留时间，即组分在固定相中滞留的时间。调整保留时间与保留时间和死时间的关系为：

$$t'_R=t_R-t_0$$

在实验条件(温度、固定相等)一定时，调整保留时间仅决定于组分的性质，因此它是常用的色谱定性参数之一。

4. 保留体积(retention volume，V_R) 从进样开始到某组分在柱后出现浓度极大值时所需流动相的体积，又称洗脱体积。V_R 与保留时间和流动相平均体积流速(F_c，ml/min)的关系为：

$$V_R=t_R\times F_c$$

流动相流速越大，组分的保留时间越短，但两者的乘积不变，因此 V_R 与流动相流速无关。

5. 死体积（dead volume，V_0） 由进样器至检测器的流路中未被固定相占有的空间体积称为死体积。死体积是色谱柱中从进样器至色谱柱间导管的容积、固定相的孔隙及颗粒间隙、柱出口导管及检测器内腔容积的总和。如果忽略各种柱外死体积，则死体积近似为流动相在色谱柱中占有的体积，而死时间则相当于流动相充满死体积所需的时间。死体积与死时间和流动相体积流速间的关系为：

$$V_0=t_0\times F_c$$

6. 调整保留体积（adjusted retention volume，V'_R） 由保留体积扣除死体积后的体积称为调整保留体积，调整保留体积与保留体积和死体积间的关系为：

$$V'_R=V_R-V_0=t'_R\times F_c$$

调整保留体积与流动相流速无关，是常用的色谱定性参数之一。

7. 保留指数（retention index，I） 又称科瓦茨指数（Kovats index），即把组分的保留行为换算成相当于含有几个碳的正构烷烃的保留行为，通常是用与被测组分的保留时间相近的两个正构烷烃作为标准，来标定被测组分的保留指数，其定义式如下：

$$I_x=100\left[z+n\frac{\lg t'_{R(x)}-\lg t'_{R(z)}}{\lg t'_{R(z+n)}-\lg t'_{R(z)}}\right]$$

式中，I_x 为被测组分的保留指数；z 与 z+n 为正构烷烃对应的碳原子数，n 可为 1、2、……，通常为 1。人为规定正构烷烃的保留指数为其碳原子数的 100 倍，如正己烷、正庚烷及正辛烷等的保留指数分别为 600、700 及 800，其余类推。保留指数是色谱定性的常用参数。

分离度

分离度（resolution，R）是描述相邻两组分在色谱柱中分离情况的参数，其定义式为：

$$R=\frac{2(t_{R_2}-t_{R_1})}{W_1+W_2}$$

式中，t_{R_1}、t_{R_2} 分别为组分 1、2 的保留时间；W_1、W_2 分别为组分 1、2 的色谱峰宽。通过测量相邻两组分的保留时间和峰宽，即可计算出分离度，如图 10-4 所示。

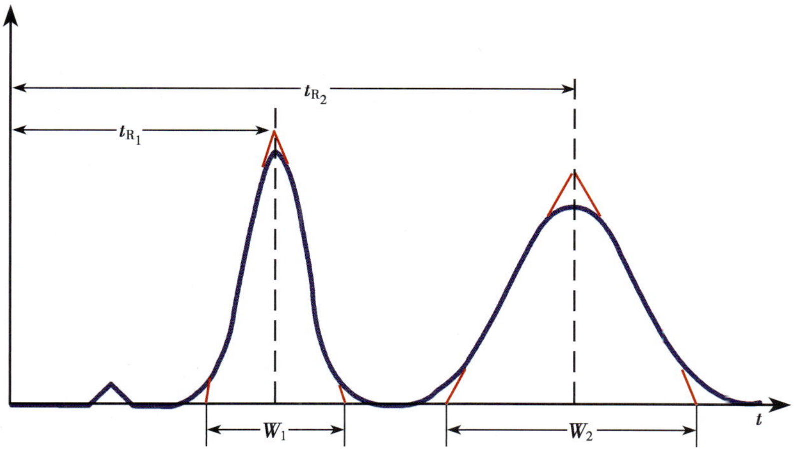

图 10-4　分离度的计算

设组分 1、2 的色谱峰为正常峰，且 $W_1\approx W_2=4\sigma$，当 $R=1$ 时，两峰顶间距为 4σ，两峰基本分开（两峰峰基略有重叠），两峰裸露出的面积大于或等于各自峰面积的 95.4%。当 $R=1.5$ 时，峰顶间距为 6σ，则两峰完全分开，两峰裸露出的面积达 99.7%。进行定量分析时，为了能获得较好的精密度与准确度，应使 $R\geqslant1.5$。

（黄泽智　黄作良　龚道元）

第四节　色谱分离技术基本理论

色谱技术基础理论可分为热力学和动力学两大类理论。热力学理论是由相平衡观点来研究色谱过程，以塔板理论为代表；动力学理论是以动力学观点即速率来研究色谱过程中各种动力学因素对色谱峰扩展的影响，以速率理论为代表。

一、塔板理论

塔板理论始于英国学者 Martin 和 Synge 提出的塔板模型。塔板理论将分配系数不同的样品组分在色谱柱中的分离过程视为沸点不同的各组分在分馏塔中的分馏过程。塔板理论的基本假设：假设在色谱柱中存在着许多塔板，样品各组分在相邻塔板的间隔（塔板高度）内，在相对移动的流动相与固定相中达到分配平衡，然后被流动相携带从一块塔板转移至另一块塔板，再达到分配平衡。经多次的平衡、转移，使各组分按分配系数的大小顺序，依次流出色谱柱。由于一根色谱柱的塔板数远比分馏塔的塔板数多，因此只要组分间的分配系数存在微小的差异，即可通过色谱柱而被分离。

塔板理论的基本假设可归纳为四点：①色谱柱中存在塔板，样品中的组分在色谱柱的塔板区间内可以很快达到分配平衡。且各组分在塔板高度内服从分配定律。②样品的各组分都先加在起始塔板上，且组分沿色谱柱轴方向的扩散可以忽略不计。③流动相进入色谱柱不是连续的，而是间歇进入，每次进入一个塔板体积。④分配系数在所有塔板内相同，与组分在塔板内的量无关。

（一）质量分配和转移

色谱过程是物质在相对运动的两相间分配平衡的过程。若混合物中两个组分的分配系数不等，则被流动相携带移动的速度也不同（差速迁移），从而被分离。

如某混合物含有 A 与 B 二组分，若能被分离，必须两者的迁移速度不相等（差速迁移），即保留时间不相同。若 A 的迁移速度小于 B，则 $t_{RA}>t_{RB}$。它们在色谱柱中的分离情况，见图 10-5。因为 B 的保留时间短，先被流动相带出色谱柱。当 B 进入检测器时，流出曲线开始突起，随着 B 在检测器中的浓度变化而形成 B 峰。当 B 组分完全通过检测器后，流出曲线恢复平直。同理，随后 A 组分通过检测器而形成 A 峰。两组分的调整保留时间如下：

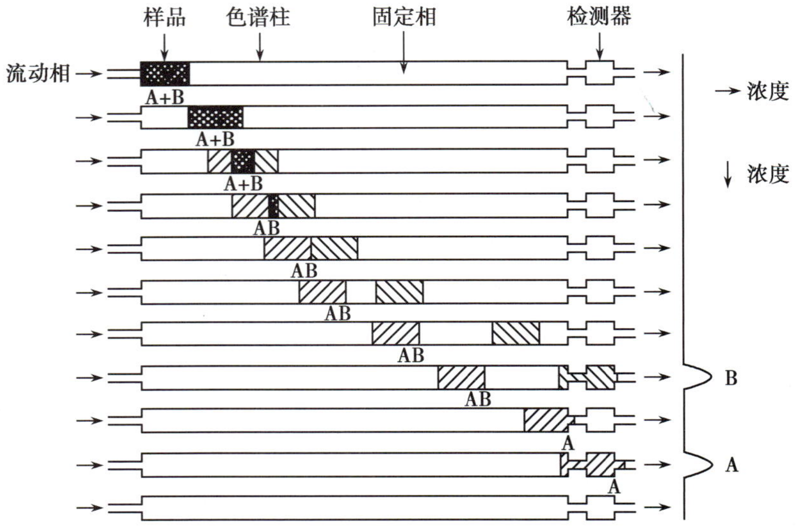

图 10-5 色谱过程示意图

$$\Delta t'_R=t_0(k_A+k_B)$$

其中 $\Delta t'_R$ 为调整保留时间，k 为容量因子。

若 $k_A=k_B$，则 $\Delta t'_R=0$，A、B 两组分重叠而不能分开，只有 $k_A\neq k_B$ 才能使 $\Delta t'_R\neq 0$。若要使 A、B 两组分在经过色谱柱后被分离，必须选适宜的实验条件（固定相及温度等）使它们的分配系数不等，且差别越大分离越完全。因此，在一个多组分混合物中，各组分按分配系数的大小顺序，依次流出色谱柱。

（二）塔板数和塔板高度

塔板理论认为，一个色谱柱可以分成 n 段，每段内组分在两相间很快达到一次分配平衡，将每一段称为一块理论塔板。设柱长为 L，理论塔板（等效）高度为（H），n 为理论塔板数，则：

$$H=\frac{L}{n}$$

当理论塔板数（n）足够大时，色谱流出曲线趋近于正态分布。理论塔板数(n)可以根据色谱图所得的保留时间(t_R)和峰宽(W)或半高峰宽($W_{1/2}$)计算:

$$n=16\left(\frac{t_R}{W}\right)^2 \text{ 或 } n=5.54\left(\frac{t_R}{W_{1/2}}\right)^2$$

用半峰宽($W_{1/2}$)计算理论塔板数是最常用的方法,样品组分的保留时间越长、区域宽度($W_{1/2}$或W)越小(峰越窄),则理论塔板数越多,柱效越高。

在实际应用中,常常出现虽然计算出的n很大,单色谱柱的分离效能却不高的情况。如将不参加柱中分配的死时间(t_M)扣除,即用t'_R代替上式的t_R,此时的塔板数称为有效塔板数($n_{有效}$):

$$n_{有效}=5.54\left(\frac{t'_R}{W_{1/2}}\right)^2=16\left(\frac{t'_R}{W}\right)^2$$

用$n_{有效}$来评价色谱柱的柱效能比较符合实际情况,这是塔板理论成功的方面。

(三) 塔板理论特点和局限

塔板理论是以分配平衡为基础,并依此导出色谱流出曲线方程,阐明了溶质的分布随流经色谱柱的流动相体积的变化规律及溶质浓度最大点的位置及其影响因素;塔板理论定量地说明了色谱柱的柱效以及决定色谱峰区域宽度的参数,导出了保留体积的基本关系式,说明塔板理论初步揭示了色谱分离的真实过程。

塔板理论是模拟在一些假设条件下提出的,但实际情况与假设有差别,因此,塔板理论是一种半经验性的理论,具有一定的局限性。如不能解释诸如同一溶质在不同的流动相流速下,给出不同的理论塔板数;不能阐明理论塔板数和塔板高度的色谱含义与本质;不能说明色谱柱结构参数、操作条件与理论塔板数的关系,也未能说明影响塔板高度的因素。因此,塔板理论对色谱体系的设计、操作条件选择的指导意义是有限的,且缺乏理论的预见性。

二、速率理论

速率理论就是把色谱过程看作一个动态非平衡过程,研究过程中的动力学因素对峰展宽的影响。1956 年,Van Deemter 根据气相色谱过程中的物料平衡、扩散及传质现象与溶质运动速率关系偏微分方程,提出了气相色谱速率理论方程式——Van Deemter 方程式。1958 年,Giddings 与 Snyder 等根据液体与气体性质的差别,提出了液相色谱速率理论方程式——Giddings 方程式。下面以气相色谱为例介绍速率理论。

(一) 塔板高度的统计学意义

色谱峰的展宽是由于组分分子在色谱柱内作无规则运动的结果。这和随机过程总是导致高斯分布(正态分布),标准差σ或方差σ^2作为溶质分子在色谱柱内离散程度的量度。总离散程度应为单位柱长的分子离散程度的累计,且与柱长成正比,即:

$$\sigma^2=HL \text{ 或 } H=\sigma^2/L$$

式中H称为塔板高度,L为柱长,上式表明了理论塔板高度与色谱分布曲线方差间的关系。H与塔板理论导出的“塔板高度”在形式上相同,但与塔板理论中的塔板高度具有不同的含义。速率理论中的塔板高度(H)表示柱内单位长度中溶质分子离散的程度,作为一个色谱参数使用,是描述色谱区域宽度或色谱峰扩张的指标。

根据随机制论,有限独立随机变量和的方差等于它们的方差和。因此色谱过程总的色谱区域宽度的扩张等于各独立因素引起的色谱区域宽度扩张的和,即溶质分子总的离散等于各独立离散因素的和,因此离散项具有加和性,即:

$$\sigma^2=\sigma_1^2+\sigma_2^2+\sigma_3^2-\cdots+\sigma_n^2=\sum_{i=1}^{n}\sigma_i^2$$

色谱柱柱效采用单位柱长上溶质分子离散项的和表示,即:

$$H=H_1+H_2+H_3+\cdots+H_n=\frac{\sigma_1^2}{L}+\frac{\sigma_2^2}{L}+\frac{\sigma_3^2}{L}+\cdots\frac{\sigma_n^2}{L}$$

$$=\sum_{i=1}^{n}H_i$$

总的塔板高度等于各种因素对塔板高度贡献之和。H为单位柱长上溶质分子总的离散度,是单个分子离散度的统计概念。

(二) 速率理论方程

气相色谱速率理论方程式,以 Van Deemter 方程式为代表。通过实验发现:在载气流速很低时,峰变锐(柱效增加);超过某一速度后,流速再增加,峰变钝(柱效降低)。用塔板高度(板高)H对载气流速u作图为二次曲线。曲线最低点所对应的塔板高度最小($H_{最小}$),柱效最高,此时的流速称为最佳流速($u_{最佳}$)。H-u曲线如图 10-6 所示。

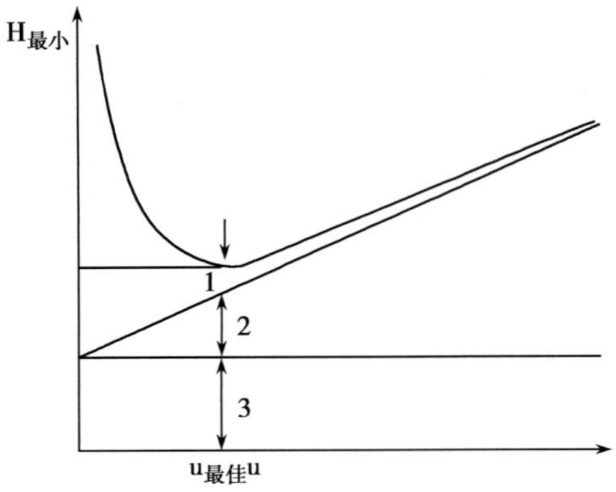

图 10-6 *H-u* 曲线示意图

Van Deemter 根据气相色谱过程中的物料平衡、扩散及传质现象与溶质运动速率关系的偏微分方程,导出了 Van Deemter 方程式,方程式简单形式如下。

$$H=A+\frac{B}{u}+Cu$$

式中,H 为塔板高度,A、B 和 C 是三个常数,分别代表涡流扩散系数、纵向扩散系数和传质阻抗系数,其单位分别为 cm、cm^2/s 及 s,u 为载气的线速度(cm/s),$u \approx L/t_0$,L 为柱长(cm),t_0 为死时间(s)。

方程式说明在 u 一定时,A、B 及 C 三个常数越小,峰越锐,柱效越高;反之,则峰展宽增大,柱效降低。塔板高度由 A、B/u 及 Cu 三项构成。

1. 影响柱效动力学因素

(1) 涡流扩散:方程式中的常数 A 称为涡流扩散(eddy diffusion)项或多径项(multiple paths item)。A 项说明填充柱由于填充不均匀,而引起的峰(谱带)展宽。填充不均匀,使组分的不同分子经过多个不同的路径流出色谱柱,使峰展变宽,因此也称多径项。

溶质分子不同路径引起溶质分布的扩展(峰展宽)可用下式表示:

$$H_1=H_e=A=\frac{\sigma_1^2}{L}=2\lambda d_p$$

式中 λ 为填充不规则因子,d_p 为填料(固定相)颗粒的直径;σ 为标准偏差。

色谱柱填充越不均匀,λ 越大,d_p 越小越好,但 d_p 越小,越不易填匀,且柱阻也增大。

(2) 分子扩散项:由于分子纵向扩散引起色谱峰展宽,即塔板高度增加可记为:

$$H_2=H_d=\frac{B}{u}=\frac{\sigma_2^2}{L}=\frac{2\gamma D_m}{u}$$

其中:$B=2\gamma D_m$

式中:B 为分子扩散系数或纵向扩散(longitudinal diffusion)系数;γ 为扩散阻碍因子;D_m 为组分在流动相中的扩散系数。

B/u 称为纵向扩散项。γ 与填充物的形状、填充状况有关,它反映组分的扩散。因流动相在柱内运动受填料的影响,使路径弯曲,扩散受到阻碍。如毛细管柱 $\gamma=1$,没有填充物的扩散阻碍;硅藻土载体填充的色谱柱 γ 为 0.5~0.7。

在气相色谱中,为了减小组分分子在载气中的停留时间,可采用较高的载气流速、选择相对分子质量大的重载气(如 N_2),可以降低 D_m。但载气相对分子质量大时,黏度大,柱压增大。因此,载气线速度较小时常用 N_2,较大时常用 H_2 或 He。

综上,纵向扩散是使峰展变宽,塔板高度增大,是使柱效降低的第二个因素。

(3) 传质阻力项:在 Van Deemter 方程式简单形式中,C 称为传质阻力(mass transfer resistance)系数,Cu 称为传质阻力项。所谓传质是指样品被载气带入色谱柱后,组分在气、液两相中分配,由于组分与固定相分子间的作用力,而使组分由气-液界面溶入固定液,进而扩散到固定液内部,而后趋向"分配平衡"。由于载气流动,使这种"平衡"被破坏。当纯净载气或含有组分的载气(比平衡时浓度低)到达后,则固定液中组分的部分分子将回到气-液界面,而被载气带走(转移)。这种溶解、扩散、平衡及转移的整个过程称传质过程。影响此过程进行的阻力,称为传质阻力。色谱过程中,流动相处于连续流动状态,由于传质阻力的存在,使溶质分子在两相间不可能瞬间达到平衡。有些溶质分子未能进入固定相,就被流动相带走,发生了分子超前;有些溶质分子在固定相中未能达到分配平衡,又转入流动相中,发生了分子滞后。由于传质阻力的存在,增加了组分在固定液中的停留时间,使组分晚回到流动相中去,从而落后于原在气相中随同载气流动的该组分,故使色谱峰展宽。

Van Deemter 方程式对于分离条件的选择具有指导意义。它可以说明:填充均匀程度、载体粒度、载气种类、载气流速、柱温、固定液膜厚度等对色谱柱柱效(峰展宽)的影响。

2. 流速对柱效的影响 从图 10-6 中可看到，曲线有一最低点，其柱效最高，塔板高度最小，以 $H_{最小}$（H_{min}）表示。对应此点的载气线速度称为最佳流速（u_{opt} 或 $u_{最佳}$），这些均可由 Van Deemter 方程式简单形式求出。对简单形式求导数，且对应曲线最低点的一阶导数为 0，可得：

$$dH/du=-\frac{B}{u^2}+C=0$$

$$u_{opt}=\sqrt{B/C}$$

$$H_{min}=A+2\sqrt{BC}$$

（1）当 $u<u_{opt}$ 时，因 u 比较小，H/u 项起到主要作用，即纵向扩散是引起色谱峰扩张的主要因素，传质对塔板高度的影响可以忽略。Van Deemter 方程式简单形式变为：

$$H=A+B/u$$

按式作 H-u 图，得一直线，由斜率可求出分子扩散系数 B。

（2）当 $u>u_{opt}$ 时，因为 u 比较大，Cu 项起主要作用，即传质阻力是引起色谱峰扩张的主要因素，随 u 升高，H 增加，但变化较缓慢。u 很高时，分子扩散对塔板高度的影响可以忽略，即：

$$H=A+Cu$$

由式作 H-u 图，其截距为 A，斜率为 C。

（3）当 $u=u_{opt}$ 时，分子扩散和传质阻力对色谱区带扩张影响最小，H 最小，柱效最高。色谱实际应用中一般选择 $u>u_{opt}$，H 升高曲线较平滑，柱效缓慢降低，但却能提高分析速度。

速率理论可以较好地描述色谱过程，速率理论方程物理意义明确，能有效解释影响色谱峰展宽的各种因素，对实际分析有指导作用，比如载体的粒度、固定液的种类和膜厚、流动相的种类和流速、柱尺寸的选择等。

（王林　龚道元）

第五节　液相色谱分离技术的基本类型

一、吸附柱色谱技术

（一）分离原理

吸附作用是物体表面的一个重要性质，理论上讲，任何两相都可以形成界面，其中一相的物质或溶解在其中的溶质在表面上发生密集的行为，称之为吸附。溶质从溶液中到停留在固体表面上这一过程，称之为吸附现象，溶质密集行为发生在固体与气体之间称为固-气吸附，发生在固体与液体之间称为固-液吸附，发生在液体与气体之间称为液-气吸附。能够将周围其他分子聚集到表面上的物质，称之为吸附剂。在一定条件下，吸附剂与被吸附物质在物理吸附和化学吸附等吸附力作用下，两者结合在一起。当改变它们的吸附环境后，两者又可以分开。由于各组分结构和性质的不同，与固定相吸附剂作用的类型、强度也不同，因此在固定相上滞留的程度也不同，即各组分被流动相携带向前移动的速度不等，产生差速迁移，从而被分离，即根据固定相吸附剂对分离组分吸附力大小不同而分离。

（二）色谱柱

1. 色谱柱要求 色谱柱是色谱分析法的重要组成部分，通常要求其柱效高、选择性好、分析速度快。

2. 色谱柱结构

（1）构造：色谱柱由柱管、填料、密封垫、滤片、柱接头和螺丝等组成（图 10-7）。柱管多用不锈钢制成（压力低于 7×10^6Pa 时也可采用厚壁玻璃或石英管），管内壁要求光洁。色谱柱两端的柱接头内装有滤片防止填料漏出，其材质为烧结不锈钢或钛合金，孔径 0.2～20μm，取决于填料粒度。

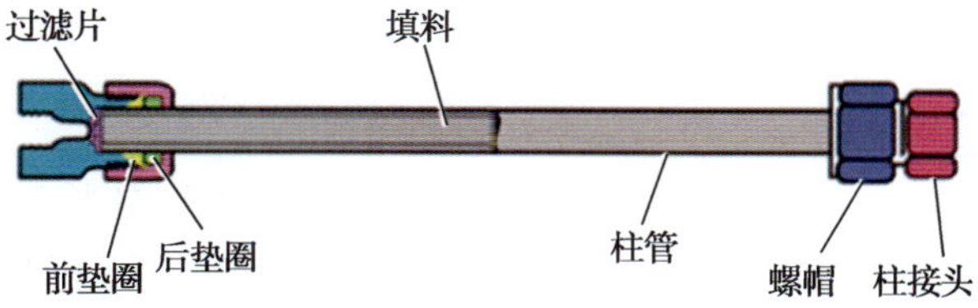

图 10-7　色谱柱结构示意图

（2）填料：色谱柱多使用多孔硅胶及以硅胶为基质的键合相、氧化铝、有机聚合物微球（包括离子交换树脂）、多孔碳等多种微粒填料，一般 10～30cm 左右的柱长就能满足复杂混合物分析的需要。

（三）固定相（吸附剂）

吸附剂是多孔性微粒状物质，其表面有许多吸附中心。吸附中心的数量多少以及吸附能力强弱直接影响其吸附性能。对其基本要求有：具有较大的比表面积，吸附中心的吸附能力大小不同；有一定的机械强度，大小适当、粒度均匀；与流动相、样品及溶剂不发生化学反应，不溶于流动相。

（1）常用的吸附剂：常用的吸附剂可以分为极性和非极性两大类（表 10-1），极性吸附剂包括各种无机氧化物，如硅胶、氧化铝、聚酰胺、大孔吸附树脂等；非极性吸附剂最常用的是活性炭。

表 10-1 常用吸附剂的特点及应用

名称	性质	特点	应用
硅胶	具有硅氧交连接构，表面有许多硅醇基（Si-OH），是硅胶的吸附活性中心	有效硅醇基的数目越多，吸附能力越强；含水量越低，活度级数越小，吸附能力越强	具有弱酸性（pH4.5），适合于分离酸性和中性化合物，如有机酸、氨基酸、甾体、酚、醛等
氧化铝	白色无定形粉末，俗称矾土，有酸性、碱性和中性 3 种	分离能力强、活性可控，吸附规律与硅胶相似；活性大小与其含水量有关，一般使用前需加热活化	碱性氧化铝（pH9～10）适用于分离碱性和中性化合物，如生物碱、脂溶性维生素等 酸性氧化铝（pH4～5）适用于分离酸性化合物，如有机酸、酸性色素、某些氨基酸、酸性多肽类以及对酸稳定的中性物质 中性氧化铝（pH7～7.5）适用于分离生物碱、挥发油、萜类、甾体、蒽醌，以及在酸、碱中不稳定的苷类、酯、内酯等成分
聚酰胺	白色多孔的非晶形粉末，不溶于水和一般有机溶剂，易溶于浓无机酸、酚及甲酸	与聚酰胺形成氢键缔合的基团数目越多，氢键作用越强，吸附能力越强	适用于多元酚类化合物的分离，如酚、酸、硝基、醌、黄酮、糖基化合物等
大孔吸附树脂	不含交换基团，具有大孔网状结构，同时存在吸附和分子筛作用	水溶液中吸附力较强，吸附选择性好；有机溶剂中吸附能力较弱	主要用于水溶性化合物的分离纯化，如皂苷及其他苷类化合物与水溶性杂质的分离，也可间接用于水溶液的浓缩，从水溶液中吸附有效成分等
活性炭	具有物理吸附和化学吸附的双重特性	非极性吸附剂，吸附规律与硅胶、氧化铝相反；对非极性物质亲和力较强，在水中对物质的吸附能力较强	可吸附气相、液相中的目标物质，以达到脱色、精制、消毒、除臭和去污提纯等目的；常用于水溶液的脱色，也可用于糖、环烯、醚、萜、苷的分离纯化等

（2）吸附活性的失活与活化：水可与硅胶表面的羟基结合（氢键）成水合硅醇基，使硅胶不能再吸附其他物质，其吸附能力随之下降，或失去吸附活性（称为失活）。但硅胶的吸附能力可以通过活化得以恢复，即将硅胶加热到 100℃左右，除去吸附在其表面的水。活化一般在 110℃左右加热 30min。若温度过高，超过 500℃，硅醇基会失去一分子水，不可逆地变成硅氧烷结构，永久失去吸附活性。

氧化铝的吸附能力也与其含水量密切相关（表 10-2）。含水量越高，吸附能力越小，活性越低。同样，氧化铝也可以通过加热进行活化。通常选择在 400℃左右恒温加热 6h，置于干燥器中备用。

表 10-2 硅胶、氧化铝的含水量与活度级别的关系

含水量/%		活度级别	吸附能力强弱
硅胶	氧化铝		
0	0	Ⅰ	↑
5	3	Ⅱ	
15	6	Ⅲ	
25	10	Ⅳ	
38	15	Ⅴ	

（3）选择原则：分离弱极性物质，一般选用活性较强的吸附剂；分离强极性物质，选用活性较弱的吸附剂。

（四）流动相（洗脱剂）

1. 流动相基本要求　选择洗脱剂时主要考虑的因素是对样品的溶解度和稳定性，吸附柱色谱法对流动相的基本要求有：纯度合格，不引入杂质，不干扰试样组分的分离；能溶解试样，对试样有强的解吸附能力，与试样、吸附剂不发生聚合、沉淀、变性等相关的化学反应；黏度小，能保持一定的洗脱速率；性质稳定，有一定的挥发性，不影响分离组分的回收。

2. 常用流动相　吸附柱色谱的流动相多为有机溶剂，洗脱能力取决于其极性的强弱，强极性流动相与吸附活性中心的结合能力强，因而洗脱能力强，使组分的吸附系数 K 值小，移动速度快，在柱色谱中流出较早、保留值小。流动相的组成和性质对各组分的解吸能力大小对组分迁移速度和分离效果影响尤为重要。

常用流动相的极性（解吸能力）递增顺序为：

石油醚<环己烷<四氯化碳<三氯乙烷<苯<甲苯<二氯甲烷<三氯甲烷<乙醚<醋酸乙酯<丙酮<正丁醇<酒精<甲醇<吡啶<醋酸<水。

在吸附柱色谱中，可使用混合溶剂作为流动相，即将两种或两种以上不同极性的溶剂按一定比例混合，并通过调节各溶剂的比例来改变洗脱强度，从而得到有合适洗脱能力的流动相，以此改善分离效果。

对流动相的选择可以根据“相似相溶”原则来进行。强极性试样的分离选择极性较强的流动相、弱极性试样的分离选择极性较弱的流动相。

（五）简要操作流程

一般要经过装柱、加样、洗脱、收集 4 个步骤，如表 10-3。

表 10-3　吸附柱色谱法操作方法及要求

步骤	操作	要求	方式	特点
装柱	将选好的固定相吸附剂装入玻璃管柱	装填要求均匀、无气泡	湿法	将吸附剂与洗脱剂混合均匀，搅拌至无气泡后缓慢倒入色谱柱中
			干法	直接将吸附剂倾入色谱柱中，然后再缓慢加入洗脱剂
加样	将试样加入制备好的色谱柱上面	加样量应尽量少些	湿法	用洗脱液溶解试样，沿管壁加入色谱柱，注意勿使吸附剂翻起
			干法	用适合溶剂溶解试样，加入少量吸附剂，混匀，挥干溶剂，加入色谱柱
洗脱	连续不断地加入洗脱剂，调节好流速进行洗脱	保持有充分的洗脱剂留在吸附层的上面	加压	可加快洗脱剂流速，减少洗脱时间，但柱效会随之降低
			常压	相同条件下柱效最高，最耗时
			减压	可减少吸附剂用量，可能造成柱中溶剂大量挥发，影响分离效果
收集	用收集管收集从柱中流出的洗脱液	每份收集量视分离情况而定	分段收集	适用于有色物质，可按色带分段收集，两色带重叠部分单独收集
			等份收集	适用于无色物质

（六）注意事项

装柱必须保证装填平整、均匀。

若试样在常用溶剂中不溶，可将试样与适量吸附剂在乳钵中研磨混匀后干法上样。

洗脱速度是影响柱色谱分离效果的一个重要因素，因此调节好流速也尤为重要。

对于较大柱子，一般调节流速为每小时流出的毫升数等于柱内吸附剂的克数；中小柱一般以 1~5 滴/秒的速度为宜。洗脱体积通常保持在 10 个柱体积以上。

考虑吸附剂的吸附量，根据样品量多少来确定吸附剂用量。

洗脱剂溶剂选择要注意两点：一是室温较高时，要选择沸点较高，挥发性相对较小的溶剂，若使用易挥发溶剂，如乙醚、二氯甲烷，极易导致过柱时出现气泡；其次，使用混合溶剂时，两种溶剂沸点相差不宜太大。

(七) 应用与评价

吸附柱色谱技术广泛应用于蛋白质、氨基酸、核酸、核苷酸等生物分子的分离,也用于分离胺类化合物、生物碱类、黄酮类等某些有机化合物和天然药物分子。随着色谱技术的发展和不断改良,高效液相及超高效液相色谱法技术的出现,吸附柱色谱技术在生物大分子的分离纯化、微量分析中发挥着越来越重要的作用。

吸附柱色谱技术是一种比较成熟的方法,适合可溶于有机溶剂的非离子型化合物的分离,特别是异构体及具有不同极性取代基的化合物的分离;也适用于分析非极性和中性化合物,但因在洗脱过程中色谱柱上可能产生不可逆的吸附而不适用于极性化合物的分离。另外,吸附剂的含水量对吸附剂的吸附能力影响较大,柱稳定性不好,常使分析结果重复性较差;样品组分吸附在吸附剂的活性部位也有变质和损失的可能。

二、分配柱色谱分离技术

(一) 分离原理

分配柱色谱法一般是以液体作为固定相和流动相,故又称液-液柱色谱法。它是利用被分离组分在固定相和流动相中的溶解度的差异,导致在两相间的分配系数的差异从而实现分离的方法。其基本原理虽然与液-液萃取相同,不同之处在于这种分配平衡是在相对移动的两相间进行,而且可重复、累积、放大微小差异,分离效率高。

组分在固定相中的溶解度越大,或在流动相中的溶解度越小,则分配系数越大,在固定相中保留较强,随流动相移动较慢;反之,分配系数较小的组分在固定相中保留较弱,随流动相移动较快,从而产生差速迁移,使不同组分得以分离。

(二) 固定相

固定液均匀涂渍在惰性载体(担体)上构成固定相。

载体的作用仅仅是负载固定液,对其基本要求是:机械强度好、比表面积大、化学惰性、不溶于固定液和流动相。常用的载体有硅藻土、吸水硅胶、纤维素和微孔聚乙烯小球等,其中硅藻土因其结构中氧化硅几乎没有吸附活性而应用最多。

固定液要求固定液与流动相互不相溶或微溶于流动相,是试样的良好溶剂。为保证较好的分离效果,还需使组分在固定相中溶解度略大于其在流动相中的溶解度。

根据固定相和流动相的极性相对强度,分配色谱可以分为正相分配色谱和反相分配色谱。正相分配色谱中固定相的极性大于流动相的极性,即以强极性溶剂作为固定液,以弱极性的有机溶剂为流动相,适用于分离极性组分。反相分配色谱中固定相的极性小于流动相的极性,即以弱极性有机溶剂作为固定液,以强极性溶剂为流动相,适用于分离非极性、弱极性至中等极性的组分。

(三) 流动相

流动相的基本要求:纯度高、黏度小;对试样组分有一定的溶解度,但又略小于固定液对组分的溶解度;与固定相极性相差较大,且与固定液不互溶。此外,为防止固定液流失,流动相须用固定液预饱和后使用。

在分配色谱中,流动相参与试样组分的分配作用,其微小变化会导致组分保留值发生较大的改变。因此,选择适当的流动相尤为重要。通常根据“相似相溶”原则来选择,极性组分选用极性溶剂,非极性组分选用非极性溶剂。

石油醚、醇类、酮类、酯类、卤代烷烃类、苯等或其混合溶剂常被用作正相色谱流动相。

反相色谱常用的流动相则为正相色谱法中的固定液,如水、各种水溶液(包括酸、碱、盐及缓冲液)、低级醇类等。

(四) 简要操作流程

分配柱色谱的实验方法和吸附柱色谱基本一致(表 10-4)。实验前应将固定液溶于适当溶剂中,加入适宜载体混合均匀,挥干溶剂备用。

表 10-4 分配柱色谱法的实验方法

实验步骤	操作方法
装柱	将制好备用的固定相分次移入色谱柱中,并用带平面的玻璃棒压紧
加样	试样溶解于固定液,加入少量载体混匀,转移至装好的色谱柱上端
洗脱	根据待分离试样组分的极性,选择适合的洗脱剂,沿管壁连续不断地加入,对试样进行洗脱
检出	用接收管收集流出液。洗脱完毕,对收集液进行检测,合并相同成分收集液,除去溶剂,采用合适的检测器检测出试样中的各组分

（五）注意事项

装柱必须保证装填紧密、平整、均匀，要求无断层、无缝隙。

若试样在常用溶剂中不溶，可将试样与适量吸附剂在乳钵中研磨混匀后干法上样。

洗脱速度是影响柱色谱分离效果的一个重要因素，因此调节好流速也尤为重要。对于较大柱子，一般调节流速为每小时流出的毫升数等于柱内吸附剂的克数；中小柱一般以 1~5 滴/秒的速度为宜，洗脱体积通常保持在 10 倍柱体积以上。

洗脱剂溶剂选择要注意两点：一是室温较高时，要选择沸点较高，挥发性相对较小的溶剂，若使用易挥发溶剂，如乙醚、二氯甲烷等，极易导致过柱时出现气泡；其次，使用混合溶剂时，两种溶剂沸点相差不应太大。

（六）应用与评价

分配柱色谱法适用范围较广，对各类化合物都能使用，特别适用于亲水性物质或能溶于水而又稍能溶于有机溶剂的化合物，如极性较大的生物碱、苷类、有机酸、酚类、糖类、氨基酸衍生物及样品中农药残留量的分析测定等。

分配柱色谱的特点：①分离精度高、设备简单、操作方便，普遍应用于物质成分的定量分析与检测。②处理量小，可以间歇操作。③具有峰对称、无强烈滞留现象、结果重现性好。④广泛应用于生物物质的制备、分离和纯化，作为生物下游加工过程最重要的纯化技术之一。

三、离子交换色谱分离技术

（一）分离原理

离子交换色谱法是利用固定相偶联的离子交换基团与流动相解离的离子化合物之间发生可逆的离子交换反应而进行分离的方法，主要用于离子型化合物的柱色谱分离分析。根据可交换离子的电荷极性不同，可分为阳离子交换色谱法和阴离子交换色谱法。

在分离过程中，试样组分在流动相中电离产生组分离子，与固定相上的可交换离子进行可逆交换。试样中各组分离子所带净电荷的差异，使其与固定相的相互作用（或称亲和力）不同，与固定相作用力强的组分离子在固定相中保留的时间较长，与固定相作用力弱的组分离子在固定相中保留时间较短，因此，各试样组分在反复进行的离子交换色谱过程中产生差速迁移，从而分离。

（二）固定相

离子交换剂作为固定相，可分为无机离子交换剂和有机离子交换剂两大类，应用较多的是后者。有机离子交换剂是一种高分子化合物，又称离子交换树脂。从微观结构上说，离子交换树脂具有网状结构，不溶于水、酸和碱，耐热，对有机溶剂、氧化剂、还原剂等也具有很好的稳定性。在离子交换树脂的网状骨架上，有许多可以与离子起交换作用的活性基团，如—SO_3H、—COOH 等。根据树脂中用于交换的活性基团的不同，离子交换树脂又分为强酸（弱酸）性阳离子交换树脂和强碱（弱碱）性阴离子交换树脂四类。

1. 阳离子交换树脂活性基团为酸性，其阳离子可被溶液中的阳离子所交换。如果活性基团是—SO_3H 基，则为强酸性阳离子交换树脂（如国产#724 树脂，RCOOH）。这类树脂中强酸性树脂的应用较广，在酸性、中性和碱性溶液中都能使用。弱酸性树脂对 H^+ 的亲和力大，在酸性溶液中不宜使用。对于 RCOOH 型，要求溶液的 pH 不低于 4；对于 R—OH 型，pH 不低于 9.5。弱酸性树脂容易用酸洗脱，选择性好，常用于分离不同强度的有机碱。

2. 阴离子交换树脂活性基团为碱性，其阴离子可被溶液中的阴离子所交换。如果活性基团为季铵基，则为强碱性阴离子交换树脂（如国产#717 树脂，R—N$(CH_3)_3$Cl）；如果活性基团为伯胺基、仲胺基或叔胺基，则为弱碱性阴离子交换树脂（如国产#701 树脂，R—NH_2）。这类树脂中强碱性树脂的应用较广，在酸性、中性和碱性溶液中都能使用。弱碱性树脂对 OH^- 的亲和力大，在碱性溶液中不宜使用。

选择离子交换树脂进行色谱分离时，需要考虑树脂的交联度、交换容量、溶胀和粒度等性能指标（表 10-5）。

（三）流动相

离子交换色谱常用缓冲溶液作流动相，多用一定 pH 和离子强度的弱酸、弱碱和缓冲溶液。为提高选择性，有时也加入少量甲醇、酒精、四氢呋喃、乙腈等有机溶剂。使用竞争力强的溶剂离子，保持 pH 稳定，可以使交换和洗脱效果更佳，因而各种不同离子浓度的含水缓冲溶液常被用作洗脱剂。

洗脱方法有两种：一是改变 pH，降低溶质离子的解离度，减少电荷，从而减弱其对交换剂的亲

表 10-5 离子交换树脂的性能指标

名称	定义	特点	应用
交联度	指离子交换树脂中交联剂的含量，通常以重量百分比表示	交联度高，网状结构紧密，网眼小，溶胀较小，交换速度慢，选择性好，刚性较强，耐压；交联度低，渗透性好，易变形、不耐压	主要根据分离对象而定。氨基酸等小分子物质，以 8% 树脂为宜，多肽等大分子量物质，以 2%～4% 树脂为宜
交换容量	指在实验室条件下每克干树脂中真正参加交换反应的基团数目	表示离子交换树脂进行离子交换能力的大小，与交联度、溶胀性、溶液的 pH 以及分离对象等因素有关	通常以实际测量值为准
溶胀	当树脂浸入水中，大量水进入树脂内部，引起树脂膨胀的现象	溶胀的程度取决于交联度的高低，交联度高，溶胀小；反之，溶胀大	装柱前，需要进行充分溶胀
粒度	指离子交换树脂颗粒的大小	以溶胀态所能通过的筛孔表示。颗粒越小，离子交换达到平衡越快	根据实际需要选择不同粒度的树脂

和力而被洗脱，如低 pH 洗脱液易洗脱阴离子交换剂上的试样；二是增加离子强度，使洗脱液中的离子与试样离子竞争交换固定相上的可交换离子，从而将试样离子置换下来。

可见，离子交换色谱的保留行为和选择性受被分离离子、离子交换剂、流动相性质等影响（表 10-6）。

表 10-6 影响离子交换色谱的因素

影响因素	影响方式
溶质离子	电荷量越高，水合离子半径越小，其选择性系数越大，亲和力越强
离子交换树脂	交联度越高，交换容量越大，组分的保留时间越长
流动相	交换能力强、选择系数大的流动相，其洗脱能力强；改变流动相 pH 可以抑制弱电解质的解离，缩短保留时间

阳离子在强酸性阳离子交换树脂上的保留能力顺序通常为：

$Fe^{3+}>Al^{3+}>Ba^{2+}\geqslant Pb^{2+}>Sr^{2+}>Ca^{2+}>Ni^{2+}>Cd^{2+}\geqslant Cu^{2+}\geqslant Co^{2+}\geqslant Mg^{2+}\geqslant Zn^{2+}\geqslant Mn^{2+}>Ag^{+}>Cs^{+}>Rb^{+}>K^{+}\geqslant NH_4^{+}>Na^{+}>H^{+}>Li^{+}$。

阴离子在强碱性阴离子交换树脂上的保留能力顺序通常为：

枸橼酸根$>PO_4^{3-}>SO_4^{2-}>CrO_4^{2-}>I^{-}>HSO_4^{-}>NO_3^{-}>SCN^{-}>Br^{-}>CN^{-}>NO_2^{-}>Cl^{-}>HCO_3^{-}>CH_3COO^{-}>OH^{-}>F^{-}$。

（四）简要操作流程

1. 树脂的处理树脂在使用前必须经过处理，以除去杂质并转化为所需要的形式，通常将阳离子交换树脂转变为氢型，阴离子交换树脂转变为氯型或氢氧型。具体操作时：先将树脂浸于蒸馏水中充分溶胀，然后用 5%～10% 盐酸处理阳离子交换树脂，使其转变为氢型；用 10% NaOH 或 10% NaCl 处理阴离子交换树脂，使其转变为氢氧型或氯型，最后用蒸馏水洗至中性方可使用。

2. 实验操作离子交换柱色谱法一般可分为装柱、平衡、加样与洗脱、收集与检出 4 个步骤，具体见表 10-7。

表 10-7 离子交换柱色谱法操作方法及要求

实验步骤	操作	要求
装柱	常用湿法装柱，将处理好的树脂加入欲使用的缓冲溶液中，搅拌均匀，自管柱顶部注入柱中	连续、均匀、无纹格、无气泡，表面平整
平衡	柱中加入缓冲溶液，调节流速，对柱子进行平衡	直至流出液 pH 与洗脱液相同
加样与洗脱	色谱柱平衡结束，将试样加于色谱柱上面；当试样液面与树脂面相平时，连续不断加入洗脱剂进行洗脱	试样、洗脱剂都要在液面与树脂面相平时加入，并始终保持洗脱剂液面高于树脂液面
收集与检出	用接收管收集流出液，采用合适的方法对收集液进行检出，合并相同成分，回收溶剂	每份收集量视分离情况而定，检测方法要选用得当

（五）注意事项

装柱时必须防止气泡、分层及柱内液面在树脂以下等现象发生。要注意离子交换树脂的预处理、再生、转型等，已交换的树脂，可用适当的酸、碱、盐处理使树脂再生，恢复原来的性能反复使用。

（六）应用与评价

离子交换色谱技术最适宜分析无机阴离子，也可用于无机阳离子、有机酸碱、糖类、氨基酸和蛋白质等化合物的分析。目前，离子交换色谱法已用于200多种无机阴、阳离子及有机化合物的分析，广泛应用于预防医学、环境监测、卫生检验、药物分析、生命科学等各个领域。

离子交换色谱技术的优势：①分析速度快。通常只需几分钟至十几分钟，对常见的阴离子（F^-、Cl^-、Br^-、NO_2^-、SO_4^{2-}、PO_4^{3-}）和阳离子（Li^+、Na^+、K^+、Mg^{2+}、Ca^{2+}）的平均分析时间均小于10min。②检测灵敏度高。离子色谱分析的浓度范围为μg/L～mg/L，直接进样50μl，对常见阴离子的检出限小于10μg/L。③选择性好。多离子组分可同时分析，非离子性物质无保留。④离子交换色谱柱的稳定性高，使用寿命长。

四、分子排阻色谱分离技术

（一）分离原理

分子排阻色谱法是根据待测组分的分子大小和形状差异进行分离的一种液相色谱技术，分离原理为凝胶色谱柱的分子筛机制。因此，该法又称为空间排阻色谱法。固定相为一定孔径的多孔性填料，流动相是可以溶解样品的溶剂。由于溶质分子大小不同，在凝胶中占据的空间不同，渗透扩散到不同大小凝胶孔内的概率就不同。较小的物质分子除了可进入凝胶颗粒的大、中、小孔外，还可以在凝胶颗粒间隙中扩散；中等大小的物质分子可以进入凝胶的大孔和中孔内；较大物质分子，只能进入较大凝胶孔内；更大的物质分子则完全不能进入凝胶孔内，而只能分布于颗粒之间，所以在洗脱时向下移动的速度较快，随着流动相的移动最先流出。如图10-8所示。

根据流动相的不同，分子排阻色谱法可分为两大类，一类以水溶液为流动相的称为凝胶过滤色谱法，用于分离水溶性试样；一类以有机溶剂为流动相的称为凝胶渗透色谱法，用于分离非水溶性试样，如常用于分离提纯生物大分子（组织提取物、蛋白质、多肽、核酸、多糖等化合物），除去其溶液中低分子量杂质。

（二）固定相

固定相一般为化学惰性的，经过交联而具有立体网状结构的多孔凝胶。根据凝胶的交联度或含水量可判别多孔凝胶的机械强度，常有软性、半刚性和刚性凝胶三类。软质凝胶适用于水溶液体系，只能在较低流速和柱压下使用，主要用于分离生物高分子物质，如酶、蛋白质、核酸及多糖类。刚性凝胶适用于有机溶剂体系，可在较高压力下使用，常用于从大分子物质中除去小分子杂质。

常用的凝胶有葡萄糖凝胶、琼脂糖凝胶及聚丙烯酰胺凝胶等。

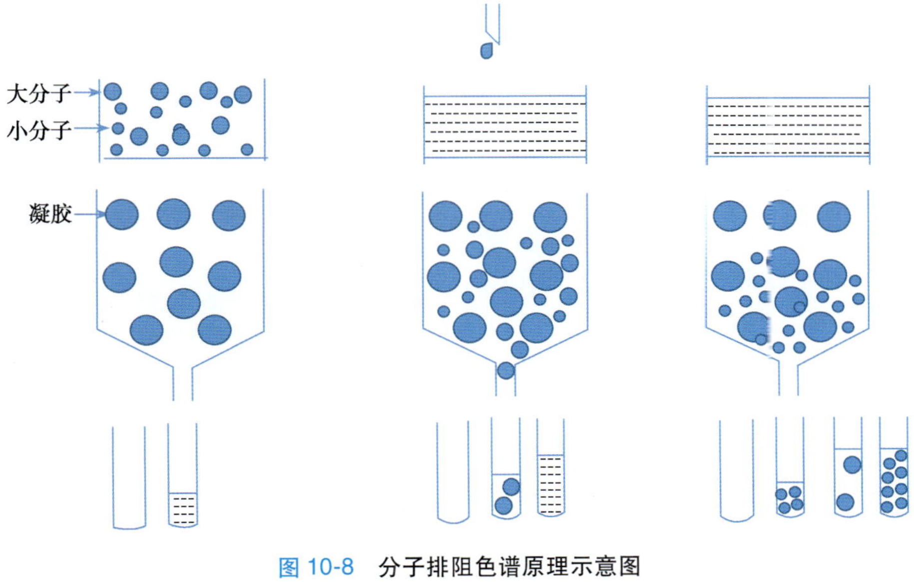

图10-8　分子排阻色谱原理示意图

（1）葡聚糖凝胶：交联葡聚糖的商品名为Sephadex，是最早发展和使用的凝胶，是由葡萄糖经稀盐酸降解后，再与环氧氯丙烷交联成具有立体网状结构的多糖类物质，其物理及化学性能比较稳定，不溶于一切溶剂（除非它被化学降解）。交联葡聚糖凝胶主要应用于蛋白质、核酸、酶及多糖等生物大分子化合物的分离，在水、盐溶液、有机溶剂、酸、碱性溶液中较稳定，但使用时应注意防止吸附作用。

不同规格型号的葡聚糖用英文字母G-阿拉伯数字表示，其中阿拉伯数字为凝胶得水值的10倍。例如，G-25为每克凝胶膨胀时吸水2.5g，同样G-200为每克干胶吸水20g。交联葡聚糖凝胶的种类有G-10，G-15，G-25，G-50，G-75，G-100，G-150和G-200。Sephadex LH-20，是Sephadex G-25的羧丙基衍生物，能溶于水及亲脂溶剂，用于分离不溶于水的物质。

（2）琼脂糖凝胶：琼脂糖（agarose，AG）是琼脂中不带电荷的中性组成成分。琼脂糖凝胶是由D-半乳糖和3，6-脱水-L-半乳糖相互结合的链状多糖。琼脂糖凝胶载体能使被吸附物质保持活性，能迅速活化并结合上各种功能基团，结构疏松孔径大，流速快。色谱用琼脂糖是由琼脂经分级沉淀除去带电琼脂胶后在油相中分散为球状琼脂糖而成，常用于分离生物大分子，大大拓展了凝胶色谱分离分子体系的范围。琼脂糖凝胶与溶质分子之间没有相互作用，但由于琼脂糖凝胶是依靠糖链之间的次级链如氢键来维持网状结构，一般情况下它的结构是稳定的，但琼脂糖凝胶在40℃以上开始融化，因此不能高压消毒，可用化学灭菌法处理。

（3）聚丙烯酰胺凝胶：交联聚丙烯酰胺凝胶是一种人工合成凝胶，是以丙烯酰胺为单位，和亚甲双丙烯酰胺交联而成，经干燥粉碎或加工成形，制成粒状，控制交联剂的用量可制成各种型号的凝胶。交联剂越多，孔隙越小。交联聚丙烯酰胺凝胶用途与交联葡萄糖凝胶类似，但由于其孔径尺寸范围宽，分离范围大，吸附效应小，不溶于水、盐溶液和普通有机溶剂，使用较广泛。但其缺点是不耐酸，在pH 2~11范围内较稳定。

良好的凝胶介质应满足的条件：①亲水性高，表面惰性，即介质与溶质之间不发生任何化学反应或物理相互作用。②稳定性强，在较宽的pH和离子强度范围以及化学试剂中保持稳定，使用寿命长。③具有一定的孔径分布范围。④机械强度高，允许较高的操作压力。

（三）流动相

流动相必须满足能溶解试样、能润湿凝胶、黏度低三个基本条件；若采用软质凝胶，流动相还必须能使凝胶溶胀。由于分子排阻色谱中组分的分离与流动相的性质无直接关系，因而对洗脱剂的要求并不十分严格，水溶性样品选择水溶液为流动相，非水溶性样品选择四氢呋喃、三氯甲烷、甲苯和二甲基甲酰胺等有机溶剂为流动相。流动相用量常为1倍柱体积，只有在含有吸附性较强的溶质时，才可能需要加大用量。

（四）简要操作流程

1. 凝胶准备要选用颗粒大小均匀的凝胶，并且在充分溶胀后除去不易下沉的较细颗粒。将溶胀后的凝胶抽干，然后再用洗脱液进一步处理，搅拌后同样除去悬浮的细小颗粒。

2. 实验操作空间排阻色谱法的操作方法及要求见表10-8。

表10-8 空间排阻色谱法操作方法及要求

实验步骤	操作	要求
装柱	处理好的凝胶加入等体积洗脱液，搅拌成浆状，混匀，沿管柱内壁缓慢加入柱中	连续、均匀、无气泡、无纹格
平衡	打开活塞，调节流速使洗脱液以恒定流速流出，对色谱柱进行平衡，为防止加样时凝胶被冲击，平衡好后可在凝胶表面放一片滤纸	用2~3倍柱床体积的洗脱液平衡
加样	将试样加于制备好的色谱柱上面	分析时上样量一般为柱体积的1%~2%，制备时则为20%~30%
洗脱	连续不断地加入洗脱剂，调节好流速进行洗脱	保持有充分的洗脱剂留在吸附层的上面
收集与测定	用接收管收集洗脱液，用紫外检测等方法对收集液进行检测，合并相同成分，回收溶剂	每份收集量视分离情况而定

（五）注意事项

1. 商品凝胶是干燥的颗粒状物质，经流动相充分浸润或溶胀后方可使用。若使用其他溶剂，易致凝胶体积发生变化，进而影响分离效果。溶胀过程中注意不要过分搅拌，以防颗粒破碎。

2. 试样的浓度和加样量是影响分离效果的重要因素。试样浓度应适当大些，但对大分子物质，浓度增大，溶液的黏度也随之变大，从而会影响分离效果，因此，要兼顾浓度与黏度两方面的因素。

（六）应用与评价

常用于分离提纯生物大分子物质，如组织提取物、蛋白质、多肽、核酸、多糖等化合物，除去其溶液中低分子量杂质。

1. 分子量的测定高聚物的摩尔质量分布是分子排阻色谱法的重要应用。根据原理，样品物质在分子排阻色谱柱中的洗脱性质与该物质的分子大小有关。实际应用中，可先选用一系列已知摩尔质量的标准样品在同一色谱条件下进行色谱分离分析，并以保留体积（或保留时间）对摩尔质量的对数作图，在一定摩尔质量范围内得到标准曲线，而后根据待测物质在同一条件下的保留体积（或保留时间），从标准曲线上计算出其摩尔质量。目前本法的应用非常广泛。

2. 分离多组分混合物在一个多组分混合物中，因各组分的摩尔质量不同，可以用分子排阻色谱法将其各组分分开。当被分离组分的摩尔质量相距较大时，如进行蛋白质和氨基酸、核酸和核苷酸等分离时，选择大颗粒、高交联度的凝胶。而当分离物质的摩尔质量差别较小，则选择一种能使被分离的组分均包括在该胶粒的分布范围内的胶粒。

3. 脱盐在生物大分子的分离纯化过程中，经常使用盐进行盐析或洗脱，其高浓度的盐会给下一步的纯化带来不便，因此需将其全部或大部分除去。透析法除盐不仅操作烦琐，而且耗时较长。分子排阻色谱法脱盐就是一种简单又快速的方法。由于脱盐是将摩尔质量相距很大的两类物质分开，所以一般用于脱盐的凝胶多为大颗粒、高交联度的凝胶。实际应用中常用 G-25 进行脱盐，其效果不仅比透析法快得多，而且脱盐比较完全，并且回收率高。

4. 样品前处理及净化分子排阻色谱法中的凝胶渗透色谱（gel permeation chromatography，GPC）是以样品中溶质分子的体积（即流体力学体积）大小不同而对物质进行分离和净化的方法。GPC 分离过程的实质是根据分子排阻的原理，在有机溶剂和疏水性凝胶（主要是交联二乙烯基苯-苯乙烯共聚物）之间进行的一个清洗过程，所以 GPC 对于从样品提取物中除去高摩尔质量组分来说是一种非常有效的手段，可以用在进行 LC、GC 或 GC-MS 等分析之前，清除样品中的类脂、聚合物、蛋白质、天然树脂及其他细胞组分，得到净化后的样品洗脱液数毫升，然后浓缩，最后进行色谱分析。将 GPC 与色谱仪器在线联用，可减少样品用量，缩短样品处理时间，实现操作自动化，提高分析鉴定的稳定性、精密度和灵敏度。

GPC 技术在国外已经应用得较为普遍，早在 20 世纪 70 年代末就已经有用光度法分析蔬菜、水果和农作物样品中的有机磷农药时采用自动 GPC 技术对样品进行前处理的报道。经过多年的应用和发展，GPC 在我国农药残留前处理分离、净化方面的应用越发普遍，尤是在富含脂肪、色素等大分子的样品分离净化方面，具有明显的净化效果。

分子排阻色谱法是根据待测组分的分子大小进行分离的一种液相色谱技术，分离原理是凝胶色谱法的分子筛机制。因此，分子排阻色谱法适用于对未知样品的探索分离，它能很快且全面地提供样品按分子大小排布的组成情况，并迅速判断样品是简单的还是复杂的混合物，还能提供样品中各组分的近似摩尔质量。但这种分离方法不宜用于分子大小组成相似或分子大小仅相差 10% 的组分分析，如同分异构体的分离；也不适用于分子直径比最大孔隙直径大的分子或分子直径比最小孔隙直径小的分子的分离，因为对于这样的两种或两种以上的分子不能达到分离效果。

五、亲和层析分离技术

（一）分离原理

亲和层析是根据流动相中的生物大分子与固定相表面偶联的特异性配基发生亲和作用，并有选择性吸附溶液中的溶质而进行的层析分离方法。将一对能可逆结合和解离生物分子的一方作为配基(也称配体),与具有大孔径、亲水性的固相载体相偶联,制成专一的亲和吸附剂。当被分离物随着流动相经过亲和吸附剂时,亲和吸附剂上的配基就有选择地吸附待分离物质,通过解吸附使待分离物质得以纯化。为简单说明亲和层析的原理,如图 10-9 所示。

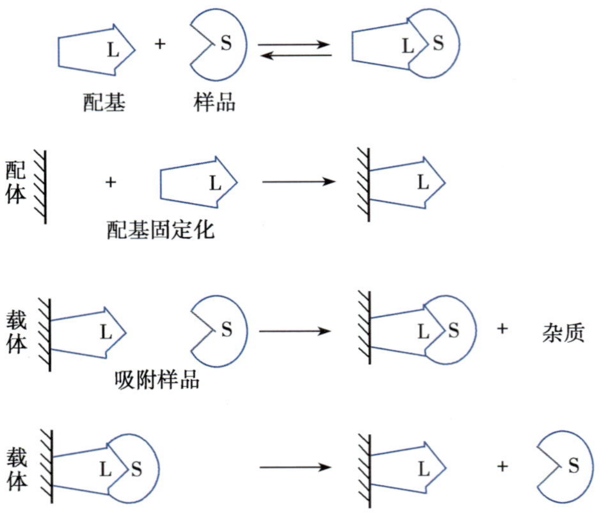

图 10-9 亲和层析原理示意图

(二) 亲和吸附剂

亲和层析分离技术中的固定相为亲和吸附剂,是由载体和配体共价结合构成的。

1. **载体** 又称为基质,在亲和层析中与配体共价结合,使其固相化的物质,其作用是固定配体,为亲和层析提供空间环境。

(1) 载体选择:理想的载体应具备的条件:①具有相当量的化学基团可供活化。②惰性物质,非特异性吸附少。③不溶于水,但高度亲水。④理化性质稳定。⑤机械性能好,具有一定的颗粒形式以保持一定的流速。⑥通透性好,最好为多孔的网状结构,使大分子能自由通过。⑦能抵抗微生物和醇的作用。

(2) 常用载体

1) 纤维素:自然界中数量最多的大分子生物材料,取材方便。但由于结构紧密、均一性差,不利于大分子的渗入,且活化后带有电荷,非特异性吸附力较强,应用不如凝胶载体广泛。目前主要用于分离与核酸有关的物质,如用寡聚脱氧胸腺核苷酸纤维素作固定相分离细胞提取液中的 mRNA。

2) 琼脂糖凝胶:是由 D-半乳糖和 3,6-脱水-L-半乳糖相互结合的链状多糖,用于亲和层析的主要为交联珠状凝胶。琼脂糖凝胶载体能使被吸附物质保持活性,能迅速活化并结合有各种功能基团,结构疏松孔径大,流速快;载体几乎没有带电基团,非特异性吸附少。

3) 聚丙烯酰胺凝胶:是由丙烯酰胺与亚甲双丙烯酰胺经催化聚合形成的人工合成载体,是具有网状三维空间结构的凝胶型高聚物,商品名为 Biogel P。与葡聚糖凝胶一样,它也是一种干胶,遇水后溶胀成多孔凝胶。因含有较多的可供化学反应的酰胺基,能制得配体含量较高的亲和柱,适用于亲和势比较低的系统。

4) 葡聚糖凝胶:是经环氧氯丙烷交联,具有立体网状结构的多糖类物质,其物理及化学性能比较稳定。与琼脂糖凝胶相比较,葡聚糖凝胶孔径太小,特别是经配基偶联后,凝胶膨胀度会进一步变小,所以其应用也受到一定限制。

5) 多孔玻璃珠:商品名为 Bio-Glass,多孔玻璃珠的化学与物理稳定性较好,机械强度高,不但能抵御酶及微生物的作用,还能耐受高温灭菌和较剧烈的反应条件。缺点是亲水性不强,对蛋白质尤其是碱性蛋白质有非特异性吸附,而且可供连接的化学活性基团也少。为了克服上述缺点,作载体用的市售 Bio-Glass 商品一般都已事先连接了氨烷基(烷基胺)。用葡聚糖包被玻璃珠则可改善其亲水性,并增加化学活性基团。修饰有抗原的玻璃珠已成功用于免疫淋巴细胞的分离,而修饰有 DNA 的玻璃珠已用于大肠埃希菌的 DNA 和 RNA 聚合酶的纯化。

2. **配体** 亲和层析中能被某一生物大分子识别和可逆结合的生物专一性物质,即被固定在基质上的分子称为配体(基)。

(1) 配体选择:在亲和层析技术中,亲和配体起着举足轻重的作用。亲和配体的专一性和特异性,决定着分离纯化时所得产品的纯度,亲和配体与目标分子之间作用力的强弱决定着吸附和解吸的难易程度,影响它们的使用范围。配体选择的要求有:与待分离的物质有适当的亲和力和较强的特异性,要能够与基质稳定地共价结合,且配体自身应具有较好的稳定性。

(2) 常用配体:亲和层析基质的配体很多,归纳起来主要有以下几类:①有机小分子类:主要有苯基类、烷基类、氨基酸类、核苷酸类等。②生物大分子类:主要有酶类、抑制剂类、蛋白质、抗原抗体类等。③染料类:主要有蓝色葡聚糖、荧光染料等。

3. 亲和吸附剂　制备亲和吸附剂是将亲和配基通过化学键连接在基质上而得到的。常用基质并不能直接和亲和配基化学结合，一般先要进行活化或功能化，即要引入反应基团。活化后的基质能够通过反应基团和亲和配基发生偶联反应，从而制备出亲和吸附剂。

用于活化惰性基质的化学反应主要由基质本身的性质和稳定性决定。对于制备亲和吸附剂而言，亲和配基和基质的化学反应过程应相对比较温和，尽可能保持配基和基质原来的性质，以便保持目标产物和亲和吸附剂之间特异性或专一性的作用。几种常用的活化方法比较如下（表 10-9）。

表 10-9　各种活化方法比较

活化剂	试剂毒性	活化时间/h	偶联时间/h	偶联 pH	稳定性
戊二醛	中等	1~8	6~16	6.5~8.5	好
溴化氰	高	0.2~0.4	2~4	8~10	pH<5 或 pH>7
双环氧化物	中等	5~18	14~48	8.5~12	不稳定
二乙烯基砜	高	0.5~2.0	快	8~10	高 pH 不稳定
羰基二咪唑	中等	0.2~0.4	6 天左右	8~9.5	pH>10 稳定
高碘酸盐	无毒	14~20	12	7.5~9.0	好
三嗪	高	0.5~2.0	4~16	7.5~9.0	好
肼	高	1~3	3~16	7~9	较好

下面以溴化氰法和多孔玻璃与硅胶法为例，介绍基质活化和偶联方法过程。

溴化氰法（CNBr）：溴化氰法是活化多糖基质的介质中最为常用的方法，由 Axen 和 Porath 等人 1967 年提出，其反应时间短，只需要几分钟至几十分钟，活化过程主要是生成亚胺碳酸活性基团，它可以和伯氨（$R\text{-}NH_2$）反应，主要生成异脲衍生物。但是溴化氰是剧毒药品，活化操作必须在通风橱中进行。反应机制示意图如图 10-10 所示。

以琼脂糖的活化偶联过程为例，说明溴化氰法活化偶联过程：

（1）充分洗涤的湿琼脂糖，置冰浴中（-15℃）4~5min→活化（加入溴化氰，用磁力搅拌器徐徐搅拌，在 4~5℃下活化 10min）→迅速漏斗过滤、洗涤、得到活化胶→加入配基偶联（室温下搅拌 2h 或在 4℃下过夜）。

（2）多孔玻璃与硅胶：要使有机功能基团连接到无机材料如硅胶或多孔玻璃上，必须用硅烷化试剂进行偶联反应。硅烷化试剂一端为有机功能活化基团，另一端为硅烷氧基。常见的硅烷如 γ-2,3 环氧基丙氧基-三甲氧基硅烷。γ-环氧基丙氧基硅烷化试剂将环氧基团引入无机材料上，以便进一步引入其他功能基团。反应原理如图 10-11 所示。

硅烷化试剂进行活化偶联反应具体操作过程如下：洗涤（10g 硅胶 Li Chrospharsi 1000，依次用 20% HNO_3、0.5M NaCl、H_2O、丙酮及乙醚洗涤）→真空干燥（150℃下 4h）→冷却→回流反应（加入 150ml 甲苯、2.5ml γ-2,3-环氧基丙氧基-三甲氧基硅烷及 0.05ml 三甲胺）→漏斗过滤（16h 后）→洗涤（用甲苯、丙酮及乙醚依次洗涤）→真空下干燥→偶联（和其他环氧化物基团偶联相同）→偶连接束后，用酸水解除去残留的环氧基团。

（三）简要操作流程

亲和层析分离技术的基本操作流程：亲和吸附剂选择制备→上样→洗脱→亲和吸附剂的再生和保存，如图 10-12 所示。

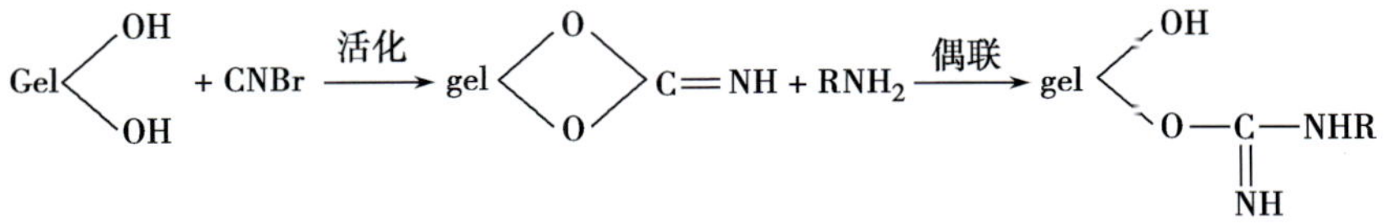

图 10-10　溴化氰活化偶联法

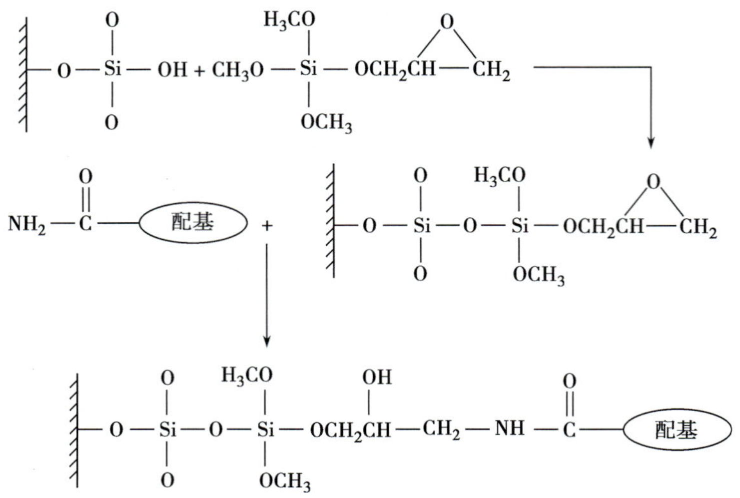

图 10-11 硅烷化试剂进行活化偶联反应原理图

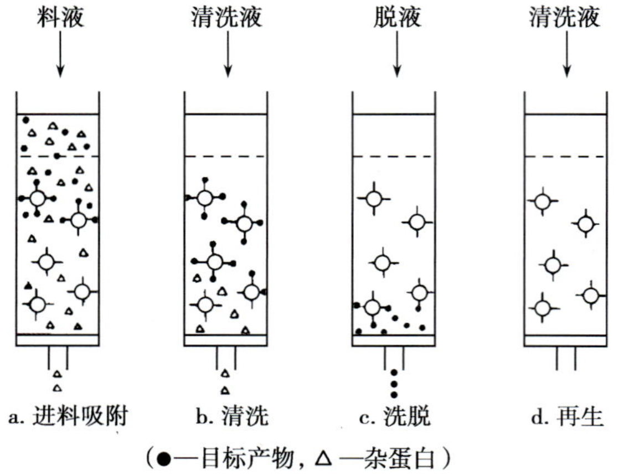

图 10-12 亲和层析操作流程示意图

（四）注意事项

1. 上样时应注意选择适当的条件，包括上样流速、缓冲溶液种类、pH、离子强度、温度等，以使待分离的物质能够充分结合在亲和吸附剂上。

2. 上样后用平衡洗脱液洗去未吸附在亲和吸附剂上的杂质。

3. 流速太高会降低分离效果和容量；为了使纯化的蛋白质能得到尖的洗脱峰和最小的稀释度及最大的回收率，故上样品时应使用低流速。亲和柱的线性流速需进行优化达到最大的结合容量和最佳的分离效果。

4. 一般情况下，使用过的亲和层析柱，用大量的洗脱液或较高浓度的盐溶液洗涤，再用平衡液重新平衡即可再次使用。

5. 亲和吸附剂的保存一般是加入 0.01% 的叠氮化钠，4℃下保存。也可以加入 0.5% 的醋酸氯己定或 0.05% 的苯甲酸。应注意不要使亲和吸附剂冰冻。

（五）应用与评价

亲和层析分离技术最初用于蛋白质特别是酶的分离和精制上，后来发展到大规模应用于酶抑制剂、抗体和干扰素等的分离精制上。在生物化学领域，主要用于各种酶、辅酶、激素和免疫球蛋白等生物分子的分离分析。

随着色谱技术的发展，对天然配基的表面活性结构进行人工模拟或修饰，形成了生物模拟亲和色谱法，包括生物特效亲和色谱法、染料配位亲和色谱法、定位金属离子亲和色谱法、电荷转移亲和色谱法、共价亲和色谱法、印迹分子亲和色谱法等，使亲和色谱法的应用范围大大扩展，涵盖如肽、蛋白质、手性氨基酸、核苷酸、抗体、抗原、病毒和细胞碎片、纤维细胞生长因子、凝固因子、脂蛋白及多种手性药物等生物分子的分析。

亲和层析分离技术可以认为是一种选择性过滤，主要具有以下特点：①待分离物质与配基专一性结合，分辨率高，操作简单，通过一次性操作即可得到较高纯度的分离物质。②具有浓缩作用，可以从含很低浓度的溶液中得到高浓度的样品，有的纯化倍数达几千倍。③利用生物学反应的特异性进行分离，分离条件比较温和，能够很好地保持样品原有的生物学性质。④回收率非常高，尤其对含量极少又不稳定的生物活性药物的分离极为有效。

（黄泽智 黄作良 龚道元）

思考题

1. 色谱分离技术的分类方式有哪些?
2. 从色谱流出曲线中可以获得哪些信息?
3. 为什么分配系数或容量因子不同是色谱分离的前提?
4. 有哪些因素影响色谱峰展宽?
5. 试述影响柱效动力学的因素。
6. 简述分子排阻色谱技术的分离原理。
7. 试述液相色谱分离技术的特点。

第十一章

现代色谱分离分析技术与设备

第一节 气相色谱分离分析技术与色谱仪

气相色谱法（gas chromatography，GC）是一种以气体为流动相的色谱分析方法，主要用于挥发性物质的分离和分析。1941 年，英国生物化学家马丁（Martin）和辛基（Synge）提出了用气体作为流动相的可能性。1965 年，吉丁斯（Giddings）拓展了色谱理论，为气相色谱的发展奠定了理论基础。目前，气相色谱已发展成为最重要的分离、分析方法之一，应用广泛。

一、气相色谱法的分类

气相色谱法可按照分离机制、固定相的聚集状态和操作形式进行分类。根据分离机制不同，可分为吸附色谱和分配色谱法。根据固定相的聚集状态，可分为气-液色谱法（gas-liquid chromatography，GLC）和气-固色谱法（gas-solid chromatography，GSC），气-固色谱法属于吸附色谱法，而气-液色谱法属于分配色谱法。根据操作形式，气相色谱法属于柱色谱法范畴，按色谱柱的粗细不同，可分为填充气相色谱柱法和毛细管柱气相色谱法两种。

二、气相色谱法的固定相和载气

（一）气-液色谱法的固定相

气-液色谱法的固定相由固定液（stationary liquid）和载体（support）组成。载体是一种惰性固体颗粒，用作支持物。固定液是涂渍在载体上的高沸点物质。

1. 固定液 固定液一般是高沸点液体，在室温下呈固态或液态，在操作温度下为液态。

（1）固定液的要求：①热稳定性好，在高柱温下不分解，与试样组分不发生化学反应。②在工作温度下，蒸气压低于 10Pa，否则固定液容易流失。每一种固定液有“最高使用温度”，实际使用时一般不超过最高使用温度以下 20℃。③对被分离组分的高选择性，即分配系数差异较大。④对试样中各组分有足够的溶解能力。

（2）固定液的分类：据统计，固定液有 700 多种。为便于选择合适的固定液，可按照化学结构类型和极性进行分类。

1）按化学结构分类：固定液可分为烃类、聚硅氧烷、聚乙二醇和酯类等。常用的烃类为角鲨烷（又称鲨鱼烷，异十三烷，squalane）和阿皮松（apiezon）。聚硅氧烷类是最常用的固定相。

2）按相对极性分类：固定液极性直接影响组分与固定液分子间的作用力类型和大小，因此，对于给定的待测组分，固定液极性是选择固定液的主要依据。为了更好地选择和使用固定液，通常按相对极性进行分类。即以极性强的 β，β'-氧二丙晴的相对极性为 100，角鲨烷为 0，其他固定液的相对极性在 0～100 之间。根据相对极性 P 值的大小，可将固定液分为 5 级，1～20 为+1 级，21～40 为+2 级，以此类推。0 和+1 级为非极性固定液，+2 和+3 级为中等极性固定液，+4 和+5 级为极性固定液。目前，固定液极性常用麦氏特征常数分类法。

（3）固定液的选择：一般可以根据“相似性原则”选择，即按被分离组分的极性或基团与固定液相似性。由于被分离组分和固定液的极性相似，相互作用力较强，组分在固定液的溶解度大，在柱上的保留强，被测组分被分离的可能性也就较大。

1）非极性组分：一般选用非极性固定液，如 OV-1、SE-30 等。此时，组分与固定液分子间的作用力是色散力，组分在两组间的分配系数主要由它们的蒸气压决定，各组分将按沸点顺序流出色谱柱，沸点低的组分先出峰。若试样中有极性组分，相同沸点的极性组分先流出色谱柱。

2）中等极性组分：选用中等极性固定液，如 OV-17，分子间的作用力为诱导力和色散力。出峰顺序与沸点和极性有关，若组分之间极性差异小而沸点有较大差异则按沸点顺序出峰；若组分沸点相近，而极性有较大差异，则极性小的组分先出峰，如苯和环己烷，两者沸点相近，但苯的极性大于环己烷，故环己烷先出峰。

3）极性组分：选用极性固定液，如OV-225、DEGS等，分子间作用力主要为静电力（定向作用力）。组分按极性顺序流出色谱柱，极性小的组分先流出色谱柱。

4）能形成氢键的组分：可选择氢键型固定液，如PEG-20M，他们之间的作用力主要是氢键力。各组分按与固定液分子形成氢键的能力大小依次流出，形成氢键能力弱的组分先流出色谱柱。

实际工作中遇到的样品往往比较复杂，利用“极性相似”原则选择固定液时，要注意混合物中组分性质差异，若分离非极性和极性混合物，一般选用极性固定液。对于不同沸点的混合物，通常使用非极性固定液分离。对于难分离的组分，可用两种或两种以上的固定液，采用混涂、混装或串联方式进行分离。

2. 载体　载体又称为担体，一般为化学惰性的多孔性颗粒。它为固定液提供一个惰性表面，使其能铺展成薄而均匀的液膜。

（1）对载体的要求：①比表面积大，粒度和孔径分布均匀。②没有吸附能力（或很弱），与固定液和被测组分不发生化学反应。③热稳定性好。④有一定的机械强度。

（2）硅藻土类载体：载体可分为硅藻土载体和非硅藻土载体。聚四氟乙烯、玻璃微球载体属于非硅藻土载体，这类载体耐腐蚀、固定液涂量低，适用于强腐蚀性物质的分析，但其表面为非浸润性的，柱效低。目前常用载体为硅藻土载体，是将天然硅藻土压成砖形，经900℃煅烧后粉碎过筛而成。由于处理方法不同，可分为红色载体和白色载体。

（二）气-固色谱法的固定相

气-固色谱固定相包括吸附剂和高分子多孔微球等。吸附剂一般为石墨化炭黑、硅胶、氧化铝、分子筛等。分子筛常用4A、5A及13X表示，其中4、5及13表示平均孔径，1A=0.1nm；A及X表示类型，表明其中Al和Si含量比不同，A型分子筛中含Al_2O_3与SiO_2的摩尔比为1∶2，X型为1∶2.8。吸附剂与分子筛多用于分离和分析H_2、O_2、和N_2等永久性气体及低分子量化合物。

高分子多孔微球（GDX）是一种人工合成的固定相，由苯乙烯或乙基乙烯苯与二乙烯苯交联共聚而成。高分子多孔微球的特点是：耐高温，最高使用温度可达200~300℃；色谱峰形对称；无柱流失现象，柱寿命长；一般按极性顺序分离化合物，极性大者先出峰。

（三）载气

气相色谱中用的流动相称为载气（carrier gas）。气相色谱中载气的种类并不多，主要有氦、氢、氮、氩等，应用最多的是氢气和氮气。载气的选择和纯化，主要取决于选用的检测器、色谱柱以及分析要求。

1. 氮气　相对分子质量较大、扩散系数小、柱效相对较高、安全、价格便宜。但其热导系数与大多数有机化合物相近，故使用热导检测器时灵敏度低。

2. 氢气　由于具有相对分子质量小、热导系数大、黏度小等特点，在使用热导检测器时，常用它作载气。氢气易燃、易爆，操作时应特别注意安全。

3. 氦气　它的相对分子质量小、热导系数大、黏度小，使用时线速度大，比氢气安全，但成本高，常用于气相色谱法-质谱法联用分析。

三、气相色谱仪

（一）基本结构

气相色谱的简单流程如图11-1所示。载气由高压气瓶或气体发生器供给，经减压后，进入载气净化干燥管以除去载气中的水分、氧气等杂质。由精密调节阀控制载气的压力和流量，流量计和压力表用于指示载气的柱前流量和压力。再经过进样器（包括汽化室），将试样带进色谱柱。试样中各组分按分配系数大小顺序，依次被载气带出色谱柱，进入检测器。检测器将物质的浓度或质量的变化转变为电信号，经数据处理后，得色谱图。

虽然气相色谱仪型号繁多、功能各异，但其基本结构是相似的。

1. 气路系统（gas supply system）　包括载气和检测器所需气体的气源、气体净化、气体流速控制装置。气体从钢瓶或气体发生器经减压阀、净化管、流量控制器和压力调节阀，然后通过色谱柱，由检测器排出。

2. 进样系统（sample injection system）　包括进样器、汽化室，另有加热系统。其作用是使样品汽化并有效地进入色谱柱。

3. 色谱柱系统（column system）　包括色谱柱和柱温箱，是色谱仪的主要部分，其中色谱柱是

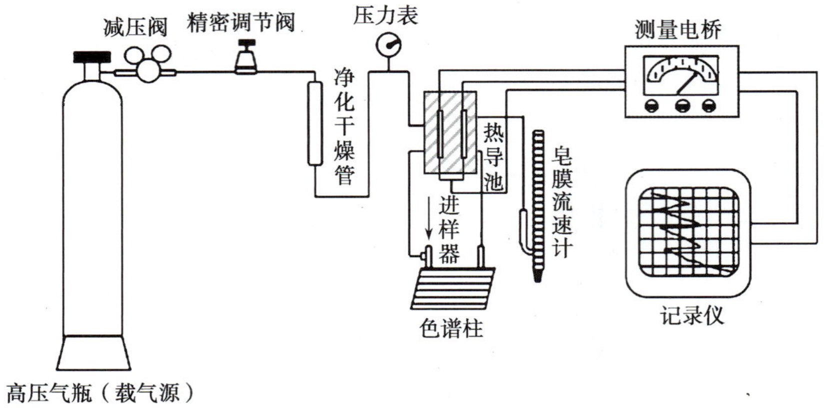

图 11-1 气相色谱流程示意图

分离的关键。

4. 检测和记录系统(detection and data system) 包括检测器、放大器、数据处理装置。

（1）热导检测器：①结构：热导检测器的信号检测部分为热导池，热导池由池体和热敏元件(钨丝、铂丝、铼丝)构成，可分双臂和四臂热导池两种。由于四臂热导池热丝的阻值比双臂热导池增加一倍，故灵敏度也提高一倍。目前仪器中都采用四根金属丝组成的四臂热导池，其中二臂为参比臂，另二臂为测量臂，将参比臂和测量臂接入惠斯顿电桥，由恒定的电流加热组成热导测量线路。②检测原理：热丝具有电阻随温度变化的特性。当有一恒定直流电通过热导池时，热丝被加热。所产生的热量被载气带走，并以热导方式通过载气传给池体。当热丝产生的热量与散失热量达到平衡时，热丝温度恒定。热丝阻值也稳定在一定数值。若参比池和测量池通入的都是纯载气，同一种载气有相同的热导率，因此两臂的电阻值相同，电桥平衡，无信号输出，记录系统记录的是一条直线。当有试样进入检测器时，纯载气流经参比池，载气携带着组分气流经测量池，由于组分与载气的热导率不同，测量池中散热情况因而发生变化，使参比池和测量池孔中热丝电阻值之间产生了差异，电桥失去平衡，检测器有电压信号输出，记录仪画出相应组分的色谱峰。载气中待测组分的浓度越大，测量池中气体热导率改变就越大，温度和电阻值改变也越大，电压信号就越强。此时输出的电压信号与样品的浓度成正比，这正是热导检测器的定量基础。

（2）电子捕获检测器：电子捕获检测器是一种高选择性、高灵敏度的检测器，它只对含有强电负性元素的物质，如含有卤素、硝基、羰基、氰基等的化合物有响应，元素的电负性越强，检测灵敏度越高，其检测下限可达 10^{-14}g/ml。

（3）氢焰离子化检测器：氢焰离子化检测器是利用有机物在氢火焰的作用下电离而形成离子流，借测定的离子流强度进行检测。其主要特点是灵敏度高，响应快，噪声小，线性范围宽。缺点是检测时样品被破坏，且一般只能测定含碳化合物。

（4）其他检测器：除上述检测器外气相色谱法中还会用到热离子检测器，火焰光度检测器、质谱检测器、傅里叶变换红外光谱检测器等。

5. 计算机控制系统(control system) 控制整台仪器的运行，包括进样器、柱温箱、检测器的温度控制，进样控制、气体流速控制和各种信号控制等。

（二）主要性能指标与评价

1. 主要性能指标

（1）灵敏度：又称响应值或应答值。常用两种方法表示，即浓度型检测器常用 Sc 和质量型检测器常用 Sm。Sc 为 1ml 载气携带 1mg 的某组分通过检测器时所产生的电压，单位为 mV · ml/mg。Sm 为每秒有 1g 的某组分被载气携带通过检测器所产生的电压，单位为 mV · s/g。

（2）噪声和漂移：无样品通过检测器时，由于仪器本身和工作条件等的偶然因素引起的基线起伏称为噪声(noise，N)。噪声的大小用基线波动的最大宽度来衡量，单位一般用 mV 数表示。漂移(drift，D)通常指基线在单位时间内单方向缓慢变化的幅值，单位为 mV/h。噪声和漂移与下列因素有关：检测器的稳定性、载气与辅助气的纯度和流速稳定性、柱温稳定性、固定相的流失。

（3）检测限：某组分的峰高恰为噪声的 3 倍时，单位时间内载气引入检测器中该组分的质量

(Dm),或单位体积载气中所含该组分的量(Dc)称为检测限(detectability)。低于此限时组分峰将被噪声所淹没而检测不出来。检测限越低,检测器性能越好。

(4) 最小检测量:某组分的最小检测量是指产生3倍噪声信号时,色谱体系所需样品的质量(g或mg)。必须注意,检测器的检测限与色谱分析的最小检测量或最小检测浓度是不同的,前者是衡量检测器的性能指标,而后两者不仅与检测器的性能有关,还与色谱峰的峰宽、进样量、柱效及操作条件等因素有关。

(5) 线性范围:线性范围是指响应信号与被测物浓度的关系呈线性的范围,通常以线性范围内被测物最大浓度与最小浓度的比值来表示。对于同一个检测器,不同组分有不同的线性范围,不同检测器线性范围有很大差别,此范围越宽越好。

2. 主要性能指标评价 多数检测器的信号形式是微分型,即测量柱流出组分的瞬时变化,因此要求检测器的灵敏度高、选择性好、噪声低、稳定性好、线性范围宽、死体积小、响应快。

(三) 操作流程

打开稳压电源→打开氮气阀→调节总流量→调节分流阀→打开空气、氢气开关阀→设置柱温、进样口温度和检测器温度→打开计算机工作站→点燃检测器火焰→设置检测器参数→进样分析→关闭空气及氢气开关阀→关机

(四) 注意事项

1. 对气相色谱仪分析室的要求 ①分析室应保持空气流通,有条件的应该安装空调。②仪器安装应离墙0.5~1.0米,便于接线及检修用。③装备单独容量在10KVA左右的动力线路电源。

2. 配套气源准备及净化 仪器工作时气体一般由供气钢瓶供应,钢瓶的减压阀要经常检漏,对气体纯度要求较高,纯度应该大于99.99%。对于空气和氢气发生器,需要定期进行放水、更换干燥剂。

3. 气路气密性检查 气密性差不仅直接导致仪器工作不稳定或灵敏度下降,而且还有发生泄漏的危险,特别是氢气更应该加以重视。气相色谱仪气密性检查一般是检查载气流路,其重点是管路接头处,对于氢气和空气流路也要做相应的检查。

4. 进样口 一般在进样50~100次之后需要对隔垫进行更新。应该定期检查,如发现隔垫出现裂口或者有较多的隔垫碎屑时即刻更换。

5. 检测器 处于检测状态时方可打开检测器,切忌把空气引入ECD检测器中。

(五) 维护与维修

1. 气相色谱仪的维护保养

(1) 色谱柱老化充分方可使用,注射器要经常用溶剂(如丙酮)清洗。

(2) 使用磨口玻璃瓶作试剂容器。避免使用橡皮塞。

(3) 采用惰性好的玻璃柱(如硼硅玻璃,熔融石英玻璃柱),保持检测器的清洁、畅通,用酒精、丙酮和专用金属丝经常清洗和疏通。

(4) 保持气化室的惰性和清洁;定期检查清洗玻璃衬管。

(5) 定期检查柱头和填塞的玻璃棉是否污染,每月拆下柱子检查一次。

(6) 做完试验,用适量的溶剂(如丙酮)等冲一下柱子和检测器。

2. 气相色谱仪常见故障的判断及维修(表11-1)

表11-1 气相色谱仪常见故障的判断及维修

故障	故障判断	故障方法及修理
没有峰	(1) 进样温度太低,样品没汽化 (2) 进样器硅橡胶漏	(1) 增加进样器温度 (2) 更换硅橡胶
正常滞留时间而灵敏度下降	(1) 衰减太高 (2) 载气漏特别是进样器漏 (3) 氢气和空气流量选择不当(FID)	(1) 降低衰减,增加高阻 (2) 探漏 (3) 调整氢气和空气流量
峰拖尾	(1) 进样温度太低 (2) 进样管污染	(1) 重新调节进样器温度 (2) 用溶剂清洗进样器管子
伸舌峰	柱超过负荷,样品量太大	降低样品量
无分离峰	柱温太高	降低柱温

四、气相色谱速率理论和实验条件选择

（一）气相色谱速率理论

色谱速率理论方程式将影响塔板高度的因素归纳成三项，即涡流扩散项 A、纵向扩散项 B/u 和传质阻抗项 Cu。各项在气相色谱中的物理意义如下：

1. 涡流扩散 在填充柱气相色谱中，涡流扩散项 A 与填充物的平均直径 dp 和填充物的填充不规则因子 λ 有关：$A=2\lambda dp$。上式表明，采用均匀、较细粒径的载体，并且填充均匀，可减小涡流扩散项，提高柱效。

2. 纵向扩散 纵向扩散项 B/u 与纵向扩散系数 B 成正比，与载气的平均线速度 u 成反比。B 与组分在载气中的扩散系数 Dg 和扩散阻碍因子 γ 成正比：$B=2\gamma Dg$。采用相对分子质量较大的载气（如 N2）、控制较低的柱温、采用较高的载气流速，可以减小分子扩散，有利于提高柱效。

3. 传质阻抗 传质阻抗项 Cu 包括气相传质阻抗和液相传质阻抗，即：$Cu=(Cg+Cl)u$。式中，Cg 为试样组分在气相和气-液界面之间进行质量交换时的气相传质阻抗系数，Cl 为组分在气-液界面和液相之间进行质量交换时的液相传质阻抗系数。在填充柱气相色谱中，Cg 很小，可忽略不计，故 $C\approx Cl$。

综上，载体的粒度、色谱柱填充的均匀程度、载气的种类和流速、固定液的液膜厚度和柱温等因素都对柱效产生直接的影响，其中许多因素是互相制约的。因此，要提高柱效，必须综合考虑这些因素的影响，并通过实验选择适宜的操作条件。

（二）气相色谱实验条件选择

在进行定量分析时，只有组分完全分离（$R>1.5$），才能获得较好的精密度和准确度。由速率理论可知，要提高相邻组分的分离度，固定液、柱温及载气的选择是主要考虑的三方面。

假设两组分峰宽近似相等，可推导出分离度与柱效（n）、分离因子（α）及容量因子（k）间的方程

$$R=\underbrace{\frac{\sqrt{n}}{4}}_{a}\cdot\underbrace{\frac{\alpha-1}{\alpha}}_{b}\cdot\underbrace{\frac{k_2}{1+k_2}}_{c}$$

该式称为分离方程式。式中 a 为柱效项，b 为柱选择性项，c 为柱容量项，k_2 为色谱图上相邻两组分中第二组分的容量因子，α 为分离因子，即 $\alpha=K_2/K_1$。n、k 和 α 对分离度都有影响，增加 k，分离度增加，但使峰变宽；增加 n，则峰变锐而改善分离度；增加 α，分离选择性增加而提高分离度。

从上式可知，要获得满意的分离度，就要提高 n、α 以及 k。

气相色谱实验条件的选择主要依据速率理论以及分离方程式，实际工作中应考虑以下条件。

1. 样品处理 对于一些挥发性或热稳定性很差的物质，只有预处理后才可能用气相色谱进行分离分析。预处理通常用分解法与衍生化法。

（1）分解法：可分为水解法和热裂解法。

（2）衍生化法：利用化学方法制备衍生物，提高组分的挥发性或热稳定性，常用的方法有酯化、硅烷化和酰化。

2. 柱长 分离度随 n 增加而增加，在塔板高度不变的条件下，n 与柱长 L 成正比，$(R_1/R_2)2=n_1/n_2=L_1/L_2$，因此增加柱长对分离有利。但增加柱长会延长分析时间。因此在达到一定分离度的条件下，应尽可能使用短柱。

3. 柱温 柱温是影响色谱分离的关键因素之一，会直接影响分离效率和分析速度。当柱温升高时，不利于分离；当柱温降低时，峰形扩张，并延长分析时间。一般来说，降低柱温有利于提高分离度，因此在选择柱温时应综合考虑。其选择原则是：在使难分离物质能得到良好的分离，分析时间适宜，并且峰形不拖尾的前提下，尽可能采用低柱温。具体按试样沸点不同而选择。

4. 固定相 α 反映了固定液的选择性，α 越大，表明固定液的选择性越好。容量因子 k 与组分分配系数、固定液的用量和柱温有关。增加固定液的用量可增大容量因子从而提高分离度，但会延长分析时间，而且固定液若太厚，传质阻抗增大，引起谱峰展宽。

5. 载气流速和种类 在低流速时，为减小分子扩散选用相对分子质量较大的载气，如氮气。在高流速时，选用相对分子质量较小的载气，如氢气，可以减小气相传质阻抗，提高柱效。

6. 其他条件

（1）汽化室温度：根据试样的沸点、热稳定

性和进样量选择汽化温度。一般稍高于试样的沸点。汽化室温度应高于柱温 30~50℃。对于热不稳定性组分应尽可能采用较低温度，防止其分解。对于高沸点组分，甚至可低于其沸点。

（2）检测室温度：一般检测室温度需高于柱温 20~50℃。

（3）进样时间和进样量：进样必须快速，一般在 1s 以内完成。液体试样进样量不超过 10μl，以 0.1~2μl 为宜；气体试样不超过 10ml，以 0.5~3ml 为宜。

五、应用与评价

（一）应用

气相色谱法不仅能分析有机物，也可以分析部分无机物；可以分析气体，也可以分析易挥发的液体和固体。尤其是近年来的气相色谱与质谱联用技术（GC-MS），联合了气相色谱技术分离效能高，以及质谱法定性能力强的优点，使气相色谱法的应用范围更加广阔。

1. 气相色谱法在医学检验中的应用

（1）尿碘检测：碘是人体必需的微量元素，碘缺乏与碘过多都会给人体健康带来危害，尿碘可反应机体内碘的水平，是推断机体碘营养状况的依据。样品中的碘化物与丁酮反应，衍生成易气化的衍生物碘丁酮，用有机溶剂萃取，经气相色谱分离，电子捕获检测器定量测定。气相色谱衍生—萃取法检测尿碘方法操作简便，灵敏度高、选择性好、具有较好的精密度和准确度。

（2）先天性代谢缺陷病筛查：先天性代谢缺陷（inborn error of metabolism，IEM），通过使用 GC-MS 进行监测，可以筛查新生儿先天性代谢缺陷。GC-MS 可以测定尿中的化合物，即便浓度非常低也可测出。一些化合物在正常人体内不存在，但出现在患代谢疾病的人群中。因而，GC-MS 成为早期诊断 IEM 的常用方法，为筛查先天性代谢缺陷及早期治疗提供依据，使患儿有更好的预后。

2. 气相色谱法在卫生检验中的应用　气相色谱技术是环境污染物的重要检测手段之一。由于其具有高效分离的特点，因此是分析环境中持久的卤代物如多氯联苯（PCB）的首选方法。另外，快速气相色谱还用于分析环境空气中 CO 的量、各种瓜果蔬菜的农药残留量、烟草中有害烟气的分析、饮用水中硝基苯的含量等等。

气相色谱技术在食品分析主要应用于食品中的芳香成分、农药残留、生物碱测定及食物中毒的中毒原因分析。还可用于白酒卫生指标甲醇和杂醇油、主体香含量、骨架成分、复杂成分和香料的测定，在白酒质量监控上起着关键作用。

3. 气相色谱法在药物分析中的应用　气相色谱技术在药物分析应用范围十分广泛，主要体现在顶空气相色谱法（HS-GC）、气相色谱法-质谱法联用技术、气相-红外联用技术和全二维气相色谱等技术。主要用于中药原料和制剂成分分析、药物溶剂残留检测；微量痕量药物分析；中药挥发性组分研究；兴奋剂等违禁剂检测以及司法鉴定等方面。根据国际奥委会医学委员会的要求，体育运动中的兴奋剂检测唯一能用作确认的仪器是 GC-MS。

（二）评价

气相色谱法具有高选择性，即可以分离性质极为相似的物质；高效能，即在很短的时间内分离性质极为复杂的混合物；高灵敏度，即分离微量、痕量组分；分析速度快，样品准备好后，几分钟到十几分钟即可。

（张丽霞　张炳峰　徐建华）

第二节　高效液相色谱法分离分析技术与色谱仪

高效液相色谱法（high performance liquid chromatography，HPLC）是以液体为流动相，采用高压输液系统、高效固定相及高灵敏度检测器进行复杂样品分离分析的色谱方法。HPLC 是 20 世纪 60 年代末在经典液相色谱法的基础上，引入气相色谱法的理论和实验技术发展而成的现代液相色谱分析方法，具有分离效率高、选择性好、分析速度快、检测灵敏度高、操作自动化和应用范围广的特点。

一、高效液相色谱法的分类

按固定相的聚集状态包括液液色谱法和液固色谱法两大类。按分离机制则包括分配色谱法（partitionchroma-tography）、吸附色谱法（adsorption chromatography）、离子交换色谱法（ion exchange chromatogrdrphy）和分子排阻色谱法（molecular exclusion chromatography）四类基本类型色谱法。除此之外，HPLC 还包括许多与分离机制有关的色谱类型，如亲和色谱法（affinity chromatography）、手性色谱法（chiral chromatography）、胶束色谱法（micellar chromatography）、电色谱法（electrochroatography）和生物色谱法（biochromatography）等，目前 HPLC 中最常用的固定相是化学键合相，故又将这些方法称为化学键合相色谱法。

（一）化学键合相色谱法

化学键合相是一种固定相，它是由有机基团通过化学反应结合在载体表面而形成的。以化学键合相为固定相的色谱法简称化学键合相色谱法（chemically bonded phase chromatography）。由于键合相的性质非常稳定，在使用过程中不易丢失，还可以将不同极性的基团键合到载体表面。因此，化学键合相色谱法几乎适用于所有类型化合物的分离和分析，是应用最广泛的色谱法，在 HPLC 中占有极其重要的地位。

键合相色谱法类似于液液分配色谱法，根据化学键合相与流动相极性的相对强弱，键合相色谱法可分为正相（normal phase，NP）和反相（reversed phase，RP）键合相色谱法。在正相键合相色谱法中，键合固定相的极性大于流动相的极性，适用于分离脂溶性或水溶性的极性与强极性化合物。在反相键合相色谱法中，键合固定相的极性小于流动相的极性，适用于分离非极性、极性或离子型化合物，其应用范围比正相键合相色谱法更广泛。

1. 正相键合相色谱法 正相键合相色谱法（NP-bonded phase chromatography）采用极性键合相为固定相，如氰基（—CN）、氨基（$—NH_2$）等键合在硅胶表面。以非极性或弱极性溶剂，如烷烃加适量极性调整剂，如醇类作流动相。氰基键合相的分离选择性与硅胶相似，但其极性比硅胶弱，即流动相及其他条件相同时，同一组分在氰基柱上的保留比在硅胶柱上的保留弱。许多需用硅胶的分离，可用氰基键合相完成。

正相键合相色谱法主要用于分离溶于有机溶剂的极性至中等极性的分子型化合物。正相键合相色谱的分离机制有各种不同的解释，通常认为属于分配过程，把有机键合层作为一个液膜看待，组分在两相间进行分配，极性强的组分的容量因子 k 大，t_R 也大。也有人认为是吸附过程，即组分的保留主要是它与键合极性基团间的诱导、氢键和定向作用的结果。

正相键合相色谱法的分离选择性取决于键合相的种类、流动相的强度和试样的性质。总的说来，在正相键合相色谱中，组分的保留和分离的一般规律是：极性强的组分的容量因子 k 大，后洗脱出柱。流动相的极性增强，洗脱能力增加，使组分 k 减小，t_R 减小；反之，k 增大，t_R 增大。

2. 反相键合相色谱法 反相键合相色谱法（RP-bonded phase chromatography）是用非极性固定相和极性流动相组成的色谱体系，固定相常用十八烷基硅烷（C18）、辛烷基硅烷（C8）等化学键合相，有时也用弱极性或中等极性的键合相为固定相。流动相以水作为基础溶剂再加入一定量与水混溶的极性调整剂，常用甲醇-水、乙腈-水等。总之，固定相的极性比流动相的极性弱。

反相键合相色谱法的分离机制一直存在争论，有吸附与分配的争论，又有疏溶剂理论、双保留机制、顶替吸附-液相相互作用模型等。下面介绍反相键合相色谱中影响组分保留行为的主要因素。

（1）组分的分子结构：组分的极性越弱，其与非极性固定相的相互作用越强，k 越大，t_R 也越大。在同系物中，含碳数越多，则极性越弱，k 越大。

结构中引入极性基团，则增强组分分子的极性，k 值变小。如 2,4-二硝基苯酚在反相键合相色谱中比苯酚先洗脱出柱。反之，结构中引入非极性基团，使组分分子与非极性固定相的相互作用也增强，则使 k 值增大。

（2）流动相：在反相键合相色谱中，流动相的极性对溶质的保留有很大影响。水的极性最强，因此当组分和固定相不变时，若增加流动相中水的含量，则溶剂强度降低，使组分的 k 值变大。实验表明，k 的对数值与流动相中有机溶剂的含量通常是线性关系，有机溶剂含量增加，k 值变小。

流动相的 pH 变化会改变组分的离解程度，在其他条件不变时，组分的离解程度越高，t_R 值越小。因此，常加入少量弱酸、弱碱或缓冲溶液，调节流动相的 pH，抑制有机弱酸、弱碱的离解，增加它与固定相的作用，以达到分离的目的。这种色谱方法又称为离子抑制色谱法（ion suppression chromatography，ISC）。

离子抑制色谱法适用于分析 $3<pKa<7$ 的弱酸及 $7<pKa\leqslant 8$ 的弱碱。一般来说对于弱酸，降低流动相的 pH，使 k 增大，t_R 增大；对于弱碱，则

需提高流动相的 pH，才能使 k 变大，t_R 增大。若 pH 控制不合适，组分以离子态和分子态共存，则可能使峰变宽和拖尾。此外，还要注意流动相的 pH 不能超过键合相的允许范围。

（3）固定相：键合烷基的极性随碳链的延长而减弱，因此与非极性组分的相互作用增强，组分的 k 也增大。当链长一定时，硅胶表面键合烷基的浓度越大，则组分的 k 越大。此外，键合基团的链长和浓度还影响分离的选择性。

反相键合相色谱法是应用最广的色谱法，适合分离非极性至中等极性的组分，由它派生的离子抑制色谱法和反相离子对色谱法，还可以分离有机酸、碱及盐等离子型化合物。据统计，反相键合相色谱法几乎可以解决 80% 以上的液相色谱分离问题。

（二）反相离子对色谱法

离子对色谱法（ion pair chromatography，IPC）可分正相与反相离子对色谱法，因为前者已很少使用，下面只对反相离子对色谱法进行介绍。

反相离子对色谱法（RP-ion pair chromatography）是把离子对试剂（ion pair reagent）加入含水流动相中，被分析的组分离子在流动相中与离子对试剂的反离子（或称对离子，counter ion）生成不带电的中性离子对，从而增加组分与非极性固定相的作用，使组分的容量因子 k 增加，改善分离效果。用于分离可离子化或离子型的化合物。

1. 离子对模型 对于反相离子对色谱法的保留机制，已提出的理论模型有离子对模型、动态离子交换模型和离子相互作用模型等。下面以离子对模型为例，说明其保留机制。

离子对模型认为，试样离子在流动相中与离子对试剂离解出的反离子生成不带电的中性离子对，然后在非极性固定相上产生保留。以有机碱（B）为例，调节流动相的 pH，使碱转变成正离子 BH^+ 形式，BH^+ 与流动相中离子对试剂（烷基磺酸盐）的反离子 RSO_3^- 生成不带电的离子对，此中性离子对在固定相和流动相间达成分配平衡。

2. 影响容量因子的因素 在反相离子对色谱中，组分的分配系数决定于固定相、离子对试剂及其浓度、流动相的 pH、有机溶剂及其浓度、组分的性质等因素。

（1）离子对试剂的种类和浓度：离子对试剂所带的电荷应与试样离子的电荷相反。分析酸类或带负电荷的物质时，一般用季铵盐作离子对试剂。分析碱类或带正电荷的物质时，一般用烷基磺酸盐或硫酸盐作离子对试剂。离子对试剂的浓度一般在 3~10mmol/L，在反离子对色谱中，离子对试剂碳链长度增加，组分的 k 相应增大。

（2）流动相的 pH：由于离子对的形成依赖于试样组分的离解程度，调节溶液 pH 使试样组分与离子对试剂全部离子化时，最有利于离子对的形成，从而改善弱酸或弱碱试样的保留值和分离选择性。流动相的 pH 对弱酸、弱碱的保留有很大影响，而对强酸、强碱的影响很小。

（3）有机溶剂及其浓度：与一般反相 HPLC 相同，流动相中所含有机溶剂的比例越高，组分的 k 值越小。被测组分或离子对试剂的疏水性越强，需有机溶剂的比例越高。

（三）离子色谱法

离子交换色谱法对许多正、负离子可实现满意的分离。1975 年，斯莫尔（Small）提出了将离子交换色谱与电导检测器相结合分析各种离子的方法，并称之为离子色谱法（ion chromatography）。从此，离子色谱作为分离分析各种离子化合物的有用工具，发展十分迅速。它可以分离无机和有机阴、阳离子，以及氨基酸、糖类和 DNA、RNA 水解产物等。

离子色谱法可分为两大类，即抑制型（双柱型）和非抑制型（单柱型）离子色谱法。以分析阴离子 X^- 为例，简要说明抑制型离子色谱的方法原理。该法使用两根离子交换柱，一根为分离柱，填有低交换容量的阴离子交换剂；另一根为抑制柱，填有高交换容量的阳离子交换剂（称为阴离子抑制柱），两者串联在一起。分离柱的洗脱液进入抑制柱。在两根柱上有如下反应：

分离柱，交换反应：$R^+—OH^- + NaX \rightarrow R^+—X^- + NaOH$

洗脱反应：$R^+—X^- + NaOH \rightarrow R^+—OH^- + NaX$

抑制柱，与组分反应：$R—H^+ + NaX \rightarrow R—Na^+ + HX$

与洗脱剂反应：$R—H^+ + NaOH \rightarrow R—Na^+ + H_2O$

在无抑制柱的离子交换色谱中，进入检测器的是高电导的洗脱剂 NaOH 及被洗脱的组分 NaX，后者所产生的电导的微小变化被洗脱剂的高本底所淹没，难以检测。而加了抑制柱后，进入检测器的本底是电导率很低的水，因此很容易检测出具有较大电导率的 HX。

非抑制型离子色谱法可使用更低交换容量的固定相，常使用浓度很低、电导率很低的流动相，如 0.1～1mmol/L 的苯甲酸盐或邻苯二甲酸盐等。由于本底电导较低，这样试样离子被洗脱后可直接被电导检测器所检测。

（四）手性色谱法

手性色谱法（chiral chromatography）是利用手性固定相（hiral stationary phase，CSP）或手性流动相添加剂（chiral mobile phase additive，CMPA）分离分析手性化合物的对映异构体的色谱法。此外，还有间接法可以分析手性化合物的对映体，即将试样与适当的手性试剂（单一对映体）反应，使其一对对映异构体转变为非对映异构体，然后用常规 HPLC 方法分离分析。

实现手性拆分的基本原理是对映异构体与手性选择剂（固定相或流动相添加剂）形成瞬间非对映立体异构"配合物"，由于两对映异构体形成的"配合物"的稳定性不同而得到分离。

（五）亲和色谱法

亲和色谱法（affinity chromatography，AC）是利用或模拟生物分子之间的专一性作用，从复杂试样中分离和分析能产生专一性亲和作用的物质的一种色谱方法。许多生物分子之间都具有专一的亲和特性，如抗体与抗原、酶与底物、激素或药物与受体、RNA 与和它互补的 DNA 等。将其中之一（如酶、抗原）固定在载体上，构成固定相，则可用于分离纯化与其有专一性亲和作用的物质（如该酶的底物、抗体）。亲和色谱是基于试样中组分与固定在载体上的配基之间的专一性亲和作用而实现分离的。亲和色谱法是各种分离模式的色谱法中选择性最高的方法，其回收率和纯化效率都很高，是生物大分子分离和分析的重要手段。

二、高效液相色谱法的固定相和流动相

（一）HPLC 的固定相

HPLC 的固定相应符合下列要求：①颗粒细且均匀。②传质快。③机械强度高，能耐高压。④化学稳定性好，不与流动相发生化学反应。

传统液液分配色谱法的固定相是涂在细颗粒载体表面的液体，但这在 HPLC 中已几乎不用了。HPLC 中液固吸附色谱法的固定相主要是全多孔型硅胶和高分子多孔微球。HPLC 中应用最多的是化学键合相。

1. 常用化学键合相的种类和性质

（1）常用化学键合相的种类：化学键合相的种类很多，键合型离子交换剂、手性固定相及亲和色谱固定相等都属于化学键合相。但是最常用的是反相和正相键合相色谱法中的化学键合相。按照所键合基团的极性可将其分为非极性、弱极性和极性 3 类：①非极性键合相：这类键合相表面基团为非极性烃基，如十八烷基（C_{18}）、辛烷基（C_8）、甲基（C1）与苯基等。十八烷基硅烷（octadecylsilane，ODS 或 C_1）键合相是最常用的非极性键合相。它是由 ODS 试剂与硅胶表面的硅醇基经多步反应生成的键合相。非极性键合相的烷基长链对组分的保留、选择性和载样量都有影响，通常用于反相色谱。长链烷基可使组分的 k 增大，分离选择性改善，使载样量提高，长链烷基键合相的稳定性也更好。因此，ODS 是 HPLC 中应用最为广泛的固定相。短链非极性键合相的分离速度较快，对于极性化合物可得到对称性较好的色谱峰，苯基键合相和短链的键合相有些相似。②弱极性键合固定相：常见的有醚基和二羟基键合相。这种键合相可作为正相或反相色谱的固定相，视流动相的极性而定。目前这类固定相应用较少。③极性键合相：常用氨基、氰基键合相，是分别将氨丙硅烷基[$\equiv Si(CH_2)_3NH_2$]及氰乙硅烷基[$\equiv Si(CH_2)_2CN$]键合在硅胶上制成。它们一般都用作正相色谱的固定相，但有时也用于反相色谱。

（2）键合相的性质和特点：

ⅰ. **键合反应**：目前使用的化学键合相主要为硅氧烷（Si—O—Si—C）型键合相，是以氯硅烷与硅胶进行硅烷化反应而制得。以 ODS 为例，是以十八烷基氯硅烷与硅胶表面的硅醇基反应键合而成，反应式如下

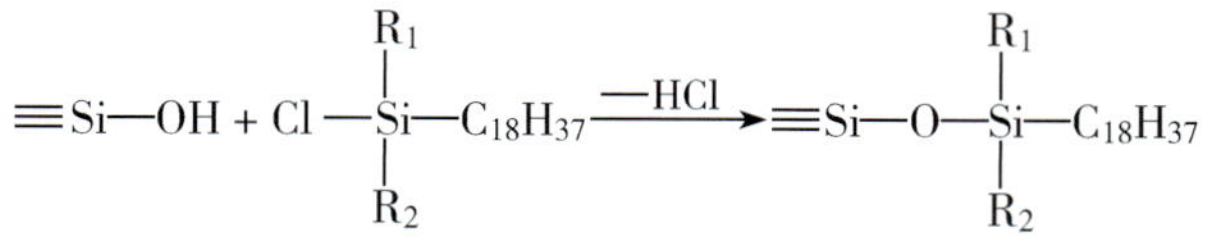

如果试剂中一个 R 或两个 R 均为 Cl，则还可与另外的硅醇基反应生成硅氧烷键。一般键合相代号的前部代表载体，后部为键合基团，如国产 YWG—$C_{18}H_{37}$ 为无定形硅胶 YWG 上键合了十八硅烷基；又如 Waters 公司的 spherisorb ODS 为球形硅胶 spherisorb 上键合了 ODS。

近年来，除了键合基团的改变外，对硅胶载体也进行了许多改进，如出现了在硅胶基质内键合了桥式乙烷的硅-碳杂化硅胶，以此为载体的键合相机械强度有显著提高，有更宽的 pH 适用范围（pH 2~12），柱效更高。

ⅱ. **含碳量和覆盖度**：键合相表面基团的键合量，可通过对键合硅胶进行元素分析，用含碳的百分数表示。例如十八烷基键合相的含碳量可以在 5%~40% 的范围。基团的键合量也可用表面覆盖度表示，即参加反应的硅醇基数目占硅胶表面硅醇基总数的比例。由于键合基团的空间位阻效应，硅醇基不能全部参加键合反应，因此残余硅醇基是不可避免的。残余硅醇基对键合相特别是非极性固定相的性能影响很大，它可以减弱键合相表面的疏水性，对极性组分产生次级化学吸附，使保留机制复杂化。覆盖度还是影响键合相产品性能重复性的重要因素。为减少残余硅醇基，一般在键合反应后，要用三甲基氯硅烷等进行钝化处理，即封尾（end-capping）。封尾后的 ODS 吸附性能降低，稳定性增加。

ⅲ. **键合相的特点**：键合相有如下优点。化学稳定性好，使用过程中不流失，柱寿命长；均一性和重现性好；柱效高分离选择性好；适于梯度洗脱；载样量大。应该注意的是：使用硅胶基质的化学键合相时，流动相中水相的 pH 应维持在 2~8，否则会引起硅胶溶解，但硅-碳杂化硅胶等为基质的键合相可用于很宽的 pH 范围（如 pH 2~12）。不同厂家，不同批号的同一类型键合相也可能表现出不同的色谱特性。

2. 其他种类的固定相

（1）键合型离子交换剂：以硅胶为载体的键合型离子交换剂是在全多孔（或薄壳型）硅胶的表面，用化学方法键合上各种离子交换基团。这类离子交换剂具有耐压、化学和热稳定性好、分离效率高等优点，但其交换容量比离子交换树脂小，而且不宜在 pH>9 的流动相中使用。

（2）手性固定相：HPLC 的手性固定相很多，根据键合的手性选择物的结构特征和手性分离机制，可以分类为蛋白类 CSP、多糖 CSP、环糊精 CSP、π-氢键型 CSP、大环抗生素类 CSP、配体交换 CSP 以及其他类型 CSP。

（3）色谱固定相：载体和键合在其上的配基（ligand）组成，为了避免载体的立体障碍使组分能更好地接近配基，在配基和载体之间还有一适当长度的间隔臂（spacer arm）。高效亲和色谱（high performance affinity chromatography，HPAC）固定相的载体是小粒径的刚性或半刚性惰性物质，多孔硅胶是使用最广的刚性载体，还有苯乙烯二乙烯基苯的聚合物全多孔微球等。配基可分为生物特效性配基和基团配基两大类。有生物专一性作用的体系，如抗体抗原酶底物、激素受体等的任何一方都可键合在载体上，作为分离另一方的配基，如胞嘧啶核苷酸（CMP）键合在氨丙基硅胶上组成的固定相可用于细胞色素 C、核糖核酸酶、溶菌酶等多种蛋白质的纯度分析。其结构如下：

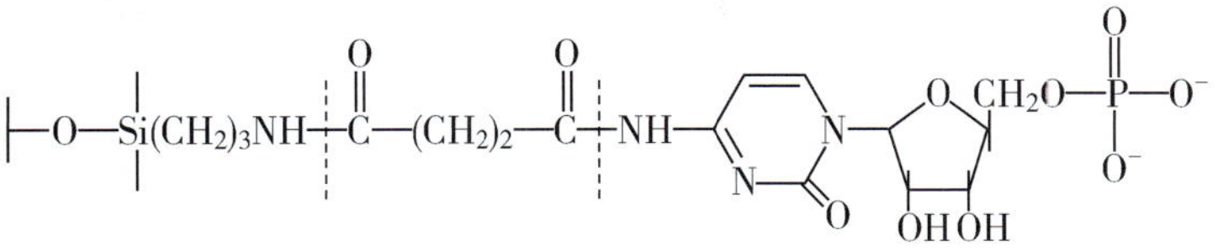

氨丙基硅胶　　间隔臂　　CMP

（二）高效液相色谱法的流动相

HPLC 对流动相的基本要求：化学稳定性好，不与固定相发生化学反应。对试样有适宜溶解度。要求使 k 在 1~10 范围内，最好在 2~5 的范围内。必须与检测器相适应。例如用紫外检测器时，只能选用截止波长小于检测波长的溶剂。纯度要高，一般要选用 HPLC 级（色谱纯）试剂。黏度要低。低黏度流动相如甲醇、乙腈等可以降低柱压，提高柱效。流动相使用之前，需经微孔滤膜过滤，除去固体颗粒；还需进行脱气处理。

1. 流动相对分离的影响　可用该方程式讨论 HPLC 中流动相对分离的影响。分离方程式为：

$$R=\frac{\sqrt{n}}{4}\cdot\frac{\alpha-1}{\alpha}\cdot\frac{k_2}{1+k_2}$$

在 HPLC 中，n 由固定相及色谱柱填充质量决定，α 主要受溶剂种类的影响，k 受溶剂配比的影响。不同种类的溶剂，分子间的作用力不同，有可能使被分离的两个组分的分配系数不等，即 α≠1。改变流动相中各种溶剂的配比，能改变其洗脱能力，组分的 k 也改变。增加流动相中强溶剂的比例，其洗脱能力增强，k 变小。

根据色谱分离方程式，在保证柱效(n)的前提下，应选择合适的溶剂强度使组分的 k 在最佳范围内，选择合适种类的溶剂以改善选择性，使 α 增大，获得良好的分离度。

2. 溶剂的极性和强度 在化学键合相色谱法中，溶剂的洗脱能力即溶剂强度直接与它的极性相关。在正相色谱中，由于固定相是极性的，所以溶剂极性越强，洗脱能力也越强，即极性强的溶剂是强溶剂。在反相键合相色谱中，由于固定相是非极性的，所以溶剂的强度随溶剂极性的降低而增加，即极性弱的溶剂洗脱能力强。例如，已知水的极性比甲醇的极性强，所以在以 ODS 为固定相的反相色谱中，甲醇的洗脱能力比水强。

描述溶剂极性的方法有很多，最实用的是斯奈德(Snyder)提出的溶剂极性参数(polarity parameter of solvent)，它是根据罗胥那德(Rohrschneider)的溶解度数据推导出来的，可度量分配色谱的溶剂强度。它可用于表示溶剂与三种极性物质酒精(质子给予体)、二氧六环(质子受体)和硝基甲烷(强偶极体)相互作用的强度。将罗氏提供的极性分配系数(kg")以对数的形式表示，纯溶剂的极性参数(P')定义为：

$$P'=\lg(K''_g)_e+\lg(K''_g)_d+\lg(K''_g)_n$$

常用溶剂 P' 值见表 11-2。P' 值越大，则溶剂的极性越强，在正相色谱中的洗脱能力越强。

表 11-2 常见溶剂的极性参数 P'

溶剂	P'	溶剂	P'
正戊烷	0.0	酒精	4.3
正己烷	0.1	醋酸乙酯	4.4
苯	2.7	丙酮	5.1
乙醚	2.8	甲醇	5.1
二氯甲烷	3.1	乙腈	5.8
正丙醇	4.0	醋酸	6.0
四氢呋喃	4.0	水	10.2
三氯甲烷	4.0		

反相键合相色谱法的溶剂强度常用另一个强度因子 S 表示。常用溶剂的 S 值列于表 11-3，比较表 11-3 与表 11-2 的数据和顺序可见，在正、反相色谱法中，溶剂的洗脱能力大体相反。例如，在正相洗脱时，水的洗脱能力最强(P'最大，为 10.2)；而在反相洗脱时，水的洗脱能力最弱(S 最小，为 0)。

表 11-3 反相色谱常用溶剂的强度因子(S)

水	甲醇	乙腈	丙酮	二噁烷	酒精	异丙醇	四氢呋喃
0	3.0	3.2	3.4	3.5	3.6	4.2	4.5

用于正相键合相色谱法的多元混合溶剂的强度，用极性参数 P'混表示，其值为各组成溶剂极性参数的加权和；同样，反相色谱法的混合溶剂的强度因子等于各组成溶剂强度因子的加权和。

三、高效液相色谱法仪

(一) 基本原理

HPLC 是以高压下的液体为流动相，并采用颗粒极细的高效固定相的柱色谱分离技术。HPLC 对样品的适用性广，不受分析对象挥发性和热稳定性的限制，因而弥补了气相色谱法的不足。在目前已知的有机化合物中，可用气相色谱分析的约占 20%，而 80% 则需用 HPLC 来分析。

HPLC 分析原理为：HPLC 分析的流程：由泵将储液瓶中的溶剂吸入色谱系统，然后输出，经流量与压力测量之后，导入进样器。被测物由进样器注入，并随流动相通过色谱柱，在柱上进行分离后进入检测器，检测信号由数据处理设备采集与处理，并记录色谱图。废液流入废液瓶。遇到复杂的混合物分离（极性范围比较宽）还可用梯度控制器作梯度洗脱。HPLC 各种分离方法的分离机制差别较大，需要根据分析目的、试样性质和各种模式的分离机制来选择不同的分离方法，试样性质包括相对分子量、化学结构、极性和溶解度等。HPLC 的分离过程，是溶质在固定相和流动相之间进行的一种连续多次交换过程。它借溶质在两相间分配系数、亲和力、吸附力或分子大小不同而引起的排阻作用的差别使不同溶质得以分离。开始样品加在柱头上，假设样品中含有 3 个组分，A、B 和 C，随流动相一起进入色谱柱，开始在固定相和流动相之间进行分配。若一个含有多个组分的混合物进入系统，则混合物中各组分按其在两相间分配系数的不同先后流出色谱柱，达到分离之目的；不同组分在色谱过程中的分离情况，首先取决于各组分在两相间的分配系数、吸附能力亲和力等是否有差异，这是热力学平衡问题，也是分离的首要条件。其次，当不同组分在色谱柱中运动时，谱带随柱长展宽，分离情况与两相之间的扩散系数、固定相粒度的大小、柱的填充情况以及流动相的流速等有关。所以分离最终效果则是热力学与动力学两方面的综合。

（二）基本结构

目前 HPLC 仪的品牌、配置多种多样，但其基本工作原理、基本结构相似。典型 HPLC 法的流程如图 11-2 所示。流动相的溶剂经脱气后由高压输液泵系统恒流输出，经进样系统到达色谱柱，再到检测器；微量注射器把样品注入进样口，流动相把试样带入色谱柱进行分离，分离后的组分依次流入检测器的流通池，检测器把组分浓度转变成电信号，信号经色谱工作站采集、记录、处理后，得到色谱图及分析报告。如果是制备液相色谱，还可以通过色谱工作站控制组分收集器，根据信号或时间间隔自动分段收集样品流出液，得到纯化的目标化合物。

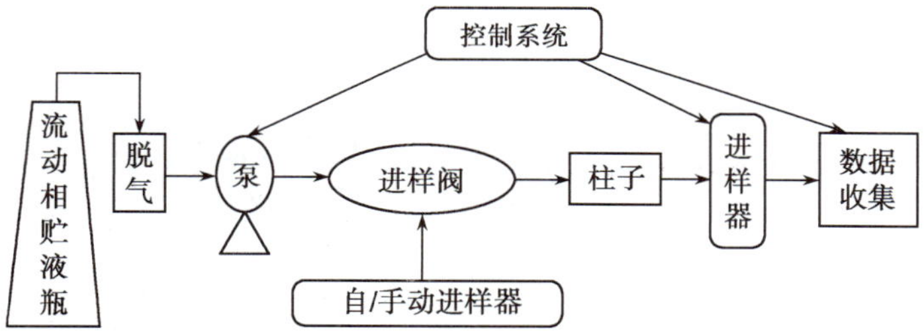

图 11-2　高效液相色谱流程示意图

HPLC 仪一般由高压输液系统、进样系统、色谱柱分离系统、检测系统和数据记录处理系统等部分组成。其中高压输液系统主要为高压输液泵，有的仪器还有在线脱气和梯度洗脱装置；进样系统多为进样阀，较先进的仪器还带有自动进样装置；色谱柱分离系统除色谱柱外，还包括保护柱和柱温箱等；现代 HPLC 仪都配有计算机和色谱工作站，进行自动化的仪器控制和数据处理。制备型 HPLC 仪还备有自动馏分收集装置。下面简要介绍 HPLC 仪的主要部件。

1. 高压输液系统

（1）高压输液泵：HPLC 的流动相是通过高压输液泵来输送的。输液泵应具备如下性能：①流度高且稳定，其 RSD 应小于 0.5%，这对定性、定量测定的准确性至关重要。②流量范围宽，分析型应在 0.1～10ml/min 范围内连续可调，制备型应能达到 100ml/min。③能在高压下连续工作。④液缸容积小。⑤密封性能好，耐腐蚀。

为了延长泵的使用寿命和维持其输液的稳定性，操作时须注意下列事项：①防止任何固体微粒进入泵体。②流动相不应含有任何腐蚀性物质。③泵工作时要留心防止溶剂瓶内的流动相被用完。④不要超过规定的最高压力，否则会使高压密封环变形，产生漏液。⑤流动相应该先脱气。

（2）梯度洗脱装：HPLC 洗脱技术可分为等强度洗脱简称等度洗脱（isocratic eluion）和梯度洗脱（gradient elution）两种。等度洗脱是在同一分析周期内流动相组成保持恒定，适合于组分数目较少、性质差别不大的试样。梯度洗脱是在一个分析周期内程序控制改变流动相的组成，如溶剂的极性、离子强度和 pH 等。分析组分数目多、性质相差较大的复杂试样时须采用梯度洗脱技术，使所有组分在适宜条件下获得分离。梯度洗脱能缩短分析时间，提高分离度改善峰形，提高检测灵敏度，但是也可能引起基线漂移和重现性降低。

梯度洗脱的装置有两种，即高压梯度和低压梯度。高压梯度是指溶剂在高压下混合，其中的气体不易逸出，所以可以不用脱气机。低压梯度是溶剂在常压下混合，流动相经脱气后，在常压下进入多通道比例阀，经多通道比例阀控制各种溶剂比例，混合后进入高压输液泵，再由高压输液泵将流动相输出至色谱柱。

2. 进样系统 进样系统是连接在高压输液泵和色谱柱之间，将试样送入色谱柱的装置。一般要求进样装置的密封性好，死体积小，重复性好，保证中心进样，进样时对色谱系统的压力、流量影响小。常用进样装置有六通阀手动进样装置和自动进样装置（autosampler）两种，一般 HPLC 分析常用六通阀手动进样装置，大量试样的常规分析往往需要自动进样装置。

（1）六通阀手动进样装置：六通阀有 6 个接口，进样时先使阀处于装样（load）位置，流动相由输液泵直接进入色谱柱，用微量注射器将试样溶液注入贮样管（sampling loop），多余的废液由废液口排出。进样时，转动阀芯（由手柄操作）至进样（Inject）位置，贮样管内的试样由流动相带入色谱柱，完成进样。六通阀进样器具有进样重现性好，能耐高压等特点。

（2）自动进样装置：自动进样器主要由机械手、进样针、针座、进样六通阀、计量泵和进样针清洗组件等组成，由计算机软件控制按预先编制的进样操作程序依次进样，自动完成定量取样洗针、进样、复位等操作，进样量连续可调，进样重现性好，适合大批量样品的连续分析，易于实现自动化操作。有的自动进样装置还带有温度控制系统，适用于需低温保存的试样。

3. 色谱柱分离系统 色谱柱分离系统包括色谱柱、保护柱、柱温箱、柱切换阀等。

（1）色谱柱：HPLC 色谱柱是 HPLC 仪最重要的部件，由柱管和固定相组成。柱管多用不锈钢制成，管内壁要求镜面抛光，在色谱柱两端各有一块由多孔不锈钢材料烧结而成的过滤片，其孔隙小于填料粒度，以防止固定相漏出及固体颗粒杂质进入。HPLC 色谱柱按主要用途分为分析型和制备型，它们的尺寸规格不同。常规分析柱内径 2~4.6mm，柱长 10~30cm；实验室制备柱内径一般为 9~40mm，柱长 10~30cm，生产用的制备型色谱柱内径可达几十厘米。柱内径是根据柱长、填料粒径和折合流速来确定的，目的是避免管壁效应。

（2）保护柱：保护柱又称预柱是装有与分析柱相同固定相填料的短柱（长约 50mm）。连接在色柱前，可以方便地更换，具有保护色谱柱延长色谱柱寿命等作用。

（3）柱温箱：准确地控制色谱柱温度可以提高色谱分离结果的重现性。柱温箱是用来使色谱柱恒温的装置，有些柱温箱还可装选柱切换阀，从而实现色谱柱的选择、样品富集、预柱反冲、二维色谱分析等功能。

4. 检测系统

（1）紫外检测器：紫外检测器（ultraviolet detector，UVD）是 HPLC 中应用最广泛的检测器。它灵敏度较高，噪声低，线性范围宽，对流速和温度的波动不灵敏，不破坏样品，适用于制备色谱。但它只能检测有紫外吸收的物质，而且对流动相有一定限制，即流动相的截止波长应小于检测波长。

紫外检测器的工作原理是朗伯比尔定律（Lambert-Beer law）。紫外检测器包括固定波长、可变波长和光电二极管阵列检测器，固定波长检测器已很少使用。

1）可变波长检测器：是目前配置最多的检测器，一般采用氘灯/钨灯为光源，能够按需要选择组分的最大吸收波长为检测波长，从而提高灵敏度。但是，光源发出的光是通过单色器后照射到流通池上，因此单色光强度相对较弱。这类检测器的光路系统和紫外-可见分光光度计相似。

2）光电二极管阵列检测器：光电二极管阵列检测器（photodiode array detector，PDAD 或称 diode array detector，DAD）是 20 世纪 80 年代发展起来的一种光学多通道检测器。与可变波长紫外检测器不同的是，光源发出的复合光不经分光首先通过流通池，被流动相的组分吸收，再通过狭缝到光栅进行色散分光，将含有不同吸收信息的各波长的光定位到一个由 512/1 024 个光电二极管组成的光电二极管阵列上而被同时检测。每一个二极管各自测量某一波长的光强，用电子学方法及计算机技术对二极管阵列进行快速扫描并采集数据。由于扫描速度非常快，所以无须停止流动相，即可获得柱后流出液的各个瞬间光谱图及各个波长下的色谱图，经计算机处理后得到光谱色谱三维图谱。吸收光谱用于组分的定性，色谱峰面积用于组分的定量。

（2）荧光检测器：荧光检测器（fluorescence detector，FD）的灵敏度比紫外检测器高，选择性好，但只适合于能产生荧光的物质的检测。许多生命活性物质和药物具有天然荧光，能直接检测，如生物胺、维生素和甾体化合物等；通过荧光衍生化可以使本来没有荧光的化合物转变成荧光衍生物，从而扩大了荧光检测器的应用范围，例如氨基酸。由于荧光检测器的高灵敏度和高选择性，它是体内物质分析常用的检测器之一。

一般说来，激发波长（λ_{ex}）与化合物的最大吸收波长（λ_{max}）相近。实验中可以这样选择波长：把发射单色器固定在某一波长处，开大发射单色器的狭缝，改变激发波长进行扫描，得激发光谱，光谱上的峰对应的波长即为激发波长。发射波长（λ_{em}）的选择是把激发单色器固定在 λ_{ex} 处，改变发射光波长进行扫描，得荧光发射光谱，光谱上的峰对应的波长即为发射波长。

（3）安培检测器：电化学检测器（electrochemical detector，ECD）包括极谱、库仑、安培和电导检测器等（图 11-3）。电导检测器主要用于离子检测。安培检测器（amperometric detector）的应用最广泛，其灵敏度很高，尤其适合于痕量组分的分析；凡具氧化还原活性的物质都能进行检测，如活体透析液中的生物胺还有酚、羰基化合物、巯基化合物等。本身没有氧化还原活性的化合物经过衍生化后，也能进行检测。

安培检测器的工作原理是在电极间施加一恒定电位，当电活性组分经过电极表面时，发生氧化还原反应，产生电量（Q）的大小符合法拉第定律：$Q=nFN$。因此反应的电流（I）为：

$$I=nF\frac{dN}{dt}$$

式中，n 为每摩尔物质在氧化还原过程中转移的电子数，F 为法拉第常数，N 为物质的摩尔数，t 为时间。当流动相流速一定时，dN/dt 与组分在流动相中的浓度有关。

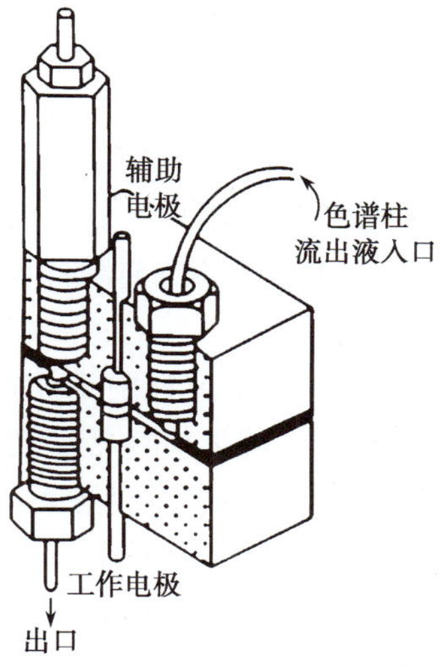

图 11-3　安培检测器结构示意图

（4）蒸发光散射检测器：蒸发光散射检测器（evaporative light scattering detector，ELSD）是 20 世纪 90 年代出现的通用型检测器。它适用于挥发性低于流动相的组分，主要用于检测糖类、高级脂肪酸、磷脂、维生素氨基酸三酰甘油及甾体等；它对各种物质有几乎相同的响应。但是，其灵敏度比较低，尤其是有紫外吸收的组分（其灵敏度比 UV 检测约低 1 个数量级）；此外，流动相必须是挥发性的，不能含有缓冲盐等。其工作原理（图 11-4）是：将色谱柱流出液引入雾化器与通入的气体（常为高纯氮，有时是空气）混合后喷雾形成均匀的微小雾滴，经过加热的漂移管，蒸发除去流动相，而试样组分形成气溶胶，然后进入检测室。用强光或激光照射气溶胶，产生光散射，用光电二极管检测散射光。散射光的强度（I）与气溶胶中组分的质量（m）有下述关系：

$$I=km^b \text{ 或 } lgI=blgm+lgk$$

式中，k 和 b 为与蒸发室（漂移管）温度、雾化气体压力及流动相性质等实验条件有关的。说明散射光的对数响应值与组分质量的对数呈线性关系。

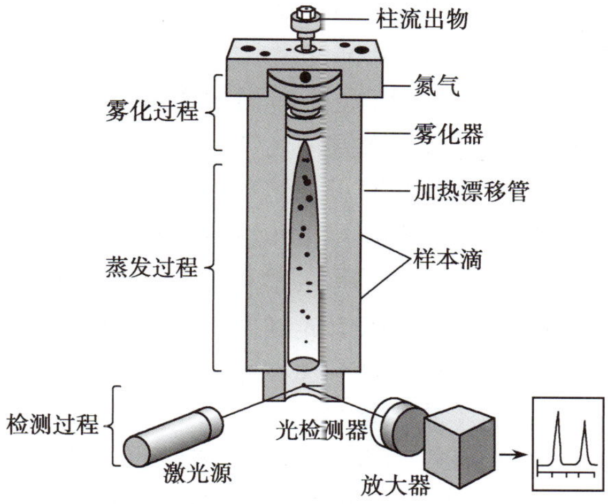

图 11-4　蒸发光散射检测器结构示意图

5. 数据记录处理和计算机控制系统　现代HPLC的重要特征是仪器的自动化,即用微机控制仪器的参数设定及运行。如输液泵系统中用微机控制流速,在多元溶剂系统中控制溶剂间的比例及混合,在梯度洗脱中控制溶剂比例或流速的变化。

计算机技术的另一应用是采集和分析色谱数据。它能对来自检测器的原始数据进行分析处理,给出所需要的信息。

HPLC仪器的中心计算机控制系统既能做数据采集和分析工作,又能程序控制仪器的各个部件,还能在分析一个试样之后自动改变条件而进行下一个试样的分析。

(三) 检测器的主要性能指标与评价

检测器(detector)是HPLC仪的三大关键部件之一。它的作用是把色谱洗脱液中组分的量(或浓度)转变成电信号。按其适用范围,检测器可分为通用型和专属型两大类,专属型检测器只能检测某些组分的某一性质,紫外检测器荧光检测器属于这一类,它们只对有紫外吸收或荧光发射的组分有响应;通用型检测器检测的是一般物质均具有的性质,示差折光和蒸发光散射检测器便属于这一类。HPLC的检测器要求灵敏度(sensitivity)高、噪声(noise)低(即对温度、流量等外界环境变化不敏感)、线性范围(linear range)宽、重复性(repeatability)好和适用范围广。实际工作中应根据待测组分的性质和各种检测器的特点选择合适的检测器。几种常见HPLC检测器的主要性能列于表11-4。

表11-4　几种常用检测器的主要性能

检测器	紫外吸收	荧光	安培	质谱	蒸发光散射	示差折光
信号	吸光度	荧光强度	电流	离子流强度散	散射光强度	折射率
噪声	10^{-5}	10^{-3}	10^{-9}			10^{-7}
线性范围	10^{5}	10^{3}	10^{5}	宽		10^{4}
选择性	有	有	有		无	无
流速影响	无	无	有	无		有
温度影响	小	小	大		小	大
检测限(g/ml)	10^{-10}	10^{-13}	10^{-13}	10^{-9}g/s	10^{-9}	10^{-7}
池体积/μl	2~10	~7	<1			3~10
梯度洗脱	适宜	适宜	不宜	适宜	适宜	不宜
窄径柱	难	难	适宜	适宜	适宜	
对试样破坏	无	无	无	有	无	无

(四) 操作流程

HPLC的系统由储液器、泵、进样器、色谱柱、检测器、记录仪等几部分组成。与经典的液相色谱相比,高效液相所用的固定相粒度小(5~10μm)、传质快、柱效高的优势。

HPLC操作步骤:过滤流动相→流动相进行超声脱气→打开HPLC工作站→连接好流动相管道→连接检测系统→进入手动菜单→冲洗泵和进样阀→调节流量→设计走样方法→进样→走基线洗剩余物→关计算机→关液相色谱仪。

(五) 注意事项

1. 流动相　①流动相应选用色谱纯试剂、高纯水或双蒸水,酸碱液及缓冲液需经过滤后使用,过滤时注意区分水系膜和有机系膜的使用范围,并进行超声除气处理。②水相流动相需经常更换(一般不超过2天),防止长菌变质。

2. 样品　①采用过滤或离心方法处理样品,确保样品中不含固体颗粒。②用流动相或比流动相弱(若为反相柱,则极性比流动相大;若为正相柱,则极性比流动相小)的溶剂制备样品溶液,尽量用流动相制备样品液。

3. 泵　①泵在使用过程中不能把气泡泵进入仪器。②泵自清洗液体应经常更换(一般为一周)。③仪器在长期不使用时应把泵、流动相过滤器及管路保存在有机相溶剂条件下。

4. 进样阀　①使用手动进样器进样时,在进样前和进样后都需用洗针液洗净进样针,洗针液一般选择与样品液一致的溶剂,进样前必须用样品液清洗进样针筒3遍以上，并排除针筒中的气泡。②手动进样时，进样量尽量小，使用定量管定量时，进样体积应为定量管的2倍以上。

5. 色谱柱 ①使用前仔细阅读色谱柱附带的说明书，注意适用范围，如pH范围、流动相类型等。②使用符合要求的流动相。③使用保护柱。④如所用流动相为含盐流动相，必须先用水与有机相相同比例流动相冲洗20min以上再换上含盐流动相，反相色谱柱使用后，先用水与有机相相同比例的流动相冲洗，再用纯有机相冲洗。⑤色谱柱在不使用时，应用有机相冲洗，取下后紧密封闭两端保存。⑥不要高压冲洗柱子。⑦不在高温下长时间使用硅胶键合相色谱柱。⑧使用过程中应轻拿轻放。

（六）保养与维护

1. 检测器的维护和保养

（1）仪器内部的流通池是流动相流过的元件，样品的干净程度和微生物的生长都可能污染流通池，导致无法检测或检测结果不准，所以在使用一段时间以后要先用水冲洗流通池和管路再换有机溶剂冲洗。

（2）当仪器检测数据出现明显波动，基线噪声变大时要冲洗仪器管路，冲洗后如果还是没有改善就应该检测氘灯能量，如果能量不足就应更换新的氘灯。

（3）仪器在每次使用完了以后都要用水和一定浓度的有机溶剂冲洗管路，保证下次使用时管路和系统的清洁。

2. 高压恒流泵的维护和保养

（1）高压恒流泵为整个色谱系统提供稳定均衡的流动相流速，保证系统的稳定运行和系统的重现性。高压输液泵由步进电机和柱塞等组成，高压力长时间的运行会逐渐磨损泵的内部结构。在升高流速的时候应梯度势升高，最好每次升高0.2ml/min当压力稳定时再升高，如此反复直到升高到所需流速。

（2）在仪器使用完了以后，要及时清洗管路冲洗泵，保证泵的良好运转环境，延长泵的使用寿命。

3. 色谱柱的维护和保养

（1）所使用的流动相均应为HPLC级或相当于该级别的，在配置过程中所有非HPLC级的试剂或溶液均经0.45μm薄膜过滤，而且流动相使用前都经过超声仪超声脱气后才使用。

（2）所使用的纯水必须是经过0.45μm水膜过滤后使用，所有试液均新用新配。并且样品都必须经过0.45μm薄膜针筒过滤后才能进样。

（3）在仪器检测完了后，均用水：甲醇＝90：10溶液再洗管路和色谱柱1h以上，使用水：甲醇＝90：10溶液保留在管路和色谱柱中40min以上。

四、高效液相色谱法速率理论和实验条件选择

（一）高效液相色谱法速率理论

1. 柱内展宽

（1）涡流扩散：与GC相同，涡流扩散项也是$A=2\lambda d_p$。为了减小涡流扩散引起的峰展宽，需降低d_p和λ。目前，HPLC色谱柱普遍采用3～10μm粒径的固定相，而且多为球形固定相，要求粒度均匀（RSD<5%），以高压匀浆填充。近年来出现的超HPLC（UPLC）固定相，则采用了高度均匀甚至单分散1～2μm硅胶基质球形填料，其理论塔板数已达150 000～300 000/m。

（2）纵向扩散：纵向扩散系数$B=2\gamma D_m$，其中D_m与流动相的黏度（η）成反比，与温度成正比。HPLC的流动相是液体，其黏度比气体黏度大得多（约100倍），而且常在室温下进行操作，因此组分在液体流动相中的扩散系数D_m比在气体流动相中的扩散系数D_g要小得多（约10^{-5}倍）。而且HPLC的流速一般都在最佳流速以上，这时纵向扩散很小，可以忽略。

（3）传质阻抗：①固定相传质阻抗：在化学键合相色谱法中，键合相多为单分子层，即厚度d_f可忽略，因此固定相传质阻抗可以忽略。②流动相传质阻抗：由于处在流路中心的流动相中的组分分子还未来得及扩散进入流动相和固定相界面，就被流动相带走，因此总是比靠近填料颗粒与固定相达到分配平衡的分子移行得快些，致使峰展宽。流动相传质阻抗系数C_m与固定相颗粒直径d_p的平方成正比，与组分分子在流动相中的扩散系数D_m成反比。③静态流动相传质阻抗：由于组分的部分分子是先进入滞留在固定相微孔内的静态流动相中，再与固定相进行分配，因而相对较晚回到流路中，引起峰展宽。如果固定相的微孔多，且又深又小，传质阻抗就大，峰展宽就更加严重。静态流动相传质阻抗系数C_{sm}也与固定相颗粒直径d_p的平方成正比，与组分分子在流动相

中的扩散系数 D_m 成反比。

由此可知,为了降低流动相传质阻抗,需要使用细颗粒的固定相。但由于组分在流动相中的扩散系数 D_m 与流动相的黏度(η)成反比,与温度(T)成正比,为了提高柱效,需要选用低黏度的流动相。

(4) 固定相颗粒粒度对塔板高度的影响:由于 A、C_m 和 C_{sm} 均随固定相颗粒粒度 d_p 的变小而变小,而且研究表明固定相颗粒粒度越小,柱效受流动相线速度的影响也越小。可见,减小 d_p 是保证 HPLC 高柱效的主要措施,近年来许多商品固定相的颗粒粒度均小于 2μm。

根据速率理论,HPLC 的实验条件应该是:①采用小粒径、粒度分布均匀的球形化学键合相。②采用低黏度流动相,流速不宜快(一般 1m/min)。③柱温一般以 25~30℃为宜。

2. 柱外展宽 从进样器到检测器之间除了色谱柱本身外的所有死体积称为柱外死体积,

柱外峰展宽是指组分由于柱外死体积所导致的色谱峰展宽。如进样器、接头、连接管路和检测池等,都将导致色谐峰的展宽、柱效下降。为了减小柱外展宽的影响,应尽可能减小柱外死体积,如采用"零死体积接头"连接管路,检测器采用小体积流通池等。

(二) 实验条件选择

HPLC 各种分离方法的分离机制差别较大,需要根据分析目的、试样性质和各种模式的分离机制来选择不同的分离方法,试样性质包括相对分子量、化学结构、极性和溶解度等。

五、应用与评价

(一) 应用

HPLC 的应用远广于气相色谱法。80% 的化合物包括大(高)分子化合物、离子型化合物、热不稳定型化合物以及有生物活性的化合物都可以用不同模式的 HPLC 进行分离分析。

1. HPLC 法在医学检验中的应用 HPLC 由于不受被分离物质挥发性、不稳定性及相对分子量的限制,在医学检验中应用广泛,特别适用于生物活性大分子物质的分离提纯,例如蛋白质、酶、核酸以及氨基酸的分离,免疫学中抗原和抗体的分离等,此外 HPLC 作为临床检验参考方法已日益增多,金属螯合物液相色谱近年来也用于人体微量元素的研究。

(1) 糖化血红蛋白测定:目前,HPLC 是检测糖化血红蛋白的参考方法,离子交换树脂 HPLC 法测定 HbA_{1c} 具有准确、重复性好、自动化操作较简单等优点,但环境温度、缓冲液的离子强度和 pH 对测定结果影响很大,只有在 22~25℃时层析结果稳定、准确。BiRe70 阳离子交换树脂是将弱羧酸功能基团连接到丙烯酸上的非球形微粒。使用不同离子强度和 pH 的磷酸盐缓冲液来洗脱可以分离 GHb 及其组分,目前已成为 DCCT 和 NGSP 参考方法所采用。

(2) 蛋白质及核酸分析和制备:近年来采用反相 HPLC 和柱前衍生技术可准确测定样品中各种氨基酸,尤其是带侧链的氨基酸,疏水氨基酸,特殊氨基酸如鸟氨酸以及磷酸化氨基酸的含量。

目前 HPLC 技术已成为分离纯化及鉴定肽和蛋白质的不可缺少的工具,分离纯化肽和蛋白质的 HPLC 模式主要有四种,选择何种 HPLC 模式分离纯化肽和蛋白质主要取决于待分离肽和蛋白质的来源,及要求达到的纯度和数量。

HPLC 可以分离、提纯各种核酸及其组分,进行定性或定量分析,并结合生化法、酶法和电泳法分析核酸片段,聚核苷酸的核苷酸顺序,方法简便、可靠、准确。核酸研究采用的方法主要是离子交换色谱,反相色谱和反相离子对色谱。

2. HPLC 法在卫生检验中的应用 在卫生检验领域中,HPLC 广泛应用于食品中添加剂的分析、残留农药分析等。也可用于环境污染监测。目前高效液相色谱法-串联质谱技术可以用于快速检测饮用水中的毒物,一般通过与毒物标准溶液的 HPLC-MS/MS 的质量色谱图进行比较,对毒物的质和量进行定性和定量。

3. HPLC 法在药物分析中的应用 HPLC 因具有高选择性、高灵敏度的特点,已成为医药领域的重要工具,在药物分析中常用于药物分离与鉴定、天然药物鉴定、药代动力学、制剂分析及体液中药物浓度等方面。例如目前临床常用的抗抑郁药物包括丙咪嗪、西酞普兰、帕罗西汀、氟伏沙明、氟西汀、舍曲林、文拉法辛、米安色林和马普替林。但由于抗抑郁类药品的安全范围比较窄,而且抑郁症患者对于治疗的顺应性较差,因此,临床上须对以上 9 种药物进行治疗药物监测(TDM),协助临床医师调整药物剂量,实现个体化合理用药。超高效液相色谱法-质谱法联用法(UPLC-MS/MS)用于临床治疗药物监测,实现快速、高通量定量监的目的。

（二）评价

HPLC 法具有以下特点：

1. **高速**　分析速度快、载液流速快，通常分析一个样品在 15～30min，有些样品甚至在 5min 内即可完成。

2. **高效**　分离效能高。可选择固定相和流动相以达到最佳分离效果，比气相色谱的分离效能高出许多倍。

3. **高灵敏度**　紫外检测器可达 0.01ng，进样量在 μl 数量级。

4. **应用范围广**　大多数有机化合物可用 HPLC 分析，特别是高沸点、大分子、强极性、热稳定性差化合物的分离分析，显示出优势。

此外，HPLC 还有色谱柱可反复使用、样品不被破坏、易回收等优点。但也有缺点，与气相色谱相比各有所长，相互补充。HPLC 的缺点主要是①“柱外效应”。从进样到检测器之间，除了柱子以外的任何死空间（进样器、柱接头、连接管和检测池等）中，如果流动相的流型有变化，被分离物质的任何扩散和滞留都会显著地导致色谱峰的加宽，柱效率降低。②HPLC 检测器的灵敏度不及气相色谱。

知识拓展

超高效液相色谱法简介：超高效液相色谱法（ultra performance liquid chromatography，UPLC）借助于 HPLC 的理论及原理，利用小颗粒固定相（<2pm）、非常低的系统体积及快速检测手段等技术，使分离度、分析速度、检测灵敏度及色谱峰容量大大提高，从而全面提升了液相色谱的分离分析效能。

与 HPLC 相比，UPLC 的主要优点：①超高的分析速度：小颗粒固定相、非常低的系统体积及快速检测手段能保证组分在色谱分离的情况下，大大提高分析速度，从而显著增加样品通量，提高工作效率。②超高的分离效能：利用高效创新小颗粒填料，可以大大降低扩散体积，提高柱效和分离度，适合复杂混合物的分离分析。③超高的灵敏度：小颗粒技术和整体化的仪器设计，可以得到更窄、更高的色谱峰，这就意味着更高的灵敏度。

（张炳峰　张丽霞　徐建华）

思考题

1. 简要说明气相色谱分析的基本原理
2. 当下列参数改变时，a 柱长缩短 b 固定相改变 c 流动相流速增加 d 相比减少（色谱柱中气相与液相体积之比）是否会引起分配系数的改变？为什么？
3. 当下列参数改变时，a 柱长增加 b 固定相量增加 c 流动相流速减少 d 相比增大是否会引起分配比的变化？为什么？
4. 对载体和固定液的要求分别是什么？
5. 试述“相似相溶”原理应用于固定液选择的合理性及其存在的问题。
6. 从分离原理、仪器构造及应用范围上简要比较气相色谱及液相色谱的异同点
7. 在液相色谱中，提高柱效的途径有哪些？其中最有效的途径是什么？
8. 以离子对模型为例，说明其保留机制
9. 何谓化学键合固定相？它有什么突出的优点？
10. 何谓梯度洗脱？它与气相色谱中的程序升温有何异同之处？

第十二章

生物质谱分析技术与设备

质谱(mass spectrometry,MS)分析技术是将化合物转变成离子和碎片离子,按离子质荷比(mass charge ratio,m/z)不同分开后,进行成分和结构分析的一种定性、定量分析技术。质谱分析技术具有应用广泛、灵敏度高、样品用量少,分析速度快等特点,在微生物鉴定、生物标志物检测、和治疗药物浓度监测等医学检验领域中的应用日益广泛。

知识拓展

质谱仪的发展历程:现代意义上的第一台质谱仪是汤姆逊1910年研制出来的,它是一台不能聚焦的抛物线质谱装置。1919年,汤姆逊的同事阿斯顿将电场和磁场结合,研制出了能聚焦的质谱仪,性能大大提高。1934年诞生的双聚焦质谱仪是质谱学的又一里程碑。50年代是质谱快速发展的时期,出现了四级滤质器、脉冲飞行时间分析器等。同时,离子化手段也增加了,还进行了串联质谱仪研制。气相色谱质谱联用,尤其是液相色谱质谱联用以及新的软电离技术(场致电离、化学电离、等离子体、快原子轰击法、电喷雾电离、大气压化学电离等)大大拓展了其应用范围。20世纪90年代,快速发展起来的飞行时间质量分析器则把测定的相对分子质量范围进一步扩展到几十万的原子单位。目前,质谱分析应用广泛,在物理、化学、环境、医疗和食品等领域均发挥着重要作用。

第一节　生物质谱分析技术基本原理与质谱图

一、基本原理

质谱分析是一种测量离子质荷比(质量-电荷比)的分析方法,其基本原理是使样品中各组分导入离子源,在极高的真空状态下,在电子、电场、光、热或激发原子等能量源作用下,将物质气化并电离成离子,经电压加速和聚焦进入质量分析器中,在电磁场的作用下,这些离子在质量分析器中按离子的质荷比(m/z)大小顺序分开,通过检测器测量各离子峰的强度并记录下来,经计算机处理后获得物质的质谱图。根据质谱图中峰的位置进行定性分析,峰的强度进行定量分析,以此获得物质分子量及其他结构相关信息。从本质上说,质谱是物质带电粒子的质量谱。

质荷比是指离子质量(以相对原子量为单位计)与它所带电荷(以电子电量为单位计)的比值。质谱分析测定的不是离子的质量,而是其质荷比。由于离子同时具有质量和带有电荷,当其电荷数为1时,离子的质量与质荷比相等。质谱分析中用来衡量原子或分子质量的单位定义以符号“u”表示,另一个与此通用的符号为道尔顿(Dalton,Da或D)。道尔顿通常在涉及平均分子量时使用,u更多地应用于元素的同位素分析及质谱的同位素中。

二、质谱图

在质谱分析中,质谱的表示方法主要有两种形式即质谱图和质谱表。质谱图(mass spectrum)通常是以离子质荷比(m/z)为横坐标,以离子相对强度为纵坐标构成。一般将原始质谱图上最强的离子峰定义为基峰,并设定其强度为100%,其他离子峰则以此为标准,确定相对强度(以其对基峰的相对百分值表示),又称离子强度(离子流强度)、相对丰度或丰度,见图12-1。常见的质谱图是经过计算机处理的棒状图,图中每一个棒(每一条线)代表一种质量的离子。

质谱表是用表格形式表示质谱数据,即质荷比与离子相对强度列表,见表12-1。这种表直接列出了质谱峰的相对强度,使定量计算更加直观和方便,但质谱表应用较少。

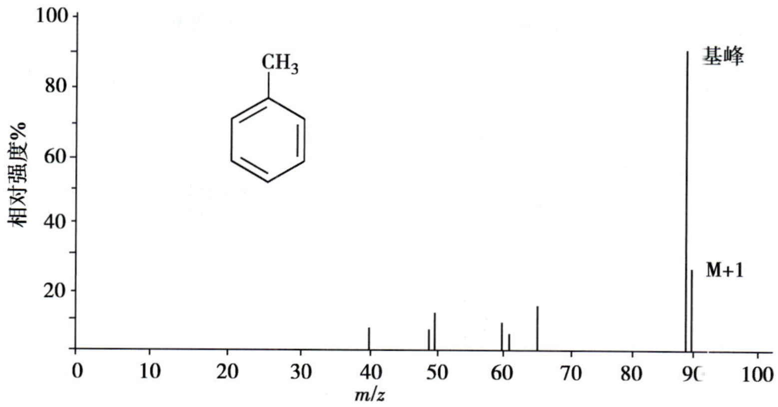

图 12-1　甲苯质谱图

表 12-1　甲苯的质谱表

m/z	38	39	45	50	62	63	65	91	92	93	94
相对强度	4.4	16	3.9	6.3	9.1	8.6	11	100(基峰)	$68(M)^+$	$5.3(M+1)^+$	$0.21(M+2)^+$

从质谱图上可以很直观地观察到整个分子的质谱全貌，而质谱表则可以准确地给出精确的 *m/z* 值及相对强度值，有助于进一步分析。目前，已建立常见细菌、生物标志物及其他有机化合物标准质谱图的数据库。在分析一个未知细菌、生物标志物或有机化合物时，得到质谱图后，可以通过计算机在数据库中进行检索，查得该质谱图对应的化合物。

（张国军　龚道元）

第二节　生物质谱分析仪基本结构和分类

一、基本结构

质谱仪主要由真空系统、进样系统、离子源、加速器、质量分析器、检测器及计算机处理系统等组成，以离子源和质量分析器为核心，见图 12-2。

（一）真空系统

为了降低背景和减少离子间或离子与分子间碰撞产生干扰（如散射、离子飞行偏离、质谱图变宽等）及延长灯丝寿命，在质谱仪中凡是有样品分子和离子存在的区域都必须处于真空状态，特别是质量分析器要求高真空度。质谱仪采用两级真空系统，由机械泵和高真空泵组合而成，一般情况下，离子源的真空度应达 10^{-5}～10^{-3}Pa，质量分析器则应达 10^{-6}Pa。

（二）进样系统

进样系统主要是高效重复地将样品（一般为处理后的样品）引入离子源并且不造成真空度降低，目前常用的进样装置有直接进样和通过接口进样两种方式。

1. **直接进样**　直接进样有三种类型：①气态、高沸点液态样品：通过可调喷口装置导入离子源。②吸附在固体上或溶解在液态中的挥发样品：通过真空分析器富集样品上方的气体，利用吸附柱捕集，再采用程序升温的方式使之解吸附，经毛细管导入质谱仪。③固体样品：常用进样杆直接导入。

2. **通过接口进样**　将气相色谱的载气或液

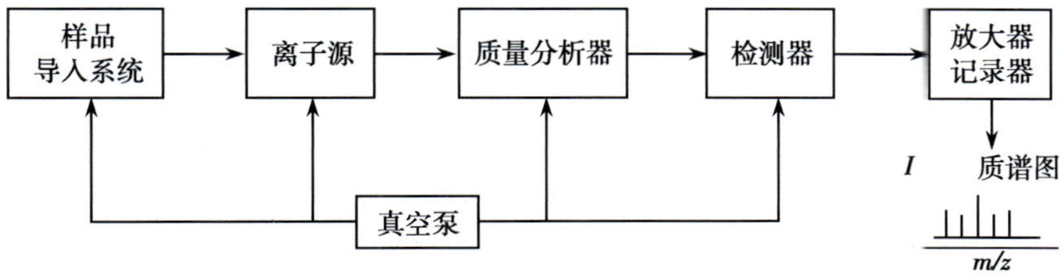

图 12-2　质谱仪的基本结构框架图

相色谱的溶剂去除使分析物导入质谱。主要包括各种喷雾接口(电喷雾、离子喷雾和热喷雾)、粒子束接口和粒子诱导解吸附接口等。

(三) 离子源

使气化样品中的原子、分子或分子碎片电离成离子的装置称为离子源,也称为电离源。命名方式为:电离方式+“源”。离子源的性能直接反映质谱仪的性能,因而它是质谱仪中最重要的组成部件之一。

1. 质谱图中主要离子峰 分子在离子源中可发生多种电离,同一分子可产生多种离子,在一张质谱图中,可以看到许多离子峰。质谱图中出现的离子峰,归纳起来有以下几种:

(1) 分子离子峰:化合物分子受电子流撞击后,失去1个外层价电子而生成带正电荷的离子(自由基阳离子),称为分子离子。它是质谱中所有离子的起源,用 $M^{+.}$ (M^+或 M)表示,即 M+e(高速)→$M^{+.}$ +2e(低速)。质谱图中由分子离子产生的峰称为分子离子峰。由于 $z=1$,显然分子离子质荷比 m/z 等于该化合物的相对分子质量,可由此推断化合物的分子式,是有机化合物的重要质谱数据。

(2) 碎片离子峰:当轰击的电子的能量超过分子电离所需的能量时(一般为 50~70eV),引起分子中某些化学键断裂,生成的质量较小(低)的带正电荷的离子,即失去游离基(自由基)后的正离子 A^+,称为碎片离子。质谱图上由碎片离子产生的峰,称为碎片离子峰,碎片离子峰 A^+ 在质谱图上位于分子离子峰 $M^{+.}$ 的左侧。样品分子 M 常见的破碎过程为:$M \rightarrow M^{+.} \rightarrow A^+ + B.$ 。

断裂产生的碎片离子与分子结构密切相关,通过各种碎片离子相对丰度的分析,有可能获得整个分子结构信息。由于化学键断裂的位置不同,同一分子离子可产生不同质荷比的碎片离子,其相对丰度与化学键断裂的难易程度以及化合物的结构有关。如果电子的能量大大超过分子的电离能,则足以打断分子中各种化学键,而产生各种各样的碎片,如阳离子、离子-分子复合物、阴离子和中性碎片等。

(3) 同位素离子峰:自然界存在的元素中约有70%具有同位素,当元素具有非单一的同位素组成时产生同位素离子,由其所产生的峰称为同位素离子峰。

(4) 亚稳离子峰:离子在离开离子源进入质量分析器时,由于碰撞等原因,在飞行过程中进一步断裂失去中性碎片而形成低质量的离子,称为亚稳离子,用 m^* 表示,所产生的峰,称为亚稳离子峰。

(5) 重排离子峰:在两个或两个以上化学键断裂过程中,某些原子或基团从一个位置转移到另一个位置生成的离子,称为重排离子。质谱图上相应的峰为重排离子峰。重排离子中发生位置转移的常是氢原子。

任何离子经过进一步电离产生某离子,通常称前者为母离子,称后者为子离子。一般也将除分子离子以外的所有离子泛称为碎片离子。

2. 常见电离源的电离方式及其原理

(1) 电子电离(electron ionization, EI):是出现最早的一种电离方式,又被称为电子轰击电离源或电子轰击,是在高真空的环境中,分子与离子间的碰撞可忽略的条件下,灯丝发热产生电子,电子被加速后,与气化后的样品分子作用,引起有机物分子与其共振,待测样品分子则通过共振获得能量,失去一个电子,从而发生电离。

EI 离子源的电子轰击能量一般为 70eV(电子伏特,1eV = 96.48kJ/mol),远大于大多数有机化合物的电离能(7~15eV),样品分子在电离成分子离子后,过剩的能量会使其进一步碎裂成碎片离子,产生更丰富的碎片信息。故 EI 又被称为“硬”电离技术。

电子电离具有结构简单、稳定,电离效率高,最常用于挥发性小分子样品;质谱图重现性好,便于与数据库中的标准质谱图比较;碎片离子种类多,可提供较多的分子结构信息。缺点是:只适用于易气化的有机样品分析,不适于难挥发、热不稳定的样品分析;样品分子稳定性不强时,分子离子峰的强度低,甚至不存在;EI 电离只检测正离子,不检测负离子。

(2) 化学电离(chemical ionization, CI):是在 EI 基础上加入一种反应气体,利用样品分子和反应气体离子间的分子-离子反应使样品分子电离。依据样品的性质,可选择不同的反应气体,常用的是甲烷、异丁烷、氨气等。样品分子可以接受质子也可以失去质子,生成准分子离子。与 EI 相比,该种电离方式不会产生过多的碎片离子,因此又被称为“软”电离方法。

CI 的优点是由于能量传递要大大低于 EI,因此形成的主要是准分子离子,准分子离子峰强度高，便于推算相对分子量；色谱法-质谱法联用，载气不必去除，可作为反应气体；反映异构体的差别较EI好。缺点是碎片离子峰少，强度低，得到的结构信息就少；质谱图不标准，不能进行检索。

（3）场电离（field ionization，FI）：是样品蒸气邻近或接触到带高正电位的金属针等场发射体时，形成非常强的电位梯度，分子进而被电离。场电离提供给分子的能量与有机物的电离电位接近，因此，没有过多的能量使分子离子进一步裂解。可见，FI是一种"软"电离方式，以分子离子或准分子离子为主，碎片离子较少。

FI优点是电离快速，适合于气相色谱法-质谱法联用。缺点是灵敏度较低，应用较少。

（4）场解吸（field desorption，FD）：样品被沉积在电极上，在电场作用下（或再辅以温和加热），样品不经气化而直接电离得到准分子离子。适用于有机酸、肽、抗生素等难气化和热不稳定化合物的分析。FD的准分子离子峰比FI的强，碎片离子少，结构信息也就少。

（5）快原子轰击（fast atom bombardment，FAB）：用高能快速中性惰性原子流（Ar或Xe）轰击靶标上的样品，使其产生次级离子并从基质上溅射出来，经加速后进入质量分析器。为了防止样品表面被破坏，无法形成连续的电子流，通常会把样品置于低挥发性的液体中，一般会选用甘油、硫代甘油等。这种黏稠的溶剂能延长次离子流的时间，保证质谱图稳定。

FAB的优点是适用于质量大、难气化，热稳定性差的样品分析；样品制备简单，用量少；有较强的准分子离子峰，碎片少；快速；分辨率高。缺点是样品必须溶于基质，但基质多峰，干扰结果分析；非极性物质难以离子化。

（6）电喷雾电离（electron spray ionization，ESI）：是一种使用强电场的电离方式，溶解在溶剂中的样品通过喷嘴喷出，在大气压下，被喷嘴外层大流量的喷射气体（如 N_2）分散形成带电荷的细小雾滴，最后使样品分子变成蒸气，在喷口高电压作用下使样品分子离子化，致使分析物产生稳定的单电荷或多电荷离子，见图12-3。

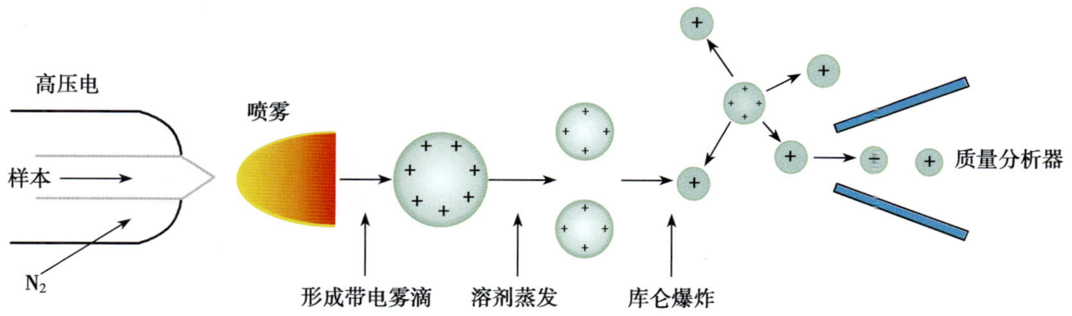

图12-3 电喷雾离子化示意图

ESI优点是没有施加直接的外界能量，因此，分子结构较完整，非常利于分析生物大分子；小分子通常能得到带单电荷的准分子离子，而大分子则得到多种多电荷离子，通过计算平均值能得到更准确的质量数；另外，灵敏度高，可达飞摩尔（fmol，10^{-15}mol）级。缺点是样品需要气化；不能分析混合物及纯化样品。

（7）电喷雾解吸电离（desorption electrospray ionization，DESI）：同ESI，但不含样品。样品放置在聚四氟乙烯的固相表面上，ESI生成的呈喷雾状的带电小液滴被喷射到样品表面，液滴中所含有机溶剂即时对待测物进行萃取、溶解后，液滴从表面反弹形成更加细小的液滴，导致溶剂快速蒸发，而电荷残留在待测物分子中，使其气相离子化。电喷雾无须对样品进行预处理，常压下在相对开放的空间内能对固体表面的痕量物质进行快速质谱分析，具有原位、实时、在线、非破坏、高通量、低耗损、无污染等特点，发展潜力大。

（8）大气压化学电离（atmos-pheric pressure chemical ionization，APCI）：是在ESI后增加一个放电电极，使溶剂分子也被电离，通过气体离子-样品分子反应使样品发生化学电离。APCI是ESI的补充，主要产生准分子离子，很少产生碎片离子。特别适用于分析中等极性或低极性的小分子化合物。APCI源要求样品要有一定的挥发性，能够进行气态离子化。APCI与ESI统称为大气压电离，见图12-4。

（9）大气压光电离（atmospheric pressure pho-

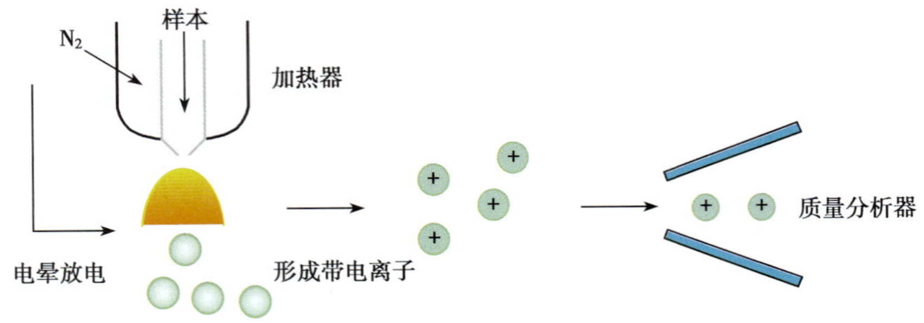

图 12-4 大气压化学离子化示意图

to ionization，APPI）：是利用真空紫外灯产生的高能光子使带有共轭双键的化合物选择性电离。其工作过程与 APCI 源类似，不同之处是 APPI 源采用的是真空紫外灯而非电晕放电针，利用光化学作用将气相中的样品进行电离。在 APPI 源中，样品首先在雾化气的作用下形成细小雾滴，然后在加热的陶瓷管中被完全气化。此时，目标分子在光源发射的光子作用下，失去一个电子发生质子化，随后带正电荷的目标分子再与溶剂分子发生碰撞，若溶剂为质子溶剂，则目标分子从中获取质子而形成质子化离子，否则形成分子离子。APPI 通常还会使用称为“掺杂剂”的额外溶剂或流动相改性剂协助完成目标分子的带电过程。这种情况下，电离能低于光子能量的掺杂剂分子首先被质子化，然后再将质子传递给目标分子。

与 ESI、APCI 源相比，APPI 源更适用于分析非极性芳香族化合物。综上，ESI 源是先带上电荷再逐步气化的过程，而 APCI 源和 APPI 源是先气化，再逐步带上电荷的过程。

（10）基质辅助激光解吸电离（matrix-assisted laser desorption ionization，MALDI）：

该电离方式是把样品溶解于过量的固体基质中，干燥成为晶体或半晶体，在激光（如 337nm 紫外氮激光）的照射下，基质吸收激光能量后瞬间由固体转化为气态，将质子转移给样品分子使其电离。其优点是可使一些难电离的样品电离，特别适用于生物大分子如多肽、蛋白质、聚合物电离，质量数可达 300kD；准分子离子峰很强，碎片离子峰很少；产生的离子特别适合于用飞行时间质谱检测，以准确高效分析生物大分子。缺点是分辨率低，有 1kD 以下的基质峰干扰；激光解吸离子化时有可能使样品光降解；如没有反射飞行装置，不能分析多肽修饰。

（11）电感耦合等离子体源（inductively coupled plasma，ICP）：是利用高温等离子体使样品中的元素电离出一个电子后形成带一个正电荷的离子。等离子体通常为氩气，其中含有中性原子和分子，还有大量的电子和正离子，整体处于电中性。等离子体内部温度高达几千甚至一万度，当样品由载气携带从样品注入管喷出到达氩等离子体的中心区时，高温使样品气溶胶迅速去溶剂化、原子化和离子化，最终形成单电荷正离子。ICP 离子源在常压下工作，操作较为简便，其灵敏度高，干扰较少，检出限低，稳定性高，线性动态范围宽，许多元素的检出限可达 μg/L 级。ICP 源与质谱技术连用，广泛用于痕量元素的定量分析。

3. **硬电离和软电离** 能给样品较大能量的电离称为硬电离，而给样品较小能量的电离称为软电离。硬电离一般只能得到碎片离子；软电离适用于易破裂或易电离的样品，易得到准分子离子峰。在以上电离方式中，只有 EI 属于硬电离，其他属于软电离。

4. **碰撞诱导断裂和源后衰变** 为得到较多的结构信息，需要进行碰撞诱导断裂（collision-induced dissociation，CID）或另进行源后衰变（post-source decay，PSD），两者都是装在离子源后面的一种碰撞装置，前者含有碰撞气体如 N_2、He、Ar、Xe、甲烷等，后者含碰撞粒子。具有一定质量的母离子从离子源出来后进入碰撞室，分别发生离子-分子碰撞、离子-粒子碰撞反应，从而产生子离子，得到子离子的质谱图。

（四）加速器

在离子源中产生的各种不同的正离子，在加速器的高频电场中加速，增加能量后，因其轨迹半径不同而初步分开，一般只有磁质量分析器有加速器。飞行时间质谱中的带电离子离开离子源后，会在电场的作用下获得一定的动能；在常用的四级杆质谱中，离子离开离子源后，会经过离子传输装置进入质量分析器，该装置有聚焦加速的作用。

（五）质量分析器

依据不同方式将离子源产生的离子按照质荷比（m/z）的大小分离聚焦的装置称为质量分析器（mass analyzer）。质量分析器是质谱仪的重要组成部分，种类较多，分离原理也不相同，通常根据质量分析器的不同来对质谱仪进行分类、命名。常见的质量分析器有磁质量分析器、四级杆质量分析器、离子阱质量分析器、飞行时间质量分析器。

1. 磁质量分析器　分为单聚焦质量分析器和双聚焦质量分析器两种。

（1）单聚焦质量分析器：是只依靠磁场的质量色散作用和方向聚焦作用进行质量分离的分析器，实际上是一个处于扇形磁场中的真空容器（图 12-5），离子在离子源中被加速后，具有一定的动能，进入质量分析器。一个电荷为 z，质量为 m 的离子经电压 V 加速后，势能转化为动能，以速度 v 进入加速器。

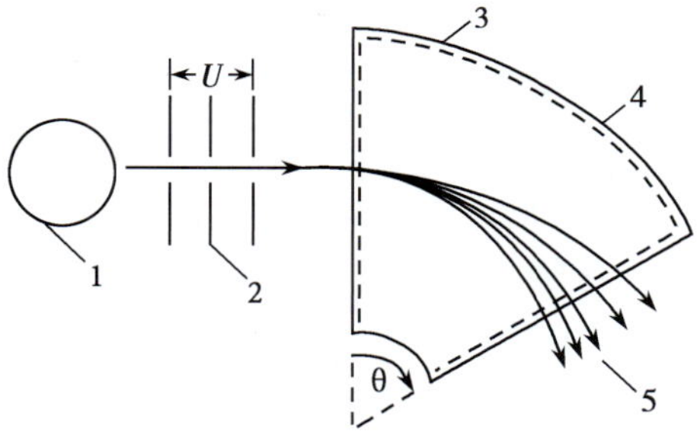

1. 离子源 2. 加速和准直狭缝 3. 上磁极
4. 下磁极 5. 分离开的离子（至检测器）

图 12-5　单聚焦质量分析器原理示意图

在分析器中，离子受磁场力作用，在与磁场垂直的平面做匀速运动，圆周运动的向心力等于磁场力，即：$\frac{mv^2}{R}=zevH$，其中 R 为离子运动半径，H 为磁场强度，$V=\frac{HRze}{m}$。离子在加速电压 V 作用下获得的电势能（zV）转化为动能：$\frac{1}{2}mv^2=zeV$。经过整理，质谱方程式为：$R=\frac{1.41}{H}\sqrt{\frac{mV}{z}}$

由上式可知见，V、H 和 m/z 决定了离子在磁场中的运动半径 R，当 V 和 H 均固定时，不同 m/z 的离子有不同的运动半径，即磁场对不同质量的离子有质量“色散作用”，犹如光栅对不同波长的光有色散作用一样。在质谱仪中 R 是固定的，如果 H 固定，连续地改变 V 可以使不同 m/z 的离子先后通过狭缝到达检测器（称为电压扫描）；如 V 保持不变，连续地改变 H，也可使不同的 m/z 的离子被检测（称为磁场扫描）。另外，对具有质量相同，不同方向（角度）的离子，以一定速度进入磁场，经质量色散后均具有相同的运动半径 R，最终能被集中成一个离子束通过狭缝到达检测器，这种汇聚作用称为方向聚焦作用。

当 H 不变时，不同 m/z 的离子具有不同的 R，称为磁场的能量色散作用。该作用使运动速度 v 有微小差异，但 m/z 相同的离子在通过磁场时发散，导致仪器的分辨率低。

该分析器具有质量色散作用和方向聚焦作用，结构简单，操作方便，但缺点是不能把具有相同的 m/z，不同能量（速度）的离子束聚焦，即只能作速度（或能量）聚焦，因此分辨率低。

（2）双聚焦质量分析器：能同时对进入分析器的离子束实现质量色散、能量聚焦和方向聚焦的质量分析器。离子先后通过一个静电分析器和一个磁分析器，前者使质量相同而速度不同（即能量不同）的离子作分离聚焦，符合一定偏转大小即速度相同的离子才能通过狭缝进入后者，再按 m/z 大小作方向聚焦。双聚焦分析器的优点是同时作分离（速度或能量）聚焦和方向聚焦，分辨率较高，能准确测定相对分子质量。缺点是扫描速度慢，操作、调整比较困难，灵敏度较低，价格贵。

2. 四级杆质量分析器　由两对四根高度平行的柱状金属杆构成，用陶瓷绝缘，交错而连接。施加相同的电压，两组极杆电压相反。施加的电压由直流电压和射频电压叠加而成。离子束进入电场后，在交变电场作用下产生振荡，在一定的电场强度和频率下，只有某种质荷比的离子能在电场内稳定振荡而到达检测器，其他离子则由于不稳定振荡，振幅逐渐增大，最后打到四级杆上或者飞出四级杆外，见图 12-6。

该分析器结构简单，体积小，重量轻，价格便宜，仅用电场而不用磁场，扫描速度快，操作时能容忍相对低的真空度，特别适合 LC-MS，也适合于跟踪快速化学反应等。但该分析器分辨率不够高，对质量较大的离子有质量歧视效应（即同样浓度的大质量样品比小质量样品的响应信号强度要低），一般为 10~1 000 原子质量单位。

3. 离子阱质量分析器　一般由一个环形电极和上下两个呈双面的端盖电极围成一个离子捕

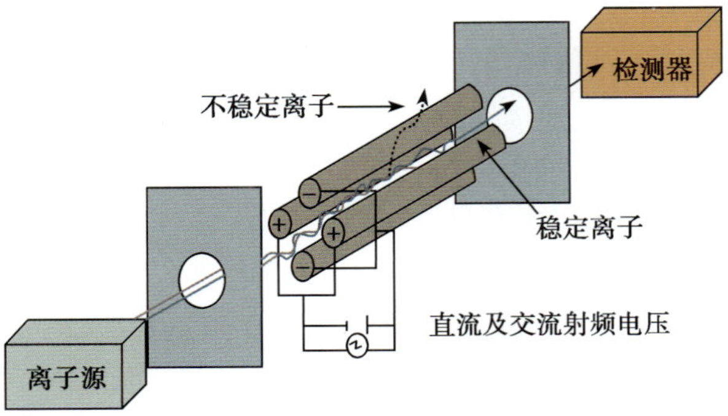

图 12-6 四级杆质量分析器示意图

集室。某一质量的离子在一定的电压下，可以处在稳定区留在阱内。改变电压后，离子可能处于不稳定区，振幅很快增长，撞击到电极即消失。在直流电压和射频电压比值不变时用射频电压扫描，即可以将离子从阱内引出，获取质谱信号。其优点是结构简单、价格便宜、性价比高；仅用电场而不用磁场；灵敏度高，质量范围大，可达 6kD，非常适合多级质谱定性鉴定物质的结构。对大质量离子响应准确，但对小质量离子有质量歧视效应。

4. 飞行时间质量分析器（time-of-flight mass analyzer，TOF） 飞行时间质量分析器只是一个长度一定的无场空间，离子经加速电压加速而进入分析器时，由于不同质量的离子飞行速度不同所飞过的距离也会不同，质量轻的离子飞行速度快而先到达检测器，而质量重的后到达，由此可以获得质量分离。

离子在加速电压 V 作用下获得电势能（zV）转化为动能：$\frac{1}{2}mv^2=zeV$，以速度 v 进入长度为 L 的离心漂移管或称飞行管，飞行时间为 t，$v=\frac{L}{t}$，即 $t=L\sqrt{\frac{m}{2zv}}$。当 V、L 固定时，离子飞行时间与其质荷比的平方根成正比。适当延长漂移管的长度，可以增加分辨率。

飞行时间质谱仪既不需要电场，也不需要磁场，设计和操作简单，分析速度极快（能达到 10 万次/秒以上的扫描），其质量测定范围宽（理论上没有上限），但由于进入漂移管之前离子产生的时间先后、空间前后和初始动能大小不同，即使质量相同，到达检测器的时间也不相同。因而，早期的简单线性 TOF 质量分辨率低。目前，通过采取 MALDI 方式、离子延迟引出技术和离子反射技术等与两次飞行时间分析器联用，可以使分析器的分辨率达到 20 000 以上，最高可检测质量超过 300kD，具有很高的灵敏度。

5. 傅里叶变换离子回旋共振分析器 用线性调频脉冲来激发离子，离子在磁场中三对相互垂直的平行板电极作用下做回旋运动、螺旋运动的频率与相应质量的离子数目成正比。得到质谱图。该分析器性能可靠，速度快、质量范围宽、分辨率极高，且可以和任何离子源相连，非常适合多级串联质谱；但存在碰撞能量低，碎片不完全，需要超导磁场，且设备价格昂贵等缺点。

（六）离子检测器

检测器是用来接收和检测分离后的离子，主要有以下几种：

1. 电子倍增管 是目前质谱仪应用最多的一种检测器，具有快速、灵敏、稳定等优点。其原理是由质量分析器出来的离子，具有一定的能量，撞击到电子倍增器的第一个阴极产生电子，电子再依次撞击电子倍增器的倍增级，电子数目呈几何倍数放大，最后在阳极可以检测到放大后的电流。

2. 光电倍增管 离子束撞击荧光屏，荧光屏发射光电子，由电子放大器检测。光电倍增器的灵敏度与电子倍增器类似。

3. 电荷耦合器件（charge coupled device，CCD） 利用离子在感光板上的感光来观察质谱线位置与强度。电荷耦合器件是一种以电荷量表示光量大小，用耦合方式传输电荷量的装置。它是在电荷存贮和电荷转移的基础上，对离子诱导电流进行检测，而电流的大小与离子的电荷密度相关而不依赖离子的质量。目前已经发展出适合 MALDI-TOF 和离子阱质谱的电荷检测器。

（七）数据处理和计算机控制系统

运用工作站软件控制样品测定程序、采集数据与计算机结果分析与结果判断，显示与输出质谱图（表）、数据储存与调用。值得一提的是计算机辅助质谱解析的强大功能。通过人工智能的方法，根据断裂规则预测化合物的结构。还可以通过统计分析确定未知化合物的定性特征。而自动谱图检索功能可将未知图谱与标准库进行比对检索，得出最佳的匹配结果，在不同程度的参与过程中，计算机已经成为质谱工作者进行数据处理和分析的有力工具。

二、质谱仪分类

1. 按质量分析器类型分类 根据质量分析

器的类型不同可分为单聚焦质谱仪、双聚焦质谱仪、四极杆质谱仪、离子阱质谱仪、飞行时间质谱仪和傅里叶变换质谱仪等。

2. 按应用范围分类　分为同位素质谱仪、无机质谱仪和有机质谱仪。其中同位素质谱分析仪可分析元素的稳定同位素，也可分析某些放射性核素，对地质学、环境及考古学等有重要的作用；无机质谱分析主要用于无机物的定性、定量及材料的表面分析等；有机质谱仪数量最多，应用最广，多与色谱联用，如气相色谱法-质谱法、液相色谱法-质谱法、毛细管电泳-质谱及芯片质谱等，主要用于各种有机化合物的结构分析。它能够提供有机化合物的分子量和官能团碎片信息。

3. 按分辨率分类　分为高分辨率质谱和低分辨率质谱。四级杆质谱及离子阱质谱为低分辨质谱，飞行时间质谱和傅里叶变换离子回旋共振质谱为高分辨质谱。低分辨质谱只能测量到离子质量的整数位。在同位素峰的辅助下，低分辨质谱也可确定离子化学式。高分辨质谱可精确地测定离子的质量，可以准确区分分子量有小数差别的分子。由于各种同位素的质量均带有不同的小数部分，所以精确测定质量能够确定离子的化学式。但是高分辨质谱仪器价格昂贵，维护复杂，远没有低分辨质谱使用率高。

（张国军　龚道元）

第三节　生物质谱分析仪性能指标

生物质谱分析仪主要性能指标包括分辨率、灵敏度、质量范围、质量准确性与质量稳定性和质量精度等，具体如下：

一、分辨率

质谱仪的分辨率（resolution）是指把质谱图中相邻两个峰分开的能力。一般而言，半峰宽越小，分辨率越高。计算方法有两种（图 12-7）：

1. 双峰法　也称为 10% 峰谷的方法，即两个等高峰 m_1 和 m_2 在质谱图中分离，它们相重叠的峰谷高度为峰高的 10%。此时，分辨率 $R=M/\Delta m$。其中 M 可为两峰的任意质量或者两峰质量的均值，$\Delta m(m_2-m_1)$ 为两峰的质量差。用双峰法计算时，由于实际测量中很难做到两个质谱峰等高，同时又重叠在 10% 峰谷处，因此双峰法的计算公式可改为：

$$R_d=\frac{\overline{M}}{\Delta m}$$

其中，R_d 为质量分辨率，双峰法计算；$\overline{M}$ 为两相邻质谱峰的质荷比平均值；Δm 为两相邻质谱峰的质荷比之差。

2. 单峰法　也称为半峰宽定义法，质荷比 M 与其对应的质谱峰 50% 峰高处的峰宽 $W_{1/2}$ 之比。

$$R_s=\frac{M}{W_{1/2}}$$

其中，R_s 为质量分辨率，单峰法计算；M 为质谱峰对应的质荷比；$W_{1/2}$ 为质谱峰 50% 峰高处的峰宽。

由于两种方法算出的结果有差异，因此在提供数据时应给出说明。在相同的分辨率下，测定低质量离子的质量精度高，而测定高质量离子的质量精度低。一般分辨率在 500 左右的质谱仪可满足常规的有机分析要求，若要进行同位素质量

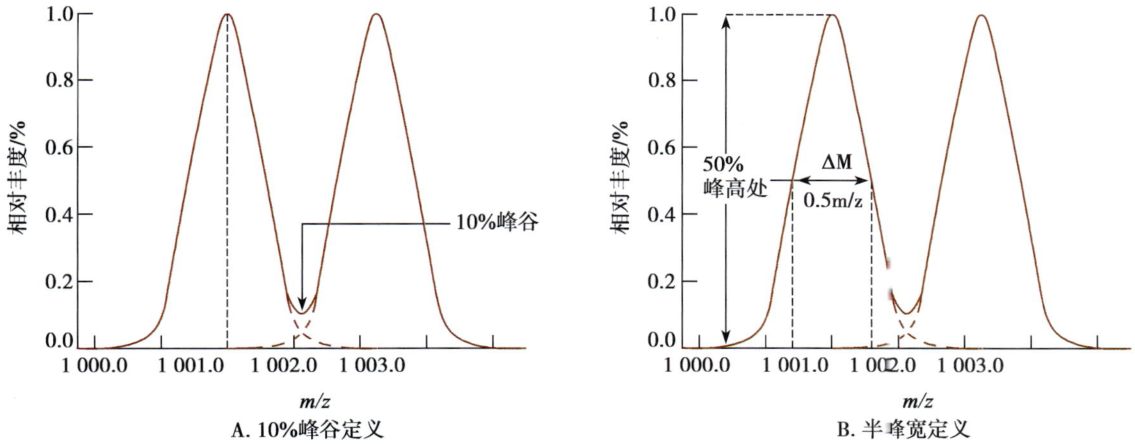

图 12-7　质谱峰分辨率的两种计算方法

及有机大分子质量测定时需选择分辨率大于5 000的高分辨质谱，如飞行时间质谱仪等。因此，在相同的质量精度要求下，测量较高质量的离子，应选择分辨率更高的仪器。

二、灵敏度

灵敏度反映的是仪器对样品在量的方面的检测能力，质谱仪灵敏度有绝对灵敏度、相对灵敏度和分析灵敏度几种。绝对灵敏度是指仪器检测到的最小样品量或是指产生具有一定信噪比的分子离子峰所需的样品量。相对灵敏度是指仪器可以同时检测的大组分与小组分含量之比。分析灵敏度则是指仪器在稳态下输出信号变化与样品输入量变化之比。

常用绝对灵敏度表示质谱仪的灵敏度，其中信噪比=检测信号∶背景信号，一般要求信噪比大于10∶1。此外，灵敏度还可以同时对检测信号的绝对值作要求，如峰高或峰面积下限。

三、质量范围

在质谱图中可检测到的质荷比的最大值和最小值区间即为质量范围，表示为“最低质荷比~最高质荷比”。这是质谱仪的重要参数，决定了仪器所能测定的最大质量上限。如果是单电荷离子即表示质谱仪检测样品的相对原子质量（或相对分子质量）范围，采用以^{12}C定义的原子质量单位（atomic mass unit，1amu=1u=1Da）来度量。

质量范围大小通常取决于质量分析器，使用时根据分析对象来选择。对于GC-MS来说，分析的是挥发性有机物，其相对分子质量一般不超过500，最常见的是300以下。因此，GC-MS质谱仪质量范围达到800就足够了。有机质谱仪一般可达到几千质量单位，生物质谱仪可测量几十万质量单位的生物大分子样品。

四、质量准确性

质量准确性（accuracy）是指质谱仪得到某离子的质量与理论值的偏差。在全质量范围内高、中、低端各选取至少1个质荷比的质谱峰，分别计算各自位置实测数值的3次测量平均值，按下式计算。选取计算结果绝对值最大的数值，保留正负符号及2位有效数字作为质量准确性。

$$D_{Ai}=\overline{M_i}-M_{oi}$$

其中，D_{Ai}为第i个质谱峰的质量准确性，单位为原子质量单位（u）；$\overline{M_i}$为第i个质谱峰3次测量的平均值，单位为原子质量单位（u）；M_{oi}为第i个质谱峰的理论值，采用物质组成元素计算数值，单位为原子质量单位（u）。

对实验室质谱仪而言，质量准确性要求为±0.2u。需要注意的是分辨率高虽可测定化合物的准确质量，但并不代表质量测定的准确性就很高。同样，分辨率低虽然只能测定整数质量，但也不意味着其测定的准确性就不好。

五、质量稳定性和质量精度

质量稳定性主要是指仪器在工作时的质量稳定情况，通常用一定时间内质量漂移的幅度来表示。对实验室质谱仪而言，质量准确性要求为±0.2u/8h。

质量精度是指质量测定的精确程度，常用相对百分比表示。如某化合物的质量为1 520 473amu，用某质谱仪多次测定该化合物，测得的质量与该化合物理论质量之差为0.003amu之内，则该质谱仪的质量精度约为十亿分之三。质量精度只是高分辨质谱仪的一项重要指标，对低分子量质谱仪意义不大。

（张国军 龚道元）

第四节 生物质谱联用分析技术

色谱技术是分析复杂化合物的强有力的手段，但对未知化合物定性、结构鉴定的能力较差，主要依据保留值对这些化合物定性。质谱技术是一种重要的定性和结构鉴定的分析方法，但它不具备分离能力，不能直接用于复杂混合物的鉴定，需要高纯度的单一样本组分（混合物的不同离子化方式和质量分析技术有其局限性），否则，杂质形成的本底对样品的质谱图产生干扰，不利于质谱图的解析。将色谱法和质谱法结合起来，两者取长补短，使分离和鉴定同时进行，成为复杂生物样品分析的有效手段，称为生物质谱联用分析技术。临床实验室常见的有气相色谱法-质谱法联用技术、液相色谱法-质谱法联用技术、毛细管电泳-质谱联用技术和串联质谱技术。

一、气相色谱法-质谱法联用技术

气相色谱法-质谱法联用（gas chromatography-mass spectrometry, GC-MS）技术是将气相色谱仪与质谱仪通过适当接口相结合，借助计算机技术进行联用的分析技术，已经成为分析复杂混合物最为有效的技术之一。

1. 基本原理　气相色谱仪部分是利用一定温度下样品中不同化合物在流动相（载气）和固定相中分配系数不同，使不同化合物按时间先后在色谱柱中流出而分离，从而达到分离分析的目的。保留时间是气相色谱进行定性的依据，色谱峰高或峰面积是定量的手段；质谱仪部分是将气化后的样品在真空的离子源中转化为带电离子，在磁场或电场作用下，按时间先后或空间位置进行质荷比（m/z）测定各成分的相对分子量、分子式、结构信息及定量的分析。

2. 基本组成　GC-MS 联用仪主要由色谱仪单元、质谱单元、接口及计算机系统组成。

（1）色谱仪单元：GC-MS 对气相色谱仪没有特殊要求，所使用的色谱柱和载气需要满足质谱仪的某些要求。最好选用填充化学键合相的色谱柱，载气采用惰性载气，不干扰质谱检测及在接口或离子源中易被除去，最理想的是氦气，使质谱仪承受较低的载气流量。

（2）质谱单元：GC-MS 对质谱仪的要求主要包括①真空度不受载气影响。②灵敏度与色谱仪匹配。③扫描速度与色谱峰流出速度相适应。④动态分辨率符合分析要求。

质谱仪常用离子源有 EI 或 CI；常用的质量分析器主要有四极杆、离子阱、飞行时间质量分析器。

根据需要，将两个或两个以上的质量分析器连接在一起使用的质谱称为串联质谱，如四极杆串联质谱、四极杆-飞行时间串联质谱。

（3）接口：色谱仪是在常压（大气压）下工作，而质谱仪在真空（$10^{-6}\sim10^{-4}$Pa）条件工作，接口是实现气相色谱仪和质谱仪联用的关键部件，主要作用有：①使色谱柱出口压力与质谱离子源的压力相匹配。②除去色谱柱流出的大量载气，使待测色谱组分经过浓缩后适量进入离子源。因此，如果色谱仪使用填充柱，必须经过接口装置将色谱的载气尽可能去除，再使样品进入质谱仪。但如果色谱仪使用毛细管柱，其载气流量比填充柱小得多，不会破坏质谱仪真空，因此，不需要接口，可以将毛细管直接插入质谱仪离子源。

常见的接口有直接导入型接口、开口分流型接口、喷射式分子分离器接口三种类型。

（4）计算机单元：GC-MS 的主要操作均由计算机系统控制完成，配有专用的工作站软件，能实现 GC-MS 联用仪的全自动操作，包括启动和停机、自检和故障诊断、仪器调校、参数设置、实时显示、数据采集和处理，谱库检索及报告生成等。

3. 数据采集模式及其提供的信息　GC-MS 的数据采集模式主要有全扫描和选择离子监测。此外，还有适用于串联质谱的多种扫描模式（将在 LC-MS 部分介绍），根据数据采集获得的样品谱图，可以进行定性和定量分析。

（1）全扫描：质量分析器在设定的质量范围内快速地以固定时间间隔不断重复扫描的数据采集模式称为全扫描。从色谱进样开始到一个分析周期结束，全扫描采集数据可利用计算机三维软件绘制出色谱法-质谱法三维谱图，其中 X 轴表示质荷比，Y 轴表示保留时间或扫描次数，Z 轴表示离子流的强度（离子丰度）。由于质量分析器是在一定质量范围内自动重复扫描，而每一次扫描都得到一张质谱图，因此，全扫描得到的是不断变化的质谱图集，这些质谱图可用于组分的定性鉴定。

将具有相同时间（一次扫描）的各离子流的强度进行累加，得到总离子流强度随时间（扫描次数）变化的色谱图，称为总离子流色谱。从全扫描采集得的数据中提取出特定质荷比的离子流强度随时间变化的色谱图，称为质量色谱图，也称为提取离子色谱图。通过质量色谱图，可对在总离子流色谱图中未分离的组分进行鉴定。

（2）选择离子监测（selected ion monitoring, SIM）：质量分析器对预先选定的一个或几个特征离子进行扫描的数据采集模式称为选择离子监测。通过选择离子监测获得的一个或几个质荷比的离子流强度随时间变化的色谱图，称为选择离子监测色谱图。以 SIM 模式进行数据采集时，质量分析器仅针对少数特征离子反复扫描，其检测灵敏度比全扫描高，SIM 色谱图与质量色谱图相似，但前者的峰强度比后者高约 2 个数量级。SIM 色谱图的色谱峰面积或峰高可用于目标化合物的定量分析。

4. 谱库检索　在标准电离条件下得到 GC-MS 未知化合物质谱图，只有与已知化合物的标准质谱谱库内的质谱图按照一定的程序方式进行比较，才能对未知化合物进行定性，即分析将匹配度

(相似度)比较高的一些化合物检出,并将这些化合物的名称、分子量、分子式、结构式和匹配度(相似度)给出。采用 GC-MS 联用仪分析复杂样品时,会出现数十个甚至上百个色谱峰,用人工方法对每一个色谱峰的质谱图进行解析非常困难,耗时耗力。利用质谱谱库检索,可以很快完成 GC-MS 的谱图解析工作。目前最常用的 GC-MS 谱库有 NIST 谱库(美国国家标准与技术研究院出版)、NIST/EPA/NIH 谱库(美国国家标准与技术研究院、美国国家环保局和美国国立卫生研究院共同出版)、Wiley 库、农药库(standard pesticide library)、药物库(pfleger drug library)和挥发油库(essential oil library)。其中,前三个是通用 GC-MS 谱库,一般的 GC-MS 联用仪上配有其中的一个或两个谱库。后三个是专用 GC-MS 谱库,通常根据工作的需要选择使用。目前用得最广泛的是 NIST/EPA/NIH 库。

从 GC-MS 分析获得的总离子流色谱图或提取离子色谱图上选取某色谱峰对应的质谱图,进行适当处理后得到该色谱峰的归一化棒状质谱图,按选定的谱库和预先设定的库检索参数、库检索过滤器与谱库中存有的标准谱图进行比对,将得到的匹配度(相似度)最高的 20 个质谱图的有关数据(化合物的名称、分子量、分子式、可能的结构式和匹配度等)列出来,将对鉴定未知化合物有很大帮助。

5. 应用与评价 GC-MS 适合于相对分子质量较低(<1 000)的化合物分析,尤其适合于挥发性成分的分析。广泛应用于体内药物及代谢物检测、食品和中药中农药残留量测定、体育竞赛中兴奋剂等违禁药品的检测以及环境监测等方面。另外,GC-MS 可以通过分析微生物细胞中的脂肪酸衍生物,鉴定出结核分枝杆菌(tuberculosis,TB),从而对肺结核进行快速诊断。

GC-MS 具有以下优点:①定性参数多,定性可靠:除与 GC 一样能提供保留时间外,还能通过质谱图获得分子离子峰的准确质量、碎片离子峰强度比、同位素离子峰强度比等信息。②检测灵敏度高:全扫描时的灵敏度优于所有通用型 GC 检测器,选择离子监测时的灵敏度优于所有选择性 GC 检测器。③能检测未获得色谱分离的组分。④分析方法容易建立:用于 GC 的大部分样品处理方法,分离条件等均可用于 GC-MS 法。

二、液相色谱法-质谱法联用技术

液相色谱法-质谱法联用技术以其高灵敏度、高准确度、易于自动化等特点,已广泛应用于临床检验、体内药物分析、滥用药物监测、毒物分析等各种小分子化合物定量,尤其是各种生物样品中小分子化合物的定量。目前已成为临床检验中生物小分子测定的主要参考方法。

1. 原理 液相色谱法-质谱法联用法(liquid chromatography-mass spectrometery,LC-MS)是以液相色谱为分离手段,以质谱为检测(定性、定量分析)手段的分离分析技术。LC-MS 是将液相色谱仪与质谱仪通过适当接口相结合,借助计算机技术,进行联用的分析技术。

2. 基本组成 LC-MS 系统主要由高效液相色谱法单元、接口装置、质谱仪单元和计算机单元组成。

(1) 色谱单元:LC-MS 对高效液相色谱法仪没有特殊要求,但所使用的色谱柱和流动相需满足质谱仪的某些要求。

(2) 质谱仪单元:离子源和质量分析器是质谱仪的关键部分。

1) 离子源:在 LC-MS 中,其作用包括①将流动相及其携带的样品组分气化。②分离除去大量的流动相分子。③使样品组分离子化。目前,LC-MS 联用仪的接口已基本融入质谱仪的离子源中,主要应用大气压离子化(atmosphere pressure ionization,API)真空接口技术,该技术使样品的离子化在大气压条件下的离子化室中完成,常用 ESI、APCI 和 APPI 技术,API 技术成功地解决了 LC 和 MS 的连接问题,它既是一种较好的接口技术,也是一种离子化技术。

2) 质量分析器:常用的质量分析器主要有四极杆、离子阱、飞行时间质量分析器。

3. 数据采集模式及其提供的信息 LC-MS 的数据采集模式除了全扫描、选择离子监测外,还包括:

(1) 选择反应监测(select reaction monitoring,SRM):串联四级杆质谱仪的第一个质量分析器对特定前体离子进行扫描,第二个质量分析器对该前体离子通过碰撞诱导断裂(CID)产生的特定产物离子进行扫描的数据采集模式称为选择反应监测(SRM),又称多反应监测。与 SIM 一样,选择反应监测能对复杂混合物中的痕量组分进行快速分析，但它比SIM的选择性更好，检测灵敏度更高。通过选择反应监测获得的特定质荷比的产物离子流强度随时间变化的色谱图，称为选择反应监测色谱图。SRM色谱图的色谱峰面积或峰高可用于目标化合物的定量分析。

（2）产物离子扫描：串联质谱仪的第一个质量分析器对特定前体离子进行扫描，第二个质量分析器（离子阱质谱仪为"时间上"串联，仅有一个质量分析器）对该前体离子通过CID产生的所有产物离子进行扫描的数据采集模式称为产物离子扫描，也称为离子扫描。通过离子扫描获得的产物离子流强度随质荷比变化的谱图，称为产物离子质谱图。产物离子扫描能够获得前体离子的特征碎片离子，了解化合物的裂解规律，适用于化合物的结构分析。

（3）前体离子扫描：串联四级杆质谱仪的第一个质量分析器对能产生特定产物离子的所有前体离子进行扫描，第二个质量分析器对特定产物离子进行扫描的数据采集模式称为前体离子模式，也称为母离子扫描。通过前体离子扫描获得的产物离子流强度随前体离子质荷比变化的谱图，称为前体离子扫描质谱图。前体离子扫描能帮助追溯碎片离子的来源，可以对能产生某种特征碎片离子的一类化合物进行快速筛选，适用于系列结构同系物的鉴定。

（4）中性丢失扫描：串联四级杆质谱仪的第一个质量分析器对能丢失指定中性碎片的前体离子扫描，第二个质量分析器对已丢失指定中性碎片的产物离子随质荷比变化的质谱图，称为中性丢失扫描质谱图。中性丢失扫描可用于研究结构相似物质（如具有相同结构碎片或相同结构基团）。

4. 应用与评价 LC-MS可以用于新生儿遗传病筛查，已被业界认为是新筛的"金标准"方法。LC-MS可以筛查出的遗传代谢病包括高苯丙酮酸血症、高胱氨酸尿症、瓜氨酸血症、甲基丙二酸血症、3-甲基巴豆酰基辅酶A羧化酶缺乏症、极长链酰基辅酶A脱氢酶缺乏症等。此外，LC-MS还可用于老年痴呆的早期实验室诊断、癌症疾病筛查、激素、磷酸酯、变异血红蛋白、糖化血红蛋白、血药浓度检测等。

LC-MS适用于极性大、挥发性差或热不稳定化合物的分析，弥补了GC-MS应用局限性，其特点为：①提供信息多：采用ESI和APCI等软离子化技术，主要产生准离子，易于确定相对分子质量，而通过产物离子扫描、前体离子扫描和中性丢失离子扫描等，可获得丰富的化合物结构信息。②灵敏度高和分析速度快：背景干扰少，提高信噪比，提高灵敏度，可在色谱分离不完全的情况下对复杂基质中的痕量组分进行快速定性、定量检测。③测量质量范围宽：利用ESI源，可以测定相对分子质量为几十万甚至几百万的大分子化合物，且不受样品挥发性影响。

三、毛细管电泳-质谱联用技术

毛细管电泳-质谱联用技术（capillary electrophoresis-mass spectrometry CE-MS）是一种基于样品各组分间淌度和分配行为差异而实现分离的电泳新技术与单一样本离子组分的质荷比不同的质谱检测技术的联用。

CE-MS系统主要由毛细管电泳单元、接口装置、质谱单元和计算机单元组成。其中接口主要有同轴液体鞘流、无鞘接口及液体连接。最常用的质量分析器是四级杆质量分析器。在各种CE与质谱联用中，区带电泳最常用，ESI是CE-MS首选的离子源。

CE-MS综合了毛细管电泳和质谱的优点，在蛋白质组学、药物研究、医学检验及法医学等领域均显示出广阔的应用前景。

四、串联质谱技术

为了得到更多的有关分子离子和碎片离子的结构信息，两个和两个以上质谱分析器与碰撞活化室串联使用，称为空间串联质谱技术，常表示为MSn，如二级串联（MS-MS、MS/MS）的两个分析器之间有一个碰撞活化室，目的是将前一级质谱仪（MS1）选定的前体离子打碎，再由后一级质谱仪（MS2）分析。而时间串联质谱技术只有一个质量分析器，前一刻选定离子，在分析器内打碎，后一时刻再进行分析。

前体离子的裂解可以通过碰撞诱导解离、亚稳裂解、表面诱导解离、激光诱导解离等方式实现。

串联质谱技术可以通过产物离子扫描、前体离子扫描、中性丢失扫描及选择反应监测等方式实现。

当使用GC-MS、LC-MS时，如色谱仪未能将化合物完全分离，串联质谱技术可以通过选择性测定某组分的特征性离子，获得该组分的结构和量的信息，而不会受到共存组分的干扰。因此，GC-MS/MS、LC-MS/MS均可降低样品处理选择性要求，测定速度快，节省材料。

串联质谱技术在未知化合物的结构解析，复杂混合物中待测化合物的鉴定、碎片裂解途径的阐明及低浓度生物样品的定量分析方面具有优势，采用产物离子扫描可用于多肽和蛋白质碎片的氨基酸序列检测，采用中性丢失扫描可以寻找具有相同结构特征的药物代谢分子。采用选择反应离子检测可消除生物基质对低浓度待测化合物定量分析的干扰，进行血药浓度检测，具有特异性和灵敏度高的优点。

通过串联质谱技术检测血液氨基酸、有机酸、脂肪酸、肉碱含量，可以综合判断多种遗传病。

（王清 高海燕）

第五节 生物质谱仪的使用

生物质谱联用仪是一类非常精密的仪器，对环境、人员等都有较高的要求。实验室应根据仪器操作手册制订相应的操作规程，做到“专人负责、预防为主、经常保养，及时检修”。仪器操作人员不仅应当掌握生物质谱联用仪的结构、原理，还要能正确使用和维护保养仪器，在保障检测结果的准确性和可靠性的同时，对提高仪器设备的利用率和使用寿命具有重要意义。由于生物质谱联用仪种类繁多，它们的操作流程、使用注意事项以及维护保养并不完全相同，下仅以安捷伦7890GC-5975MS气质联用仪为例对上述内容分别进行介绍。

一、简要操作流程

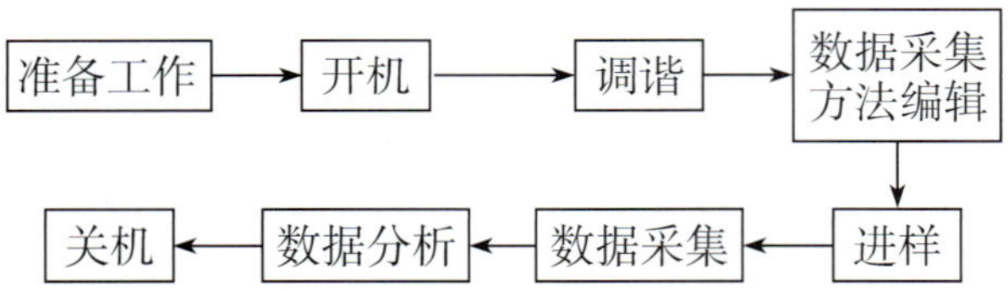

二、注意事项

为保障的正常工作，操作者除能熟练操作仪器以外，还应熟知操作注意事项。以下以7890GC-5975MS气质联用仪的操作注意事项为例进行简单介绍。

1. 电源 电源必须符合仪器厂家所规定的要求，并有安全接地。

2. 载气 使用高纯氦气（纯度>99.999%），必须按规定使用钢瓶。开机前先打开载气He，关机时需最后关闭载气，不得让仪器设备在无载气的情况下运行。

3. 开关机和MS重启

（1）开机：先打开GC端电源，再打开MS端电源。一般要求开机稳定4h以上方可进行下一步操作。

（2）关机：一般执行仪器的日常关机（系统软件上的）即可，可保持仪器的稳定性。如长期不用，需严格按照关机程序，在MS端执行完放空程序后才能关闭MS端电源，再关闭GC端电源。

（3）质谱端的重启：在仪器使用过程中，不能直接使用MS电源开关进行重启，特殊情况下可通过MS重启按钮来实现重启。

4. 调谐 每次重新开机必须做调谐；如没有关闭电源、系统一直开着，则7～10天做一次调谐；一般测样前，先做调谐。

5. 测试样品 前处理过程（提取、净化、溶剂等）必须符合7890GC-5975MS联用仪和检验方法的要求。测试时，两样品之间应当注意交叉污染。测试结束，要确保柱内无残留样品（一般采用高温清烧）。

6. 仪器参数设置 不得超过仪器或相关组件（如色谱柱、垫片等）最大允许值。

7. 期间核查 在两次检定之间，应对仪器进行一次期间核查，保证其计量性能可靠。

三、保养与维护

在不影响工作的前提下，为使7890GC-5975MS气质联用仪始终处于最佳工作状态，必须定期对其进行保养维护。其维护保养的要求包括但不限于下列情况（表12-2）。

表12-2 7890GC-5975MS联用仪维护保养

周期	内容
每天	检查载气He总压及分压情况，总压出现明显变化，则系统漏气；检查真空度；检查并在必要时更换隔垫；检查进样口衬管；检查色谱柱接头密封性
每周	检查前级泵油及扩散泵油，更换配套衬管和O型圈
每月	清洁分流不分流进样口出口管线捕集阱，检查泄露（进样口与色谱柱连接部位）
每季	更换气瓶，低于500p时
每半年	更换前级泵油。检查校准瓶中全氟三丁胺（PFTBA）量，并在必要时重新注满。进行期间核查
每年	更换扩散泵油，重新设置软件，或更换内部和外部捕集阱以及GC上的化学过滤器
随时	如有必要：调谐MSD、清洁离子源、更换载气净化管、更换老化部件（灯丝、电子倍增器等）、更换色谱柱、润滑密封垫

（王清 李一荣）

第六节 应用与评价

质谱仪在诞生之初主要用于元素或同位素的原子量测定，随着质谱技术的发展，该技术具有的高灵敏度、高特异性、高准确度、线性范围宽、样品用量少以及高通量等优点，使其广泛应用于微生物鉴定、生物标志物检测、药物浓度分析、肿瘤的早期检测等方面。其中，同位素稀释-质谱法（ID-MS）是许多小分子生物标志物分析检测的决定性方法。以下主要介绍生物质谱分析技术在临床中的应用。

一、生物质谱分析技术应用

（一）微生物鉴定

目前，大多数临床微生物实验室采用的是传统微生物鉴定手段，包括革兰氏染色、培养和生化试验等，耗时费力、方法敏感性差，对实验室人员要求高，特别是对于那些难培养、难鉴定病原体（如厌氧菌、微需氧菌、真菌、结核分枝杆菌以及病毒等）更是如此。利用生物质谱分析技术，如运用MALDI-TOF质谱技术测得待测微生物的稳定表达的蛋白质、脂多糖、核酸等的指纹谱图，通过软件对这些指纹谱图进行处理并与数据库中各种已知微生物的标准指纹图谱进行匹配，即可在极短的时间内完成对多种类型样本中微生物的直接鉴定。除此之外，还可以利用生物质谱技术对微生物进行耐药性分析、分型和毒力研究等。这些技术在微生物鉴定方面的应用，可以在很大程度上改变抑或取代传统的微生物鉴定方法，以满足临床上对感染性疾病进行早期诊疗的需要，也为减少抗生素的滥用发挥重要作用。

（二）小分子标志物检测

检验医学中，最早应用ID-MS分析无机离子、单糖类、脂类、小分子含氮化合物等小分子生物标志物，该方法是这些生物小分子检测的决定性方法，在实验室的量值溯源工作中发挥着重要作用。由于质谱对生物标志物的分析基于化合物本身的分子量、结构等化学性质，是一种直接分析方法，在测量的准确性和可靠性上具有巨大优势，众多国际组织或制造商用该法评价参考方法，并用于相关检验项目一级参考品的定值，如：葡萄糖、尿酸、T_4、肌酐等。

在临床上，质谱技术可用于氨基酸、脂肪酸、有机酸及其衍生物、单糖类、前列腺素、甲状腺素、胆汁酸、胆固醇和类固醇、脂类、生物胺、维生素以及微量元素等小分子物质的检测，为临床诊断、疾病筛查等提供依据。如：检测人体内多种激素，用以诊断内分泌系统疾病；通过串联质谱技术检测血液氨基酸、有机酸、脂肪酸、肉碱含量，可综合判断多种遗传代谢病；检测新生儿血液氨基酸、游离卡泥汀和酰肉碱等小分子物质，进行出生遗传代谢性疾病的筛查等。

（三）大分子标志物检测

1. 质谱技术在蛋白质组学中的应用 蛋白质组是指一个基因组或一个细胞、组织所表达的所有蛋白质。蛋白质组学研究是从整体水平研究细胞或有机体内蛋白质的组成及其活动规律，包括细胞内所有蛋白质分离、蛋白质鉴定、蛋白质表达模式的识别、蛋白质翻译后修饰的分析以及蛋白质组数据库的构建，其中，对蛋白质分离、鉴定和定量分析是蛋白质组学的研究基础。质谱技术因其高通量、高灵敏度等特点，被广泛应用于人体生理和病理过程中对蛋白的表达量、翻译后修饰、亚细胞定位和相互作用网络等方面的研究，能更好地为临床早期诊断和治疗提供帮助。

（1）蛋白质的鉴定：蛋白质组学的首要工作是蛋白质的鉴定。以定量分析的方法比较生物样本在健康和疾病的状态下蛋白质表达量的变化，则能找出具有调控功能的蛋白质，进一步了解它们与病理机制的关系。生物质谱鉴定蛋白质的方法主要有三种：肽质量指纹图谱法（peptide mass fingerprinting，PMF）、串联质谱法和梯形肽片段测序法。其中PMF是指对蛋白质降解或化学降解后所得多肽混合物进行质谱分析（常用MALDI-TOF-MS或MALDI-Q-MS），再与多肽数据库中理论肽段进行比较，从而绘制蛋白质的"肽图"，该方法已经成为蛋白质研究中较为常用的鉴定方法，但是蛋白质的翻译后修饰可能会使质谱测定的质量数与理论值不符，这时需要结合序列信息进行分析。研究显示，PMF方法比氨基酸组成分析更为可靠，这是因为MALDI测定肽质量的准确度为99.9%，而氨基酸组成分析的准确度仅为90%。另外，PMF法对纯度不高的样品也能获得理想结果。

（2）蛋白质的定量分析：用放射性核素标记蛋白质，再经酶降解，最后用LC-MS作定量分析。

（3）蛋白质的翻译后修饰：真核生物蛋白质

翻译后修饰的类型主要有乙酰化、烷基化、磷酸化和糖基化等。修饰后会增加质量数，如磷酸化后产生的蛋白质质量比理论值增加 80Da，通过解析质谱测定所得的离子质谱图，便可识别蛋白质翻译后的修饰信息。

（4）蛋白质的相互作用：生物体内的大多数蛋白质都是以复合体形式发挥功能。在生理或病理状况下，蛋白质相互作用的网络自然成为功能蛋白质组学的主体。一般是借助其他的生物化学方法纯化蛋白质复合体，再用质谱仪鉴定其组分。

虽然质谱技术已在蛋白质组研究中获得了很大成功，但对低丰度蛋白质的检出能力不足，其灵敏度有待进一步提高。

2. 质谱在基因组学中的应用 基因组是指一个细胞（或病毒）中所有遗传信息的总和。基因组学是阐述整个基因组结构、结构与功能关系以及基因之间相互作用的学科。随着人类基因组计划和人类基因组图谱的完成，人类对疾病的研究深入基因层面，特别是在一些疾病的发生、发展中起关键性作用的基因。通过现代生物质谱技术，我们不仅能够得到寡聚核苷酸的相对分子质量，而且能得到其序列信息。

（1）单核苷酸多态性分型（single nucleotide polymorphism，SNP）：SNP 是指在基因组 DNA 某个位置处存在单个碱基的差异。人类基因组 DNA 序列 90% 的多态性是由 SNP 造成的。研究 SNP 位点处的等位基因频率，便可以定位正常人群、疾患者群和不同种族人群的突变基因，这些研究通常需要分析大量样本，工作量巨大。生物质谱技术（如 MALDI-TOF-MS 或 MALDI-Q-MS）具有高通量、高准确度等特点，已成为目前 SNP 分型的主流技术。由于该技术检测的是寡核苷酸的相对分子质量，与其他间接检测法相比，该技术具有更高的准确性。此外，所检测的寡核苷酸片段不需要进行特殊修饰，并且可以同时对多个 SNP 位点进行分析，降低了检测成本，提高了分析效率。

（2）短串连重复序列分析（short tandem repeat，STR）：STR 是由数个碱基对作为核心单位串联重复形成的一类具有长度多态性的 DNA 序列。由于人类基因中平均每 15kb 就有一个 STR 基因座，且不同个体基因组的 STR 重复单位的数目是可变的，形成了极其复杂的等位基因片段长度多态性，因此，能提供丰富的遗传标志来源。STR 在法医学、基因作图和疾病治疗等方面应用广泛。

根据等位基因 STR 之间相差的复杂程度，选择不同的质谱方法。若 STR 只包含一种重复序列且两个非一致性等位基因至少差一个核苷酸的相对分子质量，我们可以借助 MALDI-MS 或 ESI-MS 进行分析；若包含复杂的 STR 序列，我们可以采用具有更高分辨率和质量精度的质谱，如 ESI-FT-MS。

（3）寡聚核苷酸片段的序列分析：人工合成的寡聚核苷酸及其类似物均可作为反义治疗剂，在病毒感染和一些癌症的治疗方面具有潜在的应用价值。寡聚核苷酸也是 DNA 体外扩增的引物，在扩增前必须对待扩增的目的 DNA 的序列结构进行确证。虽然传统凝胶技术分析 DNA 序列的技术很成熟，但也存在一些缺点，如操作烦琐、结果易受单链 DNA 结构影响，尤其是富含 GC 片段的样品往往不能得到明确的结果。而 ESI 和 MALDI 质谱技术的出现则为寡核苷酸及其类似物的序列分析提供了新的分析方法，其分析的能力远远超过传统方法。

3. 质谱在肿瘤标志物检测中的应用 肿瘤标志物的测定是生物质谱技术在临床检验的应用中最为突出和有价值的领域，生物质谱技术最有希望成为肿瘤（代谢物）的早期检测方法。利用质谱技术对成百上千的患者进行筛选、样本采集、纯化、经质谱仪对其中的多种蛋白质组分进行分析，从而得到候选标志物，后续进行验证。最终，确定与疾病相关的肿瘤标志物，并用作疾病早期或者临床前期变化的诊断指标。根据生物质谱技术对乳腺癌等 12 种肿瘤的血清及尿液检测结果已证实，其检测灵敏度为 82%～99%；诊断特异性为 85%～99%，这是一个令人震惊的结果。当然，这也是个体化医疗开展的重要基础，蛋白质组技术和个体化诊断与治疗也会成为未来的发展趋势。

（四）在治疗药物监测中的应用

以往药物检测主要使用免疫化学技术和高效液相色谱法技术。虽然免疫化学技术简单易行，但是能测定的药物种类比较少。高效液相色谱法技术虽然测定药物的种类较多，但定性的可靠性较差。然而，LC-MS 联用技术检测药物准确、快速，几乎可以用于所有药物检测，如抗癌药、免疫抑制剂、抗生素以及心血管药物等。LC-MS 技术有望成为药物检测的最强有力的工具。

二、生物质谱分析技术评价

随着质谱技术的进一步成熟与发展，尤其是质谱-质谱、色谱法-质谱法联用技术，主要具有以下优势：

1. **应用广泛**　生物质谱分析技术集分离、鉴定、定性与定量功能为一体，可用于化合物的相对分子质量测定、化学式与结构式的确定、痕量分析、同位素丰度的测定和混合物的定量分析等，能检测有机物和无机物，极性和非极性化合物，固态和液态化合物等，广泛应用于医学检验和其他领域。

2. **结果准确**　质谱法是将分析物离子化后，按照质荷比对其进行成分和结构分析的方法。该方法从组成物质的分子和结构方面进行检测，保证了检测方法的准确性。

3. **灵敏度和分辨率高**　例如 LC-QqQ-MS 成为近十年来分析小分子的最有力的技术，分析化合物的能力由百万分之一推进至十亿分之一，甚至万亿分之一的水平，显著地提高了分析低浓度化合物的能力；同时也能排除整数质量相同但精确质量不同的化合物的干扰。

4. **分析速度快**　用于细菌鉴定，有效地避免了细菌培养和鉴定时间，能尽早地将实验结果报告临床，有助于临床早期给药。

5. **样品要求低**　样品用量少，对样品纯度要求低。

与传统的间接方法相比，该方法直接高效。虽然质谱技术具有诸多优点，但是该技术需要专业技术人员进行操作，质谱图数据库构建，还有必不可少的样品前处理过程，以及需要开发和验证方法等问题有待解决。质谱仪的操作简便性、自动化程度、检测通量和检测限仍需进一步提高；仪器在稳定性、精密度方面有待进一步改进；此外，质谱仪价格比较昂贵，在中小医院检验科推广应用受到限制，使质谱检测的普及率较低。

质谱仪以其高灵敏度、高分辨率和高分析通量而成为目前广泛使用的分析仪器，但仍需要提高其检测灵敏度、分辨率、质量准确度、分析通量等性能。质谱仪将以性能更好、应用更广泛的分析仪器用于检验医学领域。

（苏荣　高海燕）

思考题

1. 简述质谱仪的分析原理。
2. 简述质谱常见的离子碎片类型。
3. 硬电离和软电离的区别是什么？
4. 简述电喷雾电离和大气压化学电离的原理及特点。
5. 简述质谱仪常见的质量分析器。
6. 气相色谱法-质谱法联用技术的接口有哪些类型？
7. 液相色谱法-质谱法联用仪流动相和流量怎么选择？
8. 质谱技术在医学领域可应用于哪些方面？
9. 质谱技术对化学物质分析的优点是什么？
10. 质谱技术应用于微生物鉴定的原理是什么？与传统鉴定方法对比其优势是什么？

第十三章

电化学分析技术与设备

知识拓展

电化学分析的发展历程：1791 年，意大利医生伽伐尼发现当金属接触蛙腿肌肉时，会引发蛙腿抽动，他由此提出“动物电”概念。这被认为是电化学的起源。1799 年，意大利物理学家伏特采用不同的金属片与湿纸接触，组成第一个化学电池，称为“伏特电池”。1834 年，法拉第总结了大量实验得出电解定律，自此电化学研究从定性层面上升到定量分析。后来，基于法拉第电解定律建立了库仑分析法和电重量法。1889 年，德国化学家能斯特借热力学函数推导出能斯特方程。后来，基于能斯特方程建立了电位分析法。19 世纪，电导滴定法和玻璃电极测 pH 被提出。1922 年，捷克化学家 J. 海洛夫斯基建立了极谱法，标志着电化学分析方法的发展进入了新阶段。20 世纪 60 年代，离子选择性电极及酶电极相继问世。20 世纪 70 年代，发展出电化学生物传感器，而微电极伏安法的产生则扩展了电化学研究的时空范围，适应了生物分析及生命科学的发展需要。目前，电化学分析已成功应用到能源、信息、材料、环境、医学和生命科学等领域。

电化学分析（electrochemical analysis）是最早发展的仪器分析方法之一，指应用电化学的基本原理和实验技术，根据物质在溶液中的电化学性质（如电位、电导、电流、电量等）及其变化来确定物质的组成及含量的分析方法。

电化学分析方法具有仪器设备简单、分析速度快、灵敏度高、选择性好等优点。电化学分析方法广泛用于医学检验、药物分析、环境分析和工业生产等领域。

第一节　电化学分析法分类与理论基础

电化学分析具有悠久的历史，发展至今，形成了多种多样的修饰电极和传感器、超微电极和纳米电极等。基于电化学技术发展起来的电化学免疫法、电化学石英晶体微天平和电化学扫描隧道显微镜技术等也得到飞速发展，尤其是将电化学分析技术用于生物物质的研究，取得了令人瞩目的成果，形成了电化学分析的新领域，即生物电化学分析。

一、电化学分析法分类

按照化学电池电参量性质（如电位、电导、电流、电量等）不同，电化学分析法可分为电位分析法、电导分析法、电解分析法、极谱分析法、伏安分析法和库仑分析法等。

1. 电位分析法（potentiometry）　用一支指示电极（indicator electrode）和一支参比电极（reference electrode）与试液组成电化学电池。在无电流通过的条件下，测定两电极间的电动势，根据电动势或电动势变化来进行定量分析的电化学分析方法。电位分析法可分为直接电位法和电位滴定法。

2. 电导分析法（conductometry）　在外加电场作用下，电解质溶液中的阴、阳离子向相反方向作定向移动，从而产生了导电现象。通过测定溶液的导电能力来进行待测物含量分析的方法称为电导分析法。电导分析法可分为直接电导法和电导滴定法。

3. 电解分析法（electrolytic analysis）　在外加电源作用下，电解质溶液发生电解，根据电解时电极上析出金属的质量来进行分析的方法。

4. 极谱分析法（polarography）　以滴汞电极为指示电极，将溶液置于电解池中进行电解，根据电解过程中得到的电流-电位（i-V）曲线对待测物进行定量分析的方法。

5. 伏安分析法（voltammetry）　以固体电极为指示电极，根据电解过程中得到的电流-电位（i-V）曲线对待测物进行定量分析的方法。

6. **库仑分析(coulometry)** 在外加电源作用下,电解质溶液发生电解,根据电解过程中消耗的电量来对待测物进行定量分析的方法。

二、电化学分析理论基础

(一) 化学电池结构与分类

化学电池(electrochemical cell)是实现化学能与电能相互转化的一种电化学反应器。

1. **结构** 化学电池主要由一对电极,电解质和外电路组成,见图 13-1 所示。电极通常为金属,可以是固体,也可以是液体,如汞。指示电极和参比电极与外电路相连形成电流通路。根据两电极浸入电解质溶液的性质不同,将电化学电池分为含液/液界面的电化学电池(两电极浸入不同的电解质溶液)和无液接电化学电池。电解质通常是溶液,也可以是熔融盐。

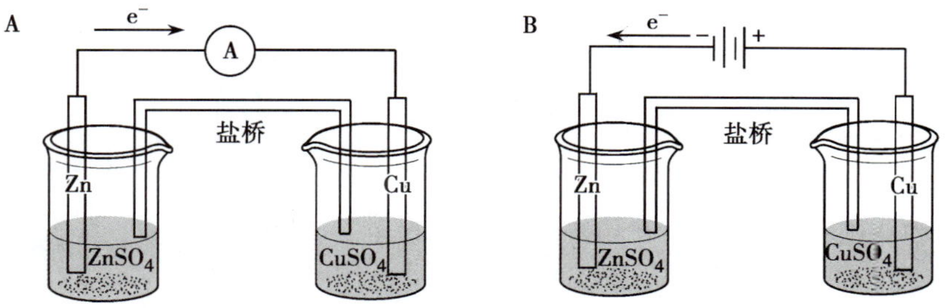

图 13-1 化学电池示意图。A:原电池。B:电解池

2. **分类** 化学电池依据能量转化方式不同而分为原电池(galvanic cell)和电解池(electrolytic cell)。原电池是指能自发将化学能转化为电能的装置。而电解池是指在外加电源作用下,能将化学能转化为电能的装置。

铜锌原电池也称为丹尼尔(Daniel)电池,由一支浸在 $ZnSO_4$ 溶液中的 Zn 电极和一支浸在 $CuSO_4$ 溶液中的 Cu 电极组成,两者间用盐桥连接,在用导线把两支电极连通。在两支电极上将分别发生如下电极反应:

$$Zn \rightleftharpoons Zn^{2+}(aq)+2e$$
$$Cu^{2+}+2e \rightleftharpoons Cu$$

Zn 较 Cu 活泼性强,更易失去电子,被氧化为 Zn^{2+} 进入溶液,而失去的电子留在 Zn 电极上通过外电路上的导线流到 Cu 电极上,被溶液中的 Cu^{2+} 接受,形成金属铜沉积在 Cu 电极上。因此,Zn 电极上发生氧化反应,作阳极;Cu 电极上发生还原反应,作阴极。

总的电池反应则为这两个电极反应(半电池反应)之和,即:

$$Zn+Cu^{2+} \rightleftharpoons Cu+Zn^{2+}$$

在化学电池中,发生氧化反应的称为阳极(anode);发生还原反应的电极称为阴极(cathode)。物理学中规定:电流的方向与电子运动方向相反,电流总是从电位高的正极流向电位低的负极。在以上 Cu-Zn 原电池中,外电路电子流动是由 Zn 电极流向 Cu 电极,而电流方向则是由 Cu 电极到 Zn 电极。因此,Cu 电极是原电池的正极,而 Zn 电极是原电池的负极。

原电池与电解池的比较见表 13-1。

表 13-1 原电池与电解池的比较

装置	原电池	电解池
电源	无外加电源	有外加电源
能量转化方式	化学能→电能	电能→化学能
电极名称	由电极决定 负极:较活泼金属 正极:较不活泼的金属	由电源决定 阴极:与电源负极相连 阳极:与电源正极相连
电极反应类型	负极:发生氧化反应 正极:发生还原反应	阴极:发生还原反应 阳极:发生氧化反应
反应的自发性	自发进行	非自发进行
电子流动方向	电子由负极流向正极	负极上的电子通过导线流向电解池阴极,溶液中的阳离子从阴极上得电子

（二）化学电池表示式

简单的化学电池由两组金属-溶液体系构成。这种金属-溶液体系称为电极。Daniel 原电池可用电池符号表示，如：写出反应 $H_2+Cu^{2+} \rightleftharpoons Cu+2H^+$ 的电池符号。

$$(-)Pt \cdot H_2(p) \mid H^+(c_1) \parallel Cu^{2+}(c_2) \mid Cu(+)$$

按国际纯粹与应用化学联合会（IUPAC）规定，电池组成可用图解表示式表示。通常，电池的图解表示式应遵循以下原则：①负极写在左边，以“(-)”表示，正极写在右边，并以“(+)”表示。②用“‖”表示盐桥，其两边各有一个半电池（即电极），其间进行的反应称为半电池反应；用“|”表示界面；同一相中存在的多种组分间用“,”隔开。③电解质溶液需标明其活度（或浓度）；气体参与的反应需标明其分压。若未单独注明，则表示温度为 25℃，压力为 1.013×10^5Pa；固体和纯液体的活度认为是 1。④若为液体或气体得失电子时，需采用惰性电极（如铂电极、金电极或碳电极），以传导电流。

每个电极都是由同种元素的不同氧化态的电对构成。氧化型物质和还原型物质共同构成电对。电对的写法通常是：氧化型写在前面，还原型写在后面。如：$Cl_2 \mid Cl^-$，$Fe^{3+} \mid Fe^{2+}$，$Cu^{2+} \mid Cu$，$O_2 \mid OH^-$ 等。

（三）电极电位产生

1. 金属的电极电位 金属晶体由金属阳离子和自由电子构成。当把金属插入含有该金属离子的盐溶液时，金属表面的离子进入溶液并与水分子结合成为水合离子：$Zn \longrightarrow Zn^{2+}(aq)+2e$，而自由电子留在金属表面；另一方面，溶液中的金属离子又从金属表面获得电子，从而沉积在金属上：$Zn^{2+}(aq)+2e \longrightarrow Zn$。在一定时候，金属的溶解和沉积达到平衡：$Zn \rightleftharpoons Zn^{2+}(aq)+2e$。

如果金属溶解速度>离子沉积速度，则金属离子进入溶液，金属表面带负电荷，溶液带正电荷，金属电极电位低于溶液的电位，形成电势差；如果离子沉积速度>金属溶解速度，则溶液中金属离子沉积在金属表面，金属表面带正电荷，溶液带负电荷。因此，金属电极与溶液间存在电势差。

当金属离子进入溶液的速度与金属离子的沉积速度相等时，达到金属的溶解沉积平衡，此时在金属与金属离子的溶液界面上形成稳定的双电层（double electric layer）而产生电位差，称为金属的电极电位（electrode potential）或相界电位（phase boundary potential）。双电层结构示意图见图 13-2。

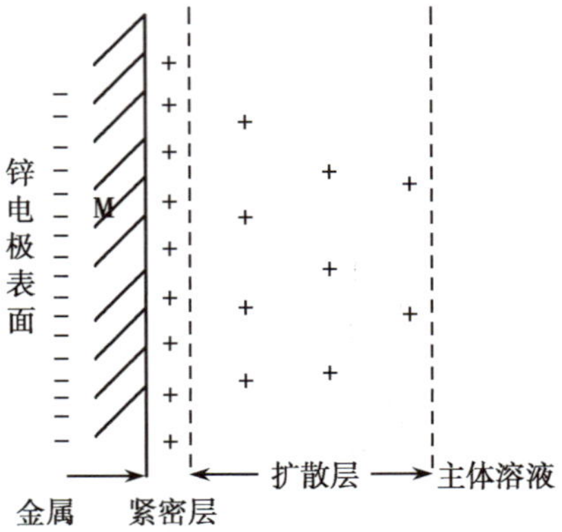

图 13-2 双电层结构示意图

当外界条件（温度、介质和离子浓度等）一定时，金属电极电位的高低主要取决于金属离子化倾向的大小。金属越活泼（即还原性越强），盐溶液浓度越稀，金属溶解成离子的倾向越大，离子沉积的倾向越小，达到溶解沉积平衡时金属电极电位越低。

2. 液体接界电位 将两电极插入同一个电解质溶液中所组成的电池称为无液体接界的电池。两电极分别插入不同的电解质溶液中，两种溶液用盐桥连接或用烧结玻璃隔开，构成的电池称为有液体接界电池。

在电位分析法测定中常使用有液体接界的电池。

液体接界电位（liquid-junction potential），简称液接电位，也称扩散电位，指当两种不同组分的溶液或两种组分相同但浓度不同的溶液相接触时，因离子扩散速率不同而在相界面产生微小的电位差，用 φ_j 表示。液接电位产生的示意图如图 13-3 所示。图中箭头长短表示离子在溶液中的扩散速率大小。例如，不同浓度的两个盐酸溶液通过多孔隔膜互相接触时，如图 13-3(A) 所示。在两个盐酸溶液的界面上，H^+ 和 Cl^- 将从高浓度的一边向低浓度的一边扩散，且 H^+ 的扩散速率远大于 Cl^-。在低浓度一边会出现 H^+ 过剩而带正电，而在高浓度一边则由于 Cl^- 过剩而带负电。因而，在相界面间形成双电层，出现了电位差，从而产生液接电位。双电层的电场使 H^+ 扩散速率减慢，Cl^- 扩散速率增快，最终 H^+ 和 Cl^- 以相同的速率从左侧向右侧扩散。

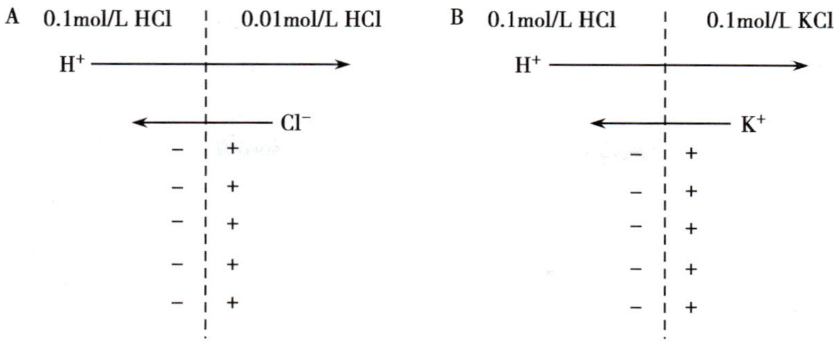

图 13-3　液接电位示意图。A:不同浓度的盐酸溶液。B:同浓度的盐酸和 KCl 溶液

当浓度相同组成不同的两种溶液互相接触时,如图 13-3(B)所示。在两溶液的界面上,由于 H^+体积小,扩散速率比 K^+快,在 KCl 溶液一边会积聚过剩的 H^+而带正电,而在盐酸溶液一边则因 Cl^-过剩而带负电,形成双电层,从而产生液接电位。

液接电位很难计算或准确测量,在电位分析法中影响较大。在有液接电位存在的分析中,$\varphi_{实际}=\varphi_{测定}-\varphi_j$。

液接电位常可采用盐桥(salt bridge)消除。

通常,盐桥为填充有 3% 琼脂凝胶的 U 型管,内充饱和 KCl 溶液构成。其消除液接电位的原理如下:盐桥两端有两个液-液界面,由于饱和 KCl 溶液中 K^+和 Cl^-浓度很高,因此,液接界面上离子的扩散以高浓度的 K^+和 Cl^-为主。又因 K^+和 Cl^-的体积相近,故两者的扩散速率相近,且液接电位方向相反,可相互抵消,从而使液接电位很小(1~2mV)。因此,盐桥能沟通两个半电池,消除液接电位,保持半电池反应的电荷平衡,使电池反应得以顺利进行。

3. 标准氢电极　电极电势的绝对值无法测定,必须选用一个标准电极作参照。就如测量山体海拔高度时选择海平面为参照面,测量人的身高选择他所在地面为参照一样。

IUPAC 规定,标准氢电极(standard hydrogen electrode,SHE)的电极电势为零。标准氢电极的工作条件为:H^+活度为 1mol/L,H_2 压力为 $1.013\,25\times10^5$Pa(1atm),作为电极的铂片上镀有铂黑。

$$2H^++e \rightleftharpoons \frac{1}{2}H_2 \quad \varphi^{\ominus}_{H^+/H_2}=0$$

有了标准氢电极作参照,就可测量其他电极的电极电位。如求锌电极的电极电位,可将锌半电池与标准氢电极组成原电池:(-) Zn | $Zn^{2+}(c_1)$ ‖ $H^+(c_2)$ | $H_2(p)$,Pt(+)

电池反应为:$H_2+Zn^{2+} \rightleftharpoons 2H^++Zn$

在标准状态下,测得该电池的电动势为 0.763V。

$$E^{\ominus}=\varphi^{\ominus}(正极)-\varphi^{\ominus}(负极)=0-\varphi^{\ominus}_{Zn^{2+}/Zn}=0.763V$$

$$\varphi^{\ominus}_{Zn^{2+}/Zn}=-0.763V$$

4. Nernst 方程　标准电极电位是在特定温度(通常为 298K)下,压力为 $p^{\ominus}$时,金属与活度为 1mol/L 该金属离子的溶液产生的电势,用 $\varphi^{\ominus}$ 表示。一般情况下,对于可逆电极反应的电极电位 φ 与浓度、温度间的关系,可由 Nernst 方程给出。

可逆电极反应:aOx(氧化态)+$ne \rightleftharpoons b$Red(还原态)

$$\text{Nernst 方程}:\varphi=\varphi^{\ominus}+\frac{RT}{nF}\ln\frac{a(氧化态)}{a(还原态)}$$

$$\text{或表示为}:\varphi=\varphi^{\ominus}+\frac{2.303RT}{nF}\lg\frac{a(氧化态)}{a(还原态)}$$

式中,R 为摩尔气体常数(8.315Pa·m^3·mol^{-1}·K^{-1});n 为电极反应中得失的电子数;F 为法拉第常数(96 485C·mol^{-1});α(还原态)、α(氧化态)分别表示还原态和氧化态物质的活度。

当 T=298K 时,代入各常数,有:

$$\varphi=\varphi^{\ominus}+\frac{0.059\,2}{n}\lg\frac{a(氧化态)}{a(还原态)}$$

注:$\frac{a(氧化态)}{a(还原态)}$表示所有产物活度乘积与所有反应物活度乘积之比,且活度的次方数等于它们在电极反应中的系数。

(四) 电池的电动势测定

电池的电动势也可表示为:$E=\varphi(正极)-\varphi(负极)$

对于电池反应:$aOx_1+bRed_2 \rightleftharpoons cOx_2+dRed_1$(转移 n mol 电子)

Nernst 方程写为:

$$E=E^{\ominus}-\frac{0.0592}{n}\lg\frac{a^c(Ox_2)a^d(Red_1)}{a^a(Ox_1)a^b(Red_2)}$$

举例：将下列反应排成原电池，写出半电池反应和电池符号，并计算电池在 298K 时的电动势。

$$2MnO_4^-+10Cl^-+16H^+ \rightleftharpoons 2Mn^{2+}+5Cl_2+8H_2O$$

其中，$c(MnO_4^-)=c(Mn^{2+})=c(H^+)=1mol\cdot L^{-1}$，$c(Cl^-)=0.5mol\cdot L^{-1}$，$p(Cl_2)=p^{\ominus}$。

$\varphi^{\ominus}_{MnO_4^-,H^+/Mn^{2+}}=1.51V$，$\varphi^{\ominus}_{Cl_2/Cl^-}=1.36V$

解：由于 $\varphi^{\ominus}_{MnO_4^-,H^+/Mn^{2+}}>\varphi^{\ominus}_{Cl_2/Cl^-}$，所以电对 MnO_4^-，H^+/Mn^{2+} 为正极，电对 Cl_2/Cl^- 为负极。

正极：$MnO_4^-+8H^++5e \rightleftharpoons Mn^{2+}+4H_2O$

负极：$2Cl^--2e \rightleftharpoons Cl_2$

电池符号：$(-)Pt\cdot Cl_2(p^{\ominus})\,|\,Cl^-(0.5mol\cdot L^{-1})\,\|\,MnO_4^-(1mol\cdot L^{-1}),H^+(1mol\cdot L^{-1}),Mn^{2+}(1mol\cdot L^{-1})\,|\,Pt(+)$

$$正极:\varphi_{MnO_4^-,H^+/Mn^{2+}}=\varphi^{\ominus}_{MnO_4^-,H^+/Mn^{2+}}+\frac{0.0592}{5}\lg\frac{a(MnO_4^-)\times a^8(H^+)}{a(Mn^{2+})}=1.51V$$

$$负极:\varphi=\varphi^{\ominus}_{Cl_2/Cl^-}+\frac{0.0592}{2}\lg\frac{P(Cl_2)}{a^2(Cl^-)}=1.33V$$

电池的电动势为正极的电极电势减去负极的电极电势，即：

$$E=\varphi(MnO_4^-,H^+/Mn^{2+})-\varphi(Cl_2/Cl^-)$$
$$=1.51-1.33=0.18V$$

（五）电极的分类

电化学电极种类繁多，每种电极有不同的组成、结构、作用和特点。为方便研究和使用，予以分类。分类原则不同，电极归类结果也不同。主要分类方法如下：

1. 根据电子交换反应和离子交换或扩散作用来分类

发生在电极表面的氧化或还原反应称为电极反应。电极电位来源于氧化或还原反应的电极，称为有电极反应的电极，也称金属基电极（metallic electrode）。还有一类电极在电极表面上没有电极反应，但有离子交换或扩散，即电极电位来源于离子扩散或交换反应的电极，称为离子选择性电极（ion selective electrode，ISE），也称膜电极（membrane electrode）。

（1）基于电子交换反应的金属基电极：金属基电极是以金属为基体，基于电子转移反应的一类电极。按组成及作用不同，可分为以下几类：

1）金属-金属离子电极：由金属插入含有该金属离子的溶液处于平衡状态组成的电极。如：将银丝插入 Ag^+ 溶液所组成的银电极 $Ag\,|\,Ag^+$

电极反应：$Ag^++e \rightleftharpoons Ag$

电极电位（25℃）：$\varphi_{Ag^+/Ag}=\varphi^{\ominus}_{Ag^+/Ag}+0.0592\lg\alpha(Ag^+)$

该类电极的电极电位与金属离子活度相关，故常用于测定金属离子活度。

2）金属-金属难溶盐电极：由表面覆盖含同种金属难溶盐的金属插入该难溶盐的阴离子溶液处于平衡状态时所组成的电极。如：$Hg\,|\,Hg_2Cl_2$，Cl^- 电极

电极反应：

$$Hg_2Cl_2 \rightleftharpoons 2Hg+2Cl^-$$

$$电极电位(25℃):\varphi_{Hg_2Cl_2/Hg}=\varphi^{\ominus}_{Hg_2Cl_2/Hg}+\frac{0.0592}{2}\lg\frac{1}{\alpha^2(Cl^-)}=\varphi^{\ominus}_{Hg_2Cl_2/Hg}-0.0592\lg\alpha(Cl^-)$$

该类电极的电极电位随溶液中难溶盐的阴离子活度变化而改变，可用于测定难溶盐中阴离子的活度。若测定条件下难溶盐阴离子浓度一定，则电极电位数值就不变，故该类电极常用作参比电极。

3）惰性金属电极：由惰性金属（铂或金）浸于两种不同氧化态的溶液所组成的电极。如：将铂片（或金片）插入同时含有 Fe^{3+} 和 Fe^{2+} 的溶液中组成的铂（或金）电极 $Pt(Au)\,|\,Fe^{3+},Fe^{2+}$

电极反应：$Fe^{3+}+e \rightleftharpoons Fe^{2+}$

$$电极电位(25℃):\varphi_{Fe^{3+},Fe^{2+}}=\varphi_{Fe^{3+},Fe^{2+}}+0.0592\lg\frac{\alpha(Fe^{3+})}{\alpha(Fe^{2+})}$$

该类电极的电极电位随溶液中氧化态和还原态离子的活度比而变化，可用于测定溶液中两者的活度或其比值。

（2）基于离子交换或扩散作用的膜电极：膜电极是 20 世纪 60 年代发展起来的一种电化学传感器，以固体或液体膜为传感器，能对溶液中的待测离子产生选择性响应，也称离子选择性电极。其响应机制主要基于响应离子在敏感膜上产生离子交换和扩散，形成膜电位。电极电位与溶液中特定的响应离子活度间符合 Nernst 方程式。

如：测定海水中 I^- 离子含量，就可选用适当的

离子选择性电极，它只对海水中的I^-产生选择性响应。

2. 根据电极的作用分类

（1）指示电极：指示电极是指电极电位随被测离子活度变化而改变的一类电极。IUPAC 建议，指示电极用于测量过程中溶液主体浓度不发生变化的情况，如电位分析法中的离子选择性电极。通常，指示电极应符合以下条件：①电极电位值与待测组分活度间符合 Nernst 方程。②电极对待测组分响应速度快，重现性好。③简单耐用。电位分析法中常用的指示电极有金属基电极和膜电极。

（2）参比电极：参比电极是指在恒温恒压条件下，电极电位不随溶液中被测离子活度变化而改变，具有基本恒定电位值的电极。通常，参比电极应符合以下条件：①电极的可逆性好。②电极电位值稳定。③测定结果的重现性好，简单耐用。电位分析法中常用的参比电极有饱和甘汞电极（saturated calomel electrode，SCE）和银-氯化银电极（silver-silver chloride electrode，SSE）。Ag-AgCl 电极通常是在银丝表面镀上一层 AgCl，浸于一定浓度的 KCl 溶液中构成。

电极组成为：Ag｜AgCl｜Cl^-。电极反应：$AgCl+e \rightleftharpoons Ag+Cl^-$

（25℃时）电极电位：$\varphi_{AgCl/Ag}=\varphi^{\ominus}_{AgCl/Ag}-0.059\,2\lg\alpha(Cl^-)$

当温度和Cl^-活度一定时，SSE 的电极电位恒定不变。SSE 电极可制成很小的体积，能用于离子选择性电极的内参比电极，也能用于大于60℃的反应体系。SCE 构造简单，电极电位值稳定，使用方便，是电位分析法中最常用的参比电极。

在分析过程中，参比电极与指示电极组成电池，通过测量电池的电动势来求出指示电极的电极电位。

（3）辅助电极（或对电极）：当电极上通过的电流很小时，一般直接由工作电极和参比电极组成电池。而通过电流较大时，参比电极将不能负荷，其电位不再稳定或体系电势降太大，此时需采用辅助电极构成三电极系统来测量电极电位。辅助电极的主要作用是输送电流。电解分析法中的辅助电极也称为对电极。

（4）工作电极：因电解池中有电流通过而使溶液主体成分改变所对应的电极称为工作电极。如在伏安分析法中，待测离子在铂电极上沉积或溶出，导致溶液主体浓度发生改变，所用的铂电极称为工作电极。

3. 根据极化电极和去极化电极分类

（1）极化电极：是指当电极电位完全随外加电压的变化而变化；或当电极电位改变很大而电流变化很小即$dI/d\varphi$很小的电极。主要包括浓差极化和电化学极化。

在电解过程中，电极电位取决于电极表面离子的浓度。

电解速度较快时，电极表面附近的离子在电极上析出，导致电极表面的离子浓度下降，而溶液主体离子又来不及扩散到电极表面。因此，电极表面离子浓度与溶液主体离子浓度不同，导致电解时的电极电位偏离其平衡电极电位，这种现象称为浓差极化。

电化学极化是指因电化学反应本身的迟缓而造成电极电位偏离可逆平衡电位的现象。

电极反应过程通常是分步进行的，而电极反应速度则由其中最慢的一步决定，该步反应需要离子具有较高的活化能。对于阴极反应须使阴极电位比可逆电位更负，以克服反应的活化能增加，让反应得以进行。

（2）去极化电极：是指电极电位基本恒定，不随外加电压的改变而变化，或当电极电位改变很小而电流变化很大即$dI/d\varphi$很大的电极。

（张晓清　曹越）

第二节　电位分析技术与设备

电位分析法的关键是准确测出电动势值。根据待测组分的电化学性质，选择合适的指示电极和参比电极，插入待测试液中组成原电池，测定原电池的电动势，根据 Nernst 方程给出的电极电位与待测组分活度的关系，进而求出待测组分含量的分析方法称为直接电位法。直接电位法主要用于溶液 pH 测定和溶液中其他离子活度测定。

一、pH 玻璃电极与电位法测量溶液 pH

通过电位法测量溶液 pH，可采用氢电极、醌-氢醌电极、玻璃电极等作为指示电极，最常用的指示电极是 pH 玻璃电极。参比电极常用饱和甘汞电极。溶液的 pH 测定在生物、医药领域具有重要意义。

pH 玻璃电极是离子选择性电极中历史最久，使用最广泛，且在性能和相关的理论研究上也是较为成熟的。pH 玻璃电极的应用和理论研究从 20 世纪 20 年代就开始了。几十年来，人们都在不断探索其机制。目前，人们能接受的理论是“离子交换理论”。其基本观点是：电极之所以能够对某种离子产生响应，是由于敏感膜中存在着离子交换物质。

（一）pH 玻璃电极

1. pH 玻璃电极构造 pH 玻璃电极由玻璃膜、内参比电极和内参比溶液构成。

其玻璃膜是由特殊玻璃材料（SiO_2 和 Na_2O 及少量 CaO）在高温下烧制并吹成厚度小于 0.1mm 的球形薄膜。球内注以 $0.1mol \cdot L^{-1}$HCl 溶液作为恒定 pH 的内参比溶液，并插入表面镀有 AgCl 的 Ag 丝作为内参比电极。pH 玻璃电极的结构示意图如图 13-4 所示。内参比电极的电位是恒定的，与被测溶液的 pH 无关。

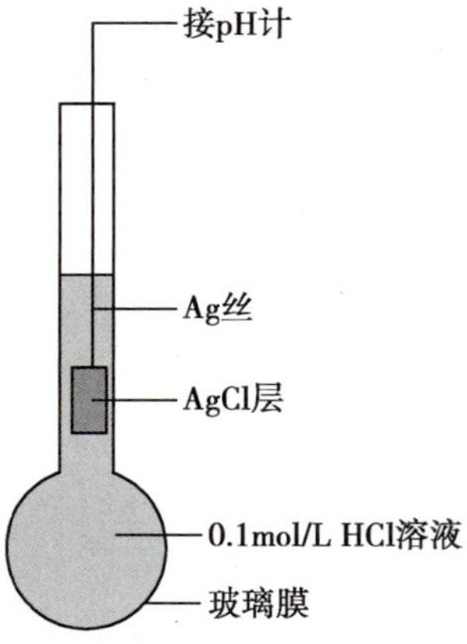

图 13-4 pH 玻璃电极示意图

在直接电位分析法中，若指示电极的电极电位能表征电池溶液中某种离子的活度，且电极电位与离子活度的关系符合 Nernst 方程的计量关系，则称该离子选择性电极对该种离子产生 Nernst 响应。

pH 玻璃电极能对 H^+ 产生选择性响应，主要是由玻璃膜决定的。

2. pH 玻璃电极的电极电位 pH 玻璃电极的玻璃膜是由特殊组成的硅酸盐玻璃制成。在这种硅酸盐结构中，—Si—O^-骨架带负电荷，它与金属离子结合而成

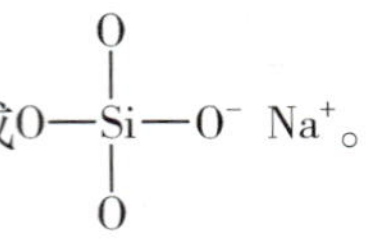

Na⁺在网状带负电的硅酸盐骨架中具有较强的活动能力。玻璃电极在使用前需在水中浸泡 24h 以上，玻璃膜外表层中的 Na^+ 与水中的 H^+ 发生离子交换反应：

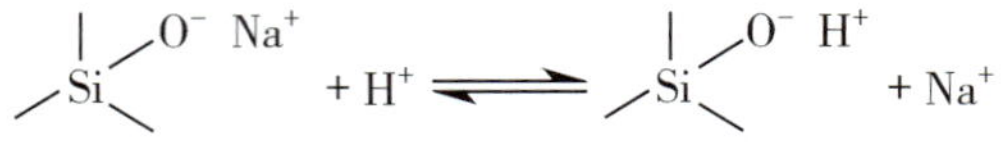

带负电的硅酸根对体积较小的 H^+ 具有很强的亲和力，当敏感膜浸泡在水中时，交换层中 Na^+ 的位点完全被 H^+ 占据。当离子交换反应达到平衡时，水合硅胶层与溶液界面间由于发生了 H^+ 交换而产生相界电位 $\varphi_{外}$。

玻璃膜内表面与内参比溶液间接触也会发生离子交换作用，形成水合硅胶层，产生相界电位 $\varphi_{内}$。玻璃膜内、外层所形成的水合硅胶层极薄，膜中间仍为干玻璃。当玻璃电极内参比溶液的 pH 与外部试液的 pH 不同时，在玻璃膜内外界面上电荷的分布也不同。这样就使 $\varphi_{内}$ 与 $\varphi_{外}$ 大小不同。这种跨越膜两侧之间产生的电位差称为膜电位（membrane potential），用 φ_m 表示。pH 玻璃电极膜电位产生示意图如图 13-5 所示。

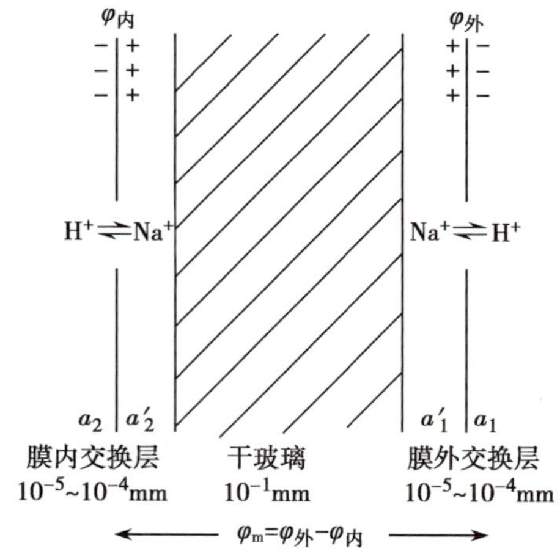

图 13-5 pH 玻璃电极膜电位产生示意图

玻璃膜两侧相界电位的产生不是由于电子转移，而是由于 H^+ 在水合硅胶层和溶液界面间进行离子交换的结果。

玻璃膜外表面和内表面的相界电位可表示为：

$$\varphi_{外} = k_1 + \frac{2.303RT}{F}\lg\frac{a_1}{a'_1}$$

$$\varphi_{内}=k_2+\frac{2.303RT}{F}\lg\frac{a_2}{a'_2}$$

其中，k_1、k_2 为与玻璃膜外表面、内表面物理性能相关的常数；α_1、α_2 为玻璃膜外和膜内溶液中的 H^+ 活度；α'_1、α'_2 为玻璃膜外和膜内交换层中的 H^+ 活度。

膜电位 φ_m 等于玻璃膜外与膜内的相界电位之差。由于玻璃膜内、外表面性质基本相同，即 $k_1=k_2$，$\alpha'_1=\alpha'_2$，即：

$$\varphi_m=\varphi_{外}-\varphi_{内}=\frac{2.303RT}{F}\lg a_1-\frac{2.303RT}{F}\lg a_2$$

$$=\frac{2.303RT}{F}\lg\frac{a_1}{a_2}$$

由于玻璃膜内即内参比溶液中 H^+ 活度为一定值，因此膜电位可表示为：

$$\varphi_m=k'+\frac{2.303RT}{F}\lg a_1=k'-\frac{2.303RT}{F}pH$$

即膜电位与待测溶液中 H^+ 活度的关系符合 Nernst 方程。在温度一定的情况下，pH 玻璃电极的膜电位与待测试液的 pH 呈线性关系。

对于玻璃电极来说，其电极电位 $\varphi_{玻}$ 应为玻璃膜电位和内参比电极电位之和，即：

$$\varphi_{玻}=\varphi_{AgCl/Ag}+\varphi_m=\varphi_{AgCl/Ag}+k'+\frac{2.303RT}{F}\lg a_1$$

$$=k+\frac{2.303RT}{F}\lg a_1=k-\frac{2.303RT}{F}pH$$

3. pH 玻璃电极的性能参数

（1）响应斜率：溶液 pH 变化一个单位所引起的玻璃电极电位的变化称为响应斜率（slope，S）。

$$S=\frac{\Delta\varphi}{pH}$$

S 即为 Nernst 方程的斜率，理论值为 $2.303RT/nF$。25℃时，一价离子的 $S=0.0592$（V/pH）。玻璃电极长期使用会发生老化，导致实际响应斜率变小。25℃时，S 小于 52mV/pH 的电极就不宜再使用。

（2）碱差（钠差）和酸差：只有在一定 pH 范围内，pH 玻璃电极的 φ 与 pH 关系曲线才呈良好线性。pH 玻璃电极的膜材料组成为 Na_2O，CaO，SiO_2。其 pH 测定范围通常为：pH1～9.5。

当 pH>9.5 或 Na^+ 浓度很高时，玻璃电极对 Na^+ 等碱金属离子也有响应，测得的 pH<真实值，产生负误差，称为碱差或钠差。

碱差产生原因主要是由于溶液中 H^+ 浓度较低，Na^+ 浓度较大，硅胶层表面的位点没有全部为 H^+ 占据，而 Na^+ 进入硅胶层占据部分位点，从而代替 H^+ 产生电极响应，使 $\alpha(H^+)$ 变大，导致测得的 pH 偏低。

当测定 pH<1 的强酸性溶液时，pH 的测定值高于真实值，产生正误差，称为酸差。酸差产生原因是在强酸性溶液（或非水溶液）中，水分子活度减小，而溶液中的 H^+ 是依靠 H_3O^+ 传递的，故到达电极表面的 H^+ 减少，因而测得的 pH 偏高。不同型号的玻璃电极因玻璃膜成分差异，pH 测量范围也不相同。如以 Li_2O 代替 Na_2O 的 pH 玻璃电极，膜材料组成为 Li_2O，Cs_2O，La_2O_3，SiO_2，pH 测定范围为 1～14，能解决普通玻璃电极在测定强碱溶液时出现碱差的问题。

（3）不对称电位：当玻璃膜内、外 H^+ 活度相等时，即 $a_1=a_2$，φ_m 理论上应等于零。但实际测得玻璃膜两侧仍有电位差，该电位差称为不对称电位（asymmetry potential），用 $\varphi_{不}$ 表示。$\varphi_{不}$ 主要由于膜内、外表面的张力不同，以及膜外表面受到机械损伤或化学侵蚀等原因而产生。干玻璃的不对称电位很大，因此，玻璃电极使用前需放在水或溶液中浸泡 24h，使 $\varphi_{不}$ 降至最低，并趋近于一稳定值，约 1～30mV，同时也使膜表面充分水化而利于对待测液中 H^+ 的响应。$\varphi_{不}$ 对 pH 测定的影响可通过标准缓冲溶液进行校正。

（4）电极内阻：玻璃电极的内阻很大，约为 50～500MΩ。内阻与玻璃膜成分、膜厚度和温度等有关，通常玻璃电极的使用温度为 5～60℃。电极内阻随使用时间延长而增大（也称电极老化），内阻增加将使检测灵敏度下降。玻璃电极老化至一定程度时应予以更换。

玻璃电极不受氧化还原反应的影响，可用于有色或浑浊溶液的 pH 测量，也可用作酸碱电位滴定分析中的指示电极，且玻璃电极电位平衡速度快，也不易污染试样，但玻璃膜易损坏，且不能用于 F^- 含量较高的溶液测定。

（二）测定原理

电位法测定溶液 pH 时，常以 pH 玻璃电极作为指示电极，饱和甘汞电极作为参比电极，将其插入被测溶液中，组成一个化学电池。

可表示为：

|←———化学电池———→|

|←pH 玻璃电极→|待测试液|←饱和甘汞电极→|

Ag | AgCl(s) | HCl(0.1mol/L) | 玻璃膜 | 待测试液 ‖ KCl(饱和) | Hg_2Cl_2(s) | Hg

以玻璃电极为负极，饱和甘汞电极为正极，则所组成电池的电动势为：

$$E=\varphi_{甘汞}-\varphi_{玻璃}$$

由于 $\varphi_{玻}=k-\frac{2.303RT}{F}pH$，而 $\varphi_{甘汞}$ 在一定情况下为常数，

$$E=k'+\frac{2.303RT}{F}pH$$

在上式中，k' 虽无法通过理论计算求得，但它在一定条件下为一固定值，可采用标准校正法予以消除。即在测量被测溶液 pH 前，先用标准缓冲溶液进行仪器校正，然后再测被测试样溶液的 pH。

对于已知 pH 的标准缓冲溶液，可测出其电动势：$E_s=k'+\frac{2.303RT}{F}pH_s$

可测得被测溶液的电动势：$E_x=k'+\frac{2.303RT}{F}pH_x$

以上两式相减，可求得：$pH_x=pH_s+\frac{(E_x-E_s)F}{2.303RT}$

在该式中，pH_s 为已知数值，在相同实验条件下，通过测定 E_s 和 E_x，即可求得 pH_x。

IUPAC 建议将该式作为 pH 的实用定义或操作定义（operational definition of the pH scale），即利用玻璃电极测定 pH 时，实际使用的 pH 标度定义，也称 pH 标度。

溶液的 pH 及电池电动势常用酸度计进行测量。酸度计的品种和型号很多，应用较广泛的 pHS-2 型酸度计工作原理示意图如图 13-6 所示。

其测量范围为 pH0～14，0mV±1 400mV；基本误差为 pH0.02，±2mV；温度范围为 0～60℃。该仪器采用参量震荡放大器，零点漂移小，稳定性好。电极的直流电信号由参量振荡放大器转换为交流电压信号，再由交流放大器将信号放大，然后经整流由直流放大器放大，最后在表头上显示出 pH 或电位值（mV）。定位调节器用于消除 pH 玻璃电极的不对称电位，电位差计用于量程扩展。

（三）检测流程

仪器安装→调 pH 挡→温度校正→pH 校正→pH 测定→电极保养

在 pH 校正时常采用两点校准法用标准缓冲溶液校正酸度计的 pH。即选用两种标准缓冲溶液，一般原则是：若待测物为酸性，采用中性+酸性标准缓冲溶液进行校正；若待测物为碱性，采用中性+碱性标准缓冲溶液进行校正。先将电极放入中性标准缓冲溶液进行定位校正后，再放入酸性或碱性标准缓冲溶液进行斜率校正。如：将电极浸入 pH=6.86 的标准缓冲溶液，进行定位校正；清洗并吸干水后将电极浸入 pH=4.00 的标准缓冲溶液，调节斜率至当前温度下的斜率（标准缓冲溶液的 pH 随温度不同略有差异）。不同类型和型号的酸度计校正方法也不同，需严格按照说明书进行。

校正完成后，取出电极，用蒸馏水将其冲洗干

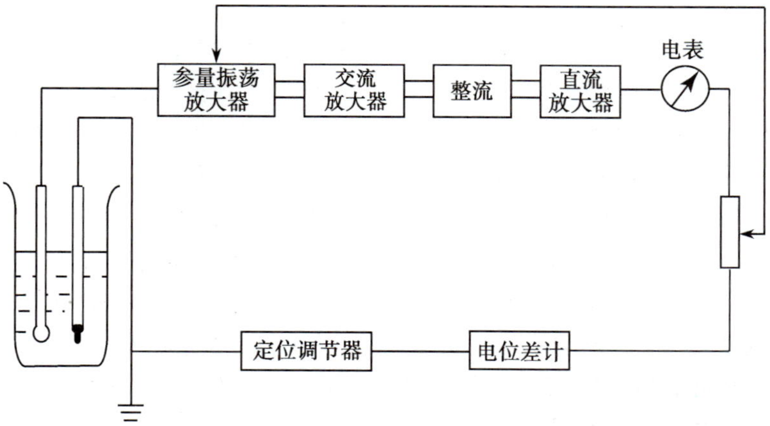

图 13-6 pHS-2 型酸度计工作原理示意图

净，并用滤纸吸干电极上的水，再将其浸入待测溶液中，此时仪器显示的数字便是待测溶液的 pH。

（四）注意事项

1. pH 玻璃电极在使用前应置于蒸馏水中浸泡 24h 以上，以使玻璃膜充分水化，且消除不对称电位的影响。

2. 饱和甘汞电极内盛装饱和 KCl 溶液，并应有少量 KCl 晶体存在。

3. 玻璃电极的敏感膜非常薄，易于破碎损坏，使用时应避免碰到硬物。

4. 校准前电极用蒸馏水冲洗干净，并用滤纸吸干电极上的水。

5. 测定前需使用标准 pH 缓冲溶液对 pH 进行校正。

6. 标准缓冲溶液可重复使用 2~3 个月，用后不要倒掉，也不能污染了。

7. 如使用 pH 玻璃电极，实验完成后应洗净并浸泡于蒸馏水中保存；如使用 pH 复合电极，实验完成后应在电极保护盖中加入复合电极补充液。

（五）影响因素

1. 标准缓冲溶液 pH 的准确性 用于仪器校正的标准 pH 缓冲溶液是 pH 测量的基准，其 pH 准确度会直接影响 pH 测定结果的准确度。

由于标准缓冲溶液与试样溶液的组成不同，为减小测量误差，标准缓冲溶液的 pH_s 应尽可能与待测试样的 pH_x 接近，其差值通常控制在 3 个 pH 单位内。pH 标准缓冲溶液是 pH 测定的基准，因此，标准缓冲溶液的配制及 pH 确定至关重要。我国标准计量局颁布了六种 pH 标准缓冲溶液及其在 0~60℃的 pH，如表 13-2 所示。

表 13-2 不同温度下 pH 标准缓冲溶液的 pH_s

温度 T/℃	0.05mol·kg^{-1} 四草酸氢钾	25℃饱和酒石酸氢钾	0.05mol·kg^{-1} 邻苯二甲酸氢钾	0.025mol·kg^{-1} KH_2PO_4 +0.025mol·kg^{-1} K_2HPO_4	0.01mol·kg^{-1} 硼砂	25℃饱和 $Ca(OH)_2$
0	1.668	—	4.006	6.981	9.458	13.416
5	1.669	—	3.999	6.949	9.391	13.210
10	1.671	—	3.996	6.921	9.330	13.011
15	1.673	—	3.996	6.898	9.276	12.820
20	1.676	—	3.998	6.879	9.226	12.637
25	1.680	3.559	4.003	6.864	9.182	12.460
30	1.684	3.551	4.010	6.852	9.142	12.292
35	1.688	3.547	4.019	6.844	9.105	12.130
40	1.694	3.547	4.029	6.838	9.072	11.975
50	1.706	3.555	4.055	6.833	9.015	11.697
60	1.721	3.573	4.087	6.837	8.968	11.426

2. 标准缓冲溶液与待测溶液基体接近的程度 标准缓冲溶液与待测溶液的基体溶液越接近，测定结果越准确。

3. pH 玻璃电极的水化 pH 玻璃电极使用前若未充分水化将对测定结果造成影响。

4. 饱和甘汞电极电位 饱和甘汞电极内的 KCl 溶液，若不是饱和溶液，将影响参比电极电位，从而影响测定结果。

5. 玻璃电极的响应斜率 玻璃电极的响应斜率与符合 Nernst 响应的理论斜率 59.2mV 常不一致，一般在 52~60mV/pH 内，且随电极使用时间延长，其响应性能也下降。响应斜率相差太大的电极应更换。

（六）维护与维修

正确使用与维护仪器可保证其正常运行，特别是 pH 计这类仪器，具有很高的输入阻抗，且使用环境需经常接触化学药品，更需合理维护。

1. 仪器的输入端（测量电极插座）必须保持干燥洁净，防止水汽及灰尘进入。

2. 测量过程中，应保持电极的引入导线静止，否则会导致测量不稳定。

3. 仪器采用了 MOS 集成电路，仪器检修时应保证接地良好。

4. 用标准缓冲溶液标定仪器时，需保证标准缓冲溶液的 pH 可靠，否则将导致测量结果产生误差。

二、离子选择性电极

离子选择性电极广泛应用于各领域中，适用于各种分析环境和分析对象的离子选择性电极种类繁多。通常以离子选择性电极作指示电极，饱和甘汞电极作参比电极，组成原电池。通过测定其 E 值来求被测离子活度。

（一）离子选择性电极响应机制

离子选择性电极（ion-selective electrode，ISE），也称膜电极，是一种电化学传感器，利用膜材料对溶液中某种特定离子产生选择性响应来指示离子活度。

其结构一般为：敏感膜，电极管（支持体），内参比电极和内参比溶液。其膜电位的产生机制与 pH 玻璃电极相似，当电极浸入待测试液时，膜内、外有选择性响应的离子通过离子交换作用在膜两侧形成电位差，平衡后产生膜电位。

由于内参比溶液组成恒定，故 ISE 的电极电位仅与试液中待测离子活度有关，符合 Nernst 方程式。

$$\varphi_{ISE}=k\pm\frac{2.303RT}{zF}lg\alpha$$

上式中，k 为与电极本身有关的常数；z 为离子电荷数；α 为被测离子活度；对阳离子取+；对阴离子取-。

离子选择性电极的测量原理为将离子选择性电极和饱和甘汞电极插入待测溶液中组成原电池，通过测量原电池的电动势以测定被测离子活度。

当以离子选择性电极为正极，饱和甘汞电极为负极

（1）测定阳离子 M^{z+} 时：

$$E=k'+\frac{2.303RT}{zF}lg\alpha(M^{z+})-\varphi_{甘汞}$$

$$=k+\frac{2.303RT}{zF}lg\alpha(M^{z+})$$

（2）测定阴离子 R^{z-} 时：

$$E=k-\frac{2.303RT}{zF}lg\alpha(R^{z-})$$

（二）离子选择性电极分类

1975 年，IUPAC 建议离子选择性电极按如下方式分类。

- 离子选择性电极
  - 原电极
    - 晶体膜电极
      - 均相膜电极
      - 非均相膜电极
    - 非晶体膜电极
      - 刚性基质电极
      - 流动载体电极
  - 敏化电极
    - 气敏电极
    - 酶电极

1. 晶体膜电极（crystalline electrode） 晶体膜电极的敏感膜材料一般由难溶盐的单晶、多晶或混晶制成。根据电极膜的制备方法不同，晶体膜电极分为均相膜电极（homogeneous membrane electrode）和非均相膜电极（heterogeneous membrane electrode）。

（1）均相膜电极：其敏感膜是由一种或几种难溶盐粉末均匀混合物的晶体而制成。这类电极可分为单晶、多晶和混晶膜电极。单晶膜电极有测定 F^-，Cl^-，Br^-，I^-，Ag^+，Cu^{2+} 等离子选择性电极。其中，氟离子选择性电极性能最好，其敏感膜由 LaF_3 单晶切片掺杂一些 EuF_2 或 CaF_2 制成。Eu^{2+} 和 Ca^{2+} 可造成 LaF_3 晶格空穴，增加其导电性。

F^-离子选择性电极常用 Ag-AgCl 作内参比电极，$0.1mol \cdot L^{-1}$NaF 溶液与 $0.1mol \cdot L^{-1}$NaCl 混合溶液作为内参比溶液，电极可表示为：

Ag，AgCl | NaCl（$0.1mol \cdot L^{-1}$），

NaF（$0.1mol \cdot L^{-1}$）| LaF_3 | F^-试液

LaF_3 单晶对 F^- 有高度选择性，允许体积小，带电荷少的 F^- 在其表面进行离子交换。将 F^- 离子选择性电极插入含 F^- 的试液中，若试液中 F^- 活度较高，则 F^- 进入晶体的空穴；反之，晶体表面的 F^- 进入试液中，晶格中的 F^- 进入空穴，产生膜电位。

电极电位反应试液中 F^- 的活度：

$$\varphi_{F^-}=k-0.0592lg\alpha(F^-) \qquad (T=298K)$$

F^- 选择性电极具有较好的选择性，PO_4^{3-}，Ac^-，NO_3^-，SO_4^{2-}，HCO_3^- 和其他卤素离子均不干扰。

但当试液的 pH 较高，即 $c(OH^-)\gg c(F^-)$ 时，有干扰。

$$LaF_3+3OH^- \rightleftharpoons La(OH)_3+3F^-$$

LaF_3 表面形成了 $La(OH)_3$，同时释放出 F^-，为电极所响应，造成测定值偏高。

当试液的 pH 较低，即溶液中 $c(H^+)$ 浓度偏高时，溶液中会形成难解离的 HF_2^- 而使 $\alpha(F^-)$ 降低。

因此，用 F^- 选择性电极测定 F^- 时，需控制试液 pH 为 5~6 之间。

通常，在 10^{-6} ~ 10^{-1}mol · L^{-1} 浓度范围内，F^- 选择性电极符合 Nernst 响应。

（2）非均相膜电极：与均相膜电极的电化学性质一样，其敏感膜由各种电活性物质与惰性基质如聚乙烯、硅橡胶等混合而制成。

2. 非晶体膜电极(non-crystalline electrode) 非晶体膜电极的敏感膜是由非晶体材料或化合物均匀分散在惰性支持物中制成。根据电活性物质的性质不同，非晶体膜电极分为刚性基质电极和流动载体电极。

（1）刚性基质电极(rigid matrix electrode)：其敏感膜由玻璃材料制成，也称玻璃电极。玻璃电极对阳离子的选择性与玻璃膜成分有关。不同的玻璃电极会对不同的离子产生选择性响应。除 pH 玻璃电极外，还有可测定 K^+，Na^+，Ag^+，NH_4^+，Ca^{2+} 等离子的玻璃电极。

（2）流动载体电极(electrode with amobile carrier)：也称液膜电极，这种电极的敏感膜不是固体，而是液体。其敏感膜由浸有某种液体离子交换剂或中性载体的惰性多孔膜制成。根据流动载体的带电性质，可分为：带正电荷的流动载体电极，带负电荷的流动载体电极和中性流动载体电极。带电荷的流动载体电极典型的有：Ca^{2+} 电极，K^+ 电极和 NO_3^- 电极。中性载体膜电极的敏感膜是由电中性的有机大分子配位剂溶于有机溶剂中构成。这类中性分子通常具有孤对电子，对某些阳离子能选择性形成配位体。目前，已成功制得 K^+，Na^+，NH_4^+，Ca^{2+}，Mg^{2+}，Ba^{2+} 等离子选择性电极。K^+ 离子选择性电极是由 K^+ 的中性载体缬氨霉素制成。缬氨霉素是一个具有三十六元环的环状缩酚酞，分子中六个羧基氧原子能与 K^+ 配位形成 1∶1的配合物。将其溶于有机溶剂，如硝基苯、二苯醚中，可在一万倍 Na^+ 存在的条件下测定 K^+。可见，采用大环化合物为电活性材料，能大大提高离子选择性电极的选择性。

3. 气敏电极(gas sensing electrode) 它是基于界面化学反应的敏化电极，由离子选择性电极(指示电极)与参比电极置于内充电解质溶液的管中组成的复合电极。复合电极中的指示电极能对气体与水的反应产物产生选择性响应。气敏电极常用于测定 NH_3，CO_2，SO_2，NO_2，H_2S，HCN，HF，Cl_2，Br_2 和 I_2 等气体或蒸气。

$$NH_3+H_2O \rightleftharpoons NH_4^++OH^-$$

$$H_2S+H_2O \rightleftharpoons HS^-+H_3O^+$$

$$CO_2+H_2O \rightleftharpoons HCO_3^-+H_3O^+$$

其中，以 NH_3 气敏电极应用最广。NH_3 气敏电极以 pH 玻璃电极为指示电极，Ag-AgCl 电极为参比电极，0.01mol · L^{-1} NH_4Cl 溶液为内电解质溶液，透气膜采用聚四氟乙烯微孔薄片。当试液中的 NH_3 通过透气膜扩散到内电解质溶液中，并达到平衡，NH_3 在内电解质溶液中处于如下平衡：

$$NH_3+H_2O \rightleftharpoons NH_4^++OH^-$$

$$\text{平衡常数 } K_b=\frac{a(NH_4^+)a(OH^-)}{p(NH_3)}$$

由于内电解质溶液中含大量 NH_4^+，故可认为 $\alpha(NH_4^+)$ 不变，上式可表示为：

$$a(OH^-)=k\cdot p(NH_3)$$

用 pH 玻璃电极指示内电解质溶液中 $a(OH^-)$，$\varphi_{玻璃}$ 随 $p(NH_3)$ 而变化。

$$\varphi=k+\frac{2.303RT}{F}\lg\alpha(H^+)$$

$$\varphi=k+\frac{2.303RT}{F}\lg\frac{10^{-14}}{a(OH^-)}$$

$$\varphi=k'-\frac{2.303RT}{F}\lg p(NH_3)$$

由于内电解质溶液中 $p(NH_3)$ 与待测试液中 $c(NH_3)$ 成正比，故电极电位与试液中 $c(NH_3)$ 间符合 Nernst 关系：

$$\varphi=k''-\frac{2.303RT}{F}\lg c(NH_3)$$

在临床医学检验工作中，常采用氨气敏电极测定血氨。

4. 酶电极(enzyme electrode) 它也是基于界面化学反应的敏化电极。酶电极是将能与待测物发生酶催化反应的生物酶或酶底物涂覆在离子选择性电极的敏感膜上。酶是一种具有特殊生物活性的催化剂，利用酶与底物的高度特异性反应而进行检测。

例如：脲酶电极就是把脲酶固定在氨气敏电极表面，当电极与试液接触时，尿素扩散到酶层，并在脲酶的催化作用下，尿素会发生如下反应：

$$CO(NH_2)_2+H_2O \rightleftharpoons 2NH_3+CO_2$$

通过氨气敏电极测定 NH_3 的分压，即可测得尿素含量。该电极可检测血浆或血清中浓度为 0.05~5mmol·L^{-1} 的尿素。

5. 生物传感器和离子选择性场效应晶体管 生物传感器，又称生物电极（biosensitive electrode），是目前研究领域比较活跃的课题。它是将生物物质，如酶、微生物、细菌等固定成敏化膜，贴于离子选择性电极的敏感膜上而制成。

离子选择性场效应晶体管是由离子选择性电极技术与微电子技术结合而制成的一种新型传感器，可用于对生物体内的活性离子进行原位测定。如用 K^+-IFET 测定细胞内 α(K^+)。

（三）离子选择性电极性能参数

1. 选择性系数（potentiometric selectivity coefficient） 选择性系数用 $K_{i,j}^{pot}$ 表示，反映被测离子 i 与共存干扰离子 j 的选择性系数。

$K_{i,j}^{pot}$ 表示 j 离子在测定 i 离子时对电极的贡献。其数值越小，表示 j 离子的干扰小，电极对被测离子 i 的选择性越好。

$$K_{i,j}^{pot}=\frac{\alpha_i}{(\alpha_j)^{\frac{z_i}{z_j}}}$$

$K_{i,j}^{pot}$ 表示提供相同电位时，被测离子的活度 α_i 与干扰离子的活度 α_j 之比。式中 z_i，z_j 分别表示被测离子和干扰离子的电荷数。例如，选择性系数为 0.1，对于电荷数相等的被测离子和干扰离子来说，表示干扰离子的活度为被测离子活度 10 倍时，两者所提供的电位相等，即电极对被测离子的响应程度等于对干扰离子的响应程度的 10 倍。

离子选择性电极的选择性也可用选择比 $K_{i,j}$ 来表示。选择比越大，表示电极的选择性越好。

$$K_{i,j}=\frac{1}{K_{i,j}^{pot}}$$

选择性系数只能作为考虑电极使用范围的参考。在实际使用离子选择性电极进行测定的过程中，常加入一定的掩蔽剂以消除共存离子的干扰。

2. 线性范围和检测下限 线性范围即符合 Nernst 方程 E 与 $-\lg\alpha$ 呈线性关系的浓度范围。电位分析法的线性范围通常为 10^{-6}~10^{-1}mol·L^{-1}。测定时，需控制待测离子活度在其线性范围内。

检测下限又称检测限度，表明离子选择性电极能够检测被测离子的最低浓度。根据 IUPAC 推荐，其测算方法为：在一个离子选择性电极所作的标准曲线 E~(−lgα) 中，将两直线部分外推，其交点所对应的被测离子活度即为被测离子的检测下限。电极检测下限示意图如图 13-7，其中 A 点所对应的活度即为检测下限。性能较好的离子选择性电极检测下限可达 10^{-7}mol·L^{-1}。

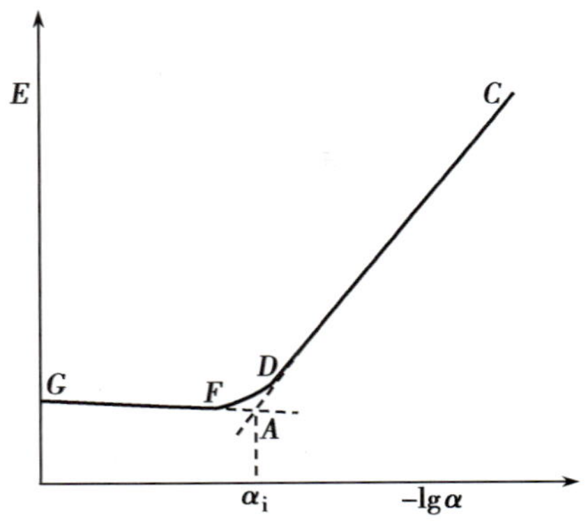

图 13-7 电极检测下限示意图

3. Nernst 响应和转换系数 电极电位随离子活度变化的特征称为响应。若这种响应服从 Nernst 方程，则称为 Nernst 响应。根据 Nernst 方程：

$$E=k\pm\frac{2.303RT}{nF}\lg\alpha_i$$

当其斜率 S 为 $\frac{2.303\times10^3RT}{nF}$（$mV/p\alpha_i$）时，符合 Nernst 响应。

当 T=298K，n=1 时，S=59.16mV/$p\alpha_i$。一般规定其数值在 57~61mV/$p\alpha_i$ 范围内即可使用。

通常，实际斜率与理论斜率存在一定的偏差，一般用转换系数 K_{tr} 表示偏差的大小。

$$K_{tr}=\frac{S_{实}}{S_{理}}\times100\%=\frac{nF(E_1-E_2)}{2.303RT\lg\frac{\alpha_1}{\alpha_2}}\times100\%$$

式中，E_1，E_2 分别表示离子活度为 α_1，α_2 时测得的电动势值。

K_{tr} 越接近 100%，表明电极的性能越好。一般认为 $K_{tr}\geq90\%$，电极有较好的 Nernst 响应。

4. 有效 pH 范围 电极产生 Nernst 响应的

pH 范围称为有效 pH 范围。它主要取决于电极本身的特性，也与被测离子的化学性质有关。溶液的 pH 决定着被测离子的存在形态。除 pH 玻璃电极外，一般的离子选择性电极也对 H^+ 有不同程度的响应，因此，溶液的 pH 对不同电极有不同程度的影响。

例如：F^- 离子选择性电极的有效 pH 范围是 5~6。pH 太高，会使膜表面的 LaF_3 转化为 $La(OH)_3$ 覆盖在电极表面，不仅改变了电极的性能，而且释放出来的 F^- 还会影响测定的准确度；pH 太低，会形成 HF_2^- 而使 $\alpha(F^-)$ 降低，影响检测结果的准确性。

在实际工作中需根据电极性能和被测离子性质来选择电极测定的有效 pH 范围。

5. 响应时间 根据 1976 年 IUPAC 建议，响应时间为：从离子选择性电极和参比电极一起接触试液时算起，至电池电动势达到与稳定值相差 1mV 所需的时间。通常，电极的响应时间越短越好。被测离子到达电极表面的速率、被测离子活度、共存离子性质、膜的厚度、温度等均影响响应时间长短，一般为 2~15min。性能良好的电极响应时间应小于 1min。通常，被测离子活度越大，响应时间越短。此外，搅拌可加快达到平衡的速率，缩短响应时间。

6. 稳定性 电极在同一溶液中所指示的电位值随时间的变化称为漂移。电极的稳定性常以 8h 或 24h 漂移的 mV 值来表示。漂移的大小与膜的稳定性、电极的结构和绝缘性有关。性能良好的电极在 $10^{-3}mol \cdot L^{-1}$ 溶液中，24h 漂移值应小于 2mV。稳定性较差的电极不宜使用。

三、电位分析方法

电位分析的定量方法可分为直接电位法和电位滴定法两大类。

（一）直接电位法

直接电位法是通过测量电池的电动势来求待测离子活度的方法。直接电位法的装置示意图如图 13-8 所示。

常用的定量方法有标准比较法、标准曲线法和标准加入法。

1. 标准比较法 首先测量浓度为 c_s 的标准溶液的电池电动势 E_s，然后在同样实验条件下，测定浓度为 c_x 的待测溶液的电池电动势 E_x。在 298K 时，则有：

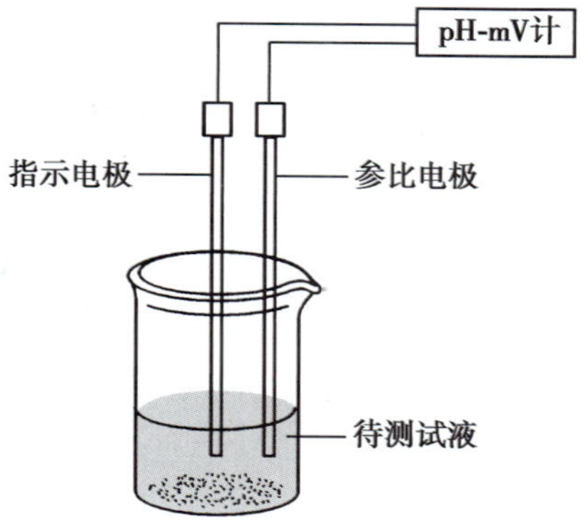

图 13-8 直接电位法装置示意图

$$E_s = k \pm \frac{0.059\,2}{n} \lg c_s$$

$$E_x = k \pm \frac{0.059\,2}{n} \lg c_x$$

$$\Delta E = E_x - E_s = \pm \frac{0.059\,2}{n} \lg \frac{c_s}{c_x}$$

$$c_x = c_s \cdot 10^{\mp (n\Delta E/0.059\,2)}$$

测定溶液 pH 时，常采用标准比较法。根据 pH 标度可知：

$$pH_x = pH_s + \frac{(E_x - E_s)F}{2.303RT}$$

在 298K 时，$pH_x = pH_s + \dfrac{E_x - E_s}{0.059\,2}$

采用标准比较法定量时通常须使标准溶液和待测溶液的测定条件完全一致，且 c_s 与 c_x 值应尽量接近。

2. 标准曲线法 总离子强度调节缓冲剂（total ionic strength adjustment buffer，TISAB），是指在直接电位分析法中所加入的缓冲物质，掩蔽剂和离子强度调节剂的总称。其中，缓冲物质主要用于维持溶液的 pH。掩蔽剂主要用于掩蔽共存的干扰离子。离子强度调节剂主要用于调节溶液的离子强度，维持液接电位稳定。TISAB 溶液是一种不含被测离子、不污损电极的高浓度电解质溶液，加入后可使试样溶液与标准溶液的组成和离子强度一致。如用氟离子选择性电极测定 F^- 浓度时，采用氯化钠-枸橼酸钠-醋酸-醋酸钠作为 TISAB 溶液。其中，氯化钠主要用于调节标准溶液和试样溶液的离子强度，使其相近；枸橼酸钠主要用于掩蔽 Fe^{3+} 和 Al^{3+} 等干扰离子；HAc-NaAc 缓冲溶液主要用于维持溶液的 pH 在 5.5~6.5。

标准曲线法也称为校准曲线法，其基本思路为：用待测物质的纯物质配制一系列不同浓度的标准溶液，分别向其中加入等体积的 TISAB 溶液，将离子选择性电极和参比电极插入系列标准溶液中，分别测定标准溶液组成的电池电动势 E 值，以测得的 E 对 $\lg\alpha$ 作图，即得到标准曲线，如图 13-9 所示。然后，在相同实验条件下，测定试样溶液和电极所组成电池的电动势 E_x，并从标准曲线上找出其对应的 $\lg\alpha_x$ 值，即可求出被测离子的活度 α_x。

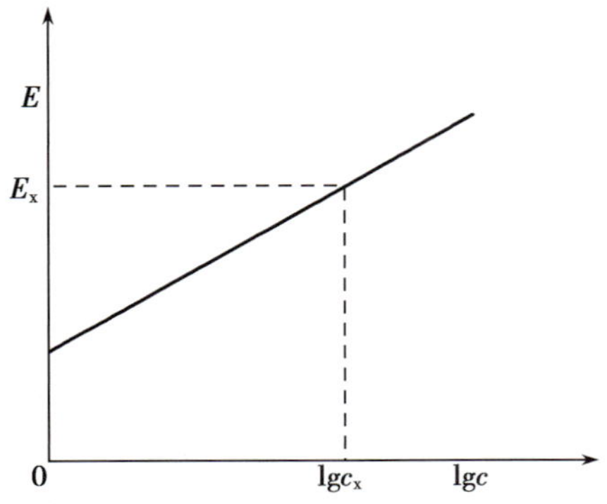

图 13-9 E-lgα 标准曲线示意图

标准曲线法的优点是采用一条标准曲线可对多个试样进行定性定量分析，操作简便。通常要求标准溶液与试样溶液的组成相近、溶液的离子强度相同。加入 TISAB 溶液可在一定程度上消除由离子强度、干扰组分等因素引起的干扰。该方法适用于试样组成较简单、浓度变化较大（4～5 个数量级）的大批量试样测定，如测定天然水、锅炉水等简单体系或血清、海水等组成上基本恒定的样品。

3. **标准加入法** 标准加入法是指将准确体积 V_s 浓度为 c_s 的标准溶液（一般要求：$c_s>100c_x$，$V_s<V_x/100$）加入已知体积 V_x 的试样溶液中，根据电池电动势的变化来求被测离子的浓度 c_x。

加入标准溶液前，测得试样的电动势：

$$E_1=k\pm\frac{2.303RT}{nF}\lg c_x$$

加入标准溶液后，测得溶液的电动势：

$$E_2=k\pm\frac{2.303RT}{nF}\lg\frac{c_xV_x+c_sV_s}{V_x+V_s}$$

由于加入标准溶液的 V_s 小，对试液的组成和离子强度影响较小，可认为 k 相同，且忽略加入后溶液的密度变化。

设 $S=\frac{2.303RT}{nF}$，以上两式相减可知加入标准溶液后电池电动势变化值 ΔE：

$$\Delta E=E_2-E_1=S\lg\frac{c_xV_x+c_sV_s}{(V_x+V_s)c_x}$$

经整理可求得：$c_x=\frac{c_sV_s}{V_x+V_s}\left(10^{\pm\Delta E/S}-\frac{V_x}{V_x+V_s}\right)^{-1}$

由于 $V_s\ll V_x$，则 $V_s+V_x\approx V_x$

上式可简化为：$c_x=\frac{c_sV_s}{V_x}(10^{\pm\Delta E/S}-1)^{-1}$

式中，S 为 Nernst 响应斜率，c_s，V_s，V_x 均为已知，由实验测得 E_1，E_2 即可求出 ΔE，指数项的符号对阳离子取“+”，对阴离子取“-”，据上式即可求得被测离子浓度。

使用标准加入法既不需加入 TISAB 溶液，又不需绘制标准曲线，操作简单、快速、准确度高。该法适用于组成未知或复杂试样的分析，但不适宜同时分析大批量试样。为使测定结果准确，一般需控制 ΔE 在 15～40mV 间。

（二）电位滴定法

1. **方法原理** 电位滴定法（potentiometric titration）是基于电位突跃来确定滴定终点的方法。进行电位滴定时，在滴定液中插入指示电极和参比电极，组成化学电池。随着滴定剂的加入，由于发生滴定反应，待测离子浓度不断变化，指示电极的电位值也相应变化。在化学计量点附近，待测离子浓度发生突变引起电位突跃。因此，通过测定电池电动势变化，就可确定滴定终点。电位滴定法的装置示意图如图 13-10 所示。

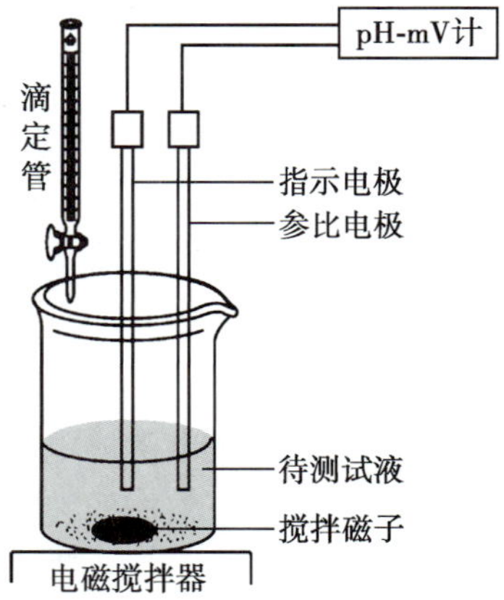

图 13-10 电位滴定法装置示意图

电位滴定法具有如下特点：①能用于浑浊、有色及缺乏合适的指示剂的溶液滴定。②能用于非水溶液中某些有机物的滴定。③能用于测定热力学常数。如弱酸、弱碱的电离常数和配合物的稳定常数等。④能用于连续滴定和自动滴定，并适用于微量分析。⑤准确度较直接电位法高，测定的相对误差低至0.2%。⑥电极反应达到平衡所需时间长，操作麻烦、费时。

2. 确定滴定终点的方法　进行电位滴定时，每加入一次滴定剂，测量一次电池电动势，直至化学计量点后。一般在远离化学计量点时，滴加滴定剂体积稍大；在化学计量点附近，应减小加入的滴定剂体积，最好每加入一小份（0.05～0.10ml）就记录一次 E 值，同时保证每次加入的滴定剂体积相等。电位滴定终点确定方法通常分为图解法和计算法。

（1）图解法确定电位滴定终点：确定电位滴定终点的方法，可依据在连续滴定中所获得的一系列数据绘制 E-V 曲线（即滴定曲线），曲线的拐点即为滴定终点。

1）E-V 曲线法：以测得的电动势 E 为纵坐标，消耗滴定剂体积 V 为横坐标作图，如图13-11A所示。在 E-V 曲线上，作两条与滴定曲线呈45°的切线，再作这两条切线的中垂线，该中垂线与滴定曲线的交点即为滴定曲线的拐点，其对应的横坐标即为滴定终点。该方法应用简便，但对滴定突跃不十分显著的体系不够准确。因此，多以连续滴定各点之间电动势值的相对变化值 ΔE 与加入滴定剂体积的相对变化值 ΔV，求出一阶微商（$\Delta E/\Delta V$）或二阶微商（$\Delta^2E/\Delta V^2$），绘制 $\Delta E/\Delta V$-V 曲线或 $\Delta^2E/\Delta V^2$-V 曲线。此时，一阶微商曲线上 $\Delta E/\Delta V$ 有极大值的点，或二阶微商曲线上 $\Delta^2E/\Delta V^2=0$ 的点，即为滴定终点。

2）$\Delta E/\Delta V$-V 曲线法：以一阶微商（$\Delta E/\Delta V$）为纵坐标，消耗滴定剂体积（V）为横坐标作图，如图13-11B所示。$\Delta E/\Delta V$ 表示在 E-V 曲线上，体积改变一小份引起的 E 改变。根据微商函数性质可知，$\Delta E/\Delta V$-V 曲线的最高点所对应的横坐标与 E-V 曲线拐点所对应的横坐标一致，即峰值处横坐标即为滴定终点。由于极值点较拐点易于判断，故 $\Delta E/\Delta V$-V 曲线法确定滴定终点较为准确。

3）$\Delta^2E/\Delta V^2$-V 曲线法：以二阶微商（$\Delta^2E/\Delta V^2$）为纵坐标，消耗滴定剂体积（V）为横坐标作图，如图13-11C所示。$\Delta^2E/\Delta V^2$ 表示在 $\Delta E/\Delta V$-V 曲线上，体积改变一小份引起的 $\Delta E/\Delta V$ 改变。从 $\Delta E/\Delta V$-V 曲线上可以看出，滴定终点前 $\Delta E/\Delta V$ 逐渐增大，$\Delta E/\Delta V$ 的变化为正值；而在滴定终点后，$\Delta E/\Delta V$ 逐渐减小，$\Delta E/\Delta V$ 的变化为负值；滴定终点时，V 变化引起的 $\Delta E/\Delta V$ 变化为零。该法主要依据 E-V 曲线的拐点对应一阶微商的极大值点，而在二阶微商曲线上则对应零点，即 $\Delta^2E/\Delta V^2=0$ 时所对应的横坐标即为滴定终点。

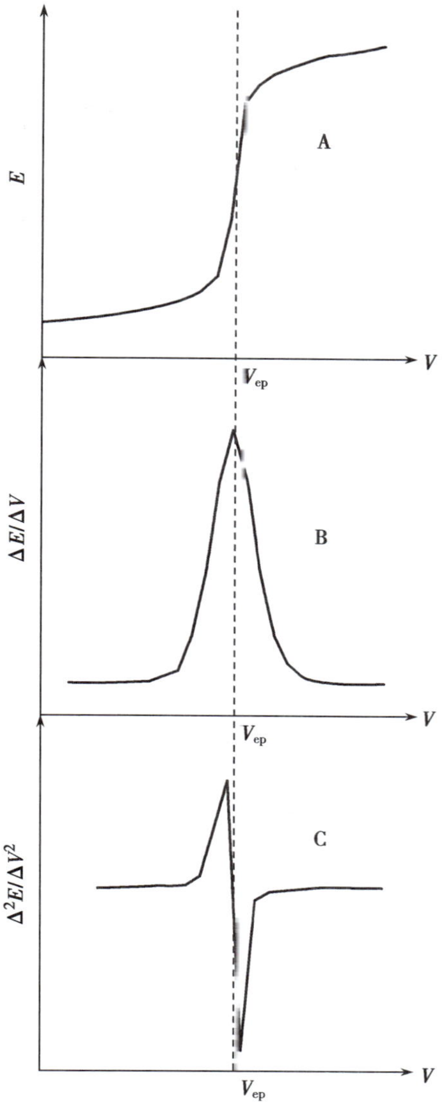

图13-11　电位滴定曲线示意图。A：E-V 曲线。B：$\Delta E/\Delta V$-V 曲线。C：$\Delta^2E/\Delta V^2$-V 曲线

由于采取作图法求滴定终点体积较为烦琐，因此可根据 $\Delta^2E/\Delta V^2=0$ 时所对应的横坐标即为滴定终点，选取终点附近的几组数据，进行数据处理。由于滴定终点附近的二阶微商曲线近似于直线，故可采用二阶微商内插法计算滴定终点体积。

（2）二阶微商内插法确定滴定终点：由滴定终点时 E 对 V 的二阶微商 $\Delta^2E/\Delta V^2=0$ 可知，滴定终点体积介于 $\Delta^2E/\Delta V^2$ 发生符号变化所对应的两个滴定体积之间。

$V=11.30$ml 时，$\Delta^2E/\Delta V^2=2\,700$

$V=11.40$ml 时，$\Delta^2E/\Delta V^2=-2\,800$

据此可知，$\Delta^2E/\Delta V^2=0$，即滴定终点体积 V_{ep} 应在 11.30~11.40ml 之间。

按等比线段定律可求得：V_{ep}：$\dfrac{11.40-11.30}{-2\,800-2\,700}=\dfrac{V_{ep}-11.30}{0-2\,700}$

整理得：$V_{ep}=11.35$ml

四、电位分析法的影响因素

1. **温度** 温度主要影响 Nernst 方程的斜率，从而影响电极电位测定的准确性。一般可通过仪器进行温度补偿校正其对斜率的影响。此外，温度变化还会影响溶液中的离子活度。因此，在电位测定过程中，应尽量保持检测温度恒定。

2. **溶液的特性** 包括溶液 pH、被测离子浓度、干扰离子及浓度等都会对电位测定造成影响。

（1）溶液 pH：待测溶液的 pH 应满足电极测定的要求，以避免对电极敏感膜造成腐蚀。

（2）被测离子浓度：被测离子浓度一般应在电位分析法的线性范围 $10^{-6}\sim10^{-1}$mol·L^{-1} 内。

（3）干扰离子及浓度：干扰离子的影响主要表现在以下两方面：①干扰离子会产生一定的电极响应。②干扰离子可能与待测离子发生一定的化学反应。

因此，在电位分析中应控制干扰离子浓度或加入掩蔽剂消除干扰离子对待测离子的影响。

3. **电位平衡时间** 通常，电位平衡时间越短越好。电位测定时，可采用搅拌的方式使待测离子快速扩散到电极敏感膜表面，以缩短电位平衡时间。

4. **电动势测量误差** 测量仪器的精度是电位法的另一误差来源。由 Nernst 方程微分可知浓度测量的相对误差 $\Delta c/c$ 与 ΔE 的关系为：

$$\frac{\Delta c}{c}=\pm\frac{z\Delta E}{0.256\,8}(\%)\approx\pm4z\Delta E(\%)$$

可见，电动势测量的误差越大，所引起的离子浓度测量的相对误差越大。当电动势测定误差为 1mV 时，测定一价离子引起的溶液浓度误差为 3.9%，测定二价离子引起的溶液浓度误差为 7.8%。这就要求测量仪器必须具有较高的精度。由于离子浓度测量误差与离子电荷数呈正相关，因此，电位分析法一般用于测定低价离子。

5. **迟滞效应** 电位测定值与测定前电极接触的试液组成相关。测定不同浓度的溶液时，应由低浓度到高浓度进行测量。

五、电位分析法的应用与评价

电位分析法，特别是离子选择性电极，在生命科学研究和临床医学中对疾病的诊断、预防和预后评估具有重要意义。电位分析法在医学检验、卫生检验、食品分析、药物分析、环境分析等领域应用广泛。

（一）电位分析法的应用

在医学检验中，电位分析法可用于测定血清、全血、尿液、唾液和脑脊液等生物样品中 Ca^{2+}、K^+、Na^+、Cl^-、F^-等离子浓度，也可用于血液中 CO_2、pH 的测定和体液中氨基酸、葡萄糖、白蛋白等有机物的测定。

1. **pH 测定** 电位分析法能用于血液中 pH 测定。血液的 pH 可作为判断酸碱紊乱的指标。通常，血液的 pH 范围为 7.35~7.45。若 pH<7.35，为酸中毒；若 pH>7.45，为碱中毒。

此外，电位分析法还能用于肌肉表面的 pH 的测定。肌肉表面的 pH 是临危患者生命现象变化极为敏感的指标，临床上常用于大型手术和患者复苏时肌肉表面的 pH 的连续监测。

2. **离子浓度测定** 通常情况下，人体血液中的电解质离子都维持在正常范围内。在医学检验中，电位分析法可用于测定血清、全血、尿液、唾液和脑脊液等生物样品中 Ca^{2+}、K^+、Na^+、Cl^-、F^-等离子浓度，以评价机体是否出现电解质紊乱。

3. **血气分析** 血气分析是评价患者呼吸、氧化及酸碱平衡状态的必要指标，包括血液的 pH、pO_2、pCO_2 测定值等参数。血气分析的相关数据对临床疾病的诊断和治疗具有重要作用。

4. **水质分析** 以 Nernst 理论为基础，通过测量电池电动势而直接求出待测离子活度的方法。电位分析法可用于水中阴离子、碱度、硬度等测定。

例 13-1 氟离子选择性电极法测定药物中的氟喹诺酮。

测定方法：取适量供试品（约 20mg），精确称定，采用氧气瓶燃烧法破坏有机物，产生的 HF 用 0.1% NaOH 吸收，吸收液用稀盐酸调节 pH 至 5.3，加入 TISAB 溶液 25ml，定容至 250ml 容量瓶中。取适量该溶液于 50ml 聚乙烯烧杯中，再向其中插入氟离子选择性电极和饱和甘汞电极构成原电池，在恒温 30℃恒速搅拌条件下，测定电位值。采用标准曲线法进行定量分析。利用该方法即可对市售药物，如诺氟沙星胶囊、盐酸环丙沙星片等中的氟喹诺酮类药物进行定量测定。

例 13-2　用 Ca^{2+} 选择性电极测得浓度为 $1.00\times10^{-4}mol\cdot L^{-1}$ 和 $1.00\times10^{-5}mol\cdot L^{-1}$ 的 Ca^{2+} 标准溶液的电动势分别为 0.208V 和 0.180V。在相同实验条件下，测得某血清试样的电动势为 0.195V，试计算该血清试样中的 Ca^{2+} 浓度。

解：根据阳离子选择性电极计算式：

$$E=k+\frac{2.303RT}{zF}lg\alpha(Ca^{2+})$$

$$0.208=k+\frac{2.303RT}{2F}lg\alpha(1.00\times10^{-4})$$

$$0.180=k+\frac{2.303RT}{2F}lg\alpha(1.00\times10^{-5})$$

以上两式相减，得：$\frac{2.303RT}{2F}=0.028$

将其代入上式，可求得：

$k=0.32$

对于血清试样：

$$0.195=0.32+0.028lg\alpha(Ca^{2+})$$

$$lg\alpha(Ca^{2+})=-4.46$$

求得：$\alpha(Ca^{2+})=3.43\times10^{-5}mol\cdot L^{-1}$

（二）电位分析法的评价

电位分析法用于溶液 pH 测定及离子浓度测定时，具有简便、快速，且不破坏溶液中平衡关系的特点。由于所测定的 pH 或电动势与温度呈函数关系，故使用过程中需注意温度补偿，以维持检测结果的准确性。采用电位滴定法测定水质中的阴离子或碱度时，比手工滴定具有更低的检出限，且不受水体浊度或色度影响。

（张晓清　曹越）

第三节　电导分析技术与设备

在外加电场的作用下，电解质溶液中的阴、阳离子以相反方向定向移动，就产生了导电现象。以测定溶液导电能力为基础的电化学分析法称为电导分析法（conductometry）。它可分为直接电导法和电导滴定法。

一、基本原理

（一）电导和电导率

电解质溶液与金属一样，具有导电能力。其电流是由溶液中的离子传输的。

根据欧姆定律：$I=\frac{U}{R}$

当温度一定时，导体的电阻 R 与其长度 L(cm) 呈正比，与其截面积 A(cm^2) 成反比，即 $R=\frac{\rho L}{A}$

电导 G 是电阻的倒数，电解质溶液的导电能力常用电导表示。

$$G=\frac{1}{R}=\frac{1}{\rho}\times\frac{A}{L}=k\frac{A}{L}=\frac{k}{\theta}$$

式中 ρ 为电阻率（$\Omega\cdot cm$）；$k=\frac{1}{\rho}$，称为电导率或比电导，它是指两电极面积分别为 $1cm^2$，电极间距离为 1cm 时，溶液的电导值，单位为 $S\cdot cm^{-1}$；$\theta=\frac{L}{A}$，θ 为电导池常数，对一特定的电导电极来说，由于电极面积 A 与电极间距 L 固定，因此，θ 为一恒定值。

通常，电极间的距离及电极板面积不易测准，电导率一般不能直接准确测量，而是用已知电导率的标准溶液，测出其电导池常数 θ，再用于测定待测溶液的电导率。

电导率大小与电解质溶液的浓度及性质有关：①在一定范围内，离子的浓度越大，单位体积内离子的数目越多，溶液导电能力越强，电导率越大。②离子迁移速率越大，电导率越大。电导率与离子种类有关，还与影响离子迁移速率的外部因素，如温度和黏度有关。③离子的价数越高，携带的电荷越多，溶液导电能力越强，电导率越大。

当外部条件一定时，对于同一电解质来说，离子迁移速率和价数是一定的，溶液的电导率就取决于溶液浓度。

（二）摩尔电导和无限稀释摩尔电导

摩尔电导是为研究不同电解质溶液的导电能力而引入的概念。摩尔电导，也称摩尔电导率，是指相距单位长度(1cm),单位面积($1cm^2$)的两个平行电极间,放置含 1mol 电解质溶液时所具有的电导,以 Λ_m 表示。

当电解质溶液的浓度不同时,含 1mol 电解质的溶液体积也就不同。设含 1mol B 电解质溶液的体积为 V_B(ml),则 $V_B=\frac{1\,000}{c_B}$(mL/mol)

根据摩尔电导定义,

$$\Lambda_{m,B}=kV_B(S\cdot cm^2/mol)=\frac{1\,000k}{c_B}$$

式中,Λ_m 为 B 电解质的摩尔电导($S\cdot cm^2\cdot mol^{-1}$);$k$ 为电导率($S\cdot cm^{-1}$);c 为 B 电解质的物质的量浓度($mol\cdot L^{-1}$)。

可见,摩尔电导随溶液浓度增大而降低。使用摩尔电导时,应将浓度为 c 的物质的基本单元加以标注,并且使转移的电子数均为 1mol。如:$\Lambda_{m,(KCl)}$,$\Lambda_{m,(\frac{1}{2}CuSO_4)}$,$\Lambda_{m,(\frac{1}{3}AlCl_3)}$。

当 $c_B\to 0$,即溶液无限稀释时($V_B\to\infty$),溶液中各离子间的相互作用可忽略不计,此时电解质的摩尔电导称为无限稀释摩尔电导或极限摩尔电导,以 Λ_m^∞ 表示。

在一定温度和溶剂条件下,Λ_m^∞ 为一定值,反映离子间没有相互作用时各种电解质溶液的导电能力,其在一定程度上能反映各离子导电能力强弱。一些常见离子在水溶液中的 Λ_m^∞ 见表 13-3 所示。

表 13-3 一些常见离子在水溶液中的无限稀释摩尔电导(25℃)

阳离子	$\Lambda_{m,+}^\infty$	阳离子	$\Lambda_{m,+}^\infty$	阴离子	$\Lambda_{m,-}^\infty$	阴离子	$\Lambda_{m,-}^\infty$
H^+	349.8	$1/2Mg^{2+}$	53.06	OH^-	197.6	CH_3COO^-	40.9
Li^+	38.69	$1/2Ca^{2+}$	59.50	Cl^-	76.34	$CH_3CH_2COO^-$	35.8
Na^+	50.11	$1/2Sr^{2+}$	59.46	Br^-	78.3	$C_6H_5COO^-$	32.3
K^+	73.52	$1/2Ba^{2+}$	63.64	I^-	76.8	$HC_2O_4^-$	40.2
NH_4^+	73.4	$1/2Cu^{2+}$	54	NO_3^-	71.44	$1/2C_2O_4^{2-}$	24.0
Ag^+	61.92	$1/2Zn^{2+}$	53	HCO_3^-	44.5	$1/2SO_4^{2-}$	80

通过各种离子的无限稀释摩尔电导可见,不同离子的导电能力是有差异的。当溶液无限稀释时,各种离子的移动不受其他离子的影响,此时电解质的无限稀释摩尔电导是正、负离子单独存在时的无限稀释摩尔电导的总和。

$$\Lambda_{m,B}^\infty=\Lambda_{m,+}^\infty+\Lambda_{m,-}^\infty$$

式中,$\Lambda_{m,+}^\infty$,$\Lambda_{m,-}^\infty$ 分别表示正、负离子的无限稀释摩尔电导。

一般说来,$\Lambda_{m,强酸}^\infty>\Lambda_{m,强碱}^\infty>\Lambda_{m,盐}^\infty$

二、仪器基本结构

测量溶液的电导,实际就是测量溶液的电阻。如使用万用表测量溶液的电阻,则电表内的直流电源就会与溶液组成回路形成一个电解池,导致电极表面附近的溶液组成发生变化,产生极化作用,从而给电导的测定带来严重的误差。所以在测量中,需使用较高频率的交流电源测量电导以减低极化效应的影响。

电导的测量主要由电导池和电导仪来进行。测量溶液电导的电极常用两片平行的铂片制成,常在铂电极上覆盖颗粒较细的铂黑,由于铂黑电极的比表面积较大,能有效降低电流密度,从而减小极化现象。电导仪采用电阻分压法原理,其电路示意图如图 13-12 所示。

由振荡器输出的交流电压 E 施加于电导池(R_x)和与之串联的电阻(R_m)上,形成的电流强度

$$I=\frac{E}{R_x+R_m}$$

设电阻 R_m 两端的电位差为 E_m,则:

$$E_m=IR_m=\frac{R_mE}{R_x+R_m}$$

由于 E 和 R_m 均为定值,因此 R_x 的变化将引起 E_m 的变化。通过测量 E_m 值即可求得电导池的电阻 R_x,该值取倒数后即为电导 G。用电导率可表示为:$k=G\theta$。由于电导仪上有 θ 校正装置,故在电导仪上可直接读取电导率 k 值。

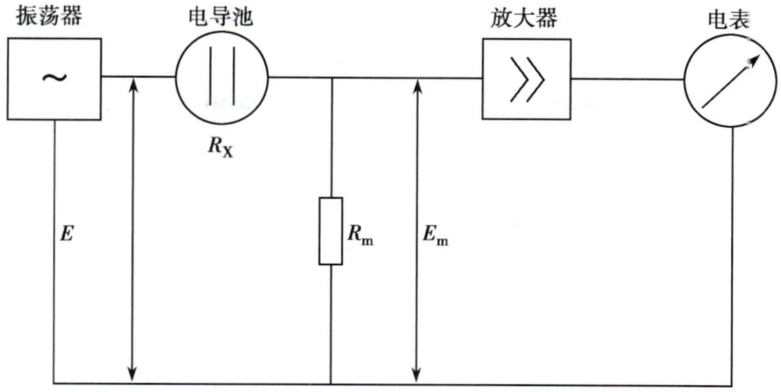

图 13-12 电阻分压法电路示意图

三、电导分析方法

由于溶液的电导与溶液中总离子浓度有关，因此电导分析法的选择性较差。尽管如此，电导分析在离子浓度检测中仍有重要应用。早期电导法主要作为滴定分析的终点检测方法，近年来根据电导检测原理设计的专用分析仪器不断出现，如水的纯度鉴定，某些物理化学常数的测定。电导分析法主要分为直接电导法和电导滴定法。

（一）直接电导法

直接电导法是指进行电导分析时，直接根据溶液电导值大小来确定待测物质含量的方法。对于单一组成溶液的测定可用直接电导法。

直接电导法常被用于进行水质检验。在生产和科学实验中，都离不开水。锅炉用水、地下水及实验室所用的去离子水，都需要进行水的纯度检测。水的纯度取决于水中可溶性电解质的含量。水的电导率是反映水质的一个重要指标，它反映了水中电解质的总量。实验室测定水的电导常使用 DDS-1 或 DDS-11A 型电导仪。通过测定电导率即可鉴定水的纯度。

测定时，只需将合适的电导电极插入待测定的水样中，就可直接读出其电导率。水的电导率越低，表示其中所含的阴、阳离子越少，即水的纯度越高。通常，离子交换处理后的水（离子交换水）在 1～2μS/cm 以下时，即可满足一般分析工作需要。

（二）电导滴定法

在滴定分析过程中，随溶液中离子浓度和种类的变化，溶液的电导也发生变化。电导滴定法是指根据滴定过程中，滴定液电导的突变来确定滴定终点。然后根据达到滴定终点时所消耗滴定剂的体积和浓度，求算出待测物质含量的方法。

将一电解质溶液滴加于被测电解质溶液中，由于反应后所产生的新的反应产物与原反应物的电导不同而使整个溶液的电导随滴定剂的加入而不断发生变化。

以滴定液的电导为纵坐标，加入滴定剂的体积为横坐标，绘制滴定曲线，求出滴定终点体积。不同电解质的滴定曲线也不同。利用电导滴定的方法可顺利实现用 NaOH 滴定 HCl 和 HAc 混合溶液（HAc 足量），其滴定曲线如图 13-13 所示。

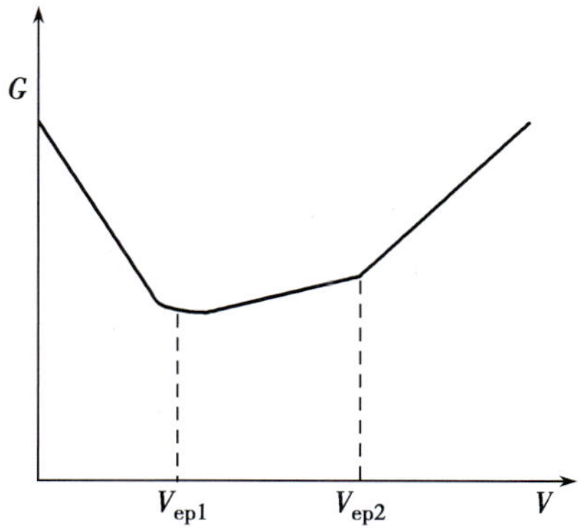

图 13-13 NaOH 滴定混合酸滴定曲线示意图

在 HCl-HAc 的混合溶液中，HCl 抑制了 HAc 的离解，在滴定开始后的一段时间，NaOH 只滴定了 HCl 提供的 H^+，滴定液的电导迅速降低。待 HCl 被滴定至将近完全时，HAc 也开始被滴定。所以，滴定曲线无明显折点，而是呈圆滑的曲线。当 HCl 被滴定完全后，过渡到只滴定 HAc，由于滴定过程中存在 HAc-NaAc 缓冲体系，滴定曲线出现一段电导逐渐增加的直线线段。当 HCl-HAc

被滴定完全后，由于 NaOH 过量，故随滴定剂的加入，滴定液的电导迅速增大。相邻两直线线段延长线的交点分别为滴定混酸中 HCl 和 HAc 至终点时所需 NaOH 的体积 V_{ep1} 和 V_{ep2}。

在电导滴定中应注意的问题：①为避免稀释效应对电导测定的明显影响，滴定剂的浓度至少应是滴定液浓度的 10～20 倍。②滴定过程中，不得改变两电极间的相对位置。③加入滴定剂后，应注意搅拌，使滴定剂与滴定液充分反应。但在测量电导时，应停止搅拌，以测得稳定数值。

电导滴定法对于滴定突跃很小或有几个滴定突跃的反应体系有较大作用，可用于弱酸弱碱滴定、混合酸碱滴定和多元酸滴定，也可用作沉淀滴定、配位滴定和氧化还原滴定。

四、电导分析影响因素

电导或电导率测量常受溶液温度变化、电极极化、电导池电容和检测时所使用的溶剂及器皿等因素影响。

1. 温度 温度升高，溶液黏度降低，电导增大。溶液浓度一定时，电导率随溶液温度升高而增加。对于同种类型的电解质溶液，浓度不同，电导率随温度变化的系数也不同。通常，温度每升高 1℃，电导率增加约 2%。

$$\Lambda_{m,t}^{\infty}=\Lambda_{m,25℃}^{\infty}(0.5+0.02t)$$

2. 溶剂 25℃时，蒸馏水的电导率通常为 0.8～1.0μS/cm，进一步纯化处理后为 0.03～0.06μS/cm。制备高纯水需要采用石英容器，亚沸蒸馏法。

3. 电极极化 浓差极化的存在会使溶液的接触面间没有平衡状态。化学极化会使电解物在电极与溶液间形成电阻。浓差极化和化学极化会影响电导的测定，可通过采用交流电源供电的办法予以消除。

4. 电容 电容的存在会改变两个电极片间的电阻值，从而影响电导测定。消除办法一是加大两电极片间的距离，从而增大溶液的电阻；二是加大交流电源的频率。

五、电导分析法应用与评价

溶液的电导不是某一离子的特性，而是溶液中各种离子电导之和。因此，电导分析法只能用于估算离子的总量，而不能区分和测定在离子混合液中某种离子的含量。

（一）电导分析法的应用

电导分析法在医学检验、卫生检验和环境分析等领域发挥着重要作用。在医学检验工作中，电导分析法可用于测定红细胞变形性。临床上，电导分析法可用于透析患者尿酸清除率检测。在水质分析中，电导分析法用于环境水的电导率测定。

1. 测定红细胞变形性 红细胞变形性是当前血液流变学研究的一大重要课题。红细胞变形性的测定对于心血管疾病、肿瘤或其他各种血液疾病的诊断与治疗进程观察具有极为重要的意义。红细胞变形会引起细胞悬浮液的电导发生改变。根据随机取向红细胞悬浮液电导方程，可采用电导法用于红细胞变形性研究。

2. 尿素清除率测定 电导探头可安装在透析器两端，用于测量透析液入口及出口的电导值。根据电导变化推导出 Kt/V，与传统抽血计算 Kt/V 比较，电导法是一种更为安全、有效的在线监测尿素清除率的方法。

3. 水质评价 电导法可用于水体电导率和溶解性总固体测定。电导率可反映水中离子成分的总浓度。水中溶解性总固体，作为饮用水的监测指标之一，其国标方法为称量法。但称量法不仅耗时长，且受环境温度、湿度影响较大。水中溶解性总固体含量与电导率呈线性关系，故可通过电导法测定。

（二）电导分析法的评价

由于电导率随温度变化而改变，因此在测定电导率时需进行温度补偿。电导法在测定水体电导率和溶解性总固体时，不受溶液颜色限制，也不受水的浊度、悬浮物等影响，所以不需预处理就可直接测定，避免了称量法需经过滤及多次恒重带来的耗时长等弊端。水中存在的有机物一般不解离或解离极弱，会导致电导测定结果偏低，因此，电导法测定被有机物污染的水样时，检测误差较大。

（张晓清 曹越）

思考题

1. 什么是标准电极电位？定义标准电极电位的条件是什么？
2. 直接电位法的原理是什么？
3. 简述 TISAB 溶液的组成及作用。
4. 电位滴定法确定滴定终点的方法有哪些？
5. 用氟离子选择性电极测定 F^- 过程中，为什么需要控制溶液的 pH 在 5~6 之间？
6. 简述 pH 玻璃电极的构成及响应机制。
7. 将下列反应组成原电池（温度为 298K）：

$$2Fe^{3+}+Cu \rightleftharpoons 2Fe^{2+}+Cu^{2+}$$

$$\varphi^{\ominus}_{Cu^{2+}/Cu}=0.342V \qquad \varphi^{\ominus}_{Fe^{3+}/Fe^{2+}}=0.771V$$

（1）指出原电池的正、负极，并写出电极反应；
（2）写出原电池的电池符号；
（3）计算原电池的标准电动势；
（4）当 $c(Fe^{3+})=c(Cu^{2+})=0.1mol \cdot L^{-1}$，$c(Fe^{2+})=0.01mol \cdot L^{-1}$ 时，求该原电池的电动势。

8. 25℃时，用标准加入法测定 Cu^{2+} 浓度。向一铜盐溶液中加入 $0.100mol \cdot L^{-1}Cu(NO_3)_2$ 溶液 1.00ml 后，测出电动势增加 23mV。求原溶液中的 Cu^{2+} 浓度。

9. 用电位分析法通过如下电池测定某未知溶液的 pH。将氢电极与饱和甘汞电极浸入已知浓度的酸溶液中，25℃时测得电动势为 328mV。然后将这对电极浸入未知溶液中，测得电动势为 445mV。试求该未知溶液的 pH。$Pt,H_2(p^{\ominus})\,|\,H^+(1.00mol \cdot L^{-1})\,\|\,KCl(0.100mol \cdot L^{-1})\,|\,Hg_2Cl_2(s),Hg$。

10. 将钙离子选择性电极和 SCE 置于一 100.00ml 含 Ca^{2+} 的试液中，测得电池的电动势为 0.415V，向其中加入 2.00ml $0.218mol \cdot L^{-1}Ca^{2+}$ 的标准溶液中，测得电池的电动势为 0.430V。求原试液中的 Ca^{2+} 浓度。

第十四章

细胞培养及染色体检查技术与设备

第一节　细胞培养技术

知识拓展

细胞培养的发现历程：1906 年 Beebe 和 Ewing 用盖片悬滴培养法，以动物血清做培养基，培养狗淋巴细胞存活了 72 小时。现代细胞培养是从 Harrison 和 Carrel 两人开始的。1907 年，Harrison 参考前人经验，在无菌条件下用淋巴液作培养基，培养蛙胚神经细胞存活数周，并观察到神经细胞突起的生长过程，由此创建了盖片覆盖凹窝玻璃悬滴培养法，奠定了动物组织体外培养的基础。1957 年，各种培养瓶、培养基孕育而生。同年 Dulbecco 实验室采用胰蛋白酶消化处理，使成块的组织分散成单个细胞，进行悬液培养，从而开创了细胞培养技术。用单层细胞培养法可以建立很多细胞系，通过单细胞分离培养法又可建立克隆细胞株。

细胞培养（cell culture）是指在体外模拟体内环境（无菌、适宜温度、pH 和一定营养条件等），使之生存、生长、繁殖并维持主要结构和功能的一种方法。细胞培养也叫细胞克隆技术，在生物学中的正规名词为细胞培养技术。细胞培养技术是细胞生物学研究方法中的重要和常用技术，通过细胞培养既可以获得大量细胞，又可以借此研究细胞的生长增殖、合成代谢、信号转导等功能机制。

一、细胞培养实验室条件

细胞培养的基本条件包括细胞培养实验室、常用设备、洗涤剂、无菌处理技术、培养液、培养基以及试剂。

（一）细胞培养实验室布局

细胞培养实验室一般分区设置，可开展无菌操作、孵育、制备、清洗、消毒灭菌处理、储藏等方面工作，如图 14-1。

1. **无菌操作区**　主要进行细胞培养及其他无菌操作，最好能与外界隔离，应为干扰少且非来往穿行的区域；一般包括更衣室、缓冲间、无菌操作间三部分。

2. **孵育区**　主要进行细胞培养，虽无无菌要求，但仍需在清洁无尘的环境下操作，尽量设置在干扰少且非来往穿行的区域。

3. **制备区**　主要进行培养液及用于培养的有关的液体的制备。

4. **清洗和消毒灭菌区**　主要进行所有细胞培养器皿的清洗、准备、消毒及三蒸水制备等工作。

5. **储藏区**　主要存放各类冰箱、干燥箱、液氮罐、无菌培养液、培养瓶等。

6. **观察研究区**　主要用于观察细胞培养的成果，例如细胞的形态，细胞的大小等。

（二）细胞培养常用设备

细胞培养常用的设备有：超净工作台、细胞培养箱、电热干燥箱、液氮罐、冰箱、倒置显微镜、水纯化装置等。

1. **细胞培养箱**　细胞培养中常用的培养箱有电热恒温培养箱、二氧化碳细胞培养箱。

（1）电热恒温培养箱：适用于封闭式细胞培养，及细胞培养中器材和试剂的预温及恒温。主要由箱体、电热器和温度控制器三部分组成。电热恒温培养箱有隔水式电热恒温培养箱和气套式电热恒温培养箱两种。

（2）二氧化碳细胞培养箱：主要用于各种组织细胞的培养，是在普通细胞培养箱的基础上加以改进，主要是能加入 CO_2，在培养箱箱体内形成一个类似细胞或组织在生物体内的生长环境，是一种能对细胞或组织进行体外培养的装置

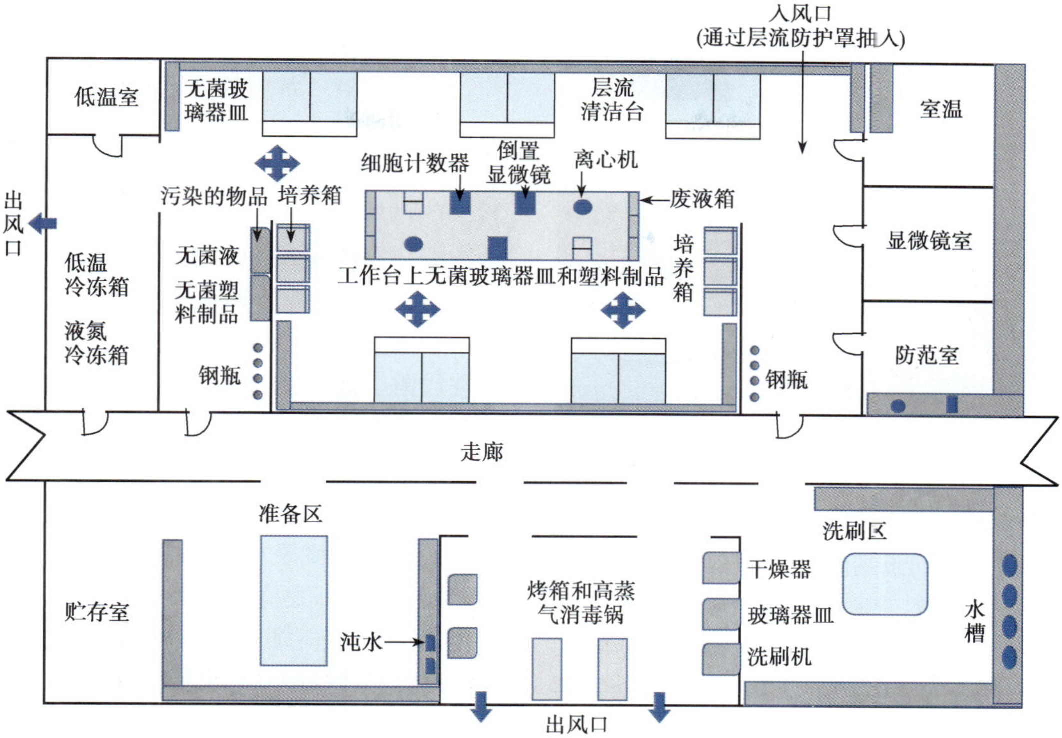

图 14-1　实验室布局

(图 14-2)。二氧化碳细胞培养箱要求稳定的温度(37℃)、稳定的 CO_2 含量(5%)、恒定的酸碱度(pH 为 7.2~7.4)、较高的相对饱和湿度(95%)。

2. 冰箱　细胞培养室的冰箱应专属专用,不得存放易挥发、易燃烧等对细胞有害的物质,且应保持清洁。

(1) 普通冰箱或冷藏柜:需达到-4℃,主要用于培养液、生理盐水、Hanks 液等试剂的短期贮存。

(2) 低温冰箱:需达到-20℃,主要用于酶、氨基酸、血清等需冷冻保存制剂的长期贮存。

(3) 超低温冰箱:需达到-80℃,主要用于细胞需液氮冷冻保存时逐步降温过程中使用或短期冷冻使用。

3. 液氮罐　细胞培养实验室常用的细胞储存器是普通液氮罐,液氮温度可低达-196℃,使用时应注意防冻伤。液氮罐大小为 25~500L,可根据使用需要分为不同的类型和规格(图 14-3)。选择购置液氮容器时要综合考虑容积大小、使用方便及液氮挥发量三种因素。由于液氮不断挥

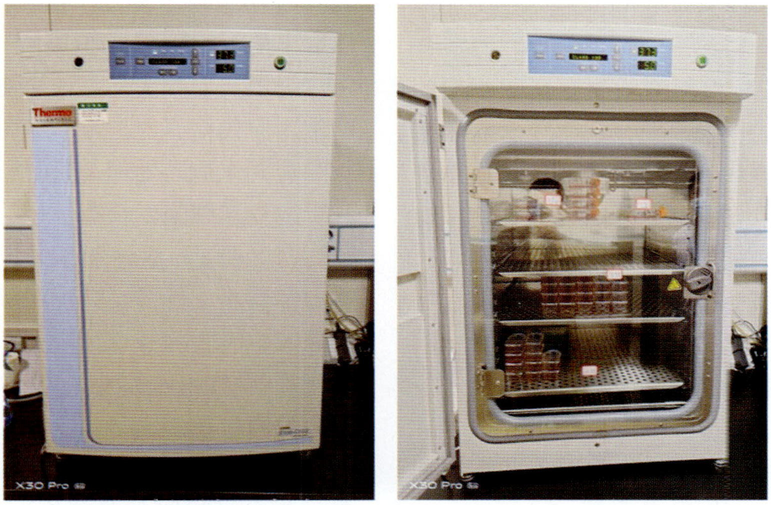

图 14-2　CO_2 培养箱

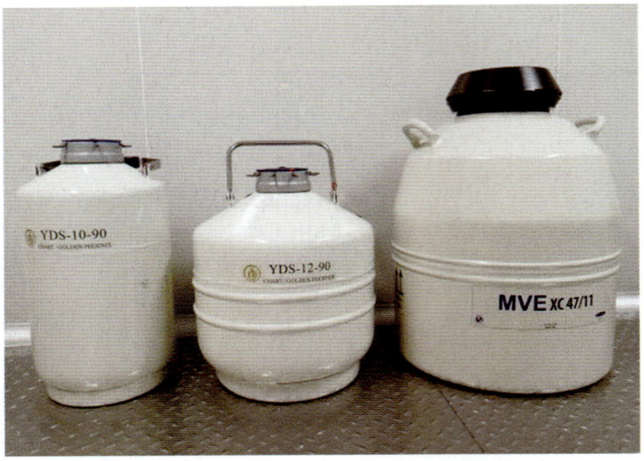

图 14-3 液氮罐实物图

发,应注意观察存留液氮情况,及时定期补充液氮,避免挥发过多而致细胞受损。

4. **纯水化装置** 细胞培养对水的质量要求非常高,培养用的各种培养液和试剂的配制用水均需要经过严格的纯化处理。常用的水纯化装置为自动双重纯水蒸馏器,分为挂壁式及台式两种。

(三) 细胞培养常用试剂

常用的细胞培养试剂包括培养基、培养基添加剂、消化液、抗生素、缓冲液、平衡盐溶液等,应使体外培养细胞的环境尽可能接近体内细胞生存和生长的环境。

1. **细胞培养基** 培养基是维持体外细胞生存和生长的溶液,分天然培养基和合成培养基。

(1) 天然培养基:主要是取自动物体液或从动物组织中分离提取,常包括动物血清、血浆、组织提取液(如鸡胚和牛胚浸液)、水解乳蛋白等。最为常用的动物血清为牛血清,常见胎牛血清(fetal bovine serum,FBS)和小牛血清(calf serum,CS)两种。血清在用前常需进行灭活处理(加温至56℃,30min)。

(2) 合成培养基:根据细胞生存所需物质的种类和数量,用人工方法模拟合成,主要含有氨基酸、维生素、碳水化合物和无机离子等。合成培养基未添加血清,仅能维持细胞生存,因此在使用时尚需添加10%~20%血清,才能有利于细胞生长。不同细胞培养所用的最适培养基也有差别,如RPMI 1640适用于淋巴细胞和肿瘤细胞的培养,Neurobasal常用于神经细胞的培养。

2. **培养基添加剂**

(1) 一般添加剂:通用的细胞培养基添加剂包括葡萄糖、各种氨基酸、胰岛素等。

(2) 合成添加剂:常指定用于各合成培养基,具有使用便利、培养效果好的特点,如Neurobasal培养基100ml中需添加B27添加剂。

3. **消化液** 常用的消化液有胰蛋白酶溶液、二乙胺四醋酸溶液(EDTA溶液)、胶原酶溶液。

4. **抗生素** 主要有双抗溶液(青霉素、链霉素,可预防细菌污染)、庆大霉素溶液(可预防细菌污染)、四环素溶液(可预防支原体污染)、两性霉素B溶液(可预防真菌污染)等。

5. **缓冲液** 细胞生长过程中会产生大量的酸性代谢产物,在培养液中加入适量的缓冲液可中和培养液中的酸性物质,调节细胞培养液pH范围在7.2~7.4,利于细胞生长。常用缓冲液为碳酸盐缓冲液和磷酸盐缓冲液。

6. **平衡盐溶液** 具有维持渗透压、调节溶液酸碱度和供给细胞存活所需的能量及无机离子的作用,常用于组织细胞洗涤和配制消化液,可最大限度降低对活细胞处理过程中的损伤。常用的平衡盐溶液有Ringer液、PBS、Hands BSS等。

二、细胞培养常用方法

(一) 原代培养

原代培养也称初代培养,是从供体取出组织细胞后在体外进行的首次培养,是获取细胞的主要手段。原代培养的细胞具有很多本体特点,首先组织和细胞刚刚从供体分离出来,其生物学特性未发生较大变化,仍具有二倍体的遗传特性,最接近也最能反映其在体内的生长特性,很适合做药物测试、细胞分化等实验研究。原代培养方法最基本和常用的是组织块培养法和分离细胞培养法。

1. **组织块培养法** 组织块培养法指将从供体取出的组织剪切成小块后,直接接种于培养瓶中。组织块培养法是一种简便易行且成功率较高的常用原代培养方法。培养瓶可根据不同细胞生长的需要作适当处理,例如预先涂以胶原薄层,以利于上皮样细胞生长等。

(1) 原理:活体组织块从供体分离出来后,失去了营养支持,转移至外部培养液中后,细胞从培养液中吸收养分继续生长。组织块被培养液所包绕着,越往组织块中心,营养物质越少,细胞表现为外向生长。

(2) 主要器材:Hanks液、培养液、培养瓶(必要时瓶内可放置小盖玻片)、直径5cm培养皿或小玻璃板(8cm×5cm)等。

（3）操作流程：获取活体组织→剪切成1mm³左右的小块→小块在瓶壁上均匀摆动→培养瓶翻转，让瓶底朝上→注入适量培养液→2~4h后将培养瓶慢慢翻转平放→让液体缓缓覆盖组织小块，组织块培养也可不用翻转法，即在摆放组织块后，向培养瓶内仅加入少量培养液，以能保持组织块湿润即可。盖好瓶盖，放入温箱培养4~24h再补加培养液。

（4）注意事项：①在观察和移动过程中要注意动作轻巧，尽量不要引起液体的振荡而产生对组织块的冲击力使其漂起。在原代培养的1~2d内要特别注意观察是否有细菌、真菌的污染，一旦发现，要及时清除。②对原代培养要及时观察，发现细胞游出后要照相记录。原代培养3~5d，需换液1次，去除漂浮的组织块和残留的血细胞。

（5）应用与评价：组织块培养法特别适用于牙髓细胞培养等组织量少的原代培养。其操作简便，由组织小块贴壁培养24h后，细胞即可从小块边缘向四周游出，通过生长增殖，最终亦可连接成片；可较好反映其在体内的生长特性，方便实验研究。

2. 分散细胞培养法　分散细胞培养是指利用各种方法离解体外培养的动物组织，将妨碍细胞生长的细胞间质包括基质、纤维等去除，使细胞分敢，形成悬液，易于从外界吸收养分和排出代谢产物。

（1）原理：利用酶（胰蛋白酶、胶原酶）的消化能力，将细胞间质中的基质、纤维等成分消化分解，破坏细胞间的物理连接，使相连接细胞分散开来，放入培养液进行培养。

（2）主要器材：细胞筛网（70μm孔径）、三角烧瓶、直径5cm培养皿、培养瓶、细胞计数板、培养液、Hanks液、胰蛋白酶、胶原酶、螯合剂（EDTA-Na、枸橼酸钠、枸橼酸钠等）。

（3）操作流程：消化液分散组织、离解细胞→过滤→800~1 000rpm低速离心5min后去除上清液→加含血清培养液→每隔2~3d更换培养液。

（4）注意事项：①分散的单个细胞之间有互相影响，如果接种的细胞密度过低，很难使细胞适应从体内的组织环境到被分散后进入独立生存环境的变化过程。如果接种的细胞密度过大，会导致营养物质供应不足，代谢废物积累较快，需要经常换液和传代。②在有搅拌装置的培养器皿内加入培养液时，需注意勿使搅拌速度过快，否则既可使培养液溢出又容易造成污染。

（5）应用与评价：分散细胞培养法适用于各种细胞培养，但操作较复杂。当细胞分散成悬液后，易于从外界吸收养分和排出代谢产物，培养成功率及效率更高。

（二）传代培养

细胞由原培养瓶内分离稀释后转移到新的培养瓶的过程称之为传代，进行一次分离再培养称之为传一代。将原培养物分离或原培养物直接生长出来的细胞分离后再次进行培养的过程就称为继代培养。

1. 首次传代　原代培养的首次传代是很重要的，是建立细胞系的关键时期。在首次传代时一般要特别注意以下几点：①细胞没有生长到足以覆盖瓶底壁的大部分表面以前（80%），不要急于传代。②原代培养时细胞多为混杂生长，上皮样细胞和成纤维样细胞并存的情况很多见，传代时不同的细胞有不同的消化时间，因而要根据需要注意观察及时进行处理，并可根据不同细胞对胰蛋白酶的不同耐受时间而分离和纯化所需要的细胞。吹打细胞时动作要轻巧，尽可能减少对细胞的损伤。③首次传代时细胞接种数量要多一些，使细胞能尽快适应新环境而利于细胞生存和增殖。

2. 细胞传代　细胞传代根据不同细胞采取不同的方法。贴壁生长的细胞用消化法传代；部分贴壁生长但贴附不牢固的细胞也可用直接吹打传代；悬浮生长的细胞可以采用直接吹打或离心沉淀后再分离传代，或直接用自然沉降法吸除上清液后，再吹打传代。

（1）原理：原代培养的细胞，生长繁殖到一定程度后，细胞在培养瓶生长成致密单层，细胞间形成了蛋白连接，不利于细胞的进一步生长。为使细胞能继续生长，同时也将细胞数量扩大，可利用酶消化作用或物理机械力将蛋白连接破坏，使细胞分散，并转移到新的培养基中继续生长。

（2）主要器材：0.25%胰蛋白酶或其他消化液、培养液、Hanks液、培养瓶（皿）、培养瓶盖、注射器、计数板等。

（3）操作流程：

1）贴壁细胞消化法传代：用吸管吸出旧的培养液→平衡盐溶液漂洗2次→加入胰蛋白酶溶液、室温下消化10min直至细胞之间的间隙增大

→吸去消化液后加入含血清培养液或蛋白酶抑制剂终止消化→吸取培养液反复吹打使已经消化的细胞脱离瓶皿底壁→低速离心弃上清液→用新鲜培养液将细胞沉淀重新悬浮并计数调整细胞密度→接种到一个或多个新的培养器皿→加足培养液、加盖封口、继续培养。

2）悬浮细胞的传代：培养物移入离心管低速离心→用吸管吸去上清液，加入新鲜培养液使细胞沉淀重新悬浮→将细胞悬液接种在一个或多个新的培养皿→加足培养液、加盖封口、继续培养。

（4）注意事项：①首次传代，由于原代培养中各种类型的细胞常混杂生长，传代时不同细胞有不同的消化时间，因而要根据需要注意观察，并及时处理。②对贴壁细胞消化后的吹打过程要有序进行，确保瓶皿底壁各处的细胞都被吹打脱离。吹打时动作不宜过猛，吹出液体的力度要适中，否则会直接损伤细胞并产生能伤害细胞的气泡。③对于贴壁能力较弱，容易脱壁的细胞，可以不经蛋白酶消化处理和终止消化这两步，直接对原代培养物或经漂洗后用吸管进行吹打使细胞脱离瓶皿底壁。④当细胞在培养瓶中长满后就需要将其稀释分种成多瓶，细胞才能继续生长。

（5）应用与评价：传代培养主要适用于培养大量细胞供实验所需，是组织培养常规保种方法之一。其优点是便于获得均一细胞群，方便施加实验因素和观察实验结果。但传代可对细胞生长和性状产生不利影响，经过每次传代后，细胞生长环境相应发生较大变化，细胞的遗传特性往往也容易发生改变。因此，一般情况下要尽可能减少传代次数。

（三）体内培养

体内培养主要是利用某些细胞独有的特性，通过体内接种培养，以获得相应的产物；应用较多的是肿瘤细胞的体内培养，分为实体瘤法和腹腔积液瘤法。

1. 原理 活体动物的皮下组织和腹腔渗出液在非感染的情况下为无菌液体，内含有大量营养物质，此外，活体动物的体温可保持相对稳定，细胞在皮下组织和腹腔渗出液中产生的代谢废物又可经活体动物的机体所处理，能够为细胞的生长提供物质保障。

2. 主要器材 碘酒、杂交瘤细胞、SPF 级小鼠、吸管、离心管、培养瓶（皿）、培养瓶盖、注射器、计数板等。

3. 操作流程

（1）实体瘤法：取对数生长期的肿瘤细胞、制备 1×10^7/ml 左右浓度细胞悬液→消毒动物、常在背部皮下多点注射 0.2ml 细胞悬液→观察 10 天左右待肿瘤达到需求大小后采集小鼠血液、组织等相应产物用于后续研究。

（2）腹腔积液瘤法：取对数生长期的肿瘤细胞、制备细胞悬液→消毒动物、左下腹穿刺接种 1×10^6/ml 浓度以上的肿瘤细胞→观察 10 天左右，待小鼠腹部明显胀大后抽取腹腔积液用于后续研究。

4. 注意事项

（1）必须对穿刺注射点进行充分消毒，以免造成细菌感染。

（2）穿刺注射的手法要熟练掌握，腹腔穿刺过深容易刺中动物内脏或肠道，导致受伤，严重时可致动物死亡。

5. 应用与评价 体内培养法目前主要运用在对肿瘤细胞的科学研究，如机体运用抗肿瘤药物后对肿瘤细胞的抑制效果观察。其优势在于可减弱不利外界环境因素对肿瘤细胞增殖和表达单抗的影响，可以为其生存提供一个相对稳定的生存环境，从而开展后续的科学研究。

三、细胞培养观察

细胞培养主要从细胞形态、细胞生长、培养液三个方面进行观察，还需注意观察培养污染的情况。

（一）细胞形态

细胞的体外培养大多在平皿等容器中进行，根据是否贴附在支持物上生长的特性，可分为贴附型和悬浮型两大类。

1. 贴附型 这类细胞在培养时，大多数培养细胞呈贴附型生长，只有贴附才能生长的细胞称贴附型细胞或锚着依存型细胞。大致分为四大类：

（1）成纤维样细胞型：成纤维样细胞型的细胞外形与体内成纤维细胞形状相似，细胞呈梭形、长条形、多角形或不规则形，有时也见相互平行排列，成群细胞呈现放射状、漩涡状等生长形式，如图 14-4。

（2）上皮样细胞型：上皮样细胞型的细胞大体为扁平，形态较为规整，中有圆形核。细胞紧密相连成单层膜，细胞大致呈多角形，胞体近中央处有扁圆的细胞核，呈铺路石样，如图 14-5。

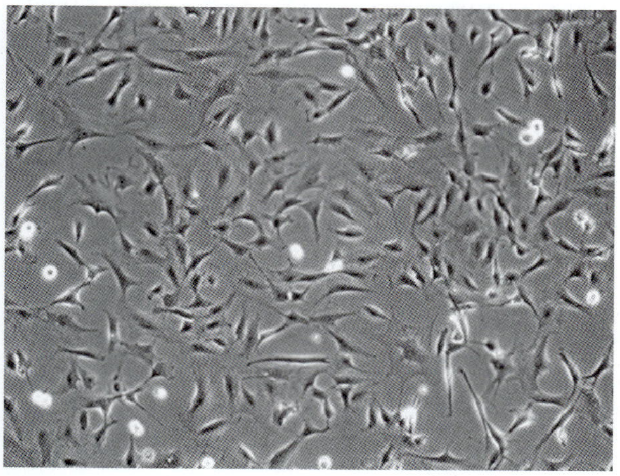

图 14-4　成纤维样细胞型（倒置生物显微镜 20×）

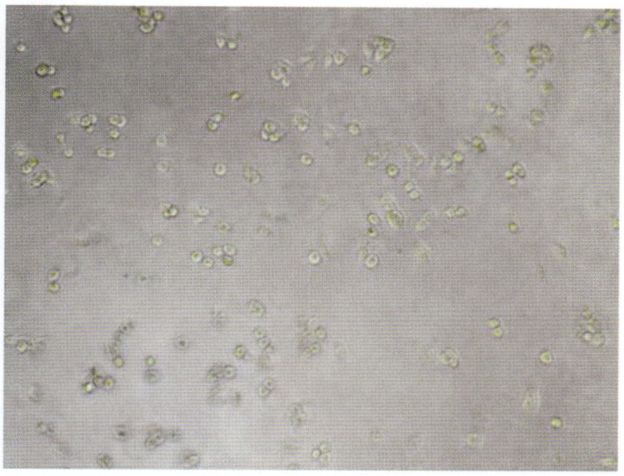

图 14-5　上皮样细胞型（倒置生物显微镜 20×）

（3）游走细胞型：细胞具有类似巨噬细胞样的特征。细胞相互分散，一般不连接成片、不形成群落，细胞内易出现色暗的吞噬性颗粒，常具有胞质突起（伪足）。

（4）多形细胞型：除上述三型细胞外，还有一些形态上不规则的细胞，其细胞一般分胞体和胞突两部分。胞突为细长形，类似丝状伪足。胞体虽略呈多角形，但没有成纤维样细胞型那样不规则。最常见的类型是神经元和神经胶质细胞。

2. **悬浮型**　某些癌细胞和血液白细胞可呈悬浮型。细胞悬浮生长时，胞体为圆形，观察时不如贴附型方便。细胞悬浮在培养液中生长，生存空间大，繁殖量大，便于做细胞代谢等研究。

（二）细胞生长

生长良好的细胞，在显微镜下可观察到细胞透明度大，折光性强，轮廓不清。若细胞生长状态不良，可见细胞轮廓增强，折光性变弱，胞质中出现空泡、脂滴和其他颗粒状物质，细胞之间空隙增大，形态不规则，甚至产生圆缩脱落，有时细胞表面及周围出现丝絮状物。进一步发展可见到部分细胞死亡，崩解漂浮在培养液中。发现这种情况应及时处理，只有生长良好的细胞才能进行传代培养和实验研究。

（三）培养液变化

正常情况下，培养液 pH 介于 7.2~7.4 之间，呈桃红色清亮透明。随着细胞生长时间的延长，细胞代谢产生的酸性产物会使培养液 pH 下降，引起颜色变浅变黄。正常情况生长稳定的细胞 2~3 天换液一次，生长缓慢的细胞 3~4 天换液一次。培养液中加 Hepes 缓冲液或用 5% CO_2 恒温培养箱培养可使 pH 维持稳定，利于细胞生长。

四、影响细胞生长的因素

细胞体外培养易受体外培养环境的影响，其中常见的影响细胞生长的因素有无毒无菌环境、气体、pH、温度、细胞的接种密度等。

1. **无菌培养环境**　细胞对有害物质十分敏感，且由于缺乏体内防御系统的保护，有害物质或细菌一旦入侵，细胞自身不能将其解毒或清除，则可导致细胞死亡。在细胞培养过程中应注意培养器皿、材料等物品的清洗消毒，并注意防止细胞受到污染。

2. **气体环境和 pH**　氧和二氧化碳是细胞生存的必需条件。开放培养时，一般把细胞置于95%空气加 5%二氧化碳混合气体环境中。大多数细胞适于在 pH7.2~7.4 条件下生长，pH 低于6.8 或高于 7.6 均对细胞有害。

3. **温度**　细胞生长需要恒定适宜的培养温度，一般为 36~37℃，温度过高或过低都会影响细胞的生长。在高温下，细胞大多死亡。在低温下，细胞的代谢活力及核分裂降低，细胞可因胞外水和胞质结冰而受损死亡。

4. **细胞的接种密度**　适宜的接种密度，可以促使细胞增殖。如接种密度太低，生长物质弥散到细胞外过多，造成细胞生长不良；或接种密度太高，每个细胞周围培养液的容积降至 0.007mm^3 以下，生长物质弥散率降低，细胞排出物或其他代谢产物增多，能量来源消耗，也会抑制细胞增殖生长。

此外，特殊细胞培养时需注意选用对应培养基，以免因营养成分不全而影响细胞生长。如体外培养细胞应避免日光直接照射，在柔光环境下进行短暂操作存放。利用紫外线消毒时，可能影响到细胞的有丝分裂。如培养室毗邻放射科时，X 线也可使细胞损伤。

五、培养细胞冷冻、复苏与运输

细胞体外培养是一个需要消耗时间、精力与物力的过程；细胞一旦离开活体开始原代培养，它的各种生物特性都将随着传代次数的增加和体外环境条件的变化而不断有新的变化；同时不少实验室不同程度建立了研究所需的各种组织培养细胞系；因此，细胞的冻存（cryopreservation）与复苏（retrieval）显得十分重要。

（一）细胞的冷冻

冷冻保存是将体外培养物悬浮在加有冷冻保护剂的溶液中，以一定的冷冻速率降至超低温度，并在此温度下长期保存的过程。液氮温度（-196℃）是目前冷冻保存的最佳温度。细胞冷冻遵循的原则是缓慢冷冻。

1. 原理 细胞在不加任何保护剂的情况下直接冷冻，细胞内外的水分会很快形成冰晶，从而引起一系列不良反应。如细胞脱水使局部电解质浓度增高，pH 改变，部分蛋白质由于上述原因而变性，引起细胞内部空间结构紊乱，溶酶体膜由此遭到损伤而释放出溶酶体酶，使细胞内结构成分造成破坏，线粒体肿胀，功能丢失，造成能量代谢障碍。胞膜上的类脂蛋白复合体也易破坏引起细胞膜通透性的改变，使细胞内容物丢失。如果细胞内冰晶形成较多，随冷冻温度的降低，冰晶体积膨胀造成细胞核 DNA 空间构型发生不可逆的损伤，而致细胞死亡。甘油或二甲基亚砜的分子量小，溶解度大，易穿透细胞，可以使冰点下降，提高细胞膜对水的通透性，且对细胞无明显毒性。根据这一特点，在培养基中加入甘油或二甲基亚砜作保护剂可降低冰点，采取慢速冷冻方法又可使细胞内的水分渗出细胞外，减少胞内形成冰晶的机会，从而减少冰晶对细胞的损伤，最大限度保存细胞活力。

2. 主要器材 0.25% 胰蛋白酶，含 10%～20% 的血清培养液，DMSO（分析纯）或无色新鲜甘油（蒸气高压消毒），2ml 安瓿（或专用细胞冻存管）、吸管、离心管，以及液氮贮存器等。

3. 操作流程 选择处于对数生长期的细胞、胰蛋白酶消化制备细胞悬液→离心洗涤加入培养基 4℃预冷→逐滴加入已无菌的 DMSO 或甘油、调整细胞浓度→移入冻存管、封口、-80℃超低温预冷后移入液氮→标志及记录。

4. 注意事项 冻存细胞最好选择培养对数生长期细胞。液氮容易损伤皮肤，从液氮罐中放入和取出冻存管时需作好防护。DMSO 本身对人体有毒，在常温下配制和使用 DMSO 时需戴手套；高压灭菌虽具备灭菌作用，但会破坏其分子结构，以致降低冷冻保护效果，因此，使用时不要对其进行高压灭菌。

（二）细胞的复苏

复苏是以一定的复温速率将冻存的培养物恢复到常温的过程。细胞复苏是指将冻存在液氮或者-80℃超低温冰箱中的细胞解冻之后重新培养，细胞恢复生长的过程；当恢复到常温状态时，细胞的形态结构保持正常，生化反应也可恢复。

1. 原理 细胞复苏的要求与细胞冻存相反，应为快速融化。复温速度一般越快越好，置于 37℃水浴锅中不时摇动使其 1min 内融化。这样操作可以保障细胞外结晶在很短时间内融化，避免因缓慢融化使水分渗入细胞形成冰晶，影响细胞存活。

2. 主要器材 37℃水浴箱、超净工作台、CO_2 培养箱、低速离心机、完全培养液、离心管、培养瓶等。

3. 操作流程 从液氮罐中取出冻存细胞立即放入 37℃水浴中，轻轻摇动冷冻管，使其在 1min 内全部融化→加入 6 倍体积的完全培养液低速离心去除冷冻保护剂→调整细胞浓度，在培养瓶中接种培养。

4. 注意事项 细胞复苏过程中，升温的速率要大，把从液氮或-80℃冰箱中取出的细胞在最短的时间内放入水浴锅，并不停晃动，使其受热均匀；打开细胞冻存管之前要用酒精棉球将冻存管消毒并晾干，防止水进入细胞冻存管污染细胞。液氮操作有一定的危险性，打开液氮罐取出细胞冻存管时，戴上防护眼镜、手套等。加入完全培养液低速离心后，上清液一定去除干净，以免冷冻保护剂毒性损伤细胞活力，难以复活培养。

（三）细胞的运输

由于科学研究需要及培养细胞株（系）的商品化，培养细胞的运输成为研究工作的一个重要环节。细胞装运方法主要有如下两种：

1. 液氮或干冰冻存运输。 保存效果较好，但因液氮与干冰蒸发都很快，需要快速运输（如空运）且不宜长时间运行。

2. 活细胞充液法运输。选取对数生长期状态良好的细胞，待刚刚连接成片后更换培养液，液量应达培养瓶颈部，保留微量空气。细胞悬液以浓度为10^4～10^6/ml运输为宜，一般应在4～5d内到达目的地。送达后，倒出大部分培养液，保留适当液量，置37℃培养，次日传代。一般不宜立即更换新培养液，以免细胞不适应。

六、细胞培养常见污染及预防

无菌是体外培养细胞的首要环境条件。细胞培养污染是指培养环境中侵入了对细胞生存有害的成分而造成细胞生长缓慢、分裂象减少、细胞变粗糙、轮廓增强、胞质多颗粒状物；严重的污染可导致细胞增殖停止、分裂象消失，表现为胞质中出现大量堆积物，细胞变圆或崩解，从瓶壁脱落等现象。预防污染的关键措施是细胞培养用品的洗涤及无菌处理技术。

（一）细胞培养常见污染

根据细胞培养的污染因素，细胞培养污染可分为物理性、化学性及生物性三类。

1. 物理性污染　物理污染指通过物理因素影响细胞培养体系中的生化成分，从而影响细胞代谢的过程。培养环境中的物理因素，如温度、放射线、振动、辐射（紫外线或荧光）会对细胞产生影响。

2. 化学性污染　一些对细胞有毒性或对细胞产生刺激性的化学物质称为化学性污染。化学性污染来源于未纯化的物质，如试剂、水、血清、生长辅助因子及储存试剂的容器都可能成为化学性污染的来源。

3. 生物性污染　包括比较容易发现的细菌、真菌和酵母的污染，以及较难发现的病毒、支原体和其他细胞的污染。

（1）细菌污染：常见细菌种类有大肠埃希菌、葡萄球菌、假单孢菌等。镜下观察，细胞呈圆球状颗粒漂浮，表面和周围有大量细菌，细胞生长停止，发生病理改变，胞内颗粒增多、增粗，最后变圆，脱落死亡。

（2）真菌污染：常见真菌种类多为烟曲霉、黑曲霉、毛霉菌、孢子霉、白念珠菌、酵母菌等。真菌污染易于发现，培养液中肉眼可见白色或黄色漂浮物，镜下见细胞间纵横交错，丝状、管状、树枝状悬浮飘荡的菌丝或形态呈卵形，散在细胞周边和细胞之间生长，培养液多不混浊。

（3）支原体污染：常见而棘手，支原体是介于细菌与病毒之间能独立生活的最小微生物，直径0.22μm左右，无细胞壁，对理化因素比较敏感。在细胞培养过程中，如在显微镜下发现许多细胞碎片，培养物需要频繁改善营养环境才能支持长期传代培养时，应怀疑培养物可能受支原体污染。

（二）细胞培养污染的预防

预防细胞培养污染的关键措施是在细胞培养的各个环节采用无菌技术。

1. 细胞培养物品、用品的消毒灭菌　细胞培养所用物品清洗、消毒要彻底，并在取样检菌一周后确认无菌才能使用。定期对二氧化碳培养箱进行消毒，具体操作：75%的酒精擦拭培养箱后，使用可移动的紫外灯至少消毒30min，加入高压灭菌过的超纯水于培养箱水槽中保持湿度。

2. 常用的无菌处理方法

（1）高压蒸汽灭菌：其原理是高温、高压和蒸汽具有良好的穿透力，使该环境中的菌体蛋白质凝固变性而死亡，因其消毒灭菌彻底、操作相对安全的优点，已成为目前消毒灭菌的最常用方法之一。适用于玻璃制品、金属制品、橡胶制品、棉布类制品、重蒸水或纯化水等。

（2）紫外线消毒：主要用于消毒实验室空气、工作台面和一些不能使用其他方法消毒的培养器皿，紫外线照射60min以上可以杀灭空气中的大部分细菌。

（3）消毒剂：操作者皮肤、培养瓶盖和外壁常用碘酒、酒精消毒；无菌室内的桌椅和物体的消毒可用0.1%新苯扎氯铵、来苏水等擦拭消毒；实验室和无菌室的消毒可用甲醛熏蒸消毒。

（4）滤过消毒：用孔径200～450nm大小的滤板可除去培养液和试剂中的细菌和真菌等。用200nm孔径的滤板通过两次，可使支原体达到某种程度的去除，但不能除去病毒。

3. 添加抗生素　各种抗生素性质不同，对各种微生物的作用也不同，联合应用比单用效果好，预防性应用比污染后使用好。但反复使用抗生素会使微生物产生耐药性，且对细胞本身也有一定影响，因此为避免诱导抗药细菌，应定期更换培养系统中的抗生素，或尽可能不用抗生素处理。

4. 操作过程中要严格无菌操作

（1）进无菌室前要彻底洗手，按规定穿隔离衣。开始操作前要用75%酒精棉球擦手、擦瓶口和烧灼瓶口。

（2）操作者动作要轻，安装吸管帽、打开或封闭瓶口等操作应在火焰近处并经过烧灼进行。

（3）操作时尽量不要谈话、咳嗽，以防止来自唾沫和呼出的气流所造成的污染。

（4）使用培养液前不宜过早开瓶，开瓶后的培养液应保持斜位，避免直立，以防止下落细菌的污染，不再使用的培养液应立即封闭瓶口。

（5）操作完毕后应整理好工作台面，用消毒水浸泡的纱布擦拭台面。

（6）吸取培养液、细胞悬液时，应专管专用，一旦发现吸管口接触了手和其他污染物品应弃去，以防止污染扩大或造成培养物之间的交叉污染。

5. 防止细胞交叉污染 所有从别处转来的或是自己所建的细胞系都要早期留有充足的冻存储备，一旦怀疑发生交叉污染，可做细胞遗传学方面的鉴定，如发现原有的细胞遗传物质发生改变，可以复苏早期冻存的细胞使用。

6. 彻底消毒无菌室 无菌室要经常进行消毒，如：用新苯扎氯铵全面擦洗无菌室；用甲醛熏蒸法对各种细菌、芽孢及真菌等微生物进行杀灭等。

（陈文成 龚道元）

第二节 染色体检查技术与设备

知识拓展

染色体发现历程：1879年，德国生物学家弗莱明首次用染料染红观察细胞核中的丝状和粒状的物质，并发现这些物质平时散漫地分布在细胞核中，当细胞分裂时，散漫的染色物体便浓缩，形成一定数目和一定形状的条状物，到分裂完成时，条状物又疏松为散漫状。1883年，美国遗传学家、生物学家沃尔特·萨顿提出了遗传基因在染色体上的学说。这种细胞分裂期的条状物于1888年正式被命名为染色体。1902年，美国生物学家沃尔特·萨顿和鲍维里通过观察发现细胞在减数分裂时染色体与基因具有明显的平行关系，并推测基因位于染色体上。1928年，摩尔根通过果蝇杂交实验证实了染色体是基因的载体，从而获得了生理医学诺贝尔奖。1956年，美籍华裔遗传学家蒋有兴等首次证实人的体细胞的染色体数目为46条，标志着人类细胞遗传学的建立。

染色体（chromosome）是细胞在有丝分裂或减数分裂时DNA存在的特定形式；是人类遗传基因的重要载体；且具有种属特异性，随生物种类、细胞类型及发育阶段不同，其数量、大小和形态存在差异。染色体病相当常见，是严重出生缺陷病因之一，临床最常见检查方法为染色体核型分析。

一、概述

（一）染色体形态与结构

人类染色体可分为两种类型：常染色体和性染色体。人类体细胞有23对染色体（22对常染色体和1对性染色体），即每个细胞共有46条染色体，如图14-6所示为一个非显带的男性核型。

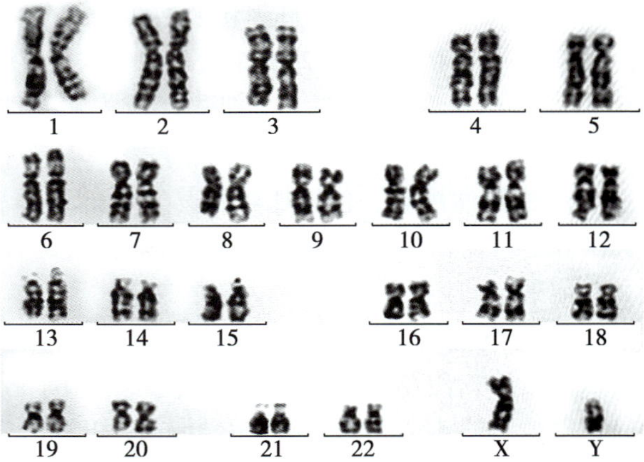

图14-6 一个非显带的男性染色体核型

人类23条染色体的形态总结了一个方便记忆的辨识口诀：一秃二蛇三蝶飘，四象鞭炮五黑腰；六号短空小白脸，七上八下九苗条；十号长臂近带好，十一低来十二高；十三十四十五号，三个长臂一二一；十六长臂缢痕大，十七长臂带脚镣；十八人小肚皮大，十九中间一黑腰；二十头重脚底轻，二十一带宽身体小；二十二带小身体大；Y长一宽近末端，X短臂一、长臂三，中间像个工字般。

细胞分裂期的染色体一般呈圆柱形，有染色单体、着丝粒、端粒、长臂、短臂等多个区分染色体形态的重要结构标志；人类染色体可根据着丝粒的位置分为三种：中央着丝粒染色体、亚中央着丝粒染色体、端着丝粒染色体，如图14-7所示。

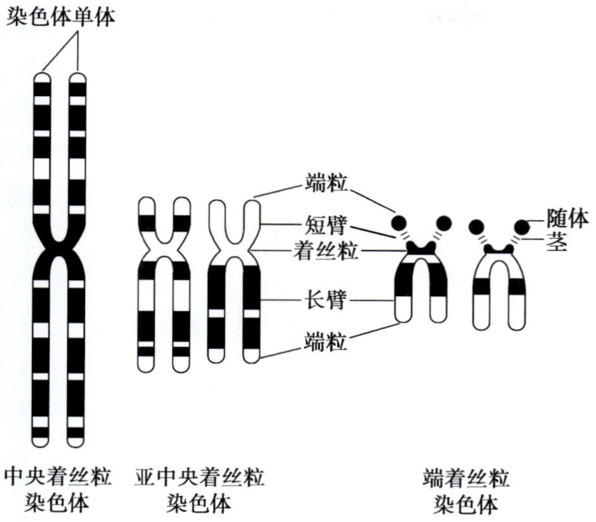

图14-7　染色体的三种类型及重要结构标志

1. 着丝粒　染色体上纺锤丝的附着部位，为染色体上的不易着色的区域，着丝粒所在的地方，染色体直径较小，像香肠中部打个结一样，被勒进去了，所以着丝粒处又称为主缢痕。着丝粒把染色体分为长臂（q）和短壁（p）。在染色体上常还有一个缢缩部位，称为次缢痕。

2. 随体　次缢痕处连接一个远端染色体小段。

3. 端粒　染色体上增大的末端染色粒。

（二）常用染色体命名符号

1960年在美国丹佛、1963年在英国伦敦、1966年在美国芝加哥召开过三次国际会议，制订了人类有丝分裂染色体的识别、编号、分组以及核型描述标准。1~22号为常染色体，是男女共有的22对染色体；其余一对随男女性别而异，为性染色体，女性为XX，男性为XY；将这23对染色体分为A、B、C、D、E、F、G 7个组，A组最大，G组最小。X染色体列入C组，Y染色体列入G组。

（三）染色体组型与核型

染色体组型是指以染色体的数目和形态来表示染色体组的特性。染色体核型分析是以分裂中期染色体为研究对象，根据染色体的长度、着丝点位置、长短臂比例、随体的有无等特征，并借助显带技术对染色体进行分析、比较、排序和编号，根据染色体结构和数目的变异情况来进行诊断的一种方法。核型分析可以为细胞遗传分类、物种间亲缘的关系以及染色体数目和结构变异的研究提供重要依据。

（四）染色体畸变

1. 染色体数目异常　通常由细胞有丝分裂或减数分裂过程中染色体不能平均分配或细胞分裂受阻无法完成等分裂异常所造成。染色体数目异常分为整倍体异常和非整倍体异常两大类。其中整倍体异常多由双雄受精、双雌受精、核内复制、核内有丝分裂等造成；非整倍体异常的产生机制多为减数分裂不分离。常见整倍体异常有单倍体、三倍体、四倍体；常见非整倍体异常有单体型、三体型；见表14-1。

表14-1　常见染色体数目异常

类型	描述
正常人	2n 46,XX(XY)
整倍体异常：单倍体	1n 23,X(Y)
整倍体异常：三倍体	3n 69，XXX（XXY）；46，XY/69,XXY
整倍体异常：四倍体	4n 92,XXXX;46,XY/92XXYY
非整倍体异常：单体型	核型中某对同源染色体缺失一条，如特纳综合征：45,X
非整倍体异常：三体型	核型中某对同源染色体多一条，如唐氏综合征（先天愚型）：47,XX(XY),+21

2. 染色体结构异常　通常是因为电离辐射、化学诱变剂、生物因素等诱因所致的染色体断裂与重接。常见染色体结构异常（表14-2）如下：

表14-2　染色体异常核型的常用术语和缩写符号

符号	术语	符号	术语
p	短臂	→	从……到……
q	长臂	:	断裂
r	环状染色体	::	断裂与重接
rob	罗伯逊易位	+	增加
s	随体	-	减少
stk	随体柄	Del	缺失
t	易位	inv	倒位
ter	末端	h	次缢痕

（1）平衡易位：某一染色体断片从原来位置转移到另一染色体的新位置上即称易位，没有发

生染色体物质的丢失或增加的易位称为平衡易位,反之称非平衡易位。如图 14-8,该核型描述为:46,XY,t(4;20)(q25;p12)。

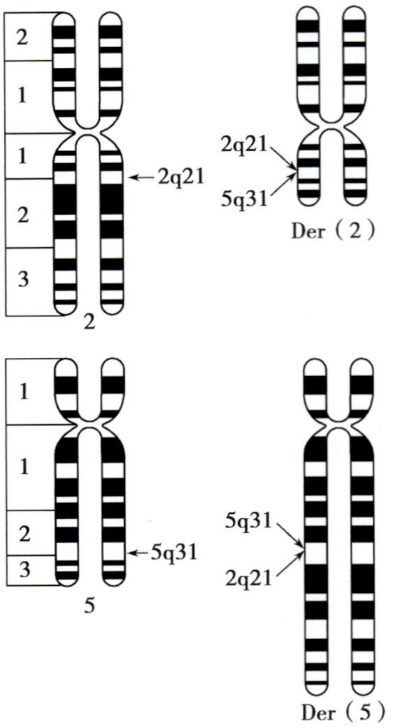

图 14-8 染色体平衡易位模式图

(2)罗伯逊易位:罗伯逊易位也称着丝粒融合,是整臂易位的一种特殊形式,因为这种易位只发生于近端着丝粒染色体之间。两个近端着丝粒染色体分别在着丝粒处发生断裂后,两者的长臂接断端连接形成一条衍生染色体,两者的短臂连接形成一个很小的染色体,后者以后常会消失。如图 14-9,该核型描述为:45,XX,rob(14;21)。

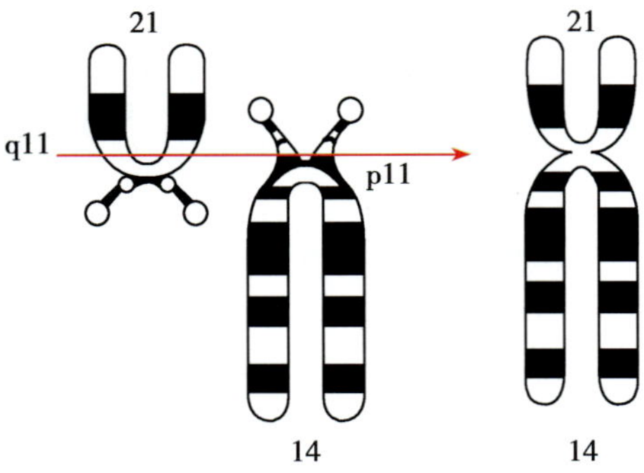

图 14-9 染色体罗伯逊易位模式图

(3)缺失:染色体发生断裂后,如未发生重接,即将形成一无着丝粒的断片和一有着丝粒的部分。前者缺乏着丝粒,所以在细胞分裂时不与纺锤丝相连,不能向两极做定向移动参与新核形成,经过一次分裂即将丢失,有着丝粒部分即因丢失此断片而发生缺失。其中末端缺失(terminal deletion)是一条染色体的长臂或短臂的远端发生一次断裂后,断片丢失;中间缺失(interstitial deletion)是一条染色体的短臂或长臂内发生了两次断裂,形成三个片段,两个断裂点之间的断片丢失,而余留的两个断端在断面直接相接,形成一条有中间缺失的染色体。如图 14-10,该末端缺失核型描述为:46,XX,del(1)(q21),中间缺失核型描述为:46,XX,del(3)(q21q24)。

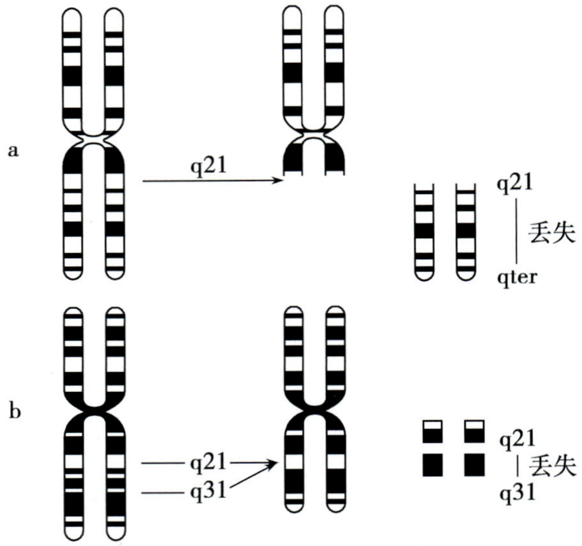

图 14-10 染色体缺失模式图

(4)倒位:某一染色体发生两次断裂,形成三个断片后,中间断片旋转 180°后又与另两个断片重接在一起。遗传物质可能不发生丢失,但中间片段的原有位置顺序颠倒了。根据两断裂点的发生部位可分为臂内倒位和臂间倒位。

二、染色体形态学检查技术

(一)染色体制备实验条件

1. 实验室设置及设备配置 与细胞培养实验室布局基本一致,因图像分析及诊断报告,新增了分析室及相应设备。

(1)准备室:面积不少于 30 平方米,用于清洗玻璃仪器、配制试剂、制片等,需配置实验操作台、冰箱、电热干燥箱、离心机、纯水器、天平等设备。

(2)无菌室:面积不少于 25 平方米,包括更衣室、缓冲室、接种室三部分,用于细胞接种培养、配备培养基等。需配备空调机、传递窗、离心机、倒置显微镜、超净工作台、臭氧发生器或紫外灯、培养箱等设备。如具备产前诊断机构的实验室需要配置二氧化碳培养箱，以便开展羊水染色体培养与核型分析。

（3）分析室：面积不少于15平方米：用于观察分析核型、诊断报告、管理资料等，需配备高清晰度带照相装置的显微镜、电脑、打印机等。此外，有条件的实验室可配备染色体分析软件。

2. 主要试剂及耗材

（1）主要试剂：以人体外周血淋巴细胞染色体标本的制备为例，需要的试剂包括培养基（RPMI 1640、HamF10）、外源凝集素、肝素钠、小牛血清、医用级抗生素（青霉素、链霉素等）、秋水仙碱、胰蛋白酶、姬姆沙染料、甲醇、冰醋酸、无水95%酒精、碱性成纤维细胞因子 bFGF、表皮细胞生长因子 EGF 以及氧化钾、磷酸二氢钾、磷酸氢二钠、氢氧化钠、氧化钾等化学物。

（2）主要耗材：培养瓶（15ml 链霉素瓶及25ml 小方瓶或采用一次性培养瓶）、10ml 刻度离心管、升各规格量筒、各规格注射器、染色缸、带吸头滴管、试管架和离心管架、酒精灯、各规格的可调移液器吸头等。

（二）细胞培养及染色体标本制备

当细胞有丝分裂处于中期时，其染色体的大小及形态是进行染色体研究的最佳时期，但高等生物的绝大部分细胞均为已分化的细胞，必须通过体外细胞培养，使细胞进入分裂状态，获取大量处于细胞分裂中期的细胞，制备染色体标本，不同目的采用不同标本的细胞，细胞培养、染色体制备方法各异，下面简要介绍外周血淋巴细胞培养来制备染色体标本。

1. 原理 淋巴细胞取材方便，染色体标本制备常采用外周血淋巴细胞为材料。由于外周血淋巴细胞已分化，处于 G_0 期的细胞，几乎不具有分裂增殖能力，必须通过体外细胞培养，加入植物血凝素，促进淋巴细胞转化为母淋巴细胞，使细胞进入分裂增殖状态，获取大量处于分裂期中期的细胞（细胞有丝分裂象）。通过加入适量的秋水仙碱，抑制细胞分裂时纺锤丝形成和着丝点的分离，使细胞分裂停留在分裂中期，以增加中期分裂象的比例，同时还能改变细胞黏度，引起染色体在细胞内分散。培养细胞低渗处理作用是破坏 RBC，使淋巴细胞膨胀，获得分散良好的分裂象，导致细胞中本来已经分散的染色体进一步舒展，更能均匀地分散在一个平面上。

2. 标本 肝素抗凝静脉血。

3. 主要试剂与器材 商品淋巴细胞培养液（RPMI 1640，含植物血凝素）、秋水仙碱、培养瓶、细胞培养水浴箱、固定液（甲醇-冰醋酸混液）等。

4. 操作流程 采集抗凝静脉血→细胞培养约68h→秋水仙碱处理→细胞培养至4h→离心→收集细胞→低渗处理→预固定细胞→固定细胞→制片。

5. 注意事项

（1）标本：不同检查目的，采集不同标本，选用不同细胞培养方法。①骨髓细胞标本：白血病患者骨髓细胞中恶性肿瘤细胞比较多，同时骨髓中有丝分裂细胞所占比例比一般细胞大，因此，一般白血病染色体检查常采集骨髓标本。骨髓细胞标本常采用直接法或短期培养法制备染色体标本。前者将适量的骨髓细胞加入培养基内，再加入秋水仙碱，培养2~3h，即可收集细胞。后者将骨髓细胞培养23~48h后，加入秋水仙碱培养4~6h，再收集细胞。②羊水细胞标本：羊水细胞主要来自胎儿的皮肤、呼吸道、胃肠道、泌尿生殖道的黏膜层上皮细胞或来自羊膜层细胞。产前诊断一般采集妊娠第16~20周进行羊水穿刺约20ml，尽快加入专用培养基约11d 加入秋水仙碱在培养4h，酶处理，收集细胞。③其他标本：如绒毛膜细胞（受精卵经过有丝分裂衍生出来的胎儿附属结构）和恶性肿瘤细胞染色体制备等。

（2）秋水仙碱处理：秋水仙碱浓度适宜，处理时间控制在4~6h 为宜．浓度过高或时间过长可使染色体缩短；处理时间过长还能导致内复制和多倍体发生。

（3）显微镜观察：在细胞培养过程中要用倒置显微镜动态观察细胞生长情况，调整培养时间。

（4）制片：冰片制备涂片，每片第1~3滴，尽快干燥。

6. 应用与评价 人体外周血淋巴细胞染色体标本是标本制备显示染色体最常用和效果最好的方法，该法取材方便，用血量少，现已广泛应用于基础医学、临床医学的研究和染色体病的诊断等；骨髓细胞进行旺盛的有丝分裂，骨髓内含有大量具有分裂能力的幼稚细胞，因此，可以不经过长时间培养而直接涂片或经过短时间培养就可获得染色体标本，该法灵敏、快速、简单直接、易于掌握，主要用在各种白血病的诊疗；羊水细胞染色体分析可推测胎儿染色体核型，在产前诊断中可用于预测胎儿染色体核型以预防染色体病和性连锁遗传的单基因病,对胎儿的健康出生具有重要意义。但该法操作相对复杂,采集羊水较晚,进行治疗性流产时对孕妇有一定风险;绒毛膜细胞用于产前诊断较羊水可提前8周左右,这样能在妊娠头3个月内即可作出诊断,使治疗性流产的时间相对提前,手术比中期引产简单而安全。

(三)染色体非显带技术与形态检查

染色体非显带技术是将制备的染色体标本经Giemsa染色后使染色体均匀着色,进而根据各染色体大致特征(大小、着丝粒位置)来识别染色体。人类非显带染色体形态检查,即核型分析,是染色体研究的一项基本内容。

1. 原理 染色体是物种标志,各种生物染色体数目与形态是固定的。核型是一个体细胞全部染色体所构成的图像。染色体非显带核型分析技术是将制备的染色体标本经Giemsa染色后可均匀着色,再利用显微镜照相装置拍摄人类非显带染色体的图像,并放大成染色体照片,然后按照国际上统一的标准进行配对、编号、分组的分析。

2. 主要器材与试剂 光学显微镜(带有照相装置及油镜头)、Giemsa染液、染色体分析纸等。

3. 操作流程 制片→干燥固定→吉姆莎染色→低倍镜选择中期分裂象→油镜观察染色体形态特征→显微拍照、扩印、配对、编号、分组的分析。

4. 结果判读 根据1960年在美国丹佛国际会议制订的人类有丝分裂染色体核型描述标准,将23对染色体分为A、B、C、D、E、F、G 7个组,A组最大,G组最小,X染色体列入C组,Y染色体列入G组。然后将染色体剪贴到专门的报告单上制成染色体核型图。利用核型分析可以检查某人的染色体数目是否正常,还可发现较大的染色体结构畸变以及判定性别等。

5. 注意事项 制片固定操作中固定液需新鲜配置使用;沿管壁缓慢加入,且固定时间不少于30min,从而保证一次性固定彻底;核型分析时通过低倍镜选择中期分裂象,需要多观察多个视野,选择分散良好的中期分裂象,方便后续油镜观察核型分析。

6. 应用与评价 该方法主要用于检测染色体数目异常,很难鉴别出组内染色体序号,且对于染色体结构畸变,如易位、倒位和微小的缺失等均不能检出。

(四)染色体显带技术与形态检查

染色体显带技术是在非显带染色体技术基础上发展起来的。该技术将染色体标本经一定程序处理,并用特定染料染色,使染色体沿其长轴显现明暗或深浅相间的横行条纹,能显示染色体本身更细微的结构。染色体带型的形成主要取决于DNA、核酸结合蛋白及染料三者的相互作用,主要是指DNA的碱基组成以及其与结合蛋白形成的特定结构对染料分子的作用。根据所用染料及观测方法不同主要有G显带、R显带、Q显带、C显带、N显带、T显带技术。临床实验室最常用的显带技术有G显带和R显带两种,不仅能识别染色体数目异常,而且能识别较大的染色体结构畸变。

1. G显带技术

(1)原理:G显带是指用胰酶或加热处理染色体标本,经吉姆萨、Leishman、瑞士或者其他类似的染料染色成各种不同宽度和色调的横纹。G显带方法简单易行、廉价、带纹清晰易辨,在普通光学显微镜下可以分辨,标本可以长期保存,已被广泛应用于染色体病的诊断和研究。

(2)主要器材与试剂:主要有胰蛋白酶液、吉姆萨染液等,其中胰蛋白酶液起去除染色体上的蛋白质作用,进而经吉姆萨染色显带。此外,目前染色体分析实验室均配备有染色体自动分析图文报告系统;该系统可以对G显带染色体细胞,进行分离和分割,然后自动进行识别排队,从而实现了G显带染色体核型分析。同传统的人工核型分析相比,该系统大大减轻人工的繁锁劳动,可为临床遗传疾病的查检和对胎儿进行产前染色体疾病的诊断提供了一个有效的辅助诊断软件工具。

(3)操作流程:以胰蛋白酶(0.02%)处理法为例。0.02%胰蛋白酶液倒入染色缸→加入0.1%酚磺酞2滴、调节pH至6.4~6.6→37℃水浴→染色体玻片投入染色缸5min→自来水冲洗→吉姆萨染液染色→自来水冲洗→空气干燥。

(4)结果判读:①显带染色体命名和识别:G显带技术可将人类的24种染色体显示出各自特异的带纹,称为带型,如图14-11所示模式图。染色体区与带的命名一般沿着染色体的臂从着丝粒开始向远端连续的标记区和带。p和q分别表示染色体的短臂和长臂,着丝粒本身定义为10,其向着短臂部分称为p10,向着长臂部分称为q10。每条臂上与着丝粒相邻的区定义为1区,稍远的区定义为2区,以此类推。作为界标的带属于该界标远端的区，并且该带常被标定为该区的1号带。②染色体核型分析和描述：在命名一个特定的带时，需要四个符号：染色体编号、臂的符号、区号和该带在所属区的带号。这些条件需要连续列出，中间没有空格和间断。如果一条带被细分为亚带，则在该带后面加小数点，再沿着丝粒向两端从小到大给亚带编号。此外，染色体异常核型的常用术语和缩写符号见表有14-2。

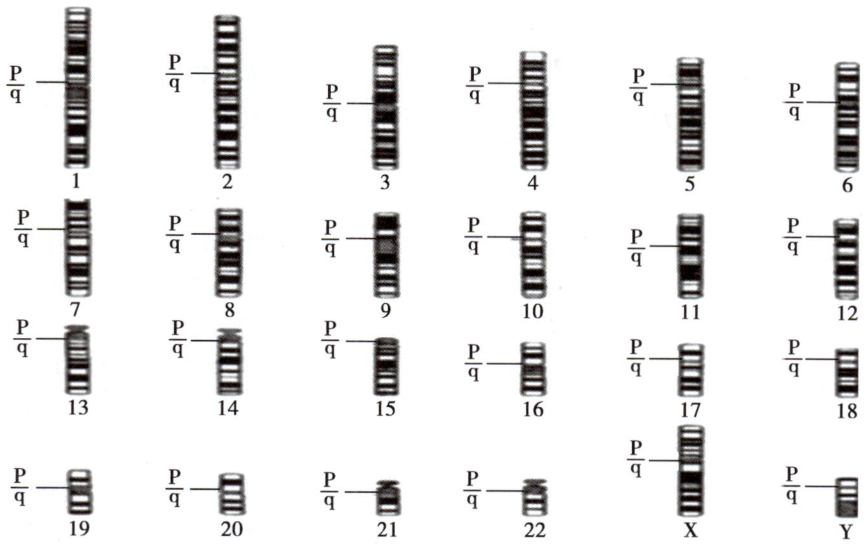

图 14-11 染色体G显带模式图

（5）注意事项：G显带技术操作关键是胰蛋白酶的使用恰当，一是浓度和处理时间随气温高低有所不同，标本存放时间越长，在胰蛋白酶当中处理时间越长；二是反应温度一般为室温，但必须稳定至少20min以上；三是在胰蛋白酶处理时间上，当呈桃红色时，说明作用时间刚好，如呈紫蓝色，说明作用时间不够。

（6）应用与评价：G显带方法简单，带纹清晰，染色体标本可长期保存；且对于染色体结构畸变，如易位、倒位和微小的缺失等能有效检出，已成为临床常规应用的染色体实验诊断技术，被广泛用于染色体病的诊断和研究。不足之处在于在最易发生断裂、易位或丢失的染色体末端多显示浅带区，易与背景混淆不易分辨，不利于发现染色体末端微小的缺失或易位。

2. R显带技术

（1）原理：染色体标本经热磷酸盐（80~90℃）处理后，可诱发染色体蛋白质变化，用吉姆萨染色可显示带纹；且R带的带纹与G带相反，即G带是深染部分，R带呈浅染。对于G显带的染色体，两臂末端均为浅带，在R带则被染色，利于测定染色体长度及观察末端区域结构变化。

（2）主要试剂：主要有Hoechst工作液、Earles液、5-溴脱氧尿嘧啶核苷（BrdU）液、吉姆萨染液等，其中Hoechst工作液为一种荧光染料，Earles液与BrdU液等 可使BrdU在DNA复制时渗入胸腺嘧啶的位置，便于显带。

（3）显带步骤：染色体标本Hoechst工作液浸染20min→PBS冲洗2次→同步培养并用BrdU处理→PBS铺满标本片→45℃加温紫外灯照射15min→蒸馏水洗2次→86℃水浴锅中的Earles液中处理2min→蒸馏水洗2次→吉姆萨染液染色→自来水冲洗、空气干燥。

（4）注意事项：R显带制片不需经过高温烘片，存放时间也不宜过长；紫外灯照射时间与Earles液处理时间呈反比，如紫外灯照射时间长，则在Earles液中处理时间则短，精确时间需不断调整优化。

（5）应用与评价：R显带技术染色体带型虽与G显带相同，但深浅带纹与G显带的刚好相反；故开展R显带技术，并与G显带结合应用，有助于探索G带浅带区的情况，特别是便于了解两臂末端的变化，发现染色体末端微小的缺失或易位。

三、染色体检查临床应用

（一）常见染色体异常疾病

染色体数目或结构畸变引起的疾病称为染色体病（chromosome disease）。目前已发现的染色体异常核型达一万多种，染色体病达 100 多种，可分为常染色体异常性疾病和性染色体异常性疾病两大类。

1. 常染色体异常疾病 常染色体病是由于 1~22 号常染色体数目或结构异常引起的疾病，男女均发病。该类疾病共同的发病机制是基因组失衡；临床共同特征有智力低下、发育迟缓、多发畸形等。最常见常染色体异常性疾病有 21 三体综合征、18 三体综合征等。

（1）21 三体综合征：①常见核型：游离型，47，XX（XY），+21。②主要临床表现：智能低下、体格发育迟缓及特殊面容，表现为患儿眼距宽、鼻梁低平、眼裂小、眼外侧上斜、有内眦赘皮、外耳小、硬腭窄小、舌常伸出口外以及流涎多。此外，还有四肢短、关节可过度弯曲、手指粗短以及小指向内弯曲等。皮肤纹理常有通贯手等。

（2）18 三体综合征：①常见核型：47，XX（XY），+18。②主要临床表现：女婴多于男婴。胎儿宫内发育迟缓、严重畸形多见，出生后 1 年以上存活率仅 5%。存活患儿多生长发育迟缓、智力低下，常有唇裂、腭裂、足内翻，常见眼距宽、小耳或低位耳、小嘴、小颚、小下颌等典型面部特征。

2. 性染色体异常性疾病 性染色体数目或结构畸变引起的疾病称为性染色体病。性染色体病占所有染色体病的 1/3。大多数到青春期因第二性征发育时才显现出症状。性染色体病的共同特征：性征发育不全或畸形、智力较低。最常见性染色体异常性疾病有先天性睾丸发育不全综合征、XYY 综合征、先天性卵巢发育不全综合征等。

（1）先天性睾丸发育不全综合征：①常见核型：47，XXY。②主要临床表现：阴茎和睾丸小、身材高、第二性征差、四肢修长、有部分女性特征、胡须少、无/小喉结、部分伴有尿道下裂和隐睾。1/4 患者有乳房发育。纯合体中 97% 不育，因曲精小管玻璃样变性，无精子。

（2）XYY 综合征：①常见核型：47，XYY。②主要临床表现：身材特别高、智能偏低、偶见尿道下裂、睾丸发育不良、部分有生育能力障碍。患者脾气暴烈，易激动，易有攻击倾向和反社会行为。

（3）先天性卵巢发育不全综合征：①常见核型为：45，X。②主要临床表现：出生时身高、体重偏低，手、足背明显水肿，颈侧皮肤松弛；出生后发育缓慢，成年期身高多低于 140cm，后发际低、颈蹼、盾形胸、乳头间距宽、青春期无性征发育、子宫、外生殖器和乳房幼稚型。

（二）产前诊断

产前诊断也称宫内诊断或出生前诊断，是指胎儿在出生前应用各种方法诊断胎儿是否患有某种遗传病或先天畸形的医疗手段。由于目前大多数遗传病或先天畸形尚无有效根治方法，因此，产前诊断已成为预防遗传病及优生的最有效措施。临床上利用染色体显带技术可对经过培养的绒毛、羊水、脐血中的胎儿细胞进行核型鉴定，以发现染色体数目及结构的改变。该技术在常染色体病产前诊断方面主要应用于 13，18，21 三体等染色体数目异常疾病，以及易位、倒位或其他结构异常引发的染色体结构畸变综合征的诊断。该技术在性染色体病产前诊断方面常见疾病为性染色体数目或结构异常，以及脆性 X 染色体病。

（三）在血液肿瘤诊疗中的应用

许多血液系统肿瘤可以观察到染色体的变化，除染色体数目见异常以外，大部分是结构异常。通过对血液肿瘤患者骨髓或者急性发病期外周血细胞染色体进行核型分析，可应用于血液肿瘤的协助分型诊断、鉴别诊断、制订治疗方案及预后判定等方面。常见血液肿瘤特异标记染色体核型有：慢性髓细胞性白血病时的 Ph 染色体，[t(9;22)(q24;q11)]，急性早幼粒细胞白血病的 t(15;17)(q22;q21)，Burkitt 淋巴瘤的 t(8;14)(q24;q32)等。原发性特异标记染色体对血液系统肿瘤有诊断、标记和分类意义，故在临床上被列为急性白血病 MIC（形态学、免疫学和细胞遗传学）分型的主要指标之一。如发现异常核型的细胞百分数减少或消失，表明治疗有效或病情缓解；如完全缓解白血病重新出现异常核型，提示病情复发；慢性髓细胞性白血病病程中如发现 2 个 Ph^1、+8 或 17 号长臂的等臂染色体者，提示急变复现增高或即将急变。

（王俊利　龚道元）

思考题

1. 要建立一个细胞培养室如何规划用房，购置哪些主要仪器设备？
2. 细胞培养要用到哪些主要试剂，各试剂作用是什么？
3. 细胞培养常用方法哪些？请说明各方法应用及评价？
4. 细胞培养常见污染有哪些，如何预防？
5. 细胞分裂期的染色体形态有哪些重要标志？人类染色体可根据着丝粒的位置不同，分哪三种？
6. 常见染色体结构异常有哪些？
7. 外周血淋巴细胞培养及染色体制备的原理与主要操作步骤有哪些？
8. 染色体G显带的原理、操作步骤有哪些？

第十五章

医学检验基本设备维护与维修基础

知识拓展

检验仪器设备作为检测系统的重要组成，能否正常使用和运行关乎检验结果的准确性和及时性，关系到患者切身利益和医院诊疗活动的正常开展。为保证检验仪器的正常运行，设备维护和维修工作必不可少。本章主要介绍医学检验仪器维修保养的基本知识、故障的种类和故障出现的一般规律、维修应具备的基本条件、仪器检修的一般步骤和常用方法等。

第一节 医学检验基本仪器设备保养与维护

维护工作能够减少或避免仪器的偶然性故障发生和延缓必然性故障的出现，维持设备性能的稳定性、可靠性并延长其使用寿命，是保证检验工作顺利进行的重要工作。同时，仪器维护也是一项贯穿从计划申请、采购、使用乃至报废整个设备管理过程的长期工作。实验室对仪器设备管理应当以维护保养为主，修理修复为次，坚持“七分养三分修”的理念。

一、检验设备维护保养的意义

设备运行时处于运动、磨损、内部应力等物理、化学变化过程，其技术状况必然会不断发生变化而出现一些不可避免的非正常现象。作好维护保养工作，可及时检查和处理设备本身的各种问题，消除或减轻不应有的磨擦和损坏，改善它的运转状况，做到防患于未然。

1. 维护与设备完好概念

（1）维护：指为使设备保持规定状态（性能）所需采取的措施，有时也称为保养。其核心工作是清洁，如：吹尘、吸尘、擦拭、清洗、除垢等，以延缓设备工作能力降低的速度，保持设备处于良好技术状态。

（2）设备完好：指符合规定的功能，设备处于完好的技术状态。设备完好一般需满足如下三个要求：①设备性能良好，精度、动力等功能达到原设计或规定标准，运转无超温、超压等现象。②设备运转正常，零部件齐全，安全防护装置良好，磨损、腐蚀程度不超过规定标准，控制系统、计量仪器、仪表和润滑系统工作正常。③原材料（如试剂，耗材）、燃料、润滑油、动能等消耗正常，基本无漏油、漏水、漏气（汽）、漏电现象，外表清洁整齐。

2. 检验设备维护保养的意义

（1）降低运行成本，提高经济效益：检验设备是临床实验室重要的生产工具，在为临床诊疗活动提供准确可靠依据的同时也带来了经济效益。作好维护与保养，一方面延长检验设备使用寿命，提高了设备投入产出比，为实验室带来更多的经济效益；另一方面降低了仪器设备的故障率和停机概率，可减少因维修而造成的工作停滞时间，也可节省因修理或更新仪器设备所需的非正常开支，有效地降低实验室综合运营成本。

（2）提高设备可靠性，保证检验质量：检验仪器越来越先进，功能越来越完备，医学检验工作对它们也越来越依赖。检验设备除了要进行检定、校准、期间核查外，定期进行维护保养也是对设备进行过程控制的一种方法，可提高设备可靠性，确保检验质量。

（3）提高管理水平，避免医疗纠纷：仪器维护保养是《实验室资质认定评审准则》的要求，是实验室管理中的重要组成，在提高设备管理水平的同时有助于提高实验室整体管理水平。作好检验设备的维护与保养，尤其是急诊、急救检验设备，确保急诊检验的快速和准确，可有效避免由设备因素导致的医疗纠纷。

二、影响检验设备完好的主要因素

检验仪器是集光电、气动、激光和计算机等技术为一体的复杂设备。除了仪器设备自身的质量外，运行过程中发生的磨损、所处的环境场地和操作人员习惯等，均可对仪器设备的完好情况，如性能、可靠性、测量结果和使用寿命等造成很大影响。

（一）仪器本身质量

设备自身质量会对使用寿命和维护产生重大影响。设备的选择不仅会影响到实验室技术水平、竞争力，还会制约学科的发展，实验室应在对仪器主要性能指标、先进性、国内该类检验仪器的使用状况等充分了解的基础上，结合本单位医疗、科研、教学工作实际，从仪器使用寿命、更换易损件的频率和成本、试剂和耗材以及厂家或供应商的售后服务、技术力量和维修保障能力等全方面进行综合评判，选择最适合的检验设备。

（二）环境场地

除了需要有足够的安装空间外，仪器设备制造商通常对仪器设备的安置环境场地还有以下几方面要求，也是日常维护时应重点注意的共性内容：

1. **供电**　电源质量直接影响仪器设备的性能（如精度和稳定性等）、寿命以及实验室的安全，需要科学的设计和布局。供电的电气特性首先应满足仪器对电源的要求；为保证安全，应有自动过流与过压保护，当两者发生情况时启动自动断电保护，在设备故障排除后能自动清除并重启供电；良好的接地可以有效屏蔽电场和磁场的干扰，并避免危及人员和设备安全；为保证有稳定的电源供应，实验室应采用不间断电源（UPS）与市电双回路的电力网络设计。另外，仪器设备在安放时还应注意远离高压电缆或高频电源。

2. **温度**　温度可以影响仪器设备中电子元器件的物理特性，如二极管伏安特性、电阻值等等是随温度变化的，从而影响到仪器的稳定性。为让电子器件能够保持性能稳定降低设备测量误差，合适稳定的温度对仪器的运行、存放等很重要，因此一般会配置温度调节器（如空调），通常温度以保持在20~25℃最为适宜。另外，仪器设备还应注意远离热源并避免阳光直射。

3. **湿度**　当环境相对湿度过大，容易导致仪器的光学元件、光电元件和电子元件等出现霉变、损坏，高阻仪器产生漂移，高压部件和绝缘层发生漏电，机械零件出现锈蚀。而湿度过小，又容易产生静电。因此，应按仪器设备和检测标准要求给予相应的相对湿度环境。

4. **粉尘**　粉尘附着在精密仪器的各种光学元件、集成电路以及开关、触点等上面，引起性能下降、接触不良或影响散热；附着于机械传动、运转部位时使设备磨损加剧，导致寿命缩短。应当按照维护保养程序定期清洁仪器设备。要注意的是，在清洗一些特殊的部件或元器件时（如离子源、光学镜面等），由于清洗方法、清洗剂等有特殊要求，应按照仪器说明书或SOP进行，以免造成损坏。

5. **震动**　震动不仅可能影响检测仪器的性能和测量结果，剧烈的震动还会造成某些精密元件的损坏，如电光天平的玛瑙刀口遇剧烈震动很容易出现损坏。一般要求仪器远离震源，必要时可采取合适的减震措施。

6. **腐蚀化学品**　在仪器的使用和存放过程中，应尽量避免与酸、碱、盐等腐蚀性气体或液体物质接触，以免各种元件受侵蚀，如不可用生石灰作为干燥剂使用。

（三）使用与维护

1. **人员**　设备操作人员需要有高度的责任感和质量意识。在使用仪器设备前应经过专门培训，正确掌握设备使用的知识和技能，包括设备结构、性能和安全等，经考核合格取得授权后才能独立操作使用设备。

2. **合理使用**　可以减少设备的磨损，提高设备利用率，发挥设备效益。

（1）规范使用：建立健全设备使用工作制度和规范，本着谁使用、谁保管、谁维护的原则，责任落实到人。严格遵循制造商仪器使用说明书以及按其制订的仪器设备操作规程进行操作。

（2）合理安排：避免设备闲置或超负荷。通过合理的工作安排，实现设备满负荷运转，达到提高检验仪器利用率和减少设备磨损的目的。

（四）保养

严格按照制造商仪器使用说明书以及按其制订的设备操作规程进行保养，保证仪器设备的检测质量和性能稳定。

（五）磨损

磨损是造成机械零件失效的主要原因之一，

对设备的寿命、可靠性有极大的影响。机器设备在使用过程中因磨擦、腐蚀、震荡、疲劳或在自然力作用下造成的设备实体的损耗称为有形磨损，又称物质磨损，这种现象普遍存在于生产生活中。根据引起磨损的原因可分为使用磨损和自然磨损。

1. 使用磨损 又称第Ⅰ种有形磨损，是在使用过程中由于摩擦、应力及化学反应等原因造成的有形磨损。表现为：设备零部件尺寸（体积）、几何形状的变化，设备零部件之间公差配合性质改变，导致工作精度和性能降低，引发相关零部件损坏而导致故障，甚至失去工作能力，丧失使用价值。使用磨损的发展过程具有一定规律性，实验室可以根据该磨损规律，科学地制订出切实可行的维修保养计划，以确保设备正常、安全地运行，降低故障率，见图 15-1。一般规律如下：

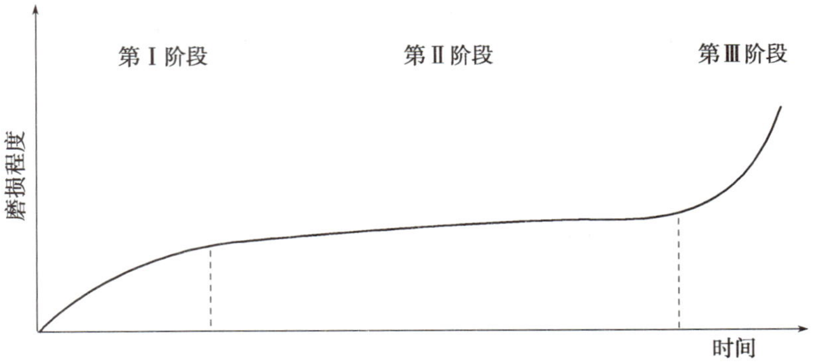

图 15-1 有形磨损规律示意图

（1）第Ⅰ阶段：初期磨损阶段，此阶段磨损速度快。负载运转时，零部件加工粗糙的表面被快速磨损，低可靠度零部件也会快速失效，是设备开始使用的必经阶段。安装不良、操作人员对新使用设备不熟悉等也是导致快速磨损的原因。此阶段也叫磨合期。

（2）第Ⅱ阶段：正常磨损阶段，在这个阶段，若设备合理使用，零件的磨损速度缓慢且稳定，设备的磨损量较小，零件的表面不会发生明显变化，设备处于最佳技术状态。合理的使用设备可以减少此阶段设备的磨损，提高设备利用率。

（3）第Ⅲ阶段：剧烈磨损阶段，此时主要零部件的磨损程度已达到正常使用极限，再继续使用，磨损量就会再次急剧增加，丧失精度和强度，造成设备技术性能、生产效率明显下降，故障概率急剧上升。

2. 自然磨损 又称第Ⅱ种有形磨损，是源于自然力量的作用或因保管不善而造成，而非使用所产生的有形磨损。闲置设备容易失去正常的维护，因此闲置设备当中的自然磨损比使用中的更明显。

三、预防性维护的主要内容

预防性维护是指为消除设备失效和生产的计划外中断的原因而策划的措施，也被称为主动维护。实验室应制订文件化的预防性维护程序，该程序至少应遵循制造商说明书的要求，使设备维护处于安全的工作条件和工作顺序状态。这是一项有计划、周期性地对设备进行科学维护的工作，主要包括定期维护和预见性维护。

1. 定期维护 指在设备故障发生前按周期进行的维护。临床实验室应按照仪器厂家说明书的要求，结合设备构造、故障特点及工作量等制订周期性维护计划，形成“三级保养制”。

（1）一级保养（又称日常保养）：日常保养是保持设备经常处于完好状态的重要手段，对保障仪器设备正常运转至关重要，由实验室操作人员负责。主要任务是在确保安全的前提下，对检验仪器进行清洁、清洗和消毒，检查仪器零部件及附件是否完整可靠、仪器能否能够正常运行，记录设备变化的情况等。日常维护按时间周期有：每日维护、每周维护、每月维护和每季维护。主要工作：开机前和使用后的管道冲洗、仪器外部清洁（如试剂残留物、样本污渍及灰尘的擦洗）、废液清理、机械部件润滑、通风滤网清洗等。

（2）二级保养和期间核查：仪器的半年保养实际属于二级保养范畴，主要由设备管理部门维修人员完成，实验室操作人员配合。目的是按计划进行仪器内部清洁和检查有无异常，排除设备故障或安全隐患，确定是否有维修需要，并监督检查设备日常保养是否到位。

正常情况下实验室每半年(两次校准/检定之间)对影响检验结果的仪器设备进行期间核查,以保证设备的有效性和可靠性,作好相关记录以备查。如果设备本身有维护保养要求,可以把期间核查和维护保养结合进行。

(3) 三级保养与校准、检定:三级保养(年保养)属预防性维修,由厂家工程师会同设备管理维修人员共同进行。实验室各种自动化分析仪必须按计划执行年度保养,旨在检查设备的主体部分或主要组件,如调整各传感器精度,校正机器内部显示的参数,必要时更换易损件,清洁内部灰尘等,降低设备故障的发生率,保障设备正常运行减少设备误差。具体内容按仪器设备厂家要求进行,且有完整的记录。另外,应当按国家、行业规定以及实验室管理要求制订并执行测量仪器设备检定/校准计划,确保仪器设备的量值准确有效。

2. 预见性维护　预见性维护指通过运用各种手段和人的感觉进行数据和信号的采集、分析和判断设备的劣化趋势、故障部位和原因,并预测变化发展、提出防范措施,防止和控制可能的故障出现。对设备维修人员的能力要求很高(如经验,技术等),需要他们收集一些现象或数据进行判断,比如根据设备的说明书、历史故障和维护保养记录等,判断仪器设备很可能在未来的某个时间点会失效或发生故障,据此提前实施"维护"方案以消除这个可预见的故障。实验室应使用预见性维护方法,以持续改进检验仪器设备的有效性和效率,最大限度节约设备维护成本。

(杨再林　蔡甜)

第二节　医学检验基本仪器设备维修

检验仪器种类繁多,原理复杂,专业性强,维修人员如果没有临床检验相关知识,维修工作将非常困难。检验人员了解仪器设备故障发生发展过程,掌握基本的设备维修知识,不仅可以自己动手排除部分仪器故障,也可在专业维修人员维修时提供帮助,既节约了时间成本,又提高了修理工作效率。同时,故障能被迅速诊断并得到修复,是停机后检验报告能按时发出的关键之一,在控制实验室内周转时间这个临床实验室质量指标方面有现实的意义。

一、医学检验设备出现故障的规律

1. 失效与故障

(1) 失效(failure):指仪器设备丧失某项完成规定功能的能力。失效后,设备处于故障状态。

(2) 故障(fault):指仪器设备一个部件或组件劣化或出现可导致其失效的反常状态时,部件所处的状态,它可能导致机器失效。故障通常是产品自身失效引起的,即使失效未发生,故障也可能存在。

失效与故障的区别是:失效是一次事件,故障是一种状态。

2. 设备出现故障的规律　检验仪器通常由电子、机械、光学等元件或部件组成。一般情况下,仪器早期故障多发生于电子元件上,此期故障主要考虑电子元件和线路的原因;而损耗期故障则多见于机械零部件或光学零部件,此期应检查机械、光学部件为主。设备在运行寿命时间内,故障随时间推移具有一定的规律性,可分为初期故障期、偶发故障期和磨损故障期三个阶段,其变化与设备磨损一般规律可相对应,见表 15-1。

设备的故障率变化规律呈两头高中间低的曲线形状,像一个浴盆底,故将该曲线形象地称为"浴盆曲线",见图 15-2。实验室可以根据设备磨损规律,科学的制订出切实可行的维修保养计划,以确保设备正常、安全的运行,降低故障率。

表 15-1　设备磨损规律与故障发生规律的关系

设备磨损	故障期	故障原因
初期磨损阶段	初期故障期	该期的故障率通常是由于元器件的质量不佳、设计不合理、制造及装配的缺陷及人为的操作失误等因素所引起的。随运行时间的推移,各部件逐渐进入最佳配合状态,故障率也将逐渐降低
正常磨损阶段	偶发故障期	故障是由于使用不当、操作疏忽、润滑不良、维护欠佳、材料隐患、工艺缺陷等偶然原因所致,没有一种特定的失效机制主导作用,因而故障是随机的
剧烈磨损阶段	损耗故障期	机械长期使用后,零部件因过度磨损、疲劳,其强度和配合质量迅速下降,故障率急剧上升而引起的,其损坏属于老化性质

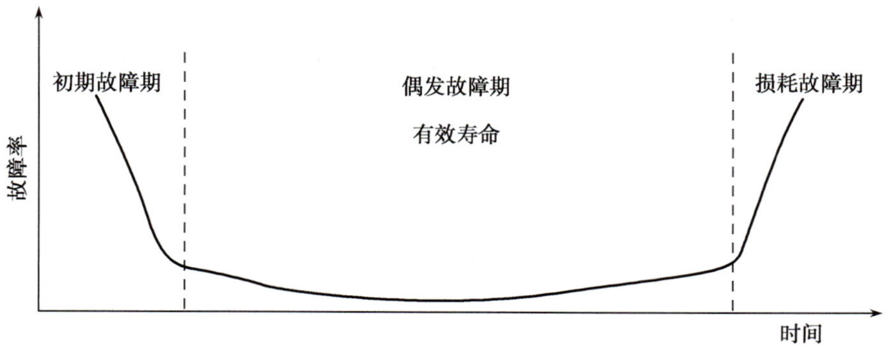

图 15-2 设备的故障率变化曲线示意图

二、医学检验设备出现故障的种类

实验室发现设备故障时，应停止使用并清晰标志以防误用。检验仪器设备故障产生原因有很多，所表现出的形式也多种多样，即使是同一种仪器的相同故障现象，产生的原因也会有所不同。有必要对其进行分类研究，便于对仪器故障进行诊断或维修。

1. 必然性故障和偶然性故障 故障按性质可以分为必然性故障和偶然性故障，偶然性故障可以避免的，必然性故障是不可避免的。

（1）必然性故障（systematic failure）：是各种元器件，部件经长期使用后，性能和结构发生变化，导致仪器无法进行正常工作，如元件老化、变质、电位器磨损等。

（2）偶然性故障（random failure）：是指仪器设备机械结构的局部松动和错位，控制系统中的元件出现工作特性漂移，电器元件可靠性下降等原因造成的，使仪器不能进行正常工作，如交流电压过高，工作环境较差，仪器受冲击等。

2. 产生故障的原因

（1）人为故障（human-made fault）：一般指操作使用不当所产生的故障，属偶然性故障。多数是由于操作人员对仪器的使用程序不熟悉、不注意或恶意所致。如隔水式恒温培养箱由于水箱缺水而导致干烧，发热体（镍铬电热丝）被烧毁等。此类故障轻者可表现为虚假故障导致仪器不能正常工作，重者可能损坏仪器。因此使用之前操作人员必须熟读操作说明书和注意事项，或在熟悉仪器的人员指导下按照操作规程正确使用，减少人为故障的产生。

（2）仪器质量缺陷引发的故障：主要有元器件造成的故障、设计不合理造成的故障和装配工艺造成的故障等。

1）元器件引起的故障：整机是由若干元件器组成的，元器件的可靠性直接影响整机的可靠性，大量的电子整机故障统计表明，电子元器件失效在整机故障分布中占首位，见表 15-2。

表 15-2 元器件引起的故障

名称	逐渐形成的故障	突然出现的故障
光电元件	环境不佳引起霉变，灰尘多所致失效	剧烈振动造成损坏、不注意而受污染
光电转换元件	易老化、性能变差、底噪增大	工作时受强光照射、光电流过大而损坏
光电偶元件	少见	发光二极管损坏
机械零件	使用过程中逐渐磨损精密度下降	因装配固定、连接不良、结构突然失效
气动部件	作用过程中逐渐磨损、老化、漏气	因震动漏气，或过流、过热而烧毁
碳膜电阻	阻值会逐渐变大	因过流致碳膜烧坏而开路
合成电阻	因温度改变引起阻值漂移	少见
线绕电阻	因接点与绕线脱焊致电阻间断性变化	因电阻线烧坏而断路
电位器	因触点与电阻片间磨损而接触不良	少见
电容器	容量变小或短路、开路	绝缘完全损坏（短路）、导线脱离了金属箔（断路）

续表

名称	逐渐形成的故障	突然出现的故障
电解电容	容量下降、漏电流增加、漏液	漏电很大以致过热而逸出液体、爆裂;电压突然升高导致爆裂
电感	/	因电流过大而烧断
二极管	/	因电流过大而烧毁
晶体管	特性参数逐渐改变而使工作点漂移	基极电流过大而烧坏、工作电压过高而击穿
集成块	长期使用,性能变差	电流大而烧坏、电压极性反接、电压过高击穿

2）设计不合理造成的故障:这方面的故障有时会导致有关元器件频繁损坏,有时则可能使仪器性能下降而无法正常工作。这类故障多见于新产品。

3）装配工艺上因疏忽造成的故障:这类故障多在装配过程中因虚焊、接插件接触不良以及各种原因引起的碰线、短路、断线、零件松脱产生的。

（3）长期使用后的故障:仪器长期使用后因各种元器件逐步衰老所致的故障,属于必然性故障。从表 15-2 可见,大多数元器件经长期使用后,均会逐渐出现故障,例如光电器件、膜电极和显示器老化,机械零件的逐渐磨损,气路、液路的老化等等。检验仪器一般由管路、光路、电路等部分组成,自动分析仪器有复杂的机械运动,所使用的试剂样本还可能有腐蚀性,由于缺乏日常维护保养很容易造成仪器故障的发生。因此在仪器长期的使用过程中,应注意对仪器易损元件的维护和及时更换老化元器件,能有效延长仪器设备有效使用期。

（4）外因所致的故障:属偶然性故障。是由于环境场地条件不能满足仪器的使用要求,也是造成仪器故障的主要原因,如前面介绍的供电、温度、湿度、电场、磁场、振动等因素。

三、医学检验设备维修应具备的条件

（一）维修人员应具备的能力

1. 良好的工作作风和心理素质 医学检验仪器维修是责任心、应变能力和技术性都很强的工作,需要维修人员刻苦钻研,勤奋好学,有较强的服务意识和敬业精神,拥有多观察、多动手、多动脑、多记录、多总结的良好习惯。另外维修人员还应具有良好的心理素质,要知难而进,不被困难吓倒。维修中做到标准化、程序化作业,胆大心细不蛮干,杜绝人为差错。

2. 丰富的医学检验与仪器维修知识 现代医学检验仪器涉及学科领域广,仪器设备的精密度、复杂性高,技术也越来越先进,许多学科的前沿技术在检验仪器中能很快地得到体现。这就要求维修人员的知识储备相当广泛而丰富,如①电工基础、电子线路、医学检验学、光学和机械基础等知识。②医用检验仪器的原理。③熟悉微处理器电路和微型电子计算机技术。④电子仪器设备可靠性知识。⑤电子仪器设备的结构设计知识。⑥计量测试方面的知识。⑦专业英语。当然,实践出真知,书本上的这些知识是不够的,还需要依靠大量的维修实践。

3. 维修人员应掌握的基本技能

（1）熟练的焊接技术:能够根据不同焊接对象灵活选用焊接工具、焊接方法、锡焊材料和助焊剂等,焊点焊锡适量,既不损坏元件,又使焊点焊牢、光滑,没有毛刺、砂眼和气泡,无虚焊和漏焊的现象。对易损元器件,如集成块,还要防止烙铁温度过高、静电等造成损坏。

（2）各种元器件的性能和测试方法:检验仪器中不仅大量采用不同类型的电阻、电容、电感、二极管、三极管、继电器、电机、泵、电表等常用元器件,还会用到各种光电传感器、耦合器、离子传感器、微处理器、气体传感器等。近年来大量出现的贴片多层电路板,给检验仪器的维修带来越来越大的难度。要修理好仪器,必须熟练掌握这些元器件的性能和测试方法。

（3）各种故障检查方法,熟练使用测试设备:维修人员应当能够熟练使用各种测试设备,如常用的示波器、信号发生器、晶体管和集成电路测试仪器、在线测试仪以及计量测试仪器等对检验仪器设备的整机性能进行测试。由于仪器设备出现故障的原因和损坏的程度迥然相异。在修理过程中,修理者可以用不同的方法,采用不同的检查程序查找出故障的根本原因。在这里,修理者的工作经验、学识水平和掌握检查方法的多寡,将对查障效率起决定性的影响。

（4）较强的阅读原理图能力和反读印制版图的能力：对附有仪器说明书、电路原理图的仪器，可根据线路图，确定仪器的原理和结构，对照实物找出各测试点和相应元件进行维修工作。对于无说明书及线路图等资料的仪器设备，维修人员也要能够根据实物的相互位置和连线画出实物装配图，进而整理绘制好电路图，并分析出它的结构以及工作原理，判断出故障部位和元器件，顺利进行检修。这是非常难的技能，需要维修人员长时间的积累，而一旦掌握了这种技能，就能达到事半功倍效果。

（5）英文资料阅读和翻译能力：实验室中进口的检验仪器众多，特别是那些大型、高端仪器设备，它们所附带的操作说明书、维修手册等资料大多为英文。想要不懂英语判断故障原因并修好它们，简直是不可能完成的任务。因此，能阅读和翻译英文资料是现代医学仪器维修人员应必备的能力。

（6）基本的仪器拆装操作：临床检验仪器通常包括精密机械、电子、微机、各种传感器等组成的技术内容，所以除了懂得所维修仪器设备的基本原理以外，还应掌握各种如光学、机械等精密零部件的安装、拆卸、清洗、润滑和调整等技能以及流程。通过拆装仪器深入观察内部结构，也可以锻炼逆向思维能力，进而更好地掌握分析仪器工作原理。同时，维修人员还应掌握仪器的正确使用方法，避免造成人为故障发生。

（7）牢固的安全意识：维修安全主要包括两个方面：一是维修人员自身安全，要有良好的操作习惯，防止来自被污染检验仪器设备的生物危害，防范电击事故以及其他伤害；二是仪器设备的安全，维修仪器时应仔细分析弄清故障原因，合理正确的使用维修工具并采用恰当的方法检查维修，避免盲动，保证不进一步损坏部件或扩大故障范围。

（8）良好的观察、实际制作、分析与记录和总结能力：在维修时，需要敏锐的观察能力和分析故障的能力，有时为了证实某种推断还要求维修人员具有进行模拟实验设计和制作能力。养成总结记录的好习惯，维修人员在查找并消除某个故障的同时更应注重从维修过程中总结经验，拓开思路，举一反三，不断提高维修能力。

（9）熟练使用计算机的能力：时至今日，绝大多数检验仪器设备已实现了与计算机完美结合，对于从事维修的人员来说，掌握电脑应用和维修知识非常重要。一方面要掌握计算机硬件故障的特点和处理方法，如 CPU、内存、硬盘等硬件损坏引致的故障，另一方面还要掌握计算机软件故障诊断与排除，如操作系统配置、主板 BIOS 的 CMOS 设置不当所致的故障、应用程序缺陷或不兼容引起的故障、计算机病毒造成的故障等等，都需要维修人员具备丰富的计算机知识。当然，检验仪器与计算机的通讯和互联等方面的知识也必不可少。

（二）常用维修工具和测试仪器

1. 小型维修工具和材料 如电烙铁、焊丝、助焊剂、镊子、钳子、螺丝刀、剥线钳、电工刀、各种胶黏剂和润滑油（脂）等。

2. 机械安装工具 如各类螺丝刀、各类扳手、台钳、手电钻等，以及用于拆卸、装配仪器的各种旋钮、开关、电源变压器以及机械联动装置等。

3. 各类电表 如万用表、兆欧表、电桥等。兆欧表常用于仪器的绝缘检查。

4. 各种压力表 可用于检测各种管路的压力，如负压表等。

5. 示波器 最好选用频率较高的双踪示波器，有条件的配备调频记忆示波器。

6. 信号发生器 要求能输出正弦波、三角波、方波等信号，有音频、高频、脉冲等类型。

7. 稳压电源 用以替代待测仪器内部相应交流稳压电源和直流稳压电源，进行故障诊断。

8. 各种备件和转接板 一些常用的电阻、电容、晶体管和常用的集成电路块等元器件，一些常见的各种螺丝、螺母、垫圈、焊片等之类的机械材料。

9. 数字域测试装置 逻辑探头（逻辑笔）、逻辑夹和逻辑分析仪，用于数字电路测试。

10. 智能在线分析仪 是一种较新型的智能维修工具，可在线（加电工作状态）、非在线状态下检测元件的好坏或检测电路的状态，在维修数字电路和微机控制电路时较为方便。

11. 各种计量仪器 便于仪器维修后先自行校验，性能指标达到要求后方能用于临床。

（三）技术资料

技术资料能为维修提供重要的参考依据，特别是对于一些复杂和隐匿的故障，可显著提高维修效率。技术资料包括：技术说明书、维修手册、仪器的结构图、装配图、线路图、印刷电路板图、元器件明细表等。另外，维修人员还应配有相关原理书籍和元器件手册，并善于收集和整理技术资料，以备不时之需。

四、医学检验设备维修一般程序和常用方法

检验仪器种类繁多，工作原理和结构各不相同，故障成因也错综复杂，因而故障的查找、判断以及设备的维修是难度较大且技术性和经验性很强的工作。但众所周知，仪器系统运行依靠操作人员、运行环境和仪器本身，有关故障也不外乎来源于这三个方面，有一定的规律可循。了解故障检查及维修工作的一般步骤和常用方法，能有效地提高检修的效率。

（一）设备维修一般步骤

设备故障出现以后，首要任务是分析查找到故障原因和部位，分清是硬件故障还是软件故障，然后再针对性的进行维修。仪器检查与维修有一套科学的工作方法，有较严格的先后顺序，如先简后繁、由外及内、先静后动、先机械后电气逐步进行排查。如此按步骤进行可加快检修速度，缩短检修时间，少走弯路。随着科技的发展，集成电路、超大规模集成电路的出现特别是微处理器的大规模广泛的应用，绝大多数仪器都设有维护和故障诊断程序，为仪器的维护和修理提供了便利。

1. 情况调查 在检验设备维修前，只有了解了故障的发生经过和现象，再结合维修者自身的经验及相关知识进行分析，才能初步判断故障产生的原因，缩短找出故障的时间。切勿盲目地大拆大卸，造成设备二次损坏。调查的内容包括：

（1）倾听操作人员叙述：仪器故障发生时的环境条件及故障出现的症状，了解设备运行和操作的情况。设备操作者往往是设备的日常管理和使用者，他们最了解仪器设备在故障前和故障时的状况。但有时候也可能是操作人员对仪器不熟悉而误以为存在故障，因而需仔细询问故障现象，以确定设备是否真的存在问题。

（2）调查仪器以往维修情况：了解设备以往是否出现过类似故障，询问仪器的维修史，如是否更换过元件，调整过仪器以及有哪些容易产生故障的环节等，对预测故障的性质和部位作用较大。

2. 外观检查 大多数故障现象是由外部简单问题导致的，应当认真观察设备，检查各部分连接情况。外观检查的主要目的：①设备确实存在故障。②确定故障是否由外部原因所致。③大致判断故障产生的原因和部位。外观检查分为通电前检查、通电瞬间检查和操作检查。

（1）通电前检查：又可分为不开箱检查和开箱检查。检查仪器设备的保险管、仪器接地是否完好，外部旋钮、功能键是否可靠，电源变压器、电路管线、电子元件有无明显脱落、断开、击穿、烧焦、漏液，接插件有无松动，敷铜板有无断路，气、液路管路是否完好等。如这一过程发现有明显异常，必须分析出原因及其他连带损坏的器元件，否则，真正的故障原因还没有排除，一旦仪器通电又会出现其他故障。

（2）通电瞬间检查：当通电前检查无异常时，测量并确定电源负载无短路的前提下，可进行通电检查。通电时，手不离电源开关，高度集中注意力，充分利用视觉、嗅觉、听觉和触觉等感官，通过看、听、闻、摸等方法，观察是否有破裂、打火、过热、冒烟、异味及异响等异常现象，一旦发现立即关闭电源，并仔细检查异常部位和分析原因，排除故障。注意，在未查明故障原因前决不可再次通电。

（3）操作时检查：如通电瞬间无异常，则可按照的操作步骤进行仪器调试检查。仪器设备大多有故障诊断程序，运行并参考它提供的信息，能缩小故障范围，仪器开机自检程序也有与诊断程序异曲同工之效，能反映很多问题，对仪器的维护保养和维修提供了便利，如仪器能正常操作，可观察仪器在全面运转时故障现象，再结合仪器的工作原理和结构特点，分析判断出故障的原因和性质，推断故障部位，达到缩小检查范围作用。

3. 分级检查 分级检查主要的实质是通过仔细的观察和判断。首先分清故障存在于光学、机械（包括管路）、电子三大系统中的哪个部分，再应用各种检测手段和方法，逐渐缩小检查范围，直至最终找出故障原因。一般光学部分应先检查是否有污染、松动、硬损伤等，机械部分着重检查是否有明显的磨损、断开、松动，管路是否有泄漏、断开或松动等，电路部分应先判断电源或一些大功率器件和电路部分，然后判断信号通道和核心元器件（如电极、传感器）等。在确定范围后，采用不同的检修方法，找出故障点（详见（二）故障检修的基本方法）。

4. 故障排除方法 在确定故障部位后，即可着手进行故障排除工作。故障的排除大致可以归

结为更换或修缮已损坏的元件或零部件以及调整、恢复仪器的工作状态等。在故障排除过程中，应当注意不要造成仪器的损失。

(1) 软件故障：对于智能检验仪器设备，应首先判断出仪器故障属于软件故障还是硬件故障，是属于软件损坏的，在重装软件前注意尽可能地把相关的设置参数、测量参数以及数据库等资料备份齐全，便于快速修复。

(2) 硬件故障：常用排除故障的方法是：①元器件损坏造成的故障，只要更换元器件即可。若一时无法获得与需更换的元器件型号完全相同的产品时，则可选择参数值接近的元器件代换。②由接触不良、虚焊、锈蚀、霉断、断裂、松动、脱落等等造成的故障，可通过清洁处理改善接触，通过焊接、紧固、更换连接线等措施使连接正常。③凡受潮、污染、异物掉进电路、元器件相碰、绝缘材料性能下降等导致的漏电、短接故障，应进行清洁处理、隔离或更换绝缘材料等予以排除。④当状态偏移故障时，可根据仪器设备的技术要求，通过改变元器件参数(如可调电阻、电容、电感等)，把电路调整到正常状态即可。

5. 仪器的复原 仪器修理完毕，要作好复原扫尾工作。如清理焊接点，稳固接插件，封固可调元件，排列整齐连线等等。整理好仪器内部后，重新安装好设备外壳。接插电源进行通电试验，检查仪器是否已能正常运转，验证其性能指标。

6. 校准和检定 修理后的仪器设备，特别是直接影响检测结果的部件发生了故障经修复后，即使仪器按技术指标进行了重新调整，抑或是还未到校准/检定周期，但设备一经维修，其计量性能就可能发生改变。因此，实验室必需确保故障设备已经修复并验证，满足规定的可接受标准后方可使用，即修复后的设备必须经过重新校准/检定，且校准/检定合格后才可使用。实验室还应当检查设备故障对之前检验结果的影响，并采取应急措施或纠正措施。

7. 记录和总结 在仪器设备维修过程中，需同步记录。特别是拆卸复杂部件时，利用文字、照相或摄影等方式记录下来，有利于故障点的分析、仪器的恢复和维修效果的备查。当仪器设备维修完毕，应当撰写维修报告，将维修的过程、结果和恢复后的仪器性能指标进行总结，并纳入仪器维修档案中，便于维修人员积累维修经验，不断提高维修水平。

(二) 故障检修基本方法

1. 参数测量法 是检查仪器故障是最基本、最常用的方法之一。通过使用万用表等测试仪表，检查线路中各主要检测点的工作电压、工作电流、对地电阻以及元器件的参数等指标来确定故障，元件的正常参数可在各种手册上查到。通常情况下，不通电时测量电阻值，通电时测量电压值、电流值，或拆下元器件测量其相关的参数。测量时要注意正确选用适当量程，以免损坏测试仪表或测量数据不准确，也要防止测试探头碰触无关电路造成线间短路。

2. 波形观察法 应用示波器观察检验仪器设备故障部位或相关部位的波形幅度、频率、形状与正常波形参数的差异，从而分析故障原因所在。适用于检查稳压源、脉冲数字电路、振荡器和信号发生器等。

3. 信号寻迹法 这种方法是在输入端加入单一信号，借助示波器，电子电压表等测试仪器，由前向后逐级进行检查(寻迹)。该法可深入检查各级电路，能迅速地确定发生故障的位置。是检查多级放大器的有效方法。

4. 电路分割法 是把电子设备内与故障相关的电路合理地拆分成若干个小区域，以便明确故障所在的电路范围，是判断故障范围的有效方法。注意分割电路前，必须先切断电源。

5. 电容旁路法 是利用适当容量和耐压的电容器，对被检设备电路的某一部位进行旁路检查的方法。在旁路时，务必使用电容接地，切忌直接接地。该方法用于判断电子设备电路中产生电源干扰和寄生振荡的电路部位，但不适合电源类电器的检查。

6. 等效取代法 指用功能正常的元器件、系统或单元代替电路中怀疑有故障的部分。要注意保证待检仪器电源部分是正常的，否则烧毁替换器件，也可以使用近似元器件作替换，但最终应换上参数相同的器件。

7. 整机对比法 是将待检修仪器与同型号正常仪器各部分的静态参数和动态参数进行比较，从而确定故障部位的方法。也可结合等效取代法，用正常仪器的单元替代有故障嫌疑的相关部分，确定故障部位。适用于对脉冲电路的检查和对待修仪器不熟悉的情况时。

8. 元件试调法 通过调节可调器件的参数，使仪器达到最佳状态，解决一些“软”故障。所谓

“软”故障指的是仪器设备工作状态基本正常，但存在寄生振荡、工作不稳定，可调元器件失调所致的工作异常。如果调节可调元器件不起作用，一定要将可调器件调回原来状态，以防引起仪器设备其他参数的改变。

9. **敲击振动法**　对于虚焊或接插件等接触不良引起的间歇性故障，可用此法帮助判定故障。轻敲仪器的各个部位，观察哪个部位对敲击最敏感。敲击幅度不能太大，尤其对于有电真空器件的仪器。

10. **焊点处理法**　用于被确定了故障范围，又找不到故障点的虚焊、漏焊故障，可以对怀疑的焊点重新融焊一次，以确定是否存在其他焊点缺陷。重点怀疑和查看下列位置：表面不光滑焊点、有毛孔焊点、多引脚元器件的引脚焊点、引脚很粗的元器件的焊点、晶体管引脚焊点。注意补焊前务必切断电源！

11. **程序检测法**　智能化仪器设备通常带有一套完善的故障诊断程序，通过运行此程序进行综合全面的检测。当存在系统异常或故障时，会显示异常信息和错误代码，根据信息顺藤摸瓜去检查所对应的硬件，这样可以很快的找到故障的根源，查明故障是来源于计算机控制部分、机械部分或是高压部分。对于参数漂移产生的故障，只需运行调整程序即可查明或排除故障。

（李锐　周玉利）

思考题

1. 简要叙述检验设备维护保养的意义
2. 何谓设备完好？要达到设备完好的三个必要条件是什么？
3. 常见的技术资料有哪些？
4. 医学检验设备维修应具备的条件有哪些？
5. 故障检修有哪些基本方法？
6. 要搞好仪器维修，维修人员应掌握哪些基本技能？

参考文献

1. 樊绮诗,钱士匀.临床检验仪器与技术[M].北京:人民卫生出版社,2015
2. 邹雄,吕建新.基本检验技术及仪器学[M].北京:高等教育出版社,2006
3. 邹雄,丛玉隆.临床检验仪器[M].北京:中国医药出版社,2010
4. 余蓉,胡志坚,龚道元.临床检验仪器学[M].武汉:华中科技大学出版社,2020
5. 余蓉,胡志坚,龚道元.临床检验仪器学实验[M].武汉:华中科技大学出版社,2020
6. 尚红,王毓三,申子瑜.全国临床检验操作规程[M].4版.北京:人民卫生出版社,2015
7. 龚道元,胥文春,郑峻松.临床基础检验学[M].北京:人民卫生出版社,2017
8. 龚道元,赵建宏.临床实验室管理学[M].武汉:华中科技大学出版社,2013
9. 贺志安.检验仪器分析[M].北京:人民卫生出版社,2013
10. 丛玉隆.临床实验室仪器管理[M].北京:人民卫生出版社,2012
11. 朱根娣.现代检验医学仪器分析技术及应用[M].2版.上海:上海科学技术文献出版社,2008
12. 邸刚,朱根娣.医用检验仪器应用与维护[M].北京:人民卫生出版社,2011
13. 杨根元.实用仪器分析[M].4版.北京:北京大学出版社,2010
14. 王思合.临床色谱质谱检验技术[M].北京:人民卫生出版社,2017
15. 谷鸿喜,张凤民,凌虹.全国高等医学院校研究生教材:细胞培养技术[M].北京:北京大学医学出版社,2012
16. 刘约权.现代仪器分析[M].3版.北京:高等教育出版社,2015
17. 苏明武,黄荣增.仪器分析[M].北京:科学出版社,2017
18. 柴逸峰,邸欣.分析化学[M].8版.北京:人民卫生出版社,2016
19. 赖聪.现代质谱与生命科学研究[M].北京:科学出版社,2013
20. 章静波.组织和细胞培养技术[M].3版.北京:人民卫生出版社,2014

索 引

Y

Z